Expert Consult

Expert Consult とは，エルゼビア・ジャパンで出版している一部のタイトルのコンテンツをオンラインで閲覧するためのサイトです．本サイトをご覧いただくには，書籍ごとに PIN コードが必要となります．

■ Expert Consultのご利用方法

❶ ログインしていただき，画面左上の「掲載コンテンツ」よりご覧になりたい書籍をクリックしてください．

❷ 初めて登録される方は「新しいユーザー」をクリックします．その後，③以降の手順に従って進んでください．

❸ メールアドレス，PIN コードを入力し，「送信する」をクリックしてください．

❹ ③でご登録いただいたメールアドレスに「Expert Consult ユーザー登録についてのお知らせ」という標題のメールが届きます．メールに記載された URL をクリックしていただくとユーザー登録画面が表示されますので，必要情報をご入力ください．

❺ ご登録いただいたログイン ID・パスワードにてログインすると，画面左上に表示されている該当書籍のコンテンツをご覧いただけます．

https://www.expertconsult.jp/

■ Expert Consultの注意点

- 本サービスをご利用になるには，インターネット接続環境が必要になります．購読者ご本人による個人情報の詳細入力と使用条件の承諾後，開始となります．
- 本サービスは書籍をご購入された個人の方にのみ有効なライセンスです．図書館などの施設での共同利用は出来ません．オンラインサービスへのアクセス権は，1つのPINコードに対し，1ユーザーとなっております．登録者以外が使用を試みると該当パスワードが無効となる場合があります．アクセス権を他人と共有すること，転売すること，これらに類似する行為は禁じられています．
- 本サービスは事前の通知をすることなく，内容等に関する一部または全部を変更，追加，停止および終了する場合がありますので予めご了承ください．

※最初にご登録いただくログイン ID とパスワードは，今後ログインしていただく際に必要になりますので，大切に保管してください

詳細な登録方法 はこちらから

https://goo.gl/vCZhBc

ユーザーサポート Expert Consultに関するお問い合わせはEメールで下記宛にお願いします．
・お問い合わせ先：**support@expertconsult.jp**

JN218915

positional release techniques

ポジショナル リリース テクニック

第4版

著 者

レオン・チャイトー

執筆協力者

ジュリア・ブルックス

エドワード・ゲーリング

レイモンド・J・ハルビー

アンソニー・J・リジー

ディラン・モリッシー

アンソニー・G・ピュージー

クリストファー・ケヴィン・ウォン

まえがき

パオロ・トッツィー

日本語版監訳者

森 彩子

小幡 太志

翻訳者

酒井 孝文／松尾 慎／中川 貴雄／中川 達雄
横山 茂樹／野田 優希／弓岡 まみ／小原 教孝
坂本 竜司／篠原 博／福永 裕也／弓岡 光徳

翻訳協力者

池田 美紀

ELSEVIER

ELSEVIER

Higashi-Azabu 1-chome Bldg. 3F
1-9-15, Higashi-Azabu,
Minato-ku, Tokyo 106-0044, Japan

POSITIONAL RELEASE TECHNIQUES

© 2016 Elsevier Ltd. All rights reserved.
First edition 1996
Second edition 2001
Third edition 2007
Fourth edition 2016

ISBN: 978-0-7020-5111-1

This translation of *Positional Release Techniques, 4th edition* by Leon Chaitow was undertaken by GAIABOOKs and is published by arrangement with Elsevier Ltd.

本書，Leon Chaitow 著：*Positional Release Techniques, 4th edition* は，Elsevier Ltd. との契約によって出版されている.

ポジショナル リリース テクニック―進化する手技療法 高度軟部組織テクニック by Leon Chaitow.

Copyright © 2018 Elsevier Japan KK.
ISBN: 978-4-88282-993-5

All rights reserved. No part of this publication may be reproduced or transmitted in any form or by any means, electronic or mechanical, including photocopying, recording, or any information storage and retrieval system, without permission in writing from the publisher. Details on how to seek permission, further information about the Publisher's permissions policies and our arrangements with organizations such as the Copyright Clearance Center and the Copyright Licensing Agency, can be found at our website: www.elsevier.com/permissions.

This book and the individual contributions contained in it are protected under copyright by the Publisher (other than as may be noted herein).

注 意

本翻訳は，ガイアブックスがその責任において請け負ったものである．医療従事者と研究者は，ここで述べられている情報，方法，化合物，実験の評価や使用においては，常に自身の経験や知識を基盤とする必要がある．医学は急速に進歩しているため，特に，診断と薬物投与量については独自に検証を行うものとする．法律のおよぶ限り，Elsevier，出版社，著者，編集者，監訳者，翻訳者は，製造物責任，または過失の有無に関係なく人または財産に対する被害および／または損害に関する責任，もしくは本資料に含まれる方法，製品，説明，意見の使用または実施における一切の責任を負わない．

日本語版監修序文

　我々が本書に出会ったのは7年前（当時は第3版）であった。その時に受けた衝撃は今でも鮮明に覚えている。これまでにも手技療法に関する本は多く目を通していたものの、これほど様々な手技を統合して解説された書籍に出会ったことはなかった。

　また第12章の動物に対するアプローチに関しては、今までも想像のレベルでは考えたことがあったものの、実際にアプローチを行うまでは当然しておらず、改めて発達学など基礎となる学問の重要性を感じた。

　今回の第4版では内臓に対するアプローチも加えられ、手技療法の奥深さを考えさせられた。チャイトー博士には常に新しい気づきをいただいているように感じている。

　現在日本では、理学療法士、柔道整復師、鍼灸師など、コ・メディカルの職域に関して様々な議論が行われている。それぞれの職種はもちろん違うのだが、チャイトー博士のこの書に触れたときには、今の日本の議論が本当に小さなものに思えてくる。我々はもっと真摯に治療に向き合い、結果を出すことが重要なのだということを本書が思い出させてくれる。

　序文にもあるとおり、原書は多数の協力者により執筆されており、内容も非常に多岐にわたっている。翻訳にあたっても、各分野に精通している先生方に、原文に忠実に、また可能な限り読者に伝わりやすいようにお願いした。加えて各章ごとの特色を表すことも意識して頂いた。従って表現などが各章で異なることもあるが、これらの意図をお含みおき頂き、ご理解いただけると幸甚である。

　本書が日本の様々な治療者にとって、新しい希望となることを願って止まない。最後に、本書の翻訳にあたり、大きなご理解と多大なご協力を頂いた先生方、および株式会社ガイアブックスのスタッフの皆様に心より感謝申し上げる。

森　彩子／小幡　太志

目次

本書に関連するウェブサイト（https://www.expertconsult.jp/）には、本書で紹介した全テクニックの映像が掲載されている。特定のテクニックの映像を視聴したい場合は、ウェブサイト上のリストから関連するアイコンをクリックすること。ウェブサイトは単体の製品ではなく、本書とともに利用するよう制作された。

著者・執筆協力者

著 者

レオン・チャイトー

自然療法士(ND)、オステオパシー医(DO)

認定オステオパシー医
スクール・オブ・インテグレイテッド・ヘルス名誉特別研究員
ウェストミンスター大学(イギリス、ロンドン)

他の著書に、『痛みに勝つナチュラルな方法』、『最新 ニューロマスキュラー・テクニック』。
共著に、『頭痛・頸部痛のためのマッサージセラピストガイド』、『ヘルスケア臨床現場にお
けるクリニカルマッサージ』(いずれもガイアブックス)等多数。

執筆協力者

ジュリア・ブルックス

理学修士(MSc)、オステオパシー医(DO)

A・G・ピュージー&アソシエーツ
認定オステオパシー医
イギリス、ウェスト・サセックス州ヘイワーズ・ヒース

エドワード・ゲーリング

オステオパシー医(DO)

神経筋骨格医療・オステオパシー徒手療法学科
カレッジ・オブ・オステオパシック・メディスン・オブ・ザ・
パシフィック
ウェスタン健康科学大学
アメリカ合衆国、カリフォルニア州ポモナ

レイモンド・J・ハルビー

オステオパシー医(DO)、理学修士(MS)、
FAAO(Dist)

神経筋骨格医療・オステオパシー徒手療法学科
カレッジ・オブ・オステオパシック・メディスン・オブ・ザ・
パシフィック
ウェスタン健康科学大学
アメリカ合衆国、カリフォルニア州ポモナ

アンソニー・J・リジー

カイロプラクティック医(DC)

スタッフ・カイロプラクター
VA CTヘルスケアシステム
アメリカ合衆国、コネチカット州ウェストヘイヴン

ディラン・モリッシー

博士(PhD)、理学修士(MSc)、
公認理学療法士による徒手療法協会会員(MMACP)、
理学療法士公認協会会員(MCSP)

臨床講師兼コンサルタント理学療法士
バーツ・ヘルス・NHSトラスト
ロンドン大学クイーン・メアリー
イギリス、ロンドン

アンソニー・G・ピュージー(故人)

オステオパシー医(DO)、FECert

A・G・ピュージー&アソシエーツ
認定オステオパシー医
イギリス、ウェスト・サセックス州ヘイワーズ・ヒース

クリストファー・ケヴィン・ウォン

理学療法士(PT)、博士(PhD)、理学修士(MSc)

リハビリテーション・再生医療学科
理学療法プログラム
コロンビア大学
アメリカ合衆国、ニューヨーク州ニューヨーク

まえがき

　本書はレオン・チャイトーおよびこの分野の専門家チームによる、徒手療法に関する最新の貴重な文献であり、その第4版にこのようにまえがきを記すという栄誉にあずかったことをおおいに誇りに思う。

　最新版は、選りすぐりのポジショナルリリーステクニック（PRT）を美しい図説とともに紹介しており、しばしば過小評価されるこの徒手アプローチを臨床で活用するにあたり、読者にバランスのとれた指針をもたらすだろう。著者たちは、診断と治療のための読みやすい触診の手順を通じ、またカラー写真、映像、図を用いて読者がこれらの方法を視覚化するのを助けることにより、この業界でよく知られた方法についても、最新の進歩によって得られた方法についても、新鮮な気持ちで新たに、よりわかりやすく解説している。

　60年以上前のローレンス・ジョーンズの臨床経験をもとに初期の効果が記されて以来（Jones 1964）、最適な緊張や生理学的状況を生み出して自発的に組織のリリースを促すことにより、PRTは痛みや体の機能障害を管理するためのさまざまな実践的な方法を提供してきた。本書の強みの1つは、さまざまな形式の主なPRTの原則や活用法を取り上げたことにある。たとえばオリジナルのストレイン／カウンターストレイン法からファンクショナルテクニックまで、均衡の取れた靭帯緊張からマッケンジーのエクササイズプロトコル、組織の「負荷を減らす」キネシオテーピング法などのさまざまな理学療法まで、といった具合である。本書は、歴史的なルーツから現状に至るまでこれらの方法を追い、その過程で最新の研究やエビデンスにも触れる。前述したPRTの形式は、快適なポジションを実現するためにさまざまな方法を反映させているものの、どの方法も組織が自発的に改善するようやさしくサポートすることを狙っている。どのような症例でも、一見単純に見えても、これらのテクニックを安全かつ効果的に施術するためには詳細な解剖学的知識、臨床経験、そして触診スキルが絶対に欠かせない。そのため読者にとっては詳細かつ包括的で、問題解決型の臨床的な解説が特に役立つだろう。しかも評価や治療法の図や写真が絶妙にこれらをサポートしている。さらに、エクササイズがあるのでPRT法で実験するチャンスを得られ、これらを使う際に働く力学を「体で」覚えられる。つまりメカニズム、指針、エクササイズが、この多様な方法を臨床で安全に施術するための包括的な土台となっているのである。また、随所で優れた参考文献を紹介していることにも助けられる。

　本書の初版が刊行されてから18年が経った。これほどの時間が流れたにもかかわらず、本書は今も正確によく描けており、わかりやすく、情報をバランスよく提供し続けているため、熱心な学生だけでなく、PRTの理解を深めたい、あるいは広げたいと願う現役の療法士にとっても信頼できる文献となっている。

　本書が今も強調しているのは、さまざまな組織や臨床状況に向けてのPRTの原則、施術方法、メカニズムであり、たとえば入院患者、手術後の患者および／または寝たきりの患者などさまざまなタイプの患者（や動物）の体性機能障害を正常化する際の利点に注目している。これを実現するために、テクニックはわかりやすく、詳しく書かれており、また図による描写に基づいている。

さらに、これまでの版の広範な内容が更新され、磨かれた一方で、この第4版はPRTの一般的な施術の先を読者が見据えることを助けようと試みており、PRTを「何通り」安全に施術できるか、「どのように」効果を発揮しうるかを追究できる。これを実現するために、現代のやり方という革新的な視点に伝統的な概念を持ち込む最新のエビデンスや研究や、好奇心の強い読者のためには、患者の個々の状況に応じてPRTの各側面をさらに探究し、PRTに関連する臨床的な意思決定を伝える機会を提供している。

最後に、この第4版には興味深い章が加筆された：

- レイモンド・ハルビー（DO）による均衡の取れた靱帯緊張テクニックに関する章
- エドワード・ゲーリング（DO）による内臓の症状のためのカウンターストレインに関する章
- クリストファー・ケヴィン・ウォン（PT）によるPRTを支持する研究エビデンスに関する章
- 新たな概念の紹介。たとえば、特に筋膜関連の症状の管理におけるPRTの利用可能性など

既存の章にも、これらの新しい章にも、文章と映像の整合性が取れるよう細心の注意が払われているほか、概念や臨床アプローチモデルという興味深い概説もバランスよく提供するよう配慮されている。本書は、初心者にも経験を積んだ実践者にも、この分野の最新情報を提供している。

結論として、本書は徒手療法の教師、学生、実践者がPRTを楽に学べるよう作られている。また、人体および動物に対して安全かつ効果的に臨床でPRTを使えるよう、PRTを概念的に理解するために必要な礎石を提供しており、PRTのさまざまな形式やそのメカニズムに対する実践者の意識を高めるための貴重な文献である。

パオロ・トッツィー　MSc、Ost、DO、PT

参考文献

Jones, L.H., 1964. Spontaneous release by positioning. Doctor of Osteopathy 4, 109-116.

第3版の序文

　ポジショナルリリーステクニック（PRT）の方法論を貫く概念は、非侵襲的、非干渉的、他動的、そしておだやかなアプローチと等しく、変化を強要せずに変化が現れるに「任せる」。PRT法は一見、全般的な性質を持つように見えるが、オステオパシーにおける臨床経験ではかなり実践的で特異的になりうることが示されている。

　もともとのPRTからは、2つの主なテーマが現れた。ストレイン／カウンターストレインアプローチは、オステオパシー医のローレンス・ジョーンズの独創的な業績に由来する。この方法は痛みをモニターとして使い、最適なポジショニングを探す（たとえば、モニタリングポイントでそれ以上痛みが感じられないときである）。ファンクショナルテクニックもまた、オステオパシー医学から現れた。このPRTアプローチは、ポジショニングを根底に置きながら、関与する組織を感じたり触診したりし、痛みを指標として用いることなく、最大限の快適さや緩みを実現する。

　PRTの根底にある概念を理解するためには、何らかの介入に続いて何が起きるかを最終的に決めるのは常に人体の自己規制メカニズムであることを受け入れる必要がある。たとえば、高速低振幅スラスト調整（LVLA）や、筋エネルギーテクニック（MET）、筋筋膜リリース（MFR）、あるいはその他のほぼあらゆる手順は、変化の触媒として働く。治療が適切であれば、人体が適応反応を示し、機能が高まり、治療による恩恵がもたらされる。治療後に恩恵がもたらされるかどうかの鍵を握るのは、適応反応である。過剰な適応要求は単に人体に大きな負荷をかけ、症状を悪化させがちになり、一方、治療の刺激が不十分だとエクササイズをしてもほとんど効果が表れない。前述した方法（HVLA、MET、MFR）はすべて「直接的」である。言い換えると、まずバリア（複数のバリア）を特定し、治療目的はそのバリアを押し戻し、（たとえば）制限された関節を動かしたり、縮んだ筋筋膜構造を長くしたりすることになる。

　制限という問題に対処する別の方法について検討しよう。間接的な方法である。バリアが「なくなった」場合、機能障害が正常化するという自然な傾向（折れた骨が修復され、組織が治癒する）に見られる、正常化へ向けた生来の傾向は、（たとえば）HVLA、MET、MFRを使うタイプの機能障害に対しても機能を回復できるかどうか、考えてみてほしい。

　機能障害に陥った組織にかかる負荷が一時的に軽減されると、自己規制的な、恒常性メカニズムの活動が促されることはありうるだろうか？
- 制限された関節は、力をかけなくてもリリースできるか？
- 過剰に緊張した筋の状態は、自発的にリリースできるか？
- 痛みのある組織を「緩んだ」ポジションで保持するだけで、痛みがすぐに緩和されることはときにはあるか？

　臨床PRTのエビデンスは、これらの問いにときには肯定的に答えられることを示している。関節にしろ軟部組織にしろ、仮に制限が過緊張や相対的な循環不足（虚血など）を伴っている場合、緊張が減り、（一時的にせよ）組織内の循環が高まるようこれら制限された組織を保持することにより、自発的な変化が起きる機会や、神経が再設定される（固有受容器や侵害

受容器が関与し）可能性はあるだろうか？

　PRT 法はまさにその好例であり、たとえば「変化を強いる」HVT や MET の例と異なり、「変化の機会を提供する」という概念を含むバリエーションが数多く発達してきたのである。

　PRT が最初に選択すべき治療法である特別な状況や文脈は存在するだろう。たとえば極度に痛みがある場合や、外傷を受けた直後（たとえばむち打ちや、スポーツや日常的な挫傷の直後）、手術後、極度の虚弱（たとえば進行した骨粗しょう症）などがそれにあたる。さらに、PRT はとても多様でバリエーションも多いため、他の介入のシークエンスの一部として活用することもできる。たとえば HVLA を施術する前後、MET や神経筋テクニックを使うシークエンスの一部として、あるいはトリガーポイントの不活性化において、マッサージ治療中の過緊張を緩める手段として、などである。

　PRT を支える概念は、頭蓋仙骨法にも見られる。この方法では制限をなくし、制限バリアから遠ざけるアプローチがよく使われている。

　伝統的なオステオパシーの方法論に基づいたポジショナルリリースのバリエーションは、第 1 章から第 7 章で詳しく解説したほか、関連の DVD で実演を視聴できる。

　この第 3 版で特に興味深いのは、理学療法に由来する体系（マリガンの運動併用モビライゼーションや、負荷を減らすテーピング、マッケンジーのエクササイズ）や、PRT の根底にある概念と強い関連性を持つカイロプラクティックの手順（仙骨後頭骨テクニック（SOT））について論じた章を含めたことである。

　ロバート・クーパースタインは第 8 章で、仙骨後頭骨テクニック（SOT）で使われる便利な「ポジショナルリリース」の概念や方法について解説し、図示した。SOT はメジャー・デジャネットの業績に由来する。デジャネットは、頭蓋オステオパシーの先駆者であるサザーランドと協力した初期の業績において、20 世紀初期から半ばにかけて進化したオステオパシーとカイロプラクティックの考え方や方法にどれほど多くの共通点があるかを示している。

　アンソニー・リジーは第 9 章で、マッケンジー法の核の一部を紹介した。ここで使われるエクササイズの概念は「動きやすい方向」に導かれており、かなり特徴的で独特な使われ方をしているが、純粋にポジショナルリリースである。

　第 10 章では、エド・ウィルソンが革新的なニュージーランドの理学療法士であるブライアン・マリガンの業績の一面を紹介している。彼が提唱した運動併用モビライゼーション（MWM）という概念は、理学療法の世界でとても広く取り入れられている。MWM のバリエーションの中には PRT の概念とよく似たものがあり、ウィルソンは方法について説明するだけではなく、その根底にあるメカニズムを評価するところまで踏み込んだ貴重な仕事をした。

　機能障害に陥った関節や組織にかかる「負荷を固有受容的に減らし」、その後数時間から数日にわたって、テープで構造を「緩んだ」状態に保持するという洗練されたアプローチは、ディラン・モリッシーが第 11 章で解説した。これはオステオパシーの PRT の手順で数分ほど保持するのとは対照的である。

　最後に第 12 章では、ジュリア・ブルックスとアンソニー・ピュージーが、オステオパシーのポジショナルリリースを馬や犬などの動物の治療に活用した驚くべき成功例を紹介している。これら最もおだやかな方法の有用性が実に幅広いことを、これほど明快に示すことはできないだろう。

　オステオパシー、カイロプラクティック、理学療法の方法や考え方を組み合わせることによって示されたように、これらを融合し、学際的に取り組む可能性はある。このことは、すべての者の利益のために障害や競争が取り除かれ、協力、協働、そして究極的には統合が行なわれるにつれて、将来的に潜在的な力を発揮できる可能性をうたっている。

序文

　この第 4 版の改定および加筆を準備するにあたって私が目的としたのは、本文をすべて見直して正確でわかりやすい文章かどうかを確かめることと、新しい文章、図、映像、そして章を加えて、徒手的なポジショナルリリース法の潜在力や種類を広げることだった。

　旧版からあった章はすべて更新して見直し、適切と思われる部分は統合した。

　本書の内容は以下の通りである。

「ポジショニングによる自発的リリース」（第 1 章）では、組織（そして全身）を緩めて「緩みのポジション」に置くことで得られる治療的な恩恵の潜在力について紹介した。

「体性機能障害とポジショナルリリース」（第 2 章）は、機能障害や痛みにつながる適応や代償不全、さらにはポジショナルリリースが臨床ケアとしてふさわしい場合について探究しつつ、これらの考え方を拡大した。

　その後、クリストファー・ケヴィン・ウォン博士による「ストレイン／カウンターストレインの研究」を紹介した素晴らしい第 3 章へと続く。ここでは全ポジショナルリリースの中で最も幅広く使われているこの方法に関連する、現在のエビデンスを概説する。

　第 4 章は「ポジショナルリリースのカウンターストレインモデル」の施術の詳細に焦点を当て、第 5 章は「頭蓋療法を含むファンクショナルポジショナルリリースと促通位リリースのアプローチ」について論じる。

　第 6 章は、「特別な症例におけるポジショナルリリース」の利用についての見通しを論じる。たとえば寝たきりの患者の治療などである。

　この話題についての関心が高まっていることを受け、集中的に 1 章を割いた（第 7 章）。「ポジショナルリリースと筋膜」である。

　レイモンド・ハルビー（DO）（第 8 章）は、「靱帯張力バランス」について図説を多用して論じてくれた（5 本の映像による実演も理解を助けている）。

　エドワード・ゲーリング（DO）は、とても役立つ章を担当してくれた（第 9 章）。「内臓のポジショナルリリース：カウンターストレインモデル」である。

　アンソニー・リジー（DC）は、担当する「マッケンジー法の概要」（第 10 章）を拡充した。ディラン・モリッシー博士もまた、担当する第 11 章「負荷を減らす」テーピングにより痛みを軽減し運動を促す」を拡充している。

　ジュリア・ブルックスと故アンソニー・ピュージー（DO）が手がけた魅惑的な「動物の治療へのポジショナルリリーステクニックの適用」（第 12 章）も含め、全章にわたって改訂、改善したほか、図はすべて描き直し、新たな映像も多数加えた。

　この新版が、徒手療法を学ぶ学生や実践者のために、痛みや機能障害に対して最も有効な徒手アプローチに関する最も明快かつ最新の情報を提供するものと願い、またそう信じている。

レオン・チャイトー　ギリシャのコルフ島にて

謝 辞

　本書の各章を担当してくれた臨床家／著者からなるチームに心から感謝する。ジュリア・ブルックス、エドワード・ゲーリング、レイ・ハルビー、アンソニー・リジー、ディラン・モリッシー、故アンソニー・ピュージー、クリストファー・ケヴィン・ウォンである。彼らの惜しみない貢献のおかげで、本書は充実したものとなった。

　また、エルゼビアのチームにも、長期におよぶ執筆の過程を温かく支えてくれたことに感謝する。

　素晴らしい妻アルクミニへ。彼女が温かく、居心地のいい環境を生み出してくれることに対して、いつまでも感謝の気持ちを捧げる。彼女のおかげで、執筆が苦行ではなく喜びとなるのである。

略 語

A

AA:	環軸
AIIS:	下前腸骨棘
AK:	アプライド・キネシオロジー
ASIS:	上前腸骨棘

B

BLT:	靭帯張力バランス
BMT:	膜性張力バランス

C

CABG:	冠状動脈バイパス移植
CCP:	よくある代償パターン
CMP:	慢性的な筋筋膜痛
CMRT:	カイロプラクティックの徒手的な反射テクニック
CNS:	中枢性神経系
CRI:	頭蓋のリズミカルなインパルス
CS:	中枢性感作
CS:	カウンターストレイン
CSRM:	頭蓋仙骨呼吸メカニズム
CT:	頸胸

D

DTP:	優位な圧痛点

E

EMG:	筋電図検査
ENOS:	内皮の亜酸化窒素シンタテーゼ

F

FMS:	線維筋痛症候群
FPR:	促通位リリース
FT:	ファンクショナルテクニック
FuPR:	ファンクショナルポジショナルリリース

G

GERD:	胃食道逆流性疾患

H

HVLA:	高速低振幅

I

IL:	インターロイキン
INIT:	統合化神経筋抑制法
ITBFS:	腸脛靭帯摩擦症候群

L

LAS:	靭帯性関節ストレイン
LS:	腰仙の

M

MET:	筋エネルギーテクニック
MFR:	筋筋膜リリース
MIS:	内側筋間中隔
MPS:	筋筋膜痛症候群
MPT:	筋筋膜トリガーポイント
MRI:	核磁気共鳴映像法
MWM:	運動併用モビライゼーション

N

NAGs:	自然な骨端グライド
NMT:	神経筋テクニック

O

OA:	後頭環椎
OMT:	オステオパシーの手技療法

P

PFP:	膝蓋大腿痛
PI:	後方、下方
PNF:	固有受容性神経筋促通
PPI:	プロトンポンプ阻害薬
PRT:	ポジショナルリリーステクニック
PSIS:	上後腸骨棘

Q

QL:	腰方形筋

R

REST:	環境刺激制限技法

S

SBIS:	シリコン豊胸症候群
SCS:	ストレイン／カウンターストレイン
SD:	体性機能障害
SE:	スキャニング評価
SIJ:	仙腸関節
SMWLM:	手足の運動併用脊柱モビライゼーション
SNAGs:	継続的の自然な骨端グライド
SOT:	仙骨後頭骨テクニック
SRC:	静的抵抗収縮

T

TART:	質感、非対称性、可動域、圧痛
TARTT:	質感、非対称性、可動域、圧痛、温度
TeP:	圧痛点
TFL:	大腿筋膜張筋
TL:	胸腰の
TMJ:	顎関節
TP:	圧痛点
TPPS:	圧痛点触診スケール
TrP:	トリガーポイント

V

VMO:	内側広筋

第1章 | 1 |

ポジショニングによる自然なリリース

ポジショナルリリーステクニック（PRT）

ポジショナルリリーステクニック(Positional Release Technique PRT) は、痛みと生体機械的な機能障害を管理する実用的な方法である。それは機能障害を起こしている組織に負荷をかける代わりに、痛み、スパズム、筋の張りなどの制限因子を自然に寛解する機会を与えることを目的としている。

PRT の主要な種類の1つ：ストレイン／カウンターストレイン（SCS または単にカウンターストレイン（CS））は、ポジショニングによる自然な解放として、最初は知られていた（Jones 1964）。

PRT のすべての種類の本質は、自発的に有益な変化（「解放」）が起こるまで、穏やかに快適または「緩み」の肢位で組織を支持しておくことである。

PRT の様々な種類における違いは、種々の「緩み」をどのように獲得するかを反映している。

SCS についての詳細はポジショナルリリースの方法の他のモデルとともに、本書の後半で述べられるが、この章では、実際に治療に適用されるポジショナルリリースの方法についての概要を述べる。いくつかが自己適応（第4章を参照）のために患者に教えることができる程度まで、一部のそのプロトコルであるように、技術を支持する概念は単純である。しかしながら、より多くの場合、臨床で行う PRT は、根気や、技術、触診の繊細さを必要とする。

痛みを伴う例

　症状がある患者では、組織の過緊張、硬結、高張性、短縮または収縮がみられ、ほとんどの場合痛みを伴っており、治療の目的は、自由な運動を障害する要因の除去または減少だけではなく痛みの減少も含まれるだろう。もちろん、高張性の組織またはスパズムにより適切に保護されることもある。そのような場合（例えば骨粗鬆症のような基礎病理がある部位）、ポジショナルリリースや他の方法によって、そのような保護するものによる支持を除くべきではない。

　制限された軟部組織や関節機能障害に対する多くの治療的なアプローチは、何らかの方法で連動している原因を取り除くという直接的な方法である。問題となる軟部組織には、ストレッチ、マッサージ、モビライゼーションやマニピュレーションなど多くの適切な技術（例えば「筋エネルギーテクニック」や「他動的なストレッチ」など）を徹底的に施行される。

　しかし、スパズムや炎症、最近発生した外傷などにより組織に痛みがあるときや、徒手による直接的な方法により不快感を引き起こす場合、他の方法によるアプローチが必要となる。

　例えば、運動が制限された関節に対して、オステオパス、理学療法士またはカイロプラクターは高速低振幅（HVLA）の刺激を用い、運動を正常化する。特殊な状況―骨粗鬆症がある場合など、安全性などの多くの理由により、HVLAを用いた方法は不適当であると考えられる場合がある。しかしながら、他の効果的な選択肢として、関節を痛みなくバランスの取れた肢位に保持する（数分間）というポジショナルリリース法がよく用いられる。制限のあった関節が、どのようにポジショナルリリース法によって痛みのない運動を獲得できるのか、その方法と理由は後の章で詳しく説明される。

　ポジショナルリリースでは過緊張で収縮した機能障害を治療する際に、無理に延長または伸長を強制しないが、組織に「変化の可能性」を与える（用いられるPRTの方法による）。これにより、痛みはないが短縮した状態にある組織に自然な変化を起こし、過緊張で収縮している組織を和らげる。

　これは、主に筋緊張が高く収縮している組織を障害から解放し、短縮させた痛みのない肢位で保持または支持することで、自然変化を「誘う」ことを必要とする。

　本書で述べているポジショナルリリース技術（PRT）として分類される方法は、機能障害の組織（軟部組織）または関節に機能障害の組織の肯定的な変化を促す可能性を示すものである（特殊な技術については、第4-6章および第8章を参照）。

　これらの変化の機序としては、ストレスのある領域が最も快適で、最も緩んで、最も痛みのない肢位に置かれた際に起こる神経学的および循環の変化が連動していると考えられる。

　PRT方法の主要なバリエーションについて、以下に述べる。

　これらの多くは、各章で詳細に説明される。

PRTバリエーションの一部

　意図が明白になるように、治療プロトコルに間接的な方法、極めて穏やかな方法も治療プロトコルに取り入れる。オステオパシー医学は、主要なポジショナルリリースアプローチに寄与している。以下に示す。

- ストレイン／カウンターストレイン（SCS）（Jones 1964； Wong et al. 2013）―この強力な治療的手段の詳細については第3章および第4章を参照。
- ファンクショナルテクニック（FT）―およびその亜型
  ―促進性ポジショナルリリース（FPR）（Johnstone 1997;McPartland & Zigler 1993； Schiowitz 1990）、そして、間接的な筋筋膜リリース―これらは第5章で述べられる。
- 靱帯張力バランス（BLT）は、機能障害の関節構造を容易にするために熟練した触診を使用するPRTの亜型である―
  ―根本的な機能障害の改善または寛解を促進するために靱帯の緊張が等しく安定している肢位に置く方法である―第8章を参照。
- 内臓に対する技術は解放の同じ原則に基づくが、器官の機能改善を促すことを目的としている―第9章を参照。

　理学療法は、間接的な機能障害へのアプローチにも関与している。

- マッケンジー法は快適で痛みを伴わない肢位に運動を促すリハビリテーションの方法（腰痛の管理など）であり、その重要な効果は、ポジショナルリリースに明らかに関連するものである。第10章で詳細に述べられる。
- 理学療法ではテーピングによって、軟部組織と関

節の負荷を軽減し、その状態で支持するという革新的な概念と方法が生まれた。第 11 章で述べられる。

● これらの方法の組合せは動物にうまく適用され、馬の治療で最も効果的であった。馬のポジショナルリリース方法は第 12 章で述べる。

この発展しているバリエーションの一覧により、体の一部または全身をポジショニングすることによって、筋骨格系の機能障害を改善させる生理反応を喚起する、エビデンスが得られ治療的に意味のある多くの方法が存在することが示されている。

SCS の臨床的効果をさらに示すエビデンスは第 3 章で示される。また、その機序についても述べられる。これらの方法の概要と定義は第 8 章（表 8.1）を参照せよ。

刺激を減少させることによる治療的な利点とは？

まったく異なる背景で、環境の刺激を減少させることが、治療的に有益となる可能性があることが示された。

浮揚タンクに入れられる効果 ―「環境刺激制限技法」（REST）は、慢性疼痛で苦しんでいる個人における不安および抑うつの治療で使用される。

その治療は、浮力を増加させるために極めて高濃度で、体温と同じ温度の塩水が入ったタンクにしばらく入るという方法である。ある研究において、慢性疼痛のある 37 名の患者（男性 14 名、女性 23 名）を、実験群（20 名）と対照群（17 名）に無作為に分類した。実験群には、3 週間の間に 9 回の浮揚 REST 治療を施行した。結果として最も強く知覚された痛み強度は有意に減少したが、弱く知覚された痛み強度は変化がみられなかった。浮揚 - REST 治療は参加者の気分を楽観化させ、不安または抑うつを減少させて、睡眠パターンを改善した。

このように刺激を現象させた状態で起こる自発的な変化については、我々が問題のある身体組織の快適で緩んだ肢位を探す際（浮揚タンクを用いず）に、留意しておく必要がある。

ポジショナルリリースの多様な種類の効果を裏付ける理論モデルは、4-9 章で述べられる。

用語 ―「緩み」と「バインド」

組織が安定した状態に置かれたときに生じる自然な

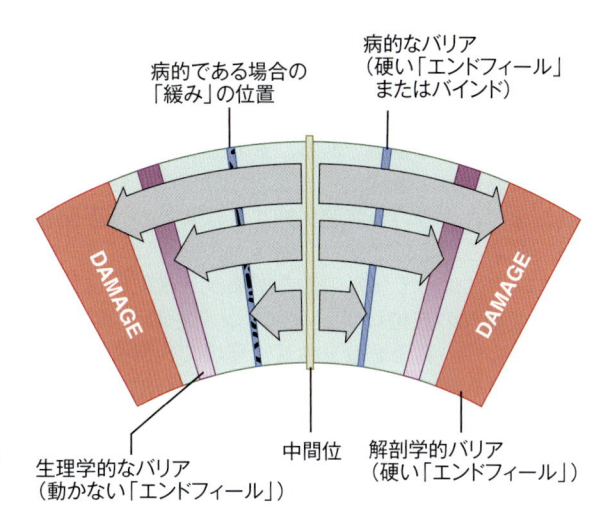

図1.1　機能障害のある組織における、可動域について図示。

生理反応については、本章と後の章（特に第 3 章）において説明するが、「緩み」と「バインド」という用語が、制限された状態（バインド）と自由に運動できる状態（緩み）という両極端な状態を示す用語として頻繁に用いられる。

「動的なニュートラル」という用語は、「最大限の緩み」と同じ意味で用いられると考えられる。

Hoover(1969) は機能的な技術（自然発生的なポジショナルリリースの主要な方法の 1 つ）の開発者であった（第 5 章）。彼は、構造的に不安定な関節や部位に関係する組織が緩みの状態に置かれるとき、何が成し遂げられていたかについて記述するために、「動的なニュートラル」という用語を使用した。

Bowies（1969）もこの現象について考察し、以下のように述べた。

> 動的なニュートラルは、その構造が正常な生理的限界の範囲の中で制限されず自由に運動できる状態である。

「緩み」のバリアを発見する

正常組織において、可動域の中間に、「緩み」または「バランスのとれた」範囲が存在する。そのとき組織の緊張は最少である。しかしながら、原因が骨由来か軟部組織由来かにかかわらず、正常な可動域が制限されているとき、制限された範囲の中でもたいてい、通常は制限因子のある方向と他の生理的

バリアの間に最も快適なニュートラルな位置、瞬間、点がある。

この「均衡を保つ点」を発見することは、PRT適用の鍵となる要素である。そして、制限された組織が解放され、正常化するためにはその「緩み」の肢位をどれくらいの時間保持すればよいか（下記参照）考えられる。

施術者によって痛みのある組織が3次元的に快適または緩みの肢位にポジショニングされる過程で、固有受容性の刺激を減少させた環境で、自動調節の変化が引き起こされる。組織が緩みの肢位で支持されることに反応した結果、「治療」そのものは組織によって自然発生しているのを確認することができる。

必然的に、循環性に数度の神経学的な固有受容性フィードバックとおそらく機械伝達関連がある（第7章を参照）変化は、ポジショニング過程への反応で伴われである。

Jonesは初め、ストレイン/カウンターストレインとして知られるようになったこの現象を、「ポジショニングによる自然発生的な解放」と呼んでいた（Greenman 1996）。

Jones の貢献

このように最も基本的で筋の通った非侵襲性の治療アプローチの効果を述べる原動力は、成功と失敗の経験ではなく、ストレイン/カウンターストレイン (SCS) と称した身体の機能障害へのアプローチを発展させたJonesの働き（Jones 1981）による（第3、4章で詳細に述べられる）。

Walther (1988) は、発見の瞬間を以下のように述べている。

> カウンターストレインの有効性を Jones が最初に発見したのは、治療の感受性が鈍かった患者であった。その患者は、痛みのため眠ることができなかった。Jones は、患者が眠れる快適な姿勢を見つけようとした。20分の試行錯誤の後、ついにある姿勢で患者の痛みが軽減された。患者が短時間その姿勢をとった後、楽に立つことができたとき、Jones は驚いた。その後は痛みもなく、患者は順調に回復した。

Jones がこの患者で同定した「緩み」の肢位は、スパズムが起こる肢位が強調されたものであり、これにより Jones は関与する機序を洞察することが

できた。

Jones が最初に、患者のゆがみを誇張した肢位をとることで、スパズムと過緊張から解放される可能性を発見してから長年にわたり、この基本的なテーマから多くのバリエーションが見いだされ、初めの理論に基づくものもあれば、新しい方向性をもって発展したものもある。

Upledger 及び Vredevoogd (1983) は特に頭部の治療に関連した間接的な治療方法の実際について述べている（第5章）。

緩みの方向に制限された範囲を移動させることについての概念は、「一種の「掛け金を外す」原則である。我々はその閉鎖を最初に誇張し、掛け金を外す必要がある」と言われる。

PRT における大部分のバリエーションについて、本章では簡単に述べるが、後半の章でより詳細に考察される。

「圧痛点」とは何か？

Jones（1981）は、痛みや機能障害のある組織と関連した限局的な部分を「圧痛点」と名付けた。検査または触診の際、異常な圧痛がある部分を見つけ、困惑することがあるかもしれない。ポジショナルリリース、線維筋痛の診断で用いられる圧痛点と、筋筋膜トリガーポイントの特徴と類似点は、ボックス1.1 で説明する。

共通の原理

この章の後半で要約されているポジショナルリリースの方法は、執筆する際にはできるだけ包括的であるよう心掛けた。

しかしながら、新しい見解が頻繁に現れているため、著者はすべてのバリエーションを詳述することは不可能であった。例えば外来での治療が可能な者からおそらく入院して寝たきりの者、外傷によりグラウンドで倒れているアスリートなど、臨床環境が異なれば、様々な治療的アプローチを用いることが必要となる。これらのアプローチがもつ多数の共通性の中の1つは、患者や患部組織をあらゆる制限因子から緩みの肢位へ導くということである。たとえば、第4章でより詳細に説明されるが、手術前後の重症患者の現在の痛みや不快感を治療する際にはベッド上で行うことになる。

そのような環境では、処置の適用条件を厳密に

Box1.1　ポジショナルリリースと他の状態を背景にもつ圧痛点

組織が、年齢、過用、誤用、廃用などに対して適応し、変化するとき（軟部組織機能障害の進行に関する議論については、第2章を参照）、限局的な組織の虚血、感作組織の出現が起こる。

生体力学的、生化学、神経学的、循環および心理的影響の多様性がそのような変化に関連しており、それは感作から不快感へ、最終的には痛みまで段階的に進化する（Mense & Simons 2001）。

機能障害の範囲のどんなレベルであっても、影響を及ぼしていている場合、そのような組織に適用される一般用語は「痛覚過敏」である。Lewit（1999）は、「痛覚過敏の皮膚領域」として現象を述べた。より単純な、より使い勝手が良い語は、「圧痛点」である(Jones 1964)。

そのような局所（「点」）が初期で未発達の形成性段階であるか、活発な筋筋膜トリガーポイントの特徴（第2章を参照）を示す状態に達しているかどうかにかかわらず、その部分は確実に感受性が高いか「圧痛」がある。これはSCS法において用いられる用語であり、評価と治療のプロトコルの主要な特徴として使われる（第4章を参照）。

筋筋膜トリガーポイントは定義上、限局性で圧痛があり、活発なときには、他の感覚と同様、隣接した組織や離れた組織からの放散痛や関連痛などの有意な特徴を示す—患者によく見られる症状を再生させる。

線維筋痛があることが推測される人の評価に関わる診断法の「圧痛点」という用語の使用により、混乱を招いている可能性がある。

1990年に、米国リウマチ学会は、線維筋痛の診断の基準として、18ヵ所の定められた触診部位のうち11か所以上の圧痛があることと定めた（Wolfe et al.1990）。

これらの圧痛がある部位は単に圧痛がある可能性があるのみであり、筋筋膜トリガーポイントの「伝播性の」特徴を示すものではない。しかしながら、線維筋痛には広範囲にわたる散在性の痛みが関与するため、線維筋痛のある人の圧痛点を圧迫することはその人がなれた痛みを容易に再生させる可能性があり、この識別は容易にではない。

換言すれば、圧痛点は活発なトリガーポイントである場合もある、そして、トリガーポイントには常に圧痛がある。しかしながら、一般のPRTや特にストレイン/カウンターストレインのコンテキストでは、圧痛点は関連痛や放散痛に関わらず、単に圧痛があることについてのみ述べる。

トリガーポイントが徒手治療あるいは穿刺やレーザーを用いた治療における対象になる一方、もう一つの大きな相違点はそれである。線維筋痛症評価の「圧痛点」が単に診断目的で用いられるのに対して、PRTでは鍵となる「緩みの位置」の同定へ施術者を導く要素として用いられる。

それでもやはり、線維筋痛の評価においては、後の章で明らかになるように、活発なトリガーポイントであるか否かを問わず、そして、「圧痛点」であるか否かを問わず、すべての圧痛点は以下のSCS治療プロトコルで用いられることがある。

固守することができないが、施術者の柔軟な発想によって、もっともよい結果に導くことができる（Schwartz 1986；O-Yurvati et al. 2005）。

1回の治療セッションで選択される間接的および直接的な治療法は、マッサージ、物理療法、カイロプラクティックとオステオパシーを含む徒手療法のすべてにおいて共通点がある。

現実の臨床環境では、1回の治療セッションで異なる治療アプローチが選択されると、用いたどの方法が効果的であったか、明らかにすることは不可能である。実際に、最大の効果は方法を組合せた際に得られることを経験したことがあるだろう。

患者と言葉によるコミュニケーションが得られない場合は？

最も広く研究されたPRTの形態はSCSであり、その効果についての根拠の多くは第3章で述べられる。

SCSの方法は、施術者が軟部組織の緊張が低下し、訴えていた不快感が最小となる肢位を探る際、モニターとして「圧痛がある」点を触診するが、その感受性の程度については患者からの言葉によるフィードバックを必要とする。

痛みの誘発が故意に回避されているとき、あるいは、患者が痛みの程度を施術者に報告することができないとき、触診している組織の緊張の感覚が最も快適

で緩みの肢位を同定するために用いることができる。

例えば、次のような場面が想像できるだろう。言葉で意思疎通をとる能力を失った者のとき、または施術者と共通言語を持たないとき、または言葉でフィードバックするにはあまりに幼いか、あまりに重症か、または動物の場合など（第12章を参照）である。このような場合には、施術者が言葉による意思疎通なしで同じ結果を得る方法を用いなければならない。これは施術者が最大の緩みの位置を探すとき、触診のみで組織の「緩み」の状態を評価する「機能的な」方法または促進性のポジショナルリリースアプローチを使用すれば可能になる。

このSCSから派生した方法の一部を集約したアプローチについての詳細は、第5章で述べる。

異なる臨床的環境における結果

PRTの方法を慢性的に硬化または繊維化した組織に適用するとき、結果として過緊張を軽減するものと考えられるが、組織の構造が変化することはないということを留意しておく必要がある（例えば線維症）。

従って、そのような場合には、痛みの軽減や可動性の改善は一時的または局所的である。

これは慢性症状に対するPRTの有用性を否定するのではなく、統合したアプローチの一部としてPRTを用いる必要があることを強調する。

筋筋膜トリガーポイントの不活性化においては、統合神経筋抑制法（INIT）として知られている、徒手療法の組合せを使用した方法が、独自の意義をもっている（以下および第5章で詳細を述べる）。

臨床で考慮すべき問題

ゆがみの誇張

ゆがみの程度を強調するという概念は、PRTとSCSに共通した臨床的理論の側面である。

例として、ある患者を、腰筋のスパズムまたは腰痛のある方へ体幹を側屈させる。これは体幹を屈曲、回旋、側屈させ、相当な不快感や痛みを引き起こすことになる。患者自身や施術者により姿勢をより生理的で正常な方へまっすぐにしようとすると、痛みや抵抗感はより増強する。したがって、障害のある方へ向かう運動は、第1の選択肢とはならない。

しかし、そのような状況でも制限の要因となっている障害から離れた範囲で運動させることは、通常問題なく可能である。臨床的経験により、この状態の人にとっての「緩み」の肢位を見つけるための姿

勢が、通常痛みのない姿勢であることが示された。痛みが減少するか消失するまで、前屈（荷重のかかる肢位よりも仰臥位または側臥位（第4章の例を参照））またはそれに近い姿勢であり、たいていの場合痛みに逆らわず、ゆがみの程度を増加させた姿勢となる（第4章の例を参照）。

この「緩みの位置」を60-90秒保った後、ゆっくりと中間位に戻すと、理論的に、実際には一般的に、患者の痛みとスパズムは軽減あるいは消失している。

ストレインの肢位の反復

これは、PRTとSCSにおける臨床的理論のもう一つの特徴である。

痛みが減少するか消失するまで、前屈（荷重のかかる肢位よりも仰臥位または側臥位（第4章の例を参照））またはそれに近い姿勢であり、たいていの場合痛みに逆らわず、ゆがみの程度を増加させた姿勢となる。これまでに短く述べたように、そのとき患者は「腰痛様の」鎮痛的スパズムとゆがみの肢位で固定される。

PRTでは一般的であり、SCSでは特に、緩みの肢位は通常ストレインの肢位である。そのうえ患者は、モニターとして設定した圧痛点から圧痛が消失するまで、または組織が短縮して緊張が高まった状態が改善するまで、ゆっくりと他動的に支持された状態で屈曲位に戻される。

屈曲して緩みの姿勢がとられたら、わずかに「微調整」することで、痛みが最小となる。この姿勢を60-90秒間保持したのち、ニュートラルな姿勢に戻すことで、上記のような例では緊張の亢進、スパズムと痛みが部分的または完全に寛解する。ストレインの肢位は、上述のように、ゆがみを強調するような肢位を繰り返してとることが明らかである。「既存のゆがみを誇張」と「ストレインがある肢位を複製」という2つの要素はほんの一例である。患者の症状が重くなる方法を正確に説明できることはまれである。

そして、明らかなスパズム（例えば斜頚や急性鎮痛剤スパズム（「腰痛」））は基準ではないが、適応可能な短縮や叢生が長年にわたって起こった可能性もあるため、慢性のゆがみパターンには注意しておくことを強く推奨する。慢性の姿勢保持パターンにPRTを適用することは、患者にとって有益なアプローチとなる可能性がある。そのようなパターンの進化は、第2章で考察される特徴である。

マッケンジー法（第10章）は、制限や痛みのある方向ではなく、緩みがあり動きやすい（相対的に）方向への動きを取り入れた方法であり、機能障害に対する治療として「強調」や「ストレインの反復」を取り入れたときの反応を利用したものである。

「緩み」でゆがみを強調した（第11章）の組織を保持するためにテーピングを加えること、後述するように、SCSや機能的な技術に徒手的なアプローチを拡張することができる。

ポジショナルリリースのバリエーション

（第8章（表8.1）参照）

1. ファンクショナルポジショナルリリース（FuPR）

(Bowles 1981；Hoover 1969)

オステオパシーにおけるファンクショナルテクニックでは、身体または一部を3次元的に力学的ベクトルを用いて緩んだ姿勢に置くとき、痛みをその指標とはせず、ストレスを負っている組織（高緊張、スパズム、制限）を触診し、緊張が減少したかどうかをみる。触診によって緩みの肢位を得ることは、「スタッキング」シークエンスとして知られており、第5章で更に詳細を述べる。

一側の手は、侵襲性の圧をかけずに患部組織を触診する。この手は、施術者が緩みを高め、制限を低下させる肢位に患者（またはその一部）を誘導するとき、組織の緊張の変化を評価することから、「聴取している」手と呼ばれている。

一連の評価は、前もって行う評価で得られた最も緩みの肢位や、複数の緩みの肢位を組み合わせた肢位を始点とする様々な運動方向と軌道（屈曲と伸展、右回旋と左回旋、右側屈と左側屈、離開、圧迫など）について行われる。

このように、全ての方向の運動について評価されるまで、1つの緩みの肢位が他に「積み重ねられ」、それらを組み合わせた肢位が最終的な「緩みの姿勢」として統合される。

腰部のファンクショナルアプローチ

前述のような腰に問題のある人が、ファンクショナルテクニックによる治療を受けるとき、腰部の緊張している組織が触診される。

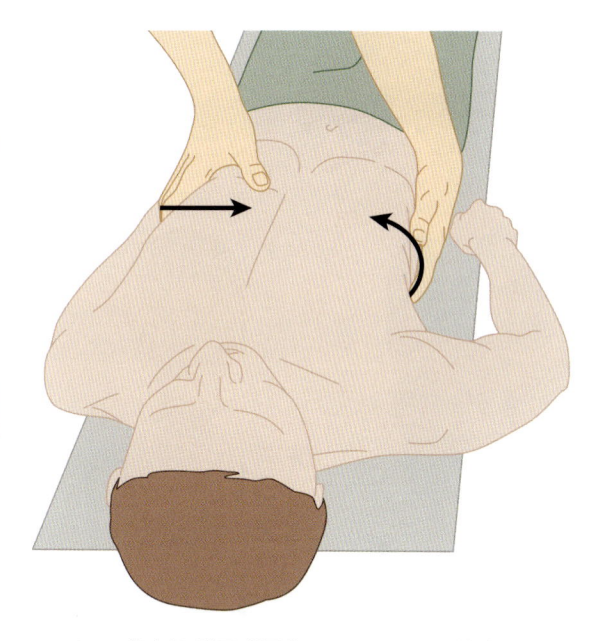

図1.2　下位胸郭/横隔膜領域のファンクショナル治療。

患者は坐位または側臥位で、他動的に屈曲と伸展、側屈や回旋、各方向における前後、左右への平行運動、圧迫と離開（その部分が可能なすべての運動方向）を行われ、最大の緩みの姿勢が得られる。この「積み重ねられた」緩みの姿勢を30-90秒間保持することで、筋緊張の解放または痛みの減少が得られる可能性がある。すべての可能性に対し、様々な運動方向を厳密に評価するシークエンスは見当違いのように思われる。

理論的（そして実際に大抵の場合）には、触診された問題のある組織における最も緩みの（緊張が低下した）肢位は、痛みを指標として用いた場合、または、より基本的な「ゆがみの誇張」や「ストレインの位置の反復」をポジショニングに対する指標として用いた場合に特定される肢位と一致するはずである。

ファンクショナル「横隔膜」リリース

単純で機能的な運動－「緩み」の1方向だけを使用する方法である（Nol. et al. 2008）。図1.2を参照。
1. 患者は、仰臥位をとる。
2. 施術者の片方の手を、患者の胸部腰移行部の高さで、背中の下に置く。

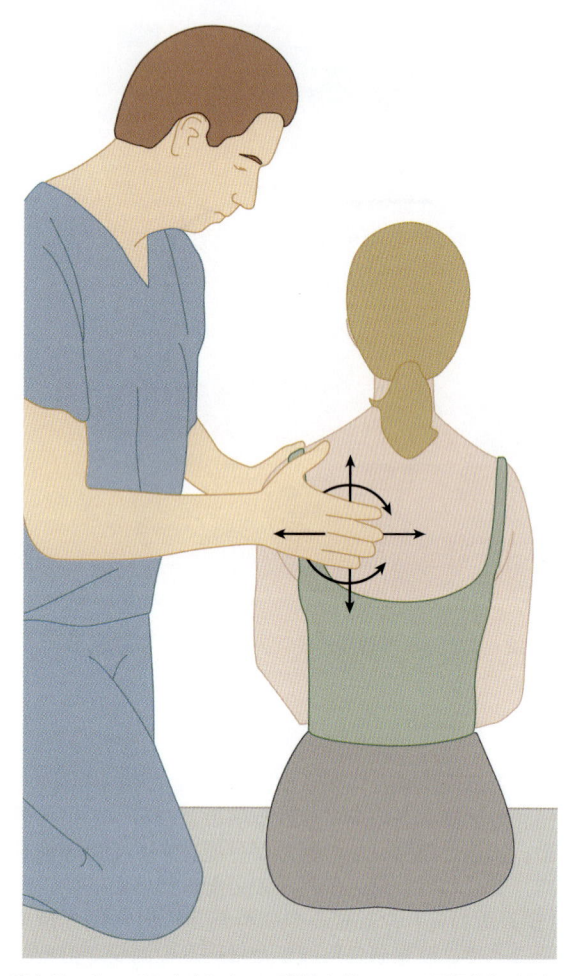

図1.3　すべての方向において「緩み」について評価され、それぞれの手は緩みの肢位に重ねる。

緩みの最終的な複合位置が90秒間保持される間、循環、固有受容性および粘弾性効果が自動制御の処置を始めると考えられる。

3. 他方の手は、腹側の心窩部に置く。

4. 施術者は、一方とそれから他方に組織を回転させて、最大の可動性が得られる方向を測定する。

5. それから、その部分を最も可動性のある方向に、「バランスの取れた」点（緊張が最小となる点）まで動かし、リリースが触診で確認される、対称性の両側への回旋が可能になるまで保持する。

6. この位置を保持し、患者に最大周期の呼吸を行わせ、施術者が組織が「弛緩した」と判断するまで（快適な状態である限り）その姿勢を維持する

よう求める。呼吸周期における「緩み」姿勢を維持することに、リリース過程を潜在的に容易にするような影響があると考えられている。最も緩みの肢位を求めるための、機能的技術を使用したより複雑な「スタッキング」手技は、第7章で述べられる。

ファンクショナルテクニックのバリエーション： 統合化神経筋リリース *(Danto 2003)*

　統合化神経筋リリースは、体節の背腹方向のアプローチを伴い、筋、筋膜および神経のアンバランスを修正することを目的としたFuPRの形態である。

　「オステオパシーの徒手治療は、目的を持っているかいないかに関わらず、筋膜の治療に関係している」（Danto 2003）。

● 患者を着席させ、施術者の手を前方と後方にそれぞれ置き、組織の動きやすい方向を評価する（図1.3）。

● 各方向シークエンスは、同様の視点で評価される─評価された緩みの肢位からあらゆる方向に動かし、どの方向が最も動きやすいか？

● 上方か下方か？

● 左側屈か右側屈か？

● 時計回りか反時計回りか？

● このように、触診された組織は好ましい運動方向、つまり組み合わせられた「緩み」の肢位の方へ、動かされる。その際には、圧縮が加えられる。その状態は60-90秒間、あるいは脈動やリズミカルな運動を感じた場合はより長い時間保持され、ゆっくりとリリースされる。

2. 促通位リリース（FPR）

(Schiowitz 1990)

　機能的な方法というテーマにおけるバリエーションは、全体の体位に関して「中間位」の位置から、その可動性が最大となる方向に症状のある部位をポジショニングすることである。

　まず第一に、坐位をとった患者に促通的な力（通常、組織の密集（圧迫））を加え、姿勢を矢状面で身体や一部（頸部など）をより「ニュートラルな」肢位─屈曲と伸展とのバランスのとれた肢位─に修正する。FPRでは指標として痛みは使われず、触診/聴取する手が用いられ（ファンクショナルテクニックの場合のように）、そしてそれは、組織を緩みの肢位とバインドされた肢位における組織の変化

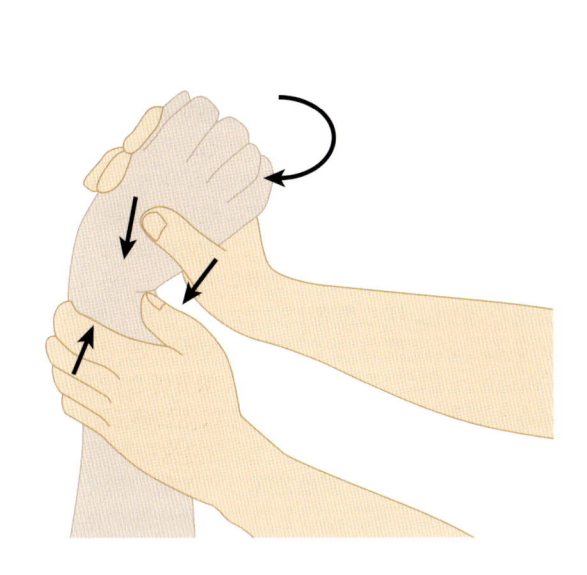

図1.4　手関節内側における高張性の筋系に対する促通位リリース。

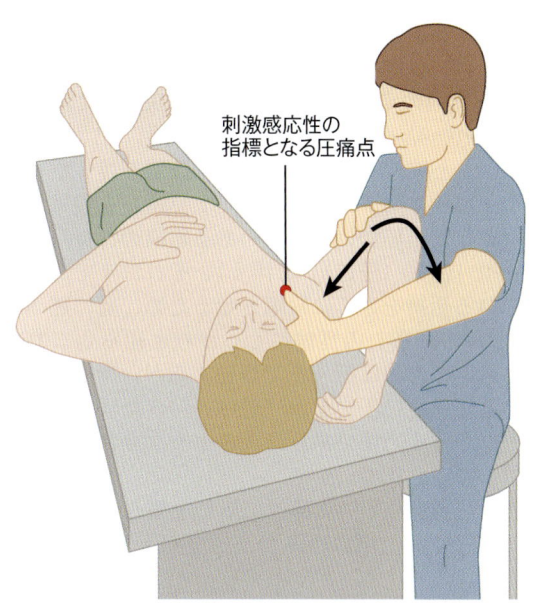

刺激感応性の
指標となる圧痛点

図1.5　腕を「緩み」の肢位に置いて前側方の圧痛点を使用し、肩のストレイン/カウンターストレインを施行することで刺激感応性を低下させる。

を感じとるため、体や一部が慎重にポジショニングを繰り返される。開発者らによると、局所の緊張を「緩ませる」ために組織を「密集させること」には、その過程を容易にするとである。

　この「密集」には四肢の長軸に対して圧縮する力や、脊柱を頭蓋を介して下方に押す力や、その他のバリエーションが用いられる。「緩み」の肢位に一度促通の力が加えられると、緩みの肢位を保持する時間は通常およそ5秒以下と示されている。変化した表層および深層組織のテクスチャーは、このようにして正常に治療されると述べられている（Schiowitz 1990）。

　FPRの評価やより詳細な内容は第5章で述べられる。

　それは、SCSの方法論の一部（より「オーソバイオノミー」に密接な関連がある内容で、以下の項目6を参照）として、使用することもできる。

　促通位リリース運動：

　右手関節の内側に筋緊張亢進がみられる場合：

1. 施術者は、右手で患者の手を保持する（図1.4）。
2. 左手で患者の手関節を保持し、母指で筋緊張の程度を触診する。
3. 施術者は両手を接触させることで手関節を「押す」

ようにし、組織の緊張が減少したことを評価する。
4. 緊張が最適な状態まで緩和されたら、筋緊張がさらに低下するまで手関節を橈屈およびわずかに回内させる。
5. これを最長5秒間保持した後、リリースし再評価する。
6. **注意点**：手関節周囲の他の筋では、橈尺屈および回旋の程度は異なるバリエーションを必要とする－常に緊張が最小限になるようにする。

3. ストレイン/カウンターストレイン（SCS）：指標としてのJonesの圧痛点の使用

(Jones 1981)

　Jonesは長年の臨床経験から、身体の大部分の関節と筋について考えられるあらゆるストレインから生じる圧痛点域の図表と一覧を編集した（Box 1.1）。これらは、彼の（臨床経験によって）「証明された」点である。彼が述べた圧痛点は、伸張よりもストレインで短縮されたとき（または慢性的に短縮している状態）時の短縮した状態で確認され、そしてそれは時間とともに組織の慢性的な短縮を生じさせる。Jonesの述べた点以外の圧痛点が、定期的

に文献で報告されている；

　例えば、仙腸関節のストレインに関連する一群の仙骨孔周囲の点は、Ramirez ら（1989）によって確認され、発表された；第 4 章を参照。

　Jones と彼の支持者は、緩みの肢位を得るため圧痛点を触診する際の厳しいガイドラインを設けており（通常安楽姿勢は圧痛点のある組織の「折りたたみ」や「密集（圧迫）」を伴う）、それはすでに短縮している組織をさらに短縮させるため、前に述べた「ゆがみの強調」の理論にしっかりと組み込まれている。この方法は第 4 章で詳述するが、指標として用いる圧痛点に圧力をかけ続ける、または定期的に圧力をかける方法であり、次のような場合に緩みの肢位が特定される：

- 症状が発現している部位に新たな痛みが出ない
- 指標とされた点の痛みが、少なくとも 70% 減少する。

　Jones によると、この緩みの肢位は、適切な時間（90 秒間）保持される；

　しかしながら、ポジショナルリリースで用いられるあらゆる方法について議論されるとき、組織を緩んだ肢位で保持するのに推奨されている時間には大きな幅がある。急性腰痛を発症し、屈曲位で固定された人を例にすると、圧痛点はたいていの場合腹部前面の表層にあり、筋組織はストレインの際（患者が屈曲位をとるとき）に短縮している－そして、その圧痛がある点から圧痛を除く姿勢は、以前の例の場合のように、屈曲位であり、微調整としてわずかな回旋や側屈を伴うことがある。

4. SCS に至るまでの
　　Goodheart のアプローチ：
　　ありきたりで規範的なアプローチの回避

（Goodheart 1985；Walther 1988）

　Jones の規定通りのアプローチにおいて問題があるとするならば、特定の点によって推薦された緩みの肢位をしばしば修正していくと、時々間違いが起こるということである。または、違う表現をすると、施術者が直面する個々のストレインの機構は、Jones のガイドラインと一致しない可能性がある。

　単に Jones の「メニュー」または原則に頼るだけの施術者では、定められた圧痛点および「緩み」を獲得するために付随的に定められた方向の刺激を用いても望ましい結果を得ることができないということが分かった。従って、圧痛点と姿勢に関する

Jones のメニューを頼りにすることは、施術者がそれらに依存することに繋がるため、触診技術を用いて、Jones の最初の見解にさらなるバリエーションを加え、ストレインと痛みに対処するより円熟した方法を生み出すことが求められる。

　幸いにも、Goodheart らがポジショナルリリースのメカニズムを用い（厳密な規定を回避した）より柔軟な枠組みを提示した。Goodheart（1985）は、Jones のアプローチで用いられているように、厳密な原則よりも患者によって示される特徴に依存する、ほぼ例外なく適用できる手法を述べた。Goodheart は、発見されるべき適切な圧痛点は、痛みや制限がみられる組織の拮抗側にみられることを示した。

　例えば、あらゆる運動で痛みや制限の訴えがあるか明瞭であるとき、そのときの主動作筋の拮抗筋に圧痛点がみられる。ゆえに、例えば、頸部を左側屈したときに痛み（自覚があるかどうかにかかわらず）がある場合、圧痛点は頭部を右側屈させる筋にみられるだろう。そして、局所的に敏感な領域は多くあり、同様に指標として適切である。以前例として挙げた、急性痛とスパズムで前屈に固定されている人に、Goodheart のアプローチを使用する場合、その人が強制的な前屈の姿勢から直立位に（すなわち、伸展方向に）動かそうとすると、痛みと制限が感じられるだろう。

　直立位にする運動をすると、おそらく背部で、かなりの確率で痛みが生じるが、痛みが示される部位にかかわらず、痛みが生じるとき、圧痛点はその拮抗筋、この例ではすなわち屈筋－腰筋または腹直筋にある。一旦確認されると、すべての SCS プロトコルのような治療中全般で指標として使われる。

　注：治療のポジショニング相で指標として用いられる圧痛点は、痛みのある部分の反対側にある筋ではなく、患者の身体全体または一部を動かす際に痛みや制限を感じるときの主動作筋として働く筋と拮抗的に働く筋にあるということを強調しておく。

5. SCS の始点となるあらゆる疼痛点

（McPartland & Zigler 1993）

　痛みのあるすべての領域の触診に反応または関連して、急性ストレインまたは慢性的な順応を伴うわずかなアンバランス、機能障害、反射的な活動が起こる。しかしながら、機能障害の原因となる複雑なストレインパターンを同定することが、必ずしもで

きない場合がある。

Jones のアプローチは、特殊なゆがみパターン（外転する足関節、腰屈曲ゆがみ、斜頸など）と、圧痛点のありそうな位置を特定する。しかしながら、我々がどんなストレインから生じたか知っているかどうかにかかわらず、そして、症状が急性または慢性であるかどうかにかかわらず、軟部組織の評価、マッサージまたは触診（トリガーポイントを特定するため）の間に、見つけられるどんな疼痛点でも、ポジショナルリリースによって治療することができると考えられる多くの意味がある。

経験（そして、単純な論理）は、ポジショナルリリースに対する慢性的に繊維化された範囲の応答がスパズムであるか、過緊張である組織からの応答より劇的でないと我々に話す。

それにもかかわらず、慢性の状態でも、一般的にある程度のリリースと緩みを得ることができ、より深部の線維化に対し容易にアプローチできるようになる。

このような、どんな痛みでも治療することができるポジショナルリリースは、患者からのフィードバックにより痛みを指標とする（指標とした部分の痛みが減少したかどうかを見る、すなわちストレイン／カウンターストレイン）。もっとも緩んだ肢位を 60-90 秒の間保持することが推奨されるが、一部では最も効果的な時間として、非常に短い時間が推奨されている（例えば Schiowitz 1990）；上記の FPR についての考察、後述のオーソ・バイオノミーを参照）。

6. オーソバイオノミー

イギリスのオステオパス Arthur Pauls は、「圧痛点」を指標としたポジショニングで特定された安楽肢位に、促通のための力を加えることで、Jones の SCS アプローチを改良した。彼は、この方法を「オーソバイオノミー」と呼んだ。

付加的に力を加えたり離開する方法は促通位リリース（FPR）に類似したアプローチであり、すでに述べたように Schiowitz により発展された。上記のような緩みの姿勢に加える力が機能的かつ効果的に働く（上記のファンクショナルテクニックに関する議論を参照）。図 1.3 では、肩の前方に圧痛点を伴った SCS を示しており、上腕骨の長軸方向への圧縮を行うが、オーソバイオノミーと促進位リリース（FPR）のプロトコルに一致する。オーソバ

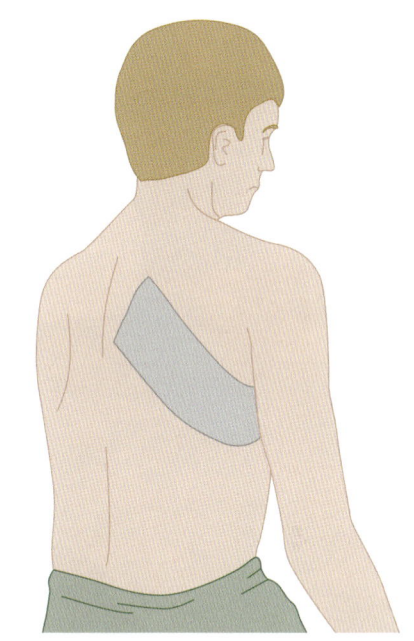

図1.6　前鋸筋の促進と肩甲骨下部の外転を促通する固有受容性のテーピング。

イオノミーは本書ではこれ以上説明されないが、興味のある人は Pauls の 2002 年の本を読むとよい。

7. 総合化神経筋抑制法（INIT）

INIT（Chaitow 1994）は、トリガーポイントのある組織の「緩みの肢位」を、その非活性化のための順序の一部として使用する方法である（『トリガーポイントのリリース』）（Mense & Simons 2001）。

注：INIT のプロトコルの詳細は第 6 章で述べられ、下記の概略では基本的なフレームワークを述べる。

- 順序は、圧痛／痛み／トリガーポイントの同定から始まる。
- その後に、虚血性の圧迫（痛みがあまりに強いか、あまりに脆弱か感受性が高い患者である場合、これは任意で回避される）の適用が続く。断続的か恒常的な圧迫の後、組織のポジショナルリリースに導入する（上記の SCS 方法論のように）。
- 適切な時間、組織が「緩み」の肢位を保持された後、患者に患部組織を約 5 秒間等尺性収縮させる（筋エネルギーテクニック）。
- 収縮の後、トリガーポイントを取り巻いている局

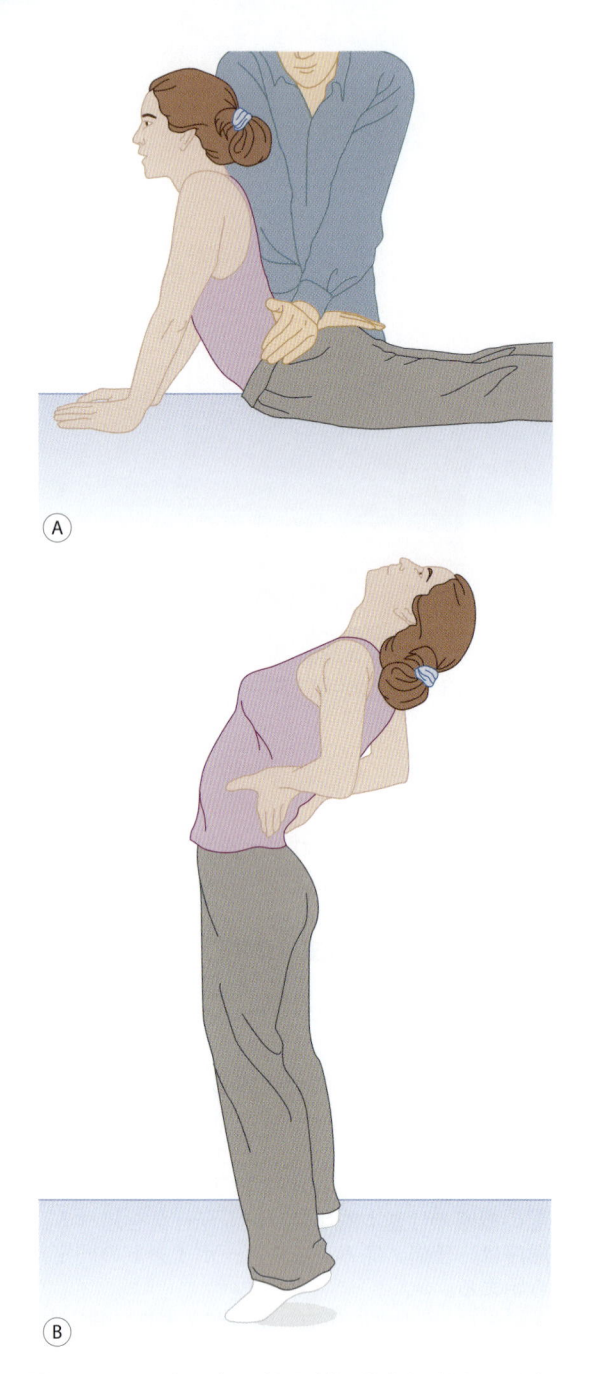

(A)

(B)

図1.7 (A)マッケンジーの伸展肢位に施術者がさらに圧を加えている。 (B)患者自身による伸展。

所組織は、最高 30 秒の間伸張される。それから、再び 30 秒の間、筋全体の等尺性収縮と伸張を行う。次に、伴われる筋に拮抗筋の活性化を促通する方法が、導入される。Nagrale ら（2010）その他による多くの研究が、INIT 方法を有効と認めた。

8. 固有受容性のテーピング

全く異なるアプローチ（実際的な側面は、第 11 章で概説される）として、「負荷軽減」のテーピングがあるが、これは PRT（図 1.6）の物理療法としての変形である。これは、PRT と関連した原則を多数を取り入れる方法である。

例えば近年、理学療法士は特殊な条件、一般には膝や肩の機能障害に対して関節の「負荷を軽減する」テーピングを用いて治療する（脊柱の負荷軽減も、時折施行される）。Morrissey(2000) はこのように説明する。

> 固有感覚は、異常や疲労で有意な障害のある肩でみられる協調運動の重要な構成要素である（Carpenter 1998）。
> これらの固有受容性の障害を最小化するか、逆転させることを試みることは、リハビリテーションプログラムの不可欠な部分である。テーピングは、肩甲帯が完全に痛みなく運動できるようになることを目指している患者に特有の総合的な治療アプローチに役立つ補助的手段である。テーピングは、特に肩甲胸郭関節、肩甲窩上腕関節および肩鎖関節の運動障害に対して効果的である。肩に対するテーピングの効果についての正確な機序はまだはっきりしていないが、固有受容性と力学的な機序であるということが示唆される。

テーピングによって症状のある関節や組織を緩みの肢位に長時間から数日間、有効性が確認されるまで置いておくことは興味深い。このアプローチに関する付加的な情報は、第 11 章で述べる。

9. マッケンジー法

マッケンジー法では、痛みのある部位に対して異なる運動方向や位置を取った時の効果を慎重に評

価することによって（たいてい、脊椎を伸展させる）、効果的に痛みを中心化（セントラライズ）する（図1.7）。末梢または四肢の症状を集中するそれらの運動または位置は、自己治療として処方される（McKenzie 1990）。

例えば、坐骨神経痛（脊椎のSI神経根から来ている脚の照会された症状）患者において、運動または位置は、腰の方へ症状を「集中する」ものを見つけることを求めて調査される。症状の集中化は、肯定的な予後徴候であるようである（Timm 1994）。McKenzieの概念は、第10章で詳細に記述される。

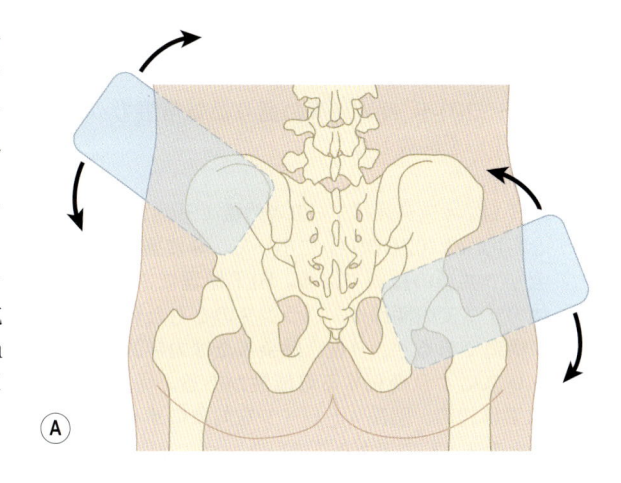

10. 仙骨後頭「ブロック」テクニック（SOT）

1964年に、Dejarnette（1967）は、骨盤または脊椎の穏やかな整復を可能にするために、骨盤ウェッジ(パッドを入れられたブロック（フォームまたは木で作られる）)の使用を導入した。この方法は、主にカイロプラクティック専門職で使用される。

リクライニング姿勢の患者（背臥位または腹臥位—治療している機能障害の区分の確立に基づいて決定される）は、ポジショニングをしてブロックやウェッジで支持し、自発的な変化が起こし、症状の変化を評価する（図1.8）。

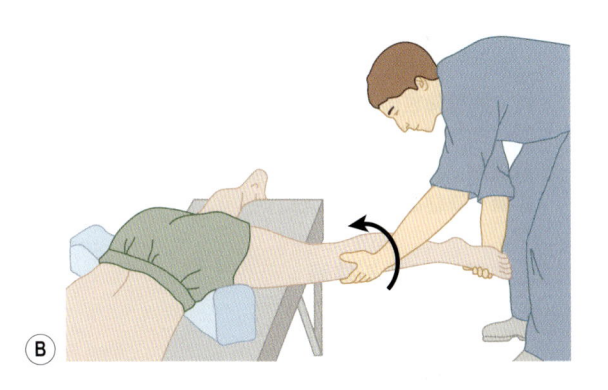

Dejarnetteは、次のように述べている：「机の台はブロックの基礎となるため、患者が呼吸すると、このエネルギーは運動に変換され亜脱臼機能障害を修正する」（Heese 1991）。

Cooperstein（2000）は、彼が「誘発試験」と称するもののために、パッドを入れたウェッジの使用について述べた。1つの手技は、圧痛のあるまたは痛みを伴う指標点を特定することが必要である（例えば腰部に）、そして、訴えのあった痛みまたは圧痛の変化に注目しながら異なる力学的ベクトルの影響を評価する。より単純なアプローチは、Cooperstein（2007）によって述べられ、臨床診療により貢献した。圧痛のあるまたは痛みを伴う指標点の、既に報告した症状の変化を評価するのではなく、患者にブロックを使用した様々な姿勢のうちどの位置がより快適か一例えば、斜めか矢状かを判定させる。

SOT方法は、本書ではより詳細には述べられない。

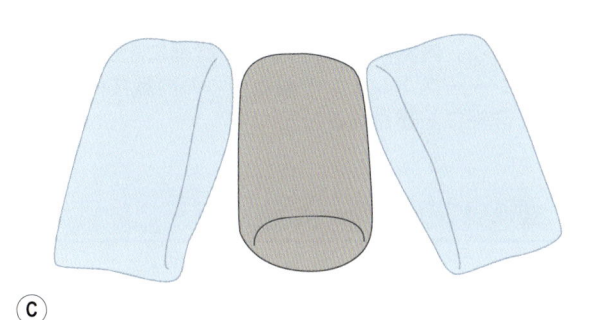

図1.8　(A)特有の評価のためのブロックの配置。
(B)ブロックで肢位を固定した状態での治療または評価。
(C)多様に形づくられた堅固な「空気を含んだ」ブロック。

11. 靭帯張力バランス（BLT）

Tozzi（2014）は、以下の通りに靭帯張力バランス（BLT）を解説した：

> BLT は、オステオパシーの専門職（Sleszynski と Glonek（2005））において、非侵襲性・安全かつ共通の技術である。BLT 原理によると、体のすべての関節は、バランスのとれた靭帯関節構造であるが、外傷、感染または力学的なストレスにより変化する可能性がある。従って、BLT は初め、関節ストレインを対象にする間接的な手法として考えられていた。
> まず、組織の防御状態から解放し、機能障害のパターンを強調して緩みの方向に、靭帯の緊張が和らぐ肢位（緊張した靭帯のバランスがとれた肢位）まで動かすと、緊張の緩和が感じられる。特に関節障害のために提唱されたものであるが、同じ原理は膜性のもの、体液の流動、筋膜や内臓機能に適用された。靭帯張力バランスは、第8章で詳細に記述される。

12. 内臓に対する技術

(第9章参照)

体幹（関節、筋、筋膜構造）の機能障害の治療は、まさに間接的なポジショナルリリースとして器官、内臓に適用できる。どちらの場合も筋緊張と組織の緊張の評価に「圧痛のある」領域が指標として使われる、機能的な FPR のようなアプローチが用いられる。内臓技術は、第9章で詳細に記述される。カウンターストレインの観点からの内臓技術は第8章で詳細に記述される。

他のアプローチ

ポジショナルリリースに関連があるが上記の一覧のいずれにも完全に合致しない多くの方法がある。

頭蓋のオステオパシーの創始者である W. G. Sutherland によって考案され、P. E. Kimberley（1980）によって記述された有効な肋骨リリーステクニックから、Upledger 及び Vredevoogd らによって述べられた様々な頭蓋の技術がある（1983）。また、Dickey（1989）は筋膜制限技術を述べ、筋

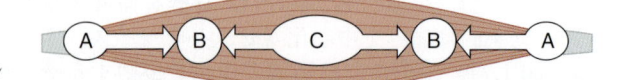

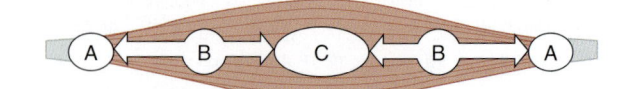

図1.9　筋の固有受容性マニピュレーション。
上部：ゴルジ腱器官（A）から筋腹（B）に伝わる圧により、緊張が高まる（すなわち、「強化する」）。紡錘体（C）から筋腹（B）へ伝わる圧も、それを「強化する」。
下部：筋腹（B）からゴルジ腱器官（A）へ伝わる圧は、筋を弛緩させる。筋腹（B）から筋紡錘体（C）へ伝わる圧も、筋を弱める。

筋膜リリース法のバリエーションとして、George Goodheart（Walther 1988）らによって変更された方法もある。

緩みの肢位の保持される時間の短縮

Goodheart は、90 秒間またはそれ以上維持された場合に得られる治療的効果を失うことなく、「緩みの肢位」を保持する時間を短縮することができることを示した（Walther 1988）。

2つの要素が、Goodheart の提唱したアプローチにある：

1. 緩みの肢位が確定されたとき、「呼吸の補助」が付加的に起こる。
   使われる呼吸戦略の性質は、圧痛点の位置に依存する：
   それが体の前面にある場合は、吸息が使われ、そして、後面にある場合、呼気が使われる。快適な限り、呼吸のその相が保たれ、その間、施術者は以下の要素を加える。
2. 触診されている（圧痛点）組織のストレッチは、組織に延びている施術者の指によって行われる（図 1.9）。
   Walther は、以下の通りにこのアプローチを説明する：

> 患者は深い呼吸をし（吸息と呼息のどちらを保つかは圧痛点が前方にあるか後方にあるかによ

る）、施術者の指は圧痛点のあった点に広げて保持する。患者は付加的な要素なく90秒間保持するのに対して、施術者の指を圧痛点に広げ、呼吸介助をされる状態で「微調整された」「緩みの肢位」を、30秒間保持する。完了すると、患者はニュートラルの位置に、ゆっくり、他動的に戻す。

Goodheartの「呼吸介助」命令は、あまりに単純か？

生理的に何が起こっているのかを理解するために、カウンターストレイン方法を適用する際にGoodheartの呼吸ガイドラインをしばしば支持する臨床経験による事実から少し予見することが必要である。CummingsとHowell（1990）は呼吸が緩んだ筋膜組織にどのような力学的効果を及ぼすかを示すことで、筋膜の緊張に関する呼吸の効果について示した（肘屈筋を評価した）。それらはKisselkovaおよびGeorgiev（1976）の研究結果を提示している。彼らは上腕二頭筋と大腿四頭筋、腓腹筋の静止EMG活動について報告した。例えば「自転車エルゴメータでの運動後の、非呼吸筋に対する呼吸中枢からの入力」。

結論は、以下のとおりであった。

これらの研究論文はどちらも、機械的および神経学的にもたらされる筋の筋膜組織の発生させる緊張への影響について述べており、臨床的に呼吸によって得られる影響やマニピュレーション治療の潜在的な役割について客観的に立証するものである。しかし、その役割とは、何であるか？

Lewit（1999）は「吸息は、努力を高める」「呼気は、運動を強化する」という単純なことを細分化するのに助力した。
Lewitが特定した関連性：
● 腰椎および頸椎の屈曲は、呼気によって補助される、そして、腰椎および頸椎の伸展は、吸息によって補助される
● 胸椎の伸展は、呼気によって助けられる、一方で
● 胸椎の屈曲は、吸息によって強化される。
この理由から、伸筋と屈筋の筋緊張に対する呼吸の影響はGoodheartよりいくらか複雑なようである。呼気で胸椎の伸筋群の筋緊張が高まり、同時に頸椎と腰椎の屈筋群も高まることが示唆される。同

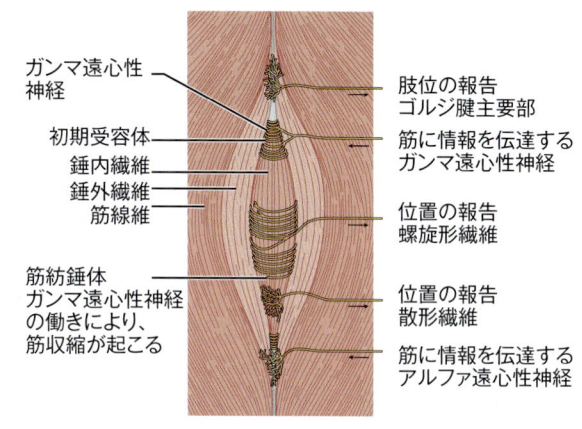

図1.10　筋紡錘の図（「受容器へ」と「受容器から」の神経路と「ゴルジ腱器官」）。

様に、吸息は胸椎の屈筋と頸椎および腰椎の伸筋の筋緊張を高める。

Goodheartはこのように、SCSを適用する際の呼吸パターンが、治療している組織の一部の緊張を高め、拮抗筋を抑制することを提唱した。彼がSCSで主張する「広げた指」は、治療している組織の筋力／筋緊張を高める。　治療の際の呼吸は、単純に屈筋群の治療の際には吸気で保持し、伸筋群の治療の際には呼息をするというだけではなく、より区別することが必要と考えられる。

広げられた指は、何をするか？

SCSの方法は、筋全体に分布している筋紡錘に作用するが、その密度は筋腹あたりの中枢で最大となる（Gowitzke & Milner 1980）。筋紡錘は姿勢を安定させる（持続性の）機能をもつ筋よりも、活動的な（相動性の）機能をもつ筋に多く分布している。紡錘体の役割（錘内筋線維と錘外筋繊維の間の複合的な相互作用に基づく）は、長さのみを比較するのではなく、変化の速度について中枢神経系に情報を提供することである（図1.10）。

紡錘体も筋力に影響を及ぼすが、これは応用運動学（AK）で扱われる現象であり、Goodheartはカウンターストレインの彼のバージョンに組み込んだ。

紡錘体の密度は、同一でない；
例えば、頸部の筋は、筋紡錘の密度が高い（特に深部の後頭下筋）。
Peckら（1984）は、以下のように報告している：

- 小後頭直筋は固有受容器が豊富であり、筋紡錘の密度は平均 36 個/g である。
- 大後頭直筋は、筋紡錘の密度は平均 30.5 個/g である。
- 対照的に、頭板状筋の筋紡錘の密度は 7.6 個/g である。
- 大殿筋では、筋紡錘の密度は 0.8 個/g である。

紡錘体のマニピュレート

施術者の母指が筋腹（紡錘体は最も高密度に据え付けられる）の上に約 5cm 間隔で配置され、そして、各々の方へ押している母指が振幅する場合－対象の筋線維と平行して－もし筋が以前も検査され、再び検査される（図 1.9）とき、減弱効果が示される。

Walther(1988) は以下のように神経学的に解説している：

> 手指の手技は錘内筋線維から圧力をとるように見える。そして、求心神経インパルスの減少を引き起こして、次に、錘外線維の一時的な（ほとんどの場合）抑制を引き起こす。紡錘体に対する正確な反対のマニピュレーションによって、筋に対するこの弱める効果は減衰する。そこに置いて母指の圧は組織から「引き離される」。これは「増強する場合」においてのみ低緊張、抑制を示し、弱化した筋と十分に強い筋に対しては強化できない。

組織（紡錘体）が緩みの位置で保持されているとき、紡錘体細胞上にある指の力の伝導はその筋を強くし、その筋に対して拮抗を阻害する。強化を示唆する組合せは、神経筋作用のバランスをとり、紡錘体の「再設定」に必要で、緩和する過程を高める。

共通性、相違、タイミング

PRT 方法の多数には、共通して治療を受けている機能障害と関連した痛めている組織の緊張減少の目的がある。それによってこれが達成される方法は変化する、いくつかの「ストレイン／カウンタートレイン」を用いて、緩み／軽減肢位をを導き、疼痛のレベルを低下させる。そして、他では触診による変化を利用しての変動である（ファンクショナルポジショナルリリースかつ促進位リリース）。

いくつかの能動的（マッケンジー法）、そして、能動的、受動的の組合せを含む手法があり、完全に受動的な手法もある（SCS、機能的、FPR、SOT ブロック、テーピング）。

応用のバリエーションは別として、様々な方法のプロトコル違いは、軽減する肢位をどれくらい保たれなければならないかについて、細目で理解される。そして、指針タイミングも含んでいる：

- 5 秒以下での促進性ポジショナルリリース（FPR）
- 90 秒間のストレイン／カウンターストレインと機能的な技術
- 3 分以上の神経障害の治療（Weiselfish 1993）
- 20 分以下のポジショナルリリースの諸相（D'Ambrogio & Roth 1997）
- 数時間あるいは数日間のテーピング。

臨床環境のタイミングは、後の章で示される。第 2 章の概略は、機能障害が（喪失したか喪失している）適応の過程として展開し、ポジショナルリリーステクニックが若干の原因解明を提供する可能性を持っている方法を述べている。

本 章

既往歴と概念「ポジショニングによる自然発生的な解放」、ならびにPRTの異なる多数の見解を紹介した。

次 章

適応の欠落によりどのように局所および全身の機能障害が生じるかについての概要を述べ、PRTを含む介入に治療的な機会を提供する。

References

Bowles, C., 1969. 'Dynamic neutral' – a bridge. Academy of Applied Osteopathy Yearbook, Colorado Springs, pp. 1-2.

Bowles, C., 1981. Functional technique – a modern perspective. The Journal of the American Osteopathic Association 80, 326-331.

Carpenter, J., 1998. The effects of muscle fatigue on shoulder joint position sense. The American Journal of Sports Medicine 26, 262-265.

Chaitow, L., 1994. Integrated neuromuscular inhibition technique. British Journal of Osteopathy 13, 17-20.

Cooperstein, R., 2000. Padded wedges for lumbopelvic mechanical analysis. Journal of American Chiropractic Association 37, 24-26.

Cooperstein, R., 2007. Sacro-occipital technique. In: Chaitow, L. (Ed.), Positional Release Techniques. Elsevier, Edinburgh.

Cummings, J., Howell, J., 1990. The role of respiration in the tension production of myofascial tissues. The Journal of the American Osteopathic Association 90 (9), 842.

D'Ambrogio, K., Roth, G., 1997. Positional Release Therapy. Mosby, St Louis.

Danto, J.B., 2003. Review of integrated neuromusculoskeletal release and the novel application of a segmental anterior/posterior approach in the thoracic, lumbar, and sacral regions. The Journal of the American Osteopathic Association 103, 583-596.

DeJarnette, M.B., 1967. The Philosophy, Art and Science of Sacral Occipital Technic. Self-published, Nebraska City, NE, p. 72.

Dickey, J., 1989. Postoperative osteopathic manipulative management of median sternotomy patients. The Journal of the American Osteopathic Association 89, 1309-1322.

Goodheart, G., 1985. Applied Kinesiology Workshop Procedure Manual, twenty-first ed. Privately published, Detroit.

Gowitzke, B., Milner, M., 1980. Understanding the Scientific Bases of Human Movement. Williams & Wilkins, Baltimore.

Greenman, P., 1996. Principles of Manual Medicine, second ed. Williams & Wilkins, Baltimore.

Heese, N., 1991. Major Bertrand DeJarnette: six decades of sacro occipital research, 1924-1984. Chiropractic History: The Archives and Journal of the Association for the History of Chiropractic 11, 13-15.

Hoover, H.V., 1969. Collected papers. Academy of Applied Osteopathy Year Book, Colorado Springs.

Johnstone, W.L., 1997. Functional technique. In: Ward, R. (Ed.), Foundations for Osteopathic Medicine. Williams & Wilkins, Baltimore.

Jones, L., 1981. Strain and counterstrain. Academy of Applied Osteopathy, Colorado Springs.

Jones, L.H., 1964. Spontaneous release by positioning. The DO 1, 109-116.

Kimberley, P. (Ed.), 1980. Outline of Osteopathic Manipulative Procedures. Kirksville College of Osteopathic Medicine, Kirksville.

Kisselkova, G., Georgiev, V., 1976. Effects of training on post-exercise limb muscle EMG synchronous to respiration (Jun). Journal of Applied Physiology 46 (6), 1093-1095.

Lewit, K., 1999. Manipulation in Rehabilitation of the Locomotor System. Butterworth Heinemann, London.

McKenzie, R., 1990. The Cervical and Thoracic Spine: Mechanical Diagnosis and Therapy. Spinal Publications, Waikanae, New Zealand.

McPartland, J.H., Zigler, M., 1993. Strain-Counterstrain Course Syllabus, second ed. St Lawrence Institute of Higher Learning, East Lansing.

Mense, S., Simons, D.G., 2001. Muscle Pain. Understanding Its Nature, Diagnosis, and Treatment. Lippincott Williams & Wilkins, Baltimore.

Morrissey, D., 2000. Proprioceptive shoulder taping. Journal of Bodywork and Movement Therapies 4, 189-194.

Nagrale, A.V., Glynn, P., Joshi, A., et al., 2010. Efficacy of an integrated neuromuscular inhibition technique on upper trapezius trigger points in subjects with non-specific neck pain. Journal of Manual and Manipulative Therapy 18, 37-43.

Noll, D.R., Degenhardt, B.F., Johnson, J.C., et al., 2008. Immediate effects of osteopathic manipulative treatment in elderly patients with chronic obstructive pulmonary disease. The Journal of the American Osteopathic Association 108, 251-259.

O-Yurvati, A.H., Carnes, M.S., Clearfield, M.B., et al., 2005. Hemodynamic effects of osteopathic manipulative treatment immediately after coronary artery bypass graft surgery. The Journal of the American Osteopathic Association 105, 475-481.

Pauls, A.L., 2002. The Philosophy and History of Ortho-Bionomy. ALP Publishing, Rossland, Canada.

Peck, D., Buxton, D.F., Nitz, A., 1984. Comparison of spindle concentrations in large and small muscles acting in parallel combinations. Journal of Morphology 180, 243-252.

Ramirez, M.A., Haman, J., Worth, L., 1989. Low back pain – diagnosis by six newly discovered sacral tender points and treatment with counterstrain technique. The Journal of the American Osteopathic Association 89, 905-913.

Schiowitz, S., 1990. Facilitated positional release. The Journal of the American Osteopathic Association 90, 145-156.

Schwartz, H., 1986. The use of counterstrain in an acutely ill in-hospital population. The Journal of the American Osteopathic Association 86, 433-442.

Sleszynski, S.L., Glonek, T., 2005. Outpatient osteopathic SOAP note form: preliminary results in osteopathic outcomes-based research. The Journal of the American Osteopathic Association 105, 181-205.

Timm, K., 1994. A randomized-control study of active and passive treatments for chronic low back pain following L5 laminectomy. The Journal of Orthopaedic and Sports Physical Therapy 20, 276-286.

Tozzi, P., 2014. Balanced ligamentous tension. In: Chaitow, L. (Ed.), Fascial Dysfunction: Manual Therapy Approaches. Handspring, Edinburgh.

Upledger, J., Vredevoogd, J., 1983. Craniosacral Therapy. Eastland Press, Seattle.

Walther, D., 1988. Applied Kinesiology Synopsis. Systems DC, Pueblo, CO.

Weiselfish, S., 1993. Manual Therapy for Orthopedic and Neurologic Patients. Regional Physical Therapy, Hartford.

Wolfe, F., Smythe, H.A., Yunus, M.B., et al., 1990. The American College of Rheumatology. 1990. Criteria for the classification of fibromyalgia. Report of the Multicenter Criteria Committee. Arthritis and Rheumatism 3333, 160-172.

Wong, C.K., Abraham, T., Karimi, P., et al., 2013. Strain counterstrain technique to decrease tender point palpation pain compared to a control condition: a systematic review with meta-analysis. Journal of Bodywork and Movement Therapies 18, 165-173.

第2章 |2|

体性機能障害とポジショナルリリース

徒手療法士に受診する人の大多数は、痛みと筋骨系の制限の両方または一方があるために来院する。実際の病理がない場合、そのような痛みや制限の背景を伝える便利で非特異的な言葉は「体性機能障害」である。本章の主な目的は、発表済みのエビデンスに基づいて、ポジショナルリリーステクニック（PRT）を強調しつつ、体性機能障害を改善あるいは正常化する手段を提案することにある。

局所の機能障害の特定（カウンターストレイン（SCS）など一部のポジショナルリリースで必要と

される）に役立つ触診や評価については本章で後述するほか、別の章でも紹介する。

「体性機能障害」に伴う問題は治療介入の標的であるため、この言葉は定義する必要がある（Box 2.1）。

欠落もしくは欠落が進行中の適応と体性機能障害

体性機能障害は、ほぼ常に生体力学的な適応が欠落し、あるいはそれが進行中であり、以下が関与している：

- 酷使、たとえば繰り返されるひずみ
- 誤用、たとえば姿勢の悪さ
- 活動不足や不活動、たとえば運動不足
- 乱用、たとえば外傷や手術

加齢や炎症、線維症、癒着、病理（たとえば関節炎による変化）はすべて、またさまざまな生化学（栄養、毒、ホルモンなど）や心理社会学（慢性のうつ病、不安、怒り、恐怖など）の要因も、体性機能障害の評価または維持に関係するだろう。

Selye（1956）が論じた局所および全身の適応モデルはともに、私たちの生活のよくある特徴に対する理解を伝える際に役立つ。「人体に課せられた要求に対する非特異的な反応」は、Selyeによって「ストレス」という言葉でまとめられた。

Box 2.1 体性機能障害の定義（AACOM 2011）

体性機能障害では、身体系（人体の枠組み）の関連構成要素の機能に欠陥や変化が生じる。たとえば骨格構造、関節構造、筋筋膜構造、およびそれらに関連する血管系、リンパ系、神経系である。

約束事として、体性機能障害について論じるとき、病理はないものとする。言い換えれば、機能障害は病気ではない。むしろ機能が変化した状態であり、その結果として制限や不快感や痛みなどの症状が生じるのであり、病理的変化はない。

そのため体性機能障害は急性か慢性かに関わらず、徒手療法を使って矯正できるだろう。

- 急性体性機能障害の特徴には、圧痛、動きや相対的な位置の非対称性、可動域の低下、組織の質感の変化があり、温度の変化も伴いうる（炎症があると周囲の組織より温度が高い）
- 慢性体性機能障害の特徴には、圧痛、線維化、感覚異常、組織の収縮、制限された運動があり、温度の変化も伴いうる（虚血していると周囲の組織より温度が低い）

体性機能障害の位置的、運動的な側面は、以下の3つの変数の1つ以上を使うとうまく表現できる：

1. 触診で診断できる、隣接する一定の構造との関係における人体の部位の位置。たとえば「腰椎4番が腰椎5番より左に回旋している」など
2. より自由に動く方向。たとえば上記と同じ状況において「腰椎4番は左回旋のほうが自由度が高い」など
3. より動きが制限される方向。たとえば上記と同じ状況において「腰椎4番は右回旋のほうが制限が大きい」など

体性機能障害を定義するこれらの特徴は、ポジショナルリリースを使うにせよ、ほかの方法を使うにせよ、運動の自由度を回復し、痛みを減らすために臨床的に標的とすべき重要な特徴を特定する際に役立つ。

- 不安定さ（運動過剰）が要因かもしれない状態を除き、体性機能障害のほとんどの例は、軟部組織にせよ関節関係にせよ、部分的あるいは完全な制限、自由な運動の低下を伴う（Wolf 1970）
- 痛みなしでは通過できないバリアがあり、たとえばそれが関節炎など関節の病的な変形といった構造的な障害による制限ではない場合、さらなる動きを阻んでいるのは軟部組織の可能性が高い（図1.1を参照）
- KapplerとJones（2003）がこれについて解説した。「「バリア」という言葉を、押して克服すべき壁や硬い障害だと解釈すると、誤解が生じるだろう。ある関節が制限バリアに達すると、硬い筋や筋膜といった形での抑制がさらなる運動を抑制する。私たちは解剖学的な構造を押すのではなく、抑制に対して引いているのである」
- 腰椎5番に対して腰椎4番が左に回旋しているという例では、右方向への自由な運動に対するバリアが関節内にある可能性があり、たとえば関節が変形しているかもしれない。しかし、軟部組織の特徴が自由な運動を妨げている場合が多いだろう

自由な運動に対するこれらの抑制をリリースし、弛緩させ、修正すべきなのであり、エビデンスで明らかなように（第3章を参照）、PRT/SCS法はこのような効果を得る、あるいはそれを支援するよう効果的に設計されている。

本章で後述する（TARTTの項を参照）触診／評価法の主な目的の1つは、運動の自由度の低下を特定することである。

「ストレス」の要素には生体力学、生化学と心理社会学の両方または一方の特徴（個人に特有の先天的あるいは後天的特徴と相互作用する）、たとえばよくある代償パターンが含まれるだろう（Box 2.2）。

Selyeは、ストレス（人体が適応を強いられたものすべて）を受けると、各個人に特有の適応パターンが生じることを示した。

同じ姿勢を繰り返し取ったり、精神的に衝撃を受けるような侮辱を生涯にわたって受けた結果、情緒的または心理的困難や、個人に特有の先天的・後天的な生化学状態が組み合わされると、しばしば短縮位での拘縮、疲労し、そして究極的には線維化することがある。

制限と痛みの両方または一方の症状には、急性、亜急性、慢性の特徴、あるいは慢性的な変化の急速な悪化に関連する特徴もあるだろう。

これらの分類内では、臨床介入はさまざまな直接的または間接的な方法（たとえばポジショナルリリース）のほか、健康教育やリハビリテーションも必要とする。本書で私たちが注目するのは、言うまでもなく間接的な方法である。

Box 2.2 よくある代償パターン（Zink & Lawson 1979）

　筋膜の代償は、筋骨格系の一部の便利で有益で、何より機能的な（たとえば明らかな症状が生じない）反応とみなされる。たとえば片足が短いとか酷使といった異常の結果として生じる。

　代償障害は同じ現象だが、適応するための変化が機能障害とみなされたり、症状が現れたり、恒常性メカニズム（たとえば適応や自己修復）の不全を示したりする。

　ZinkとLawson（1979）は、筋膜の代償障害が進行した結果として生じる姿勢パターンのモデルについて論じた。

　ZinkとLawsonは、さまざまな領域で組織の「傾向」（硬いかルーズか）をテストし、臨床的に便利な方法でパターンを分類できることを示した：

- 理想的なパターン（結果的に、適応の負荷が他の領域に安全に伝わる）
- うまく代償されたパターン。よく動く方向が、1つの脊椎移行領域から次へと交互に現れ（たとえば環椎、後頭骨、頸胸、胸腰、腰仙）、本質的に一般にに適応している
- 代償されていないパターン。よく動く方向が、1つの脊椎移行領域から次へと交互に現れない。おそらく外傷、先天性異常や欠落した適応の結果として生じる。

　ZinkとLowsonは、回旋や側屈の傾向に関して筋膜の緊張パターンを最も楽に評価できる4つの移行・交差部位について言及した：

1. 後頭骨環椎（OA）。小脳テントに関連
2. 頸胸（CT）　胸郭出口に関連
3. 胸腰（TL）　横隔膜に関連
4. 腰仙（LS）　骨盤底に関連

　彼らの研究によると、ほとんどの人は回旋傾向が交互に現れるパターンを示し、約80%は左・右・左・右のよくあるパターンを示した（「よくある代償パターン」または「CCP」と呼ぶ）（図2.1A）。

　1000人以上の入院患者を評価した結果、ZinkとLawsonでは代償パターンが交互に現れなかった人（図2.1B）の20%は、健康歴が最悪だったことを明らかにした。

　CCPや非代償性筋膜パターンの治療では、可能な限り、重要な移行・交差部位で対称的な回旋運動を生み出すことが目的となる。対称的な動きを実現するために使われる方法は、直接的な筋エネルギー法から間接的なポジショナルリリーステクニックまでさまざまである。

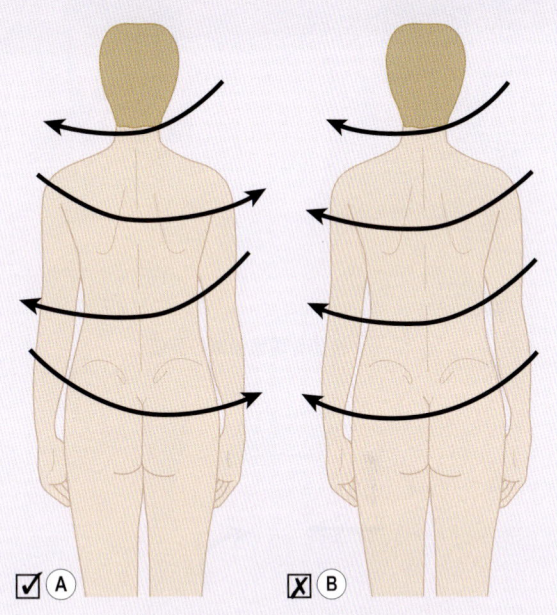

図2.1　（A、B）よくある代償パターン（CCP）

　よくある筋膜代償パターンの原因は胎児期のストレス、おそらく子宮内での位置や出生過程の結果かもしれないとも言われている。Pope（2003）は、「胎児の筋膜のバイアスと大人のよくある代償パターンに類似性を見出すことは可能である」と記している。

　Davisら（2007）は、たとえば脳性麻痺や中耳炎の子供などさまざまな若者のCCPの評価が、臨床に関連することを確認した。

ZinkとLawsonシークエンスにおける組織の傾向の評価

後頭骨環椎領域（図2.2A）

- 患者を仰臥位にする
- 施術者は台の頭方に座るか立つ
- 後頭部で頭を支え、首を完全に屈曲させ、回旋をC1/C2に制限する
- 首を左右にやさしく回旋させ、より自由に動く側を評価する

頸胸領域（図2.2B）

- 患者を仰臥位にし、施術者が胸椎1番を調べる（台の頭方に座るか立つ）
- 片手の指を、上部胸椎の横突起がその手の人差し指

Box 2.2 続き

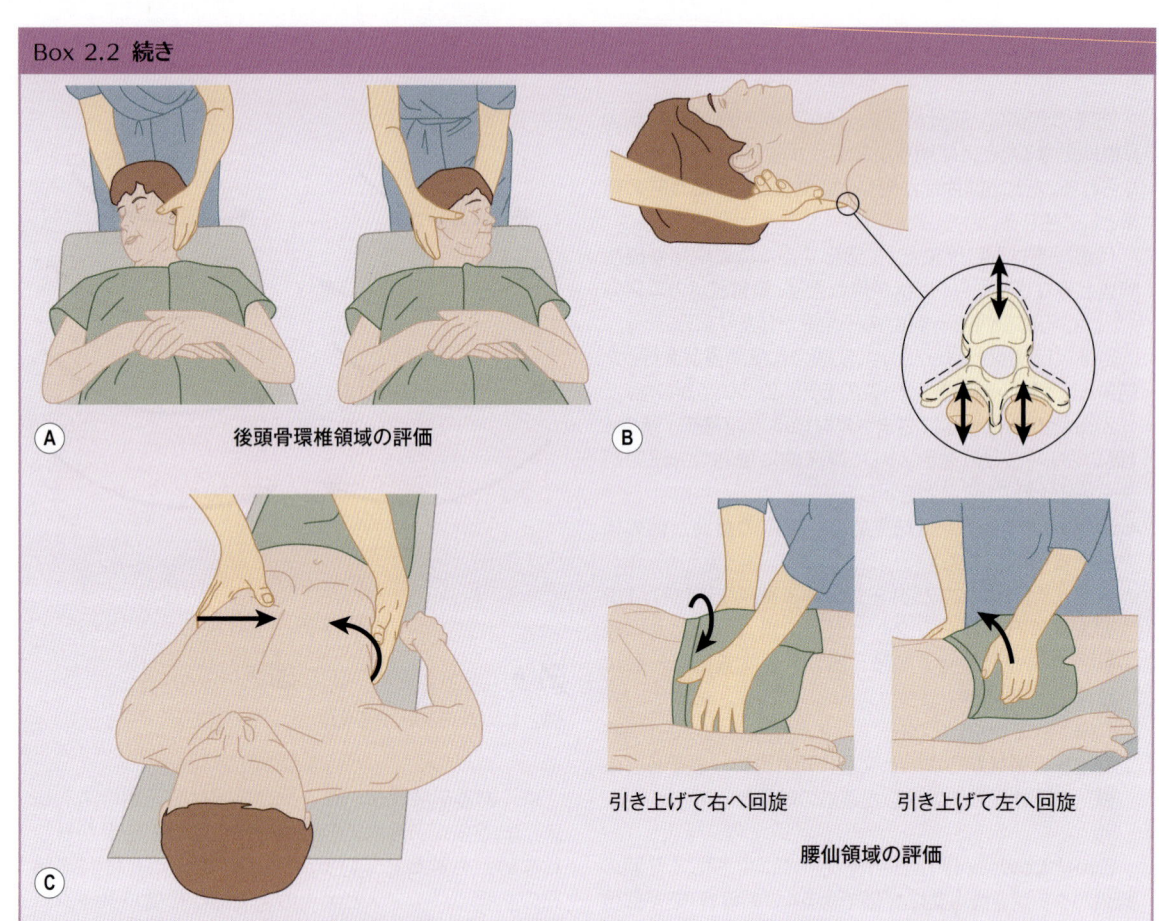

A 　後頭骨環椎領域の評価

B

引き上げて右へ回旋　　　　　引き上げて左へ回旋

腰仙領域の評価

C

図2.2　(A)後頭骨環椎領域の評価、(B)上胸部のスプリングテスト、(C)胸腰領域、(D) 腰仙領域の評価

と中指の腹にくる位置に置き、もう一方の手で患者の首を支える
- 左右の横突起それぞれに前方への圧力をかけ（図2.2B）、「スプリング」に対する反応を評価する。どちらの側により自由に回旋する傾向があるかを評価するためである
- この領域を交互に評価する方法が、関連映像で実演されている

胸腰領域（図2.2C）
- 患者を仰臥位にし、施術者は腰の高さに立って頭方を向き、両手を胸部構造下部に置き、指を肋骨下部の外側に添わせる
- 触診する構造を円柱のように扱い、中央軸を回旋するときの傾向を手で一方向ずつテストする
- 追加の評価として、これが確立したら、どちらに側屈しやすいかを評価し、緩みまたはバインドの位置

の組み合わせ（「積み重ね」）を特定する
- 「ルーズ」あるいは緩みのポジションに組織を保持すると（あるいは組織を「硬い」あるいは「バインドした」ポジションに置き、等尺性収縮をする、あるいはただリリースを待つ）、変化を促すことができる。（映像1第1章の横隔膜リリースを参照すると、この評価を治療で用いる様子がわかる）

腰仙領域（図2.2D）
- 患者を仰臥位にし、施術者は腰の高さより低い位置に立ち、頭方を向き、両手を左右の腸骨に置く。これらの接点を「車のハンドルのように」使って、骨盤が中央軸を回旋する際の組織の傾向を評価し、「硬さ、ルーズさ」（上記を参照）の傾向に関する情報を探る
- これができたら、どちらに側屈しやすいかを評価し、緩みまたはバインドの位置の組み合わせ（「積

Box 2.2 続き	
み重ね」）を特定する ● 「ルーズ」あるいは緩みのポジションに組織を保持する と（あるいは組織を「硬い」あるいは「バインドした」ポジションに置き、等尺性収縮をする、あるいはただリリースを待つ）、変化を促すことができる	● これら全身の評価法は代償や、ルーズあるいは硬い組織を伴う全体の適応パターンのエビデンスを探すものであり、機能障害に関連する構造的特徴を変え、リハビリテーションを始めるための幅広い手段となる

ポジショナルリリース法の活用を検討するにあたり、患者のCCP状態を意識することが役立つ理由

　個人の潜在的な適応力が疲弊するにつれ、ストレス（適応要求）が続いたり増えたりすると、どこかの時点で症状が現れる。輪ゴムを伸ばし過ぎると、張りつめてパチンとはじかれるのと同じである。

個人あるいは特定の部位や関節、領域が「弾性」の限界に達したとき、どのようにして施術者はそれを知るか

　CCPなど組織を覆う代償パターンがあるところに、加齢や、特異な適応的変化が獲得されると、あるいはそれらが現存すると（酷使、誤用、不使用、外傷）、全身性であれ局所的であれ、必然的に組織の不全や症状が導かれる。

　代償不全パターンを示す個人（詳細はBox2.2、特に図2.1Bを参照）に対する潜在的な影響は、間接的な治療（ポジショナルリリース）の選択に関して、直接的に影響するのかもしれない。

　ZinkとLawsonの発見の一部は、1000人以上の個人の健康状態を評価した所見に基づいていた。彼らは、貧弱な（たとえば交互ではない）代償パターンを貧弱な全身の健康と関連させることができた。臨床経験では、こうした人々は徒手療法の結果生じる適応要求への反応が弱い傾向があることが示されている。たとえば高速マニピュレーションや他動的ストレッチ法では、変化が強制される。

　一方、第1章Box1.1で論じたように、間接的な方法を使うと、機能障害に陥った組織は強制的に修正されず、反応は要求されるというより促され、否定的な適応要求は減らされるようである。

　注：つまり臨床的に言えば、代償不全パターンが存在する場合、体性機能障害を修正したければまずポジショナルリリース法を選ぶべきである。

結論と臨床的な含意

　機能障害が強ければ強いほど、そして適応負荷が大きければ大きいほど、間接的なポジショナルリリース法がふさわしくなる。なぜなら身体系にもたらす適応要求が最も少ないからである。

PRT：変化を要求するのではなく、促す

　徒手、化学、心理学などどのような形態であれ、治療は反応を促すこと、一部はほかより強制的に促すことは、認識しておくと役立つ。

言い換えれば、すべての治療は課されたストレスの一形態である

　個人の自己規制的、恒常的機能がそうした治療要求に肯定的に反応した場合、使われた方法はその個人の潜在適応力に適合したとみなしうる。

　結果が悪い場合、使われた治療法は身体系に残る回復力（肯定的に反応する潜在力）の判断を誤った、あるいは単に状況にふさわしくなかったのかもしれない。

　徒手療法において、第1章で論じた間接的なポジショナルリリース法（バリアに関する議論は以下を参照）は、有益な反応を示す「チャンス」をもたらす。変化を強制せずに、提供するからである。言い換えれば、間接的なポジショナルリリース法は、自発的な変化を起こす環境（「緩みのポジション」）を提供し、反応の強制を避けるために、局所や全身に残る適応能力を上回ることはできない。

　対照的に、高速マニピュレーションや筋エネルギーテクニック、他動的または自動的ストレッチなどの直接的な方法は要求を課す。これは有益なときもそうでないときもある。

　直接的な方法はいかなる状況にも向かないわけで

はない。しかし、間接的な方法はいかなる状況であれストレスが少なく、成功することが多い。

急性／慢性スペクトル

治療介入ではこれらの要因を考慮すべきである。なぜなら、慢性的に硬化した組織にふさわしい徒手療法を急性の荒れた組織に用いるのは、明らかに望ましくないからだ。

- 「急性」は、最近生じたばかりの痛み、機能障害の両方または一方であり、ある程度の炎症も含まれる
- 「急性」は、既存の慢性機能障害の悪化と関係しうる

のちの章で明らかになるが、PRT/SCS法は急性または慢性機能障害の両方に対して潜在的・臨床的に有益である一方で、急性の状況で特に効果的であることを示すエビデンスは大量にある（特に第3章を参照）。

これをまとめると、PRTの類型は、軽度で慢性的な状況よりも、急性で痛みを伴う状況や、虚弱、敏感、反応が弱い人を治療する場合のほうが大きな臨床的価値をもたらしやすい。

用　語
バリア、バインド、緩み、硬い、緩いなど

オステオパシーのポジショナルリリース法（ストレイン／カウンターストレイン、ファンクショナルテクニックなど）では、「バインド」や「緩み」という言葉が、過度の「硬さ」や「ルーズさ」を表現するためにしばしば使われる（Jones 1981）。

徒手療法全般に言えることだが、関節や軟部組織の「終末域感」を評価する際は、両側を比較して所見を得るのが一般的である。TARTTの注で後述するように、触診や評価所見のスペクトルの主な特徴の一つ、対称性を特定するのである。

終末域感が柔らかいか硬いか、「硬いかルーズか」、あるいは緩みやバインドの感触があるか、といった言葉で表される特徴は、どの治療法をどの順番で使うかを決める際に決定要因となりうる（Kaltenborn 1985）。

これらの所見（硬いとルーズ、緩みとバインドなど）は、バリアという概念と近い関係にある。バリアは、直接的な治療法（制限バリア、バインド、硬さに向けて強制的に行動する）や、間接的な治療法

（制限バリアから離し、緩み、ルーズさ、快適さに向かう動きを伴う行動により、変化が生じるのを許す）を準備するにあたり、特定しておく必要がある。

Ward（1997）は「硬さは束縛を、ルーズさは関節、軟部組織の両方または一方の弛緩を示唆し、神経抑制を伴うことも伴わないこともある」と論じた。

再度強調しておきたいが、硬い側のほうがより正常である。また臨床では、状況によっては、制限バリアがある程度保護的な効果を持つ場合があるので、何もしないのが最適なときもある（図1.1を参照）。

治療法

欠落した、あるいは欠落が進行している適応を背景として現れた、急性あるいは慢性の症状に向き合う際に、推奨する対処法を以下にまとめる：

- 過度な適応負荷を追加することなく、適応要求を減らす、あるいは取り除く
- 機能を高め、適応要求にうまく対処できるようにする。潜在適応力がさらに回復するよう促すことになるだろう（以下を参照）
- 症状を治療する。たとえば上記2つのいずれも取り得ない状況では、痛みを緩和する

触診リテラシー：“TARTT”の導入

ポジショナルリリース法を施術する際には高度な触診スキルが要求される（触診リテラシー）。ポジショニングに対する組織の反応を「読む」能力が欠かせず、ファンクショナル法では特にそうだからである。

触診能力が高いと、機能障害のさまざまな状態や段階を、ある程度正確に区別できる。

体性機能障害を触診すると、通常は質的な特徴をかなり区別できる。

これらの特徴を記憶しやすいように、さまざまな略語が提案されてきた。たとえば感受性（または圧痛）、組織の質感の変化、非対称性、可動域の英語の頭文字をとってSTAR、ARTT、TARTなどと呼ばれている。本書では5番目の要素である温度を加えた略語、TARTTを使う。

T：組織の質感の変化。体性機能障害の診断では、組織の質感の変化の特定が重要である。触れてわか

る変化が表層、中間層、深層の組織で見つかるだろう。臨床家は、正常と異常を区別できることが重要である（Fryer & Johnson 2005）。

A：非対称性。DiGiovanna（1991）は、非対称性という分類を「椎骨や他の骨の位置が非対称である」という位置に注目した記述に関連づけた。Greenman（1996）は、構造的な非対称性に機能性も加え、非対称という概念を広げた。

R：可動域の制限。可動域の変化は、1つの関節、複数の関節、あるいは筋骨格系の特定の部位に生じる。異常は可動性の制限または増加と関連し、動きの「質」や「終末域感」も含むだろう。

T：触診圧に対する圧痛。組織の過度な圧痛は明らかにわかるだろう。局所的に敏感な領域は「痛覚過敏な皮膚領域」（Lewit 1999）と名付けられた。体性機能障害の場所を突き止めるために、痛みを喚起したりよくある症状を再現したりすることがよくある。

T：温度変化（たいてい急性の場合は温かく、慢性の場合は冷たい）。

　体性機能障害を触診しても、これらの特徴すべてが常に現れるとは限らない。しかし、組織の質感や可動域の変化はほぼ常に現れる（Gibbons & Tehan 2009）。

TARTTの近道：引いて触診する

　チェコの理学療法の先駆者Karel Lewit（1999）は、以下のように述べた：

- 皮膚を軽くストロークして「引く」感覚を生み出すと（湿度が高まる結果のようだ）、局所の機能障害の位置が正確にわかるだろう。必要な圧は最小で（皮膚と皮膚が触れるだけでよい）、「羽のように軽いタッチ」である。腕時計やブレスレットを外し、ベルトの下になっていた皮膚や、隣接する皮膚に指を軽く走らせる。摩擦・抵抗が高まる結果、「引く」感覚がすぐに現れるだろう
- 反射活動を伴う場合は、「痛覚過敏皮膚帯」が存在する可能性がある。これには筋筋膜トリガーポイントなどの機能障害が潜在的に関連している
- 痛覚過敏な皮膚領域（「圧痛領域」）のその他の特徴として、皮膚の弾性の局所的な喪失や、下の組織の上で動かす際に、皮膚を滑らせても抵抗があることなどがある。これらの触診法は、根底にある機能障害を反射した圧痛点の位置を細かく特定する際に使える
- もちろん、TARTTの主な要素である質感の変化、非対称性、圧痛、可動域の低下も含まれる

注：TARTT触診エクササイズと映像による実演は第6章で紹介する。

SCS触診と標準的な方法を比較する

　McPartlandとGoodridge（1997）は、オステオパシーの触診手順（STAR、ARTT、TARTの略称を修正）の価値をテストした。具体的には、Jonesのストレイン／カウンターストレイン法を使って、ポジショナルリリースの触診の正確さを評価した。

　この研究は5つの問いを追究している：
1. ストレイン／カウンターストレインテクニックで使われる診断テストの、試験官間の信頼性はどうか？
2. 伝統的なオステオパシーの試験（TARTT試験）の信頼性と比べてどうか？
3. TARTT試験のさまざまな側面の信頼性はどうか？
4. Jonesの圧痛点の肯定的な所見は、脊椎の機能障害の肯定的な所見と一致するか？
5. SCSを使ったとき、オステオパシーを学ぶ学生はTARTT試験を信頼できると感じるか？

　この研究では、試験官たちは頸椎1-3番に関してJones（1981）が列挙した圧痛点に対応する点を触診した（図2.3）（第4章の図4.4も参照）。

　これらの点はJonesのストレイン／カウンターストレインの教科書の原典に記された解剖学的位置を使って特定し、「硬い」結節性の筋筋膜組織がある領域として特徴づけられた。

　TART試験では温度は触診せず、以下の評価で構成された：
- 圧痛のある傍脊柱筋
- 関節の非対称性
- 可動域の制限
- 組織の質感の異常

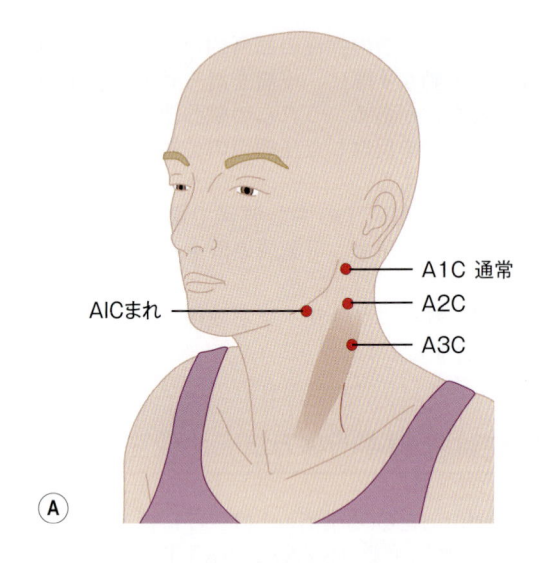

(A)

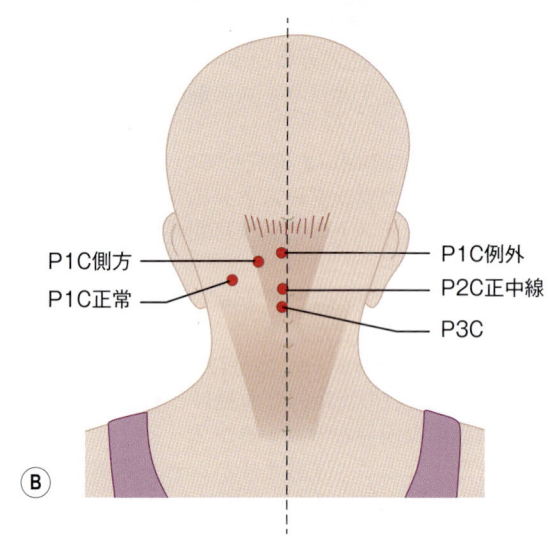

(B)

図2.3 （A、B）左側の圧痛点の位置。右側のJonesの圧痛点は左右対称の位置に示した。A前方、P後方

この中では関節突起間関節の圧痛と組織の質感の変化が最も正確だった。

Jonesの方法論では、圧痛点の位置は機能障害の「性質」を定義するためのものだった。

しかし、McPartlandとGoodridgeは「Jonesの圧痛点の中で、それらが表すと思われた頸椎の連結とよく対応するものはほとんどなかった」ことを発見した。それでも、Jonesの圧痛点を全体的に利用

すると（軟部組織の圧痛を探すなど）、TARTT試験の関節の圧痛の評価を使うよりも、症状がある患者の機能障害の位置を正確に探すことができ、「学生はTARTTの診断よりSCSの診断のほうが成績がよかった」ことを発見した。

PauletとFryer（2009）は、圧痛があると報告された人を対象に、TARTT試験において傍脊柱の組織の質感の変化の触診に信頼性があるかどうかを評価し、施術者たちの合意が「公正」だったことを発見した。

施術者士は、しなやかな筋、動く関節構造、健全な呼吸機能が明らかな、正常な人や組織を評価、触診する機会を与えられるべきである。そうすれば機能障害の例を評価する際にそれらを特定しやすいだろう。

標準的な機能試験とは別に、施術者は観察や触診で評価する力をつけ、「ローテク」なヘルスケアを行っていた上の世代のスキルを学び直すことが重要である。

機能障害の局所的な兆候と特徴は何か？

観察、触診、評価によって全体、全身のパターンを評価する際は、以下のエビデンスを探すべきである：

- 何が短いか？
- 何が硬いか？
- 何が収縮しているか？
- 何が制限されているか？
- 何が弱いか？
- 何がバランスを欠いているか？
- 発火シークエンスは異常か？
- 酷使、誤用、外傷（乱用）、不使用のいずれがあったために機能障害が生じ、継続しているのか？
- これらの変化を悪化させたのは患者が何をしているからか、あるいはしていないからか？
- これらの変化の改善や正常化を助けるために何ができるか？

なぜ組織が「機能的、構造的、3次元的に非対称」になるかという問いは、よく検討すべきである。なぜなら体性機能障害が生じる理由がわかれば、有効な治療やリハビリテーション戦略が見えてくるからである。

Box 2.3　全身の機能障害の指標

　この項では機能／機能障害を素早く、臨床的に、有効に示す3つの全身の指標について簡単に説明する：

- 交差症候群パターン：相対的な姿勢のアライメントの指標（Janda 1983）と代表的な機能評価
- 目を開けた場合と閉じた場合の片足立ちバランスの評価：内外受容器の入力、中央処理の有効性、運動制御の神経学的統合を示す指標（Bohannon et al. 1984）
- コアの安定性の評価：脊椎を保護するコア筋の相対的な有効性の指標（Norris 2000）

交差症候群パターン
上位交差症候群（図2.4）
　このパターンには以下の特徴がある：

- 大胸筋と小胸筋、上部僧帽筋、肩甲挙筋、頸部脊柱起立筋、後頭下筋が短縮して硬い、かつ
- 首の深層屈曲筋、前鋸筋、中部・下部僧帽筋が長くなり、弱い

　その結果、以下の特徴が生じる：

1. 後頭とC1/2が過伸展し、頭部が前に押される（「顎が突き出る」）
2. その結果、下部頸椎から胸椎4番までに姿勢のストレスがかかる
3. 肩甲骨が外転する
4. それにより関節窩の軸方向が変わり、肩甲挙筋と上部僧帽筋をさらに使って上腕骨を安定させる必要が生じ、棘上筋の活動も増える

　これらの変化が生じた結果、頸部のひずみが増え、胸部、肩、腕に関連痛が生じる。アンギナに似た痛みや、呼吸の効率低下も生じるだろう。

　Jandaによると、解決法は短縮した構造を特定してリリースし（伸展と弛緩）、より適切な機能を再教育することである。ポジショナルリリースの候補については後の章で解説する。

下位交差症候群（図2.4）
　このパターンには以下の特徴がある：

- 腰方形筋、腰筋、腰部脊柱起立筋、ハムストリングス、大腿筋膜張筋、そしておそらく梨状筋が短縮して硬い、かつ
- 殿筋と腹筋が長くなり、弱い

　このような変化が生じた結果、骨盤が前頭面で前傾し、股関節が屈曲し、腰部が前弯し、L5-S1にストレスがかかって痛みと刺激が生じる。

　このほかによくあるストレスは矢状面でよく現れ、骨盤が挙上しすぎたまま保持され、歩行時にそれが悪化し、L5-S1に矢状面でストレスがかかる。その結果の1つに腰痛がある。これらのストレスが組み合わさって腰背部の接合部が不安定になり、よくても移行点が不安定になる。

　こうしたよくあるパターンの解決策の一部は、短縮した構造を特定してリリースし、姿勢や使い方を再教育することである。ポジショナルリリースのアプローチを後の章で解説する。

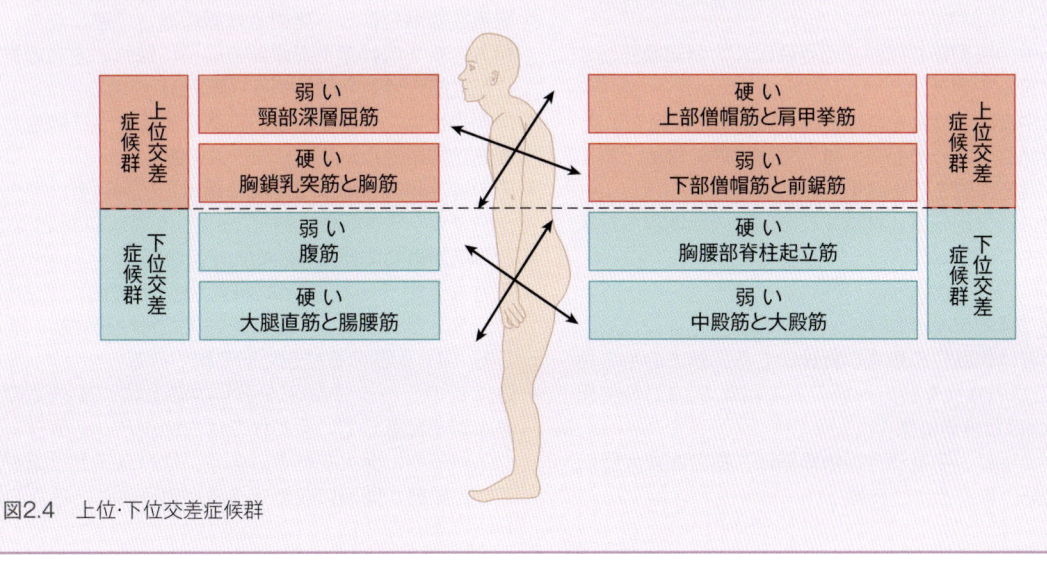

図2.4　上位・下位交差症候群

Box 2.3 続き

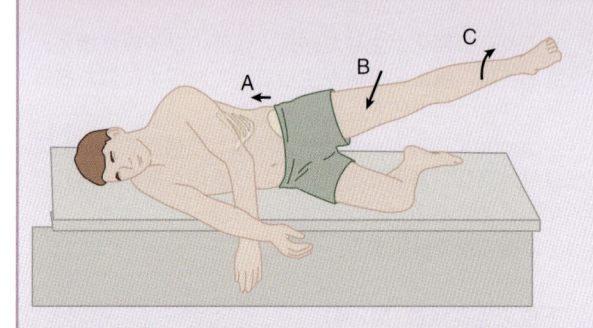

図2.5　Jandaの股関節外転テスト。正常であれば
A「hip hike」、B股関節の屈曲、
C股関節の外旋を伴わない

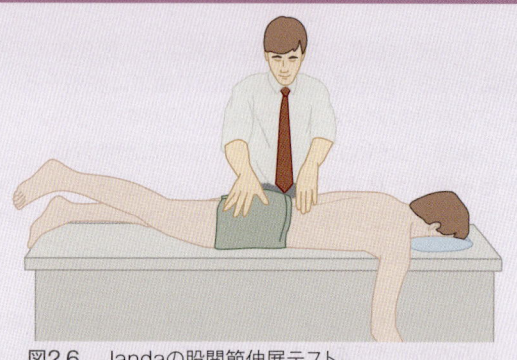

図2.6　Jandaの股関節伸展テスト。
正常な活動シークエンスは、大殿筋、ハムストリング
ス、反対側の脊柱起立筋、同側の脊柱起立筋の順で
ある（Janda 1986）

上位・下位交差症候群
個別の機能評価
股関節外転テスト（Janda 1983）（図2.5）

観察評価と触診評価の両方または一方が有効だろう：

観　察：

- 患者を横向きに寝かせる。理想的には頭をクッションに載せ、上側の脚を伸ばし、下側の脚を股関節と膝関節で曲げてバランスを取る
- 触診せずに観察する施術者は患者の前側、台の頭方のほうに立つ

正常な場合、股関節の高さで「hinging」股関節が純粋に45度外転する。

異常な場合、腰の高さで「hinging」。加えて／または：

- 外転中に股関節が屈曲する場合は、大腿筋膜張筋の短縮を示す
- 外転中に脚が外旋する場合は、梨状筋の短縮を示す
- 「股関節のずりあがり」は、腰方形筋の短縮（および中殿筋の弱さ）を示す
- 骨盤の後方回転は、拮抗する股関節内転筋群の短縮を示す

触　診：

- 施術者は側臥位の患者の背後に立ち、頭方の手の指1、2本の指腹を腰方形筋の上の組織の、L3棘突起の5cmほど外側に置く
- 尾側の手は、手掌部分が中殿筋に、指の腹が大腿筋膜張筋上にくるように置く

- 股関節を外転させながら、これらの筋の発火シークエンスを評価する
- 腰方形筋が最初に発火した場合（強く痙攣したり触診する指に対して「ジャンプ」したりすることが指標）、ここが過活動し、短縮している
- 理想的なシークエンスでは、大腿筋膜張筋が最初に収縮し、続いて中殿筋、最後に腰方形筋となる（しかし、脚が20-25度外転するまでは発火しない）
- 大腿筋膜張筋または腰方形筋が過活動している場合（シークエンスから外れて発火）、それらが短縮し、中殿筋は抑制されて弱くなるだろう（Janda 1986）

股関節伸展テスト（図2.6）

- 患者を腹臥位にし、施術者は腰の高さで脇に立ち、頭方の手を広げて下部腰部の筋系に触れ、左右の脊柱起立筋の活動を評価する（図2.6）
- 尾側の手は、手掌が殿筋の筋腹にくるように置き、指先を同側のハムストリングスに置く
- その脚を伸展するよう患者に指示し、施術者は発火シークエンスを評価する
- どの筋が最初に発火（収縮）するか？
- 正常な活動シークエンスは、（1）大殿筋、（2）ハムストリングス、（3）反対側の脊柱起立筋、そして（4）同側の脊柱起立筋の順である
- 注：このシークエンスが正しいことに、すべての臨床家が合意しているわけではない。ハムストリングスが最初に発火すべき、あるいはハムストリングスと大殿筋が同時に収縮すべきという説もある。し

Box 2.3 続き

かし、脊柱起立筋が最初に発火すべきでないことには、みな合意している

- いずれかの側の起立筋が最初に発火（収縮）し、脚を伸展する際に主導すべき大殿筋の役割を担っている場合、それらは短縮し、大殿筋をさらに抑制／弱化させる
- Jandaら（1996）は次のように観察した。「最悪のパターンは、同側の脊柱起立筋、あるいは上肢帯の筋までもが運動を主導し、大殿筋の活動が弱く、実質的に遅れているときである。…脚の挙上は骨盤の前傾と腰椎の前弯過多によって行われ、間違いなくこの領域にストレスがかかる」
- 脚を伸展するときに股関節ではなく下部背部で蝶番が働く場合、反応のバランスの悪さを示すとみなされる

バランスの評価

　バランスと神経系（およびその内受容、固有受容、外受容メカニズム）の間の極めて複雑な関係には、さまざまな体性・内臓運動出力経路も含まれる（Charney & Deutsch 1996）。身体のバランスおよび平衡の維持は、機能的に調整された筋の主な目的であり、課題ごとのパターンで行われ、これは正常な運動制御に依存している（Winters & Crago 2000）。

片足立ちバランステスト（Bohannon et al. 1984）

　これは脆弱性や安定性、そして神経学的な統合と効率に関する情報を得るための信頼できる手順である（図2.7）

方　法：

- 裸足の患者に、支える脚に触れずに片足を上げるよう指示する
- 膝は楽な高さにまで上げてよい
- 患者に、両目を開けて最大30秒バランスを取るよう指示する
- 片脚をテストしたら、もう一方の脚もテストする
- 両目を開けての片足立ちが30秒できたら、患者に次のように指示する：
  - 対面の壁にある何かを見つめ、それから目を閉じてそれがあった場所を想像する
  - 30秒バランスを取るよう努める

スコア：次のどれかが起きた時間を記録する：

- 上げた足が床に触れたり、他方の脚にしっかり触れ

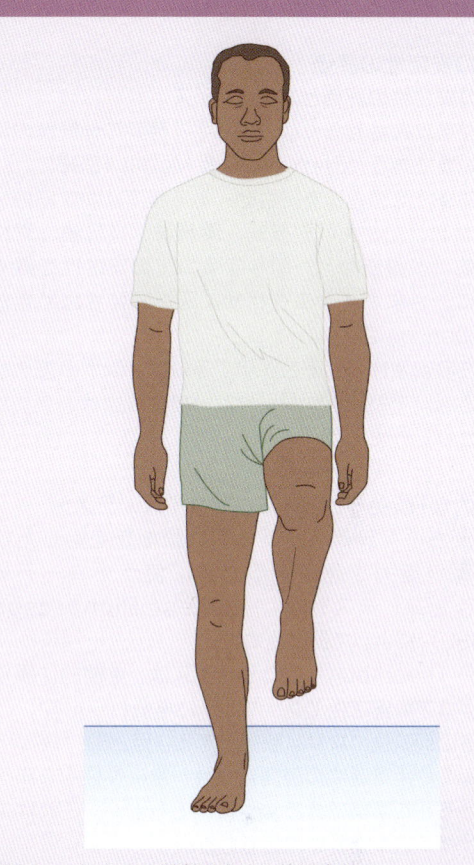

図2.7　バランスの評価のための片足立ち

たりした場合
- 支える脚の位置が変わったり（動いたり）、つま先が上がったりした場合
- 支える脚で跳んだ場合
- 患者本人の体以外に手が触れたとき

　このバランスエクササイズを定期的に（毎日）練習すると、目を閉じたままバランスを取れる時間が伸びる。

　不安定な板やバランス・サンダルを使うなど、さらに難しいバランスエクササイズを取り入れてもよい。

　拮抗筋群の相対的なバランスの悪さが正常化すると（「硬さとルーズさ」）、機能として固有受容の入力と解釈に依存した目を閉じてのバランスは、自然に改善する。ポジショナルリリースでこのプロセスを支援することもできる。

Box 2.3 続き

コアの安定性の評価
コアの安定性の評価とエクササイズ

脊柱を安定させるには、腹筋系と体幹の伸筋群の両方が重要である（Cholewicki & McGill 1996）。

腰部脊柱を囲み、安定させ、ある程度動かす筋のコルセット、たとえば腹横筋、腹斜筋、横隔膜、脊柱起立筋、多裂筋などが関与するコアの安定性を得るために、さまざまなエクササイズが開発されてきた（Liebenson 2004）。

現在の安定性の効率を評価するには、以下の方法が使える（コアの安定性が足りない場合は訓練エクササイズとしても使える）

基礎的な「dead-bug」エクササイズ／テスト

さまざまな負荷をかける間、腰椎を安定した状態に保つ能力を評価するために使う「コーディネーション」テストは、HodgesとRichardson（1999）によって開発された。

この「dead-bug」エクササイズは、定期的に繰り返せばコアの安定性エクササイズに早変わりする：

● 患者は仰臥位になり、膝を立てる（図2.8）
● 患者の片手を背中の隙間に入れ、常に脊柱から床へかける圧を意識できるようにしてもよい。これはエクササイズの重要な側面である
● 患者に背中をくぼませ、へそを背中／床のほうへ持っていくよう指示し、腹横筋と多裂筋を共収縮させ、このポジションを維持しながら次のいずれかの方法で負荷をかけていく：
  a. かかとを床に滑らせ、片脚を徐々に伸ばす。すると股関節屈曲筋群が末端へ向かって働き、これが骨盤の安定性に勝ると、骨盤が傾斜する。そのため、脚をまっすぐ伸ばす前に骨盤の傾斜や腰の前弯過多が観察または触診された場合は、腹横筋や腹斜筋など深部の腹筋の機能障害を示す
  b. 腹部をくぼませる基礎的な安定性エクササイズ

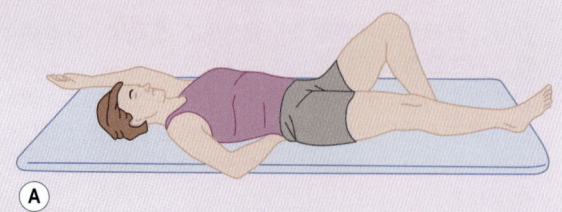
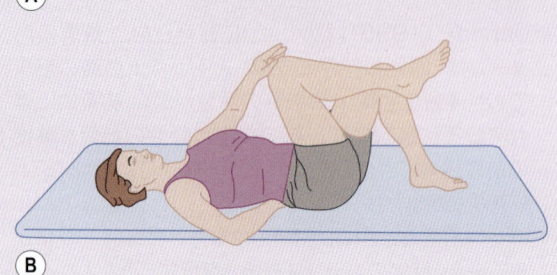

図2.8　（A、B）基礎的な「dead-bug」エクササイズでコアの安定性をテストし、高める

を、床にかける圧を維持しながら、息を止めることなく実行できたら、より高度な安定性エクササイズを取り入れる
  c. ここでは、徐々に脚下部や体幹の負荷を導入する。たとえば片脚を床から上げ、それが簡単にできたら両脚を上げ、それも簡単にできるようになったら両脚をもっと高く上げて「円を描く」。その間、コアの腹筋領域はしっかりと維持し、腰椎を床に押しつけ（観察して確認する）、正常な呼吸を続ける

腹筋の緊張と安定性に加え、伸筋機能を最適化し、腹筋機能と調整する必要がある。

これらすべての調整・安定性活動は、交差症候群パターン（上記）で示されたバランスの悪さを正常化すると、高まる。そしてポジショナルリリース法は、これらのプロセスの鍵となるだろう。

推薦文献：
Cook G. 2010. Movement: functional movement systems: screening, assessment, corrective strategies. Lotus Publishing, Chichester, UK.
Johnson J. 2012. Postural assessment. Human Kinetics, Champaign, IL.
Key J. 2010. Back pain – a movement problem: a clinical approach incorporating relevant research and practice. Elsevier, Edinburgh.
Myers T. 2008. Anatomy trains: myofascial meridians for manual and movement therapists, 2nd edn. Elsevier, Edinburgh.
Page P, Frank C, Lardner R. 2012. Assessment and treatment of muscle imbalance. Human Kinetics, Champaign, IL.

Box 2.4 トリガーポイントと圧痛点の類似点と相違点

　圧痛点と筋筋膜トリガーポイント（MTP）を比べた際の最も基礎的な事柄は：

● トリガーポイントには常に圧痛がある
● 圧痛点は必ずしもトリガーポイントとは限らない

　SCSを治療に用いる際は、関連組織をポジショニングしながら圧痛点をモニターとして使い、知覚される不快感を70%以上減らそうとする中で、「緩みのポジション」を特定する。

　この状況では、圧痛点がトリガーポイントも兼ねるかどうかは関係ない。

　筋筋膜痛を治療する状況で、痛みの主な原因がMTPだと考えられる場合、その点を圧迫したり伸ばしたりしたときの痛みや圧痛のレベルは、どのような形であれ、治療前後の痛みのレベルを確立するための手段として使われるだろう。

　一部の例では、トリガーポイントの不活性化を試みるにあたりSCSを単独で使う。第6章では、SCSなどの徒手療法を統合したシークエンスについて論じる（INIT：統合神経筋抑制テクニック）

　MTPの治療では、さまざまな徒手、および器具を使った方法も使われる。

　Simonsらら（1999）は、「トリガーポイントリリース」手順と名づけたさまざまな方法について論じた。直接圧迫から各種ストレッチ法まであり、「間接テクニック」と呼んだPRTのルーティン（SCSなど）も含まれている。彼らは、トリガーポイントの治療において最もPRTをうまく活用できたのは、付着に近いポイントだったと結論付けた。筋腹内に見つかったトリガーポイントについては、SimonsとTravellは、もっと荒っぽい治療法のほうが効果的だと述べている。

　ポジショナルリリース全般、特にSCSについては、トリガーポイント現象の詳細とともに第6章で紹介する。

　治療目的は、体の構造に要求を出す適応負荷を減らしつつ、それと同時に機能の統合性を高め、関与する構造と組織が繰り返し乱用・誤用されてもうまく対処できるようにすることである。

　評価と触診のエビデンスを得られたら、エビデンスと経験に基づいた臨床推論が必要となる。最適の治療アプローチを、特に患者のニーズにポジショナルリリース法が適しているかどうかを判断するためである。

全身の体性機能障害を特定する

　TARTTアプローチを使った局所の機能障害の特定について説明したのは、SCSをうまく活用するための鍵となるのが、組織の圧痛が局所的に不適切になった領域、すなわち圧痛点を特定し、観察することだからである。

　場合によっては、個々の関節を評価して可動域を、個々の筋や筋群を評価して柔軟性、強さ、スタミナ、短さなどを確かめ、またそこに筋筋膜トリガーポイントがあるかどうかを確かめることが必要かつ有効である。

　全身の体性機能障害の性質や特徴の調査は、本書では扱わない。施術者は日々直面するさまざまな筋骨格系の苦痛を特定し、区別するために必要なスキルはすでに身につけていると考えるからである。

　観察、触診、機能評価、テストのほか、臨床関連の症状のイメージを活用することによりエビデンスが得られるので、そこから臨床的な図を描くことができる。

　このような評価は個別の状況で必要だが、現在の機能レベルを示し、Box2.3で論じたように進行を評価する際に何度も使える一般的なスクリーニングツールを、Zinkシークエンス（Box2.2）のほかにも複数持つことは有効である。

筋筋膜トリガーポイントの評価

　これらの評価に加え、筋筋膜トリガーポイントなど局所の機能障害が軟部組織内に存在する場合は、たとえばTARTTアプローチを使って特定すべきである。「圧痛点」と「トリガーポイント」の類似点と相違点に関する疑問についてはBox2.4で論じる。

一般的な治療オプション

PRTと広範な治療アプローチ

Ward（1997）は「3次元的にパターン化した機能の対称性」を回復する方法について述べた。

緩みとバインド、あるいは硬さとルーズさをある身体領域あるいは全身で特定する際は、筋の短縮や制限を順番に評価したり、身体の軟部組織の状態を触診などで包括的に評価したりすべきである。

- 硬い、制限がある、あるいは束縛があると特定された領域をリリースする際に適切な方法として役立つのは、直接的または間接的な筋筋膜リリース（MFR）などの軟部組織マニピュレーション法、筋エネルギーテクニック（MET）、神経筋テクニック（NMT）、単体または組み合わせたポジショナルリリーステクニック（PRT）、その他の効果的な徒手アプローチである
- これらの軟部組織構造に含まれる筋筋膜トリガーポイントを特定し、適切に不活性化することが先決である（Box2.4）
- 軟部組織のモビライゼーションに関節がうまく反応しないときは、個々の状況に合わせて（年齢、構造の統合性、炎症の状態、痛みのレベルなど）、アーティキュレーション／モビライゼーションや高速スラスト法を取り入れてもよい
- しかし、敏感な部位や急性の状況に対しては、ポジショナルリリースは、状況を悪化させるリスクをほとんどあるいはまったく伴わない、最良の治療法となりうる
- 姿勢、呼吸、使い方のパターンを再教育し、リハビリテーションをし（自宅作業も含む）、できる限り機能の統合を回復し、再発を予防する
- きちんとやり遂げたいなら、エクササイズ（自宅作業）は狙いを定め、時間を有効に使え、患者が簡単に理解し、遂行できるものでなければならない

ポジショナルリリース法を使うとどのような潜在的・臨床的な効果が得られるかを描いた研究が2013年にBarnesらによって行われ、これについてはBox2.5で論じた。

この研究から学べること

Box2.5で詳述した研究は、いくつかの重要な点を強調している。第1に、体性機能障害の触診は正確で、臨床的に的を射ており、軟部組織の変化の程度は、この場合は硬度計だが、これら現代の技術を使えばさらに数値化しやすくなるだろう。第2に、そして意外だろうが、最も侵襲度が低いアプローチの1つである間接的なカウンターストレイン法が、機能障害に陥った組織のこわばりを最も素早く変化させた。

しかし、どうしたら、実質的に「何もしない治療」が「こわばった」組織をそこまで変化させるような結果になるのだろうか？ この方法では短時間、組織を緊張が低い状態に置くだけである。

Box2.6および第3章でさまざまな研究について論じ、カウンターストレインなどの間接法や間接的な筋筋膜リリースが臨床で用いられる際に働くメカニズムについての説明を試みた。

これらのポジショナルリリース法やその他の方法は第4章で論じる。

予防措置

SCSなどのポジショナルリリース法は、以下の場合には慎重に用いること：

- 開放創
- 縫合したばかりの傷
- 骨折の治癒期間
- 血種
- 痛覚過敏な皮膚
- 全身性の局所的な感染
- 軟部組織の硬直／極端なこわばりが、虚弱な構造を保護するガードとなっているかもしれない場合

Box 2.5 Barnesの研究

徒手療法の潜在力を評価する方法の1つに、「組織のこわばり」度を施術前後で測定し、変化を評価する方法がある。組織のこわばりが増えるにしろ減るにし

ろ、治療や活動後に起こる変化はすべてヒステリシス（履歴現象）と呼ばれる。各種の徒手療法に対するヒステリシス（筋膜のこわばりの修正）を測定する研究

Box 2.5 続き

がBarnesら（2013）によって行われた。

手順は次の通りである：

1. 頸部関節の体性機能障害（SD）が240人で特定された。本章で前述したTART（T）触診プロトコルなど、慎重に統制された触診評価法が使われた

2. SDが特定されたら、治療（あるいは偽治療）前に、このために設計された硬度計を使って組織のこわばり度を測定した

3. 4つのテクニックが使われた（第8章の均衡の取れた靭帯緊張、間接法を扱う本書では論じなかった筋エネルギーテクニック、やはり本書で論じていない高速マニピュレーション、第3章および第4章のストレイン／カウンターストレイン）。これら4つの方法と偽テクニックを、最も体性機能障害が深刻な領域で、被験者にランダムに施術し（1度）、その後（施術の10分後）、硬度計を使って組織の「こわばり」の変化（履歴効果）を測定した

4. 各頸椎を覆う筋筋膜構造を硬度計で測る際は（治療前後）、単一の一定した圧電気インパルスを使った。これは、固定、運動性、頻度、「抵抗」と可動域などの運動力（「1つの分節の全体的な変化の程度」と表現された）といった4つの特徴を特定する際に役立った。簡単に言うと、測定により運動性やこわばりの変化が特定された

5. 4つの方法（または疑似法）のいずれか1つを使う前後に制限／こわばりがある程度存在した場合は、ストレイン／カウンターストレイン（第3章と特に第4章を参照）が、ほかの方法や偽治療と比べて最も変化を生むという結果が出た

この研究結果から、制限のある関節（この場合では頸部）に関連する軟部組織のふるまいは、テストした4つのどれを使ってもすぐに修正された（「こわばりが減る」）ことがわかるが、ストレイン／カウンターストレインの施術後に最大の効果が観察された。

この研究者たちが出した結論は、興味をそそるかもしれない：

- 「多くの例で、特定された重要な機能障害を1つ治療すると、その根底にある、あるいはそれに隣接する体性機能障害が修正されることが明らかになった」

- 結果を見ると、「頸部の高さによって、反応のよい治療法が異なるようである」

- 「機能障害を『急性』（表面的には組織に多くの液体を含む）か『慢性』（表面的にはよりこわばった組織）に分類すると、変化の…下位分析やよりよい解釈につながるかもしれない」

Box 2.6 SCSの効果を理解する

ポジショナルリリース全般、特にSCSの臨床効果に関する説明は、以下のように数多く提案されてきた：

- 「神経学的変化」には、筋、筋膜、関節の機械的受容器（ルフィーニ小体、ゴルジ腱紡錘、筋紡錘など）（Jones 1995）や侵害受容器（Howell et al. 2006）が関与するだろう。継続時間を変え、かける負荷を変えると、神経機能が修正された（Collins 2007; Peters et al. 2013）。PRT／SCSの施術中にこれらの特徴がどの程度作用しているのかは、まだはっきり確立していない

- 「固有受容理論」は、SCSの効果に関する説明の中でおそらく最もよく論じられているだろう。ひずみが生じた後に筋とその拮抗筋の関係が損なわれた場合、それらの組織を負荷のかからない、緩みのポジションに置くと、紡錘が再設定され、不適切な運動

障害が部分的あるいは全体的に解決すると言われている。この考え方のさらなる議論は第3章を参照すること（Huijing & Baar 2008; Kreulen et al. 2003）

- 「線維芽細胞の反応の変化」。力学的なエネルギー変換（程度や形態がさまざまな負荷に対する細胞の反応）により細胞の形や構造が変化すると、炎症が減ることがある。Meltzerら（2010）によると、外傷を受けた筋膜は身体の正常な機能を阻害し、筋筋膜痛を生じさせたり可動域を低下させたりする。その結果として生じる炎症反応（線維芽細胞が関与する）は、カウンターストレインまたは筋筋膜リリースを用いて組織にかかる負荷を変えると生じなくなり、そのような変化はわずか60秒で現れることを彼らは発見した。StandleyとMeltzerは2007

Box 2.6 続き

年、「線維芽の増殖や炎症性・抗炎症性のインターロイキンの発現／分泌は、SCSなどの…間接的なオステオパシーの徒手テクニックの臨床効果に貢献するだろう」と観察した。StandleyとMeltzer（2008）は「ひずみの方向、頻度、継続時間が、痛みや炎症、可動域を仲介するものとして知られている線維芽細胞の重要な生理学的機能に影響することは明らかである」と報告した

- 「靭帯反射」。Solomonow（2009）は、何年もかけて靭帯の機能を調べた。そして、それらの感覚の潜在力や主な靭帯筋反射が、関連する筋を抑制する効果を持つことを突き止めた。「関節を60-90秒だけゆったり圧迫すると…筋は1時間以上緩むだろう。これには靭帯だけではなく、関節包や腱も寄与しているだろう」と記した（私信（personal communication）2009）
  - こうした靭帯の特徴を臨床で利用するのは、ファシリテッドポジショナルリリースの両方または一方ストレイン／カウンターストレインプロトコルの一部として関節の密集化が起きるときだろう。このような効果は一時的（20-30分）だが、制限

があった構造を動かしたりエクササイズしたりする力を高めるには十分だろう

- Wong（2012）は、靭帯筋反射とSCSに関する現在の意見を取りまとめた。靭帯のひずみは、ひずみを増大させる筋収縮を抑制したり、ひずみを減らす筋を刺激したりして靭帯を守る（Krogsgaard et al. 2002）。例えば、前十字靭帯のひずみは大腿四頭筋を抑制し、ハムストリングスの収縮を刺激して、前脛骨の伸延を減らす（Dyhre-Poulsen & Krogsgaard 2000）。靭帯反射が活性化すると、その部位の筋の反応も引き出され、間接的に関節に影響する（Solomonow & Lewis 2002）。SCSが保護的な靭帯筋反射を変え、それにより関節靭帯や協力筋を短縮して機能障害を低下させるかどうかについては、研究を要する（Chaitow 2009）
- 「水とSCS」。偶然にも、軟部組織の密集化（圧迫）は筋膜内の水分に影響し、一時的（やはり20-30分）に筋膜構造のこわばりが減るだろう。その間は可動性も同じように高まる（Klingler & Schleip 2004）

本　章

体性機能障害につながる重要な要素の一部と、局所や全身に生じるパターンを特定する方法を概説した。

明らかにポジショナルリリース法は、幅広い状態や状況で、単独でも他の方法と組み合わせても、検討されるべきである。なぜならこれらの方法は、すでに代償不全を起こした組織や系にかける適応負荷が最小ですむからである。

次　章

ストレイン／カウンターストレインの利用を支持する研究エビデンスを詳しく評価する。

References

AACOM, 2011. Glossary of Osteopathic Terminology. American Association of Colleges of Osteopathic Medicine, Chevy Chase, MD. Online. Available: <http://www.aacom.org>.

Barnes, P., Laboy, F., Noto-Bell, L., et al., 2013. A comparative study of cervical hysteresis characteristics after various osteopathic manipulative treatment (OMT) modalities. Journal of Bodywork and Movement Therapies 17, 89–94.

Bohannon, R., Larkin, P., Cook, A., et al., 1984. Decrease in timed balance test scores with aging. Physical Therapy 64, 1067–1070.

Chaitow, L., 2009. Editorial. Journal of Bodywork and Movement Therapies 13, 115–116.

Charney, D., Deutsch, A., 1996. A functional neuroanatomy of anxiety and fear: implications for the pathophysiology and treatment of anxiety disorders. Critical Reviews in Neurobiology 10, 419–446.

Cholewicki, J., McGill, S., 1996. Mechanical stability of the in vivo lumbar spine: implications for injury and chronic low back pain. Clinical Biomechanics 11, 1–15.

Collins, C.K., 2007. Physical therapy

management of complex regional pain syndrome I in a 14-year-old patient using strain counterstrain: a case report. Journal of Manual and Manipulative Therapy 15, 25–41.

Davis, M.F., Worden, K., Clawson, D., et al., 2007. Confirmatory factor analysis in osteopathic medicine: fascial and spinal motion restrictions as correlates of muscle spasticity in children with cerebral palsy. Journal of the American Osteopathic Association 107, 226–232.

DiGiovanna, E., 1991. Somatic dysfunction. In: DiGiovanna, E., Schiowitz, S. (Eds.), An Osteopathic Approach to Diagnosis and Treatment. Lippincott, Philadelphia, pp. 6–12.

Dyhre-Poulsen, P., Krogsgaard, M.R., 2000. Muscular reflexes elicited by electrical stimulation of the anterior cruciate ligament in humans. Journal of Applied Physiology 89, 2191–2195.

Fryer, G., Johnson, J., 2005. Dissection of thoracic paraspinal region – implications for osteopathic palpatory diagnosis. International Journal of Osteopathic Medicine 8, 69–74.

Gibbons, P., Tehan, P., 2009. Manipulation of the Spine, Thorax and Pelvis, with DVD: An Osteopathic Perspective, third ed. Churchill Livingstone, Oxford.

Greenman, P., 1996. Principles of Manual Medicine, second ed. Williams & Wilkins, Baltimore.

Hodges, P., Richardson, C., 1999. Altered trunk muscle recruitment in people with LBP with upper limb movement at different speeds. Archives of Physical Medicine Rehabilitation 80, 1005–1012.

Howell, J.N., Cabell, K.S., Chila, A.G., et al., 2006. Stretch reflex and Hoffmann reflex responses to osteopathic manipulative treatment in subjects with Achilles tendinitis. Journal of the American Osteopathic Association 106, 537–545.

Huijing, P.A., Baar, G., 2008. Myofascial force transmission via extramuscular pathways occurs between antagonistic muscles. Cells, Tissues, Organs 188, 400–414.

Janda, V., 1983. Muscle Function Testing. Butterworth, London.

Janda, V., 1986. Muscle weakness and inhibition in back pain syndromes. In: Grieve, G. (Ed.), Modern Manual Therapy of the Vertebral Column. Churchill Livingstone, Edinburgh.

Janda, V., Frank, C., Liebenson, C., 1996. Evaluation of muscular imbalance. In: Liebenson, C. (Ed.), Rehabilitation of the Spine: A Practitioner's Manual. Williams & Wilkins, Baltimore.

Jones, L., 1981. Strain and Counterstrain. Academy of Applied Osteopathy, Colorado Springs.

Jones, L.H., 1995. Strain-Counterstrain. Jones Strain-Counterstrain Inc., Indianapolis, IN.

Kaltenborn, F., 1985. Mobilization of the Extremity Joints. Olaf Norlis Bokhandel, Oslo, Norway.

Kappler, R.E., Jones, J.M., 2003. Thrust (high-velocity/low-amplitude) techniques. In: Ward, R.C. (Ed.), Foundations for Osteopathic Medicine, second ed. Lippincott, Williams & Wilkins, Philadelphia, pp. 852–880.

Klingler W, Schleip R. 2004. European Fascia Research Project report 2005. Paper presented at the 5th World Congress on Low Back and Pelvic Pain, Melbourne Australia, 10–16 November.

Kreulen, M., Smeulders, M., Hage, J., et al., 2003. Biomechanical effects of dissecting flexor carpi ulnaris. Journal of Bone and Joint Surgery 85, 856–859.

Krogsgaard, M.R., Dyhre-Poulsen, P., Fischer-Rasmussen, T., 2002. Cruciate ligament reflexes. Journal of Electromyography and Kinesiology 12, 177–182.

Lewit, K., 1999. Manipulative Therapy in Rehabilitation of the Locomotor System, third ed. Butterworths, London.

Liebenson, C., 2004. Spinal stabilization – an update. Part 2 – Functional assessment. Journal of Bodywork and Movement Therapies 8, 199–210.

McPartland, J., Goodridge, J., 1997. Counterstrain and traditional osteopathic examination of the cervical spine compared. Journal of Bodywork and Movement Therapies 1, 173–178.

Meltzer, K.R., Cao, T.V., Schad, J.F., et al., 2010. In vitro modeling of repetitive motion injury and myofascial release. Journal of Bodywork and Movement Therapies 14, 162–171.

Norris, C., 2000. Back Stability. Human Kinetics, Champaign, IL.

Paulet, T., Fryer, G., 2009. Inter-examiner reliability of palpation for tissue texture abnormality in the thoracic paraspinal region. International Journal of Osteopathic Medicine 12, 92–96.

Peters, T., MacDonald, R., Leach, C., 2013. Counterstrain manipulation in the treatment of restless legs syndrome: a pilot single-blind randomized controlled trial; the CARL Trial. International Musculoskeletal Medicine 34, 136–140.

Pope, R.E., 2003. The common compensatory pattern: its origin and relationship to the postural model. American Academy of Osteopathy Journal 14, 19–40.

Selye, H., 1956. The Stress of Life. McGraw Hill, New York.

Simons, D., Travell, J., Simons, L., 1999. Myofascial Pain and Dysfunction: The Trigger Point Manual, second ed. Williams & Wilkins, Baltimore.

Solomonow, M., 2009. Ligaments: a source of musculoskeletal disorders. Journal of Bodywork and Movement Therapies 13, 136–154.

Solomonow, M., Lewis, J., 2002. Reflex from the ankle ligaments of the feline. Journal of Electromyography and Kinesiology 12, 193–198.

Standley, P., Meltzer, K., 2007. Modeled repetitive motion strain and indirect osteopathic manipulative techniques in regulation of human fibroblast proliferation and interleukin secretion. Journal of the American Osteopathic Association 107, 527–536.

Standley, P., Meltzer, K., 2008. In vitro modeling of repetitive motion strain and manual medicine treatments: potential roles for pro- and anti-inflammatory cytokines. Journal of Bodywork and Movement Therapies 12, 201–203.

Ward, R., 1997. Foundations for Osteopathic Medicine. Williams & Wilkins, Baltimore.

Winters, J., Crago, P. (Eds.), 2000. Biomechanics and Neural Control of Posture and Movement. Springer, New York.

Wolf, A.H., 1970. Osteopathic manipulative procedure in disorders of the eye. In: American Academy of Osteopathy Year Book. Colorado Springs, CO, pp. 71–75.

Wong, C.K., 2012. Strain counterstrain: current concepts and clinical evidence. Manual Therapy 17, 2–8.

Zink, G., Lawson, W., 1979. Osteopathic structural examination and functional interpretation of the soma. Osteopathic Annals 7, 433–440.

ストレイン／カウンターストレインの研究

Christopher Kevin Wong　クリストファー・ケヴィン・ウォン

序　論

　ストレイン／カウンターストレインは60年以上前にその最初の効果がLawrence Jonesの臨床経験に基づいて述べられて以来、根拠に基づくオステオパシーの手技療法として、台頭してきている（Jones 1964）。ストレイン／カウンターストレインの発展はDr.Jonesの経験的な臨床観察に強く影響されてきた（Jones 1995）。

　患者に対する個別の治療の成功は、思慮深い臨床家たちが観察された臨床現象を説明するもっともらしい理論を打ちたてることにつながった。臨床理論をそのまま受け入れる者もあれば、仮説を提出して検証したり、理論を否定したりする好奇心ある臨床家（科学者）もいる。

　ストレイン／カウンターストレインの生理学的効果を見極めようとする臨床研究者は、ストレイン／カウンターストレインの多様な側面を理解するために様々な方法を用いてきた。最後に、ストレイン／カウンターストレインの多くの研究で症候のある患者の機能面と参加制約をアウトカムにして計測している－国際生活機能分類（ICF）によって定義された（WHO 2001）—これは健康管理において合理的な根拠を提供するために実施されなければならない（図3.1）。

　ストレイン／カウンターストレインの根拠に基づく臨床診療の発見への道は、他の医学革新のためのものと同じである。

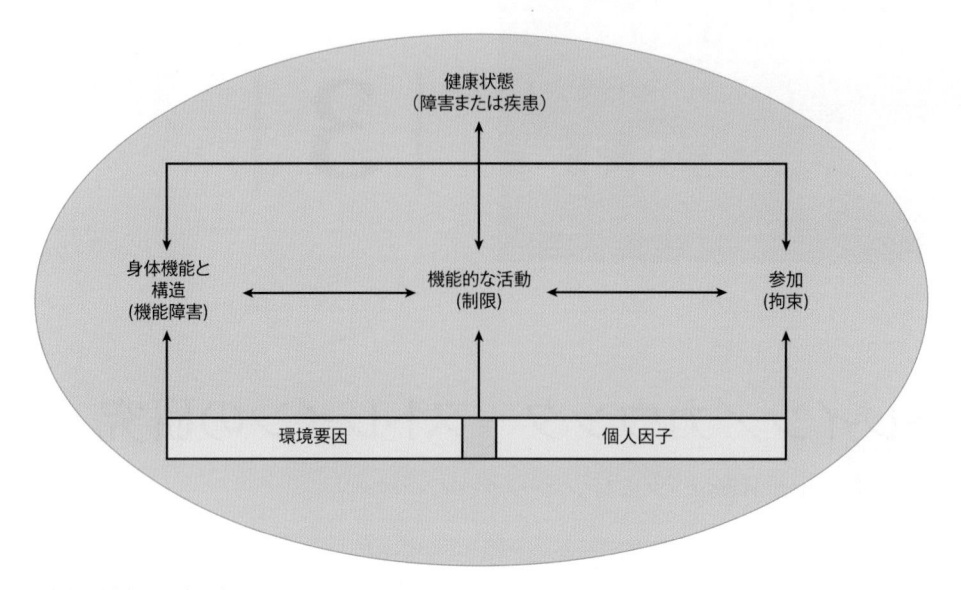

図3.1　機能、障害と健康の国際分類（世界保健機関から適用）

この章では根拠に基づく診療を、利用可能な様々なレベルの根拠について述べ、個々の患者にあるストレイン／カウンターストレインに関連する臨床意思決定の情報を与える利用可能な科学的文献についてレビューし、定義する。

根拠に基づく診療

根拠に基づく医療は、「個々の患者の治療に関する意思決定において良心的、明確、かつ賢明に現在の最も最善な根拠を使用すること」と説明されている（Sackett et al. 1996）。根拠に基づく医療は、個々の患者のニーズと選択の脈絡で最も利用可能な研究根拠と臨床家の専門的知識を統合することを要求する。

施術者が個々の患者のために最善の臨床方針決定に関して判断をする際に、各症例に関連した事実の専門の分析をする必要がある。

臨床相互作用

各々の臨床相互作用は、治療を求めている個々の患者から始まる。患者はたいてい、健康問題があって、治療者のもとを訪れる。しかしながら、それぞれの健康問題は特定された病理学的疾患状態ほど単

純ではない。主要な医学的問題は、医学的危機が回避されると明らかになる第一の診断以外の他系統につながる可能性がある。

例えば：

心筋梗塞は、肺および消化器系に影響を及ぼす不活動につながる可能性がある。

様々な身体系の病理変化は、残存する筋骨格系の機能障害につながる可能性がある。

冠状動脈バイパス術のための開胸手術は、後に肩機能に影響を及ぼす可能性がある。

同じように、筋骨格問題は、他の生理的システムの機能に影響を与えることがある。例えば、慢性の非特異性腰痛の一般的問題は活動性を減少し、心機能の低下と抑うつ状態へ導く。

患者のニーズと予後

患者は内在する健康問題を超えて、自分の個人的および文化的特性に関連する健康と医療の期待をすべての医療関係と結びつけ、持ち込んでくる。患者は、その背景、嗜好、および治療を受けている環境に応じて、治療法に異なる反応をする場合がある。疼痛耐性や個人の好みや個人の参加目標は、受けてきた治療の種類に影響を受ける可能性がある。

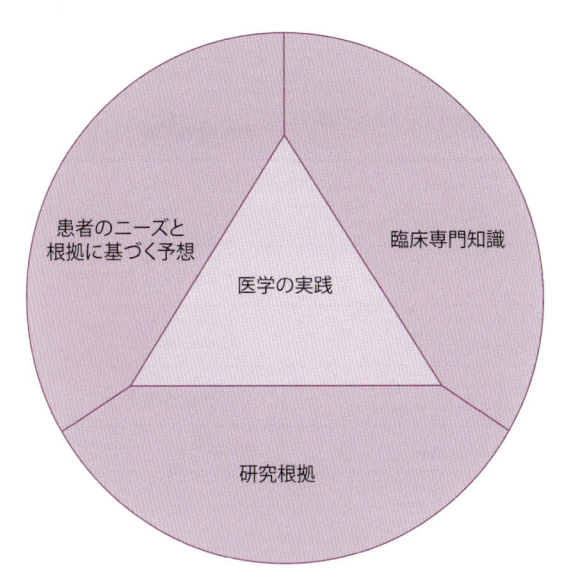

図3.2　根拠に基づく診療のモデル（オックスフォードセンターによる根拠に基づく医療）

臨床専門知識

各臨床専門家は、患者の特徴的な社会文化背景のための共感能、豊富な専門知識、スキルセットをさまざまなレベルで提供する。臨床専門家の学歴、臨床経験と人生経験は彼らの専門的な能力を形成する。各専門家がこれらの資産を使用して臨床的決定を下す方法は様々である。

臨床意思決定

ティーチングラウンドの間、臨床上の決定は、臨床上の仮説を証明するか否定するか分析するための臨床データの収集を含み、最終的には論理的な臨床判断に至る仮説的演繹プロセスによって達成される（Rothstein 2003）。忙しい治療室では、臨床的意思決定は、身近な臨床パターンの認識に基づいてあまり注意を払わずに行うことがある（Croskerry 2009）。つまり経験豊富な臨床家によって施術者が以前に何を見てきたか（Tichelaar 2010）、実践的な試行錯誤の問題解決（Hicks Kluemper 2011）または他の直感的な方法などによる。

時々、未踏のまま残されているのは、意思決定プロセスに影響を与える可能性のある微妙な偏りである。臨床家の性格（Dunphy 2009）、個々の好みと技術（Hicks & Kluemper 2011）と社会的なバイ

アス（Greenberger et al. 2012; Poon & Tarrant 2009; Steed 2010）などは無意識的に我々の臨床決定に影響する可能性がある。未計測の経験が既存の視点を強化するにつれて、これらのバイアスは外部の専門家の指摘や協力がないときに、特に治療に影響を与える可能性がある。

その結果、ただ単に一人の臨床経験に基づき臨床決定をすることは本質的にバイアスによって困難となっている。それにもかかわらず、我々は臨床的な成功を上げることができる。しかし、その成功は我々のバイアスとコントロールされていない制限と自然治癒過程とを最後まで区別することはできない。

治療が成功した時でも、我々はそれがなぜ成功したかについて、本当に知っているだろうか？

そしてより大きな視点から見ると、ひとりの臨床家が治療を成功させたとしても、他の臨床家にとって効果的であると示されなければ、その治療は教授されるべきか？

研究根拠

いずれの症例でも特異的ではなく、臨床経験とは別に、研究から得られた証拠は、臨床家の臨床的意思決定にとって重要な要素を提供する。利用可能な最善の研究根拠は、外部の専門的な情報源と考えられる。研究は異なる患者に対する臨床意思決定に至る過程で多くの要素についてのさらなる洞察を提供する。

臨床的判断の基礎となる理論上の仮定から、ストレイン／カウンターストレインの問題に関する研究結果は、臨床試験の信頼性と妥当性、被験者間で考慮された特定の状態に対する治療の有効性、設定と臨床家からの問題に対処する。臨床意思決定に研究根拠を使用することは、患者と臨床家との相互作用におけるいくつかの自然な偏りを改善する。にもかかわらず、研究成果は個々の患者の行動経過を規定するものではない。個々の患者のニーズと思慮深い選択、臨床症状の経験豊富な分析と決定するための利用可能な研究根拠の考察の統合によって、可能な限り最良の臨床判断をすることは、根拠に基づく医療の基礎である。

研究根拠のレベル

表3.1の研究根拠のレベルは、異なる研究デザインの設計から導かれた様々なレベルの根拠を示し、

表3.1　研究根拠のレベル

根拠の レベル	システム	シングルスタディ	非研究	推挙の グレード	ありうる結論
I	システマティックレビュー とランダム化対照試験のメ タ分析	ランダム化対照試験	–	A	…のことが示されている。
II	コホート研究のシステマ ティックレビュー	コホート研究、質の低いの ランダム化対照試験	–	B	それは…のようである。
III	ケースシリーズ、小規模ま たは質の低いコホート研究	症例対照研究	–	B	…ことがある。
IV	症例対照試験のシステマ ティックレビュー	シングルケース	根拠レベルII - III の推測された発見	C	…の兆候がある。
V	臨床実践ガイドライン	方法論的および実験的研究	専門家の意見	D	専門家は…と考える。

SR, systematic reviews; RCT, randomized control trials.

根拠から引き出される結論のタイプを示す。各レベルの根拠は、特に、比較的新しい治療法（ストレイン／カウンターストレインなど）にとって価値がある。実験室での生理学的反応の実験は、ストレイン／カウンターストレインの基礎となっている基本的な理論の発展の根拠を提供する。

　方法論的研究は、結果を評価するために用いられる方法の妥当性および信頼性についての洞察を提供する。症例研究と専門家の意見は、事例の有無にかかわらず、治療の可能性がある適用範囲とそれが基礎としている理論を記述している。このレベルには、他の研究デザインから外挿された付随的な知見が含まれる。症例対照研究やコホート研究などの準実験的設計は、被験者群に適用された理論の予備試験である。

　準実験的研究では因果関係に関する確固たる結論を導くために必要な統制はないが、そのような研究は、理論や応用をさらに発展させる、あるいは発展させる潜在的効果を示す（Portney & Watkins 2009）。

　実験的研究では、より厳密なバイアス制御（主に無作為化、比較群および盲検）による治療の原因および効果を明らかにした。複数の研究のシステマティックレビュー、特にアウトカムをメタアナリシスによって組み合わせて分析した場合、異なる研究者によって異なる被験者集団で実施された様々な設定における複数の試験からの治療の因果関係に関して編纂された根拠の強さが実証される。広範囲に及ぶわけではないが、ストレイン／カウンターストレインの利用可能な根拠は、すべてのレベルで根拠がある。

質的研究方法

　研究デザイン以上に、他の良質な研究の教示はストレイン／カウンターストレインの研究に適用される。研究は、特に検証される目的と仮説を定義しなければならない。研究が意図され、別の目的のために設計されており、偶発的所見に影響を与えるかもしれない要因が制御されていない可能性があるため、最初の研究から得られた偶発的所見は信頼できるものではない。実験方法、結果の評価、データ分析を含む、研究の重複を可能にするための研究方法を明確に記述する必要がある。研究方法は、共同介入による結果の混乱を避けるために実験的治療を分離するべきである。治療と観察された効果との因果関係について最も強い根拠を提供するために、分離された治療の効果を似たような対照群や比較される治療と比べるべきである（Portney & Watkins 2009）。いくつかの治療法の研究は、プラセボ治療（例えば離調した超音波）と効果的に比較することができるが、ストレイン／カウンターストレインを含む徒手的治療の最も厳密な研究は、疑似的な徒手療法を含む方法である。疑似的な徒手的治療で得られた結果は、単純な人の接触の潜在的効果とみなされる。

　最も臨床的に適用可能であるためには、被験者は、施術者にとって一般的に見られる患者に類似した特徴および症候性状態を有するべきである。よくデザインされ、徹底的に報告された研究はストレイン／カウンターストレインの臨床効果と理論的基礎のより大きな理解を促進する。入手可能な根拠の質と重要な知見についての知識、臨床家の臨床経験と患者

Box3.1 測定のための伸展反射とH-反射刺激

伸張反射：
● 5度の足首関節背屈が迅速な動きで引き出される。
H反射：
● 膝窩で脛骨神経刺激によって引き出される。

のニーズの理解とを組み合わせると、適切な臨床判断に寄与する。

この章の残りの部分では、現在行われているストレイン／カウンターストレイン、基礎的研究や継続的な臨床研究によるトップレベルのエビデンス、関連する研究デザイン、ストレイン／カウンターストレインの臨床応用につながる可能性について要約する。

ストレイン／カウンターストレインの研究

理論的基礎

ストレイン／カウンターストレインの多くの理論的基礎は、ストレイン／カウンターストレインおよび他の徒手療法の効果を説明するための潜在的な作用機序を説明したKorr（1975）の働きによる。彼の分析と神経生理学的な研究は、固有受容器、特に筋紡錘と筋骨格系機能障害の理論的つながりへと導いた（Korr1975）。Korrの基礎的研究は、ストレイン／カウンターストレインの固有感覚と侵害受容理論の基礎を形成した（D'Ambrogio & Roth 1997）。

より最近の研究では、実験研究における生理的反応を測定することによって、ストレイン／カウンターストレインの理論的根拠を試験しようとしている。

神経生理学的反射

人間の生理学的試験を用いた研究は、神経生理学的反射に対するストレイン／カウンターストレインの影響を探究している。筋紡錘の役割と仮説について探るため、Howellはストレイン／カウンターストレイン治療後の伸張性、H反射の潜時および振幅について計測した（2006）。深部腱の単シナプス反射は関節可動域の制限に関与している。

1. アキレス腱炎

標準化された治療は、アキレス腱炎患者のアキレス腱束にはっきりと向けられ、症例対照研究を用いて、無症候性対照被験者の擬似ストレイン／カウンターストレイン治療と比較された。コントロール群は変化しなかった。治療群においては、腓腹筋とヒラメ筋の伸張反射の振幅が18 ～ 26%減少した。これはH反射の明らかな変化を伴わず発生した。H反射は膝窩で刺激され、アキレス腱で測定される。そして筋紡錘の回路を経由する。

この結果は、腱炎の存在により高まると考えられる筋紡錘体の感受性に、ストレイン／カウンターストレインの治療が影響することを示唆している。伸張反射弓におけるH反射の役割に関する疑問、およびこの症例対照研究における非等価な群間の比較は、確定的な結論を排除した。無症候のコントロール群は、元々は正常な反射振幅を有していた可能性があり、治療効果が得にくい。

2. 足底腱膜炎

同じ研究室の同様の研究は、ストレイン／カウンターストレインが伸張反射振幅を減少させるという知見を確認しようとした。足底筋膜炎を呈した被験者は、足、足首および下肢にストレイン／カウンターストレインを実施したが、アキレス腱には同じ反射効果を経験しなかった（Wynn et al. 2006）

これら2つの研究の結果は矛盾するように見えるが、Wynnらによる研究（2006）は、特定の治療法を標準化または記述していないため、アキレス腱筋系単位は、ストレイン／カウンターストレインによって標的とされていない可能性がある。問題の組織に特異的に向けられた標準化されたストレイン／カウンターストレイン治療がなければ、標的組織(この場合はアキレス腱)の神経生理学的反射作用は起こりそうにない。Howellらによる発見は（2006）、伸張反射に対するストレイン／カウンターストレインの効果について現在までの最も強力な根拠であるが、さらにしっかりと制御された研究による確認が必要である。

筋興奮性と伸張反射

他の研究室の研究では、ストレイン／カウンターストレインは、筋興奮性の尺度としての伸張反射の振幅に影響し得る可能性を探った。ストレイン／カウンターストレインを含む非スラスト手技は、その振幅と非対称性を減少させることができる（Goss et al. 2012)。共同介入によって、この研究から結論を引き出すことは不可能となった。

ストレイン/カウンターストレイン後の神経筋反射活動または筋肉興奮性の潜在的な変容は、攣縮の軽減が痛み - 痙攣サイクルを中断する可能性があるという考えを支持する。しかし、痛み - 攣縮サイクルの概念を支持する証拠は不十分であり、理論は最近疑問視されている。意識のある人への筋肉および皮下組織への侵害刺激を刺激するための研究では、一般的に筋紡錘活動を減少させ、痙攣と一致する筋活動を増加させなかった（Birznieks et al. 2008）。疼痛は、局所刺激以上の影響を受けた複雑な物質であり、この研究では、既存の痙攣に関連する疼痛が、筋興奮性の低下によって減少し得るか否かについて検討されなかった。

ストレイン/カウンターストレインの循環効果理論

別の見解からの調査では、ストレイン/カウンターストレインの循環理論の理論的な基礎を探求している（D'Ambrogio & Roth 1997）。最も頻繁に引用された研究として、屍体の肩回旋筋腱板の脈管構造に注入された色素は、肩が中立に位置するとき静的であったが、屈曲 - 外転 – 外旋に位置するとき自由に循環したことから回旋筋腱板をストレイン/カウンターストレインが解放したというものであった（Rathbun &, Macnab 1970）。

しかし、この研究は、偶然の発見であった。この研究は、ストレイン/カウンターストレインの循環理論をテストするのではなく、回旋筋腱板の循環および治癒、傷害への潜在的影響を探求することを目的としていた。

循環器系の影響に関連する可能性のある別の研究では、ストレイン/カウンターストレインを含む3つのオステオパシー手技が混在した介入後の圧痛点で、サーモグラフィーによって測定された温度が低下することが判明した（Walko & Janouschek 1994）。

この発見はまた、共同介入の存在に起因するため、ストレイン/カウンターストレインに起因するものではなく、治癒に対する組織温度の低下の影響は依然として不明である。

細胞性炎症と治癒

損傷および治癒の細胞効果に関連する研究を、組織中の線維芽細胞について実施した。この組織は対照組織と比較して、ひずみにさらされていた（Dodd et al. 2006）。10%を超えるストレイン条件は、インターロイキン（IL6）濃度および細胞増殖を増加させ、非緊張制御条件よりも損傷に応答した細胞治癒をみせた。一旦歪み条件が30%増加すると、細胞生存率および代謝応答は急激に低下した（Dodd et al. 2006）。細胞のレベルでストレイン/カウンターストレインが循環効果を介して組織に利益をもたらすか否かが検討されている。MeltzerとStandleyは、組織治療に影響する可能性のある炎症性インターロイキンに対するストレイン/カウンターストレインの潜在的影響を評価しようと試みた（2007）。

この実験室研究は、慢性反復性緊張の状態を模倣した組織とその組織に適用されるストレイン/カウンターストレイン治療と同様の組織短縮の効果が得られるかを行った。反復的なストレインに曝露された細胞は、炎症性インターロイキンの分泌の増加および細胞増殖の減少によって測定される炎症反応を示した。

次いで、ひずみ細胞を、ストレイン/カウンターストレインの臨床効果に近似するように設計された組織短縮で処置すると、細胞は、IL6を含む炎症促進性インターロイキンを分泌せず、反復的なストレインと回復条件だけを持つ条件と比較して細胞増殖を増加させた（Meltzer（& Standley 2007）。

この発見は、組織短縮、ストレイン/カウンターストレイン治療の特徴は、炎症が過剰であり、反復的なストレインの後に起こる細胞増殖の減少を逆転させる時、いくつかの炎症性メディエーターを減少させることができることを提示している。

結果はストレイン/カウンターストレインは、緊張した組織の治癒環境を促進することができるという仮説を支持するが、追加の研究による確認が必要である。この種の実験的研究は、ストレイン/カウンターストレインの理論的基礎をテストし、潜在的に確認し、その結果生ずる生物生理学的過程を洞察するために重要である。

圧痛点現象

ストレイン/カウンターストレイン治療は、局所的な同定および確定した圧痛点の触診と圧痛の評価に大きく依存する。根底にある仮定は、圧痛点が他の組織と定量的に異なることである。このような圧痛点が存在する場合、圧痛点が有効かつ確実に評価されるという仮定に基づいて治療が行われる。健常な組織と比較して圧痛点の一意性が探究されている。Lewis（2010）は、電気的、温度および振動の

検出閾値、ならびに電気的、温度および圧力の疼痛閾値を調べた。

1人の検査者が、腰痛のある15人の被験者と15人の無症候性である対照群の腰仙部において予め選択された圧痛点のセットを評価した。対応する無症候性の反対側の圧痛点と比較して、腰痛を有する被験者の症候性の圧痛点について、著しく低い電気的検出および疼痛閾値が見出された。圧痛点の顕著に低い熱痛閾値は、無症状のコントロール群および無症候性対側圧痛点と比較して、腰背部痛が低い被験者で見いだされたが、全ての圧痛点で一貫してはいなかった（Lewis et al. 2010）。

この単一の研究の結果に基づいて、圧痛点は周囲の組織、無症状の被験者の対応点または非応対対側点とは異なるように見える。

方法論の研究

識別可能な実体として圧痛点が存在すると仮定すると、触診の信頼性と妥当性が確立されなければならない。

方法論的研究は重要な役割を果たす。なぜなら、ストレイン／カウンターストレインの基礎となっている理論をテストするためには、有効で信頼できる測定方法が必要であるからである。おそらく最も中心的な仮定は、一般にストレイン／カウンターストレイン治療において用いられる触診法の妥当性である。

ほとんどのSCS施術者およびテキスト（D'Ambrogio & Roth 1997; Jones 1995）は、Travellのトリガーポイントを用いた作業から得られた圧痛点で患者の反応に基づいて圧痛点が触診で評価される。「ジャンプサイン」または逃避反応は有意な圧痛を示す（Simons et al. 1999）。患者の反応は個々の特性や文化に応じて変化する（Green 2006）。

ストレイン／カウンターストレイン施術者によって徒手的に触診し同定された緊張と被験者が報告した視覚的疼痛尺度を比較すると一般的に使用されている圧痛点の触診技術は圧痛点を判定するための視覚的疼痛尺度ほど信頼性は高くなかった。しかし、臨床現場では、治療される各圧痛点について反復しなければならないため視覚的アナログスケールは実用的には扱いにくい可能性があることに留意されたい。

圧痛点識別試験

圧痛点を確実に識別する能力は、症候性および無症候性の被験者の両方を経験豊富な臨床家が検査する形の研究で試験されている（McPartland & Goodridge 1997）。2名の検査者が症状のある被験者に対して検査を実施したところ、被験者間信頼性（＝κ）は0.45と中等度の信頼性を示した。無症状の被験者ではκ＝0.19と被験者間信頼性は低かった。

無症候性および症候性被験者に対する合意率はそれぞれ59％および73％であったが、κ統計値を用いて偶然合致を調整することにより、κ値は、圧痛点触診の信頼性の、より現実的な方法となる。実質的な一致はκ値＞0.6で示され、優れた一致は値＞0.8で示される（Portney Watkins 2009）。

信頼性は中程度であったが、伝統的な骨関節疾患のTART検査システム（組織構造、非対称性、関節可動制限、圧痛：第2章参照）を用いた身体機能障害の同定よりも、ストレイン／カウンターストレインの圧痛点の同定の方が、より信頼できるものが示された（McPartland & Goodridge 1997）。

オステオパシー教育における圧痛点

施術者に対する、異なる圧痛点を特定するための教育も定着させる必要がある。近代、5つのオステオパシー学校による複数機関での研究により、オステオパシーを学ぶ当時の数多くの学生において、鋭敏な圧痛点をストレイン／カウンターストレイン点として特定した。これらの特異性の高いストレイン／カウンターストレイン点は、専門家の意見に基づき、他の臨床的に役立つと考えられる点と同様に、オステオパシー学校の博士課程で教えられるストレイン／カウンターストレイン点の推奨として編集された（Snider et al. 2013）。

この試験の興味深い知見は、無症状の学生のサンプルにおいて陽性であると認められる圧痛点が多数あったことであった。40名の学生で78のポイントを調査したところ、学生の50％以上に少なくとも1つ以上の陽性と認められる圧痛点があった。ストレイン／カウンターストレインの教育の有効性については研究されていない。

症例報告と専門家の意見

発表された症例報告書および専門家の意見および勧告は、ストレイン／カウンターストレインの潜在的な適用例を提示する。ある意味では、専門家の意見と症例報告を読むことは、大きな学会で他の臨床家の経験を共有するようなものである。臨床経験は

非常に大きな価値がある。それらは実体験であり、無作為化対照研究では不可能な臨床実践の複雑さを捉えているからである。単一または複数のグループ研究で報告されているように、アウトカムは個々であり、平均的なグループアウトカムではない。しかし、症例研究は暗黙のバイアスをもたらす。著者は成功した成果のみを報告する傾向があり、雑誌は失敗したケースの報告を公表しない傾向がある。さらに、ほとんどの場合、厳格に管理されているわけではない。結果とは無関係に、複数の被験者間でのストレイン/カウンターストレイン使用の対照群無しに、因果関係に関して結論を出すことはできない。

この点に関して、実験的オステオパシーによる手技治療（OMT）の1つであり未確立な側面をもつストレイン/カウンターストレインを用いる研究は、症例研究と同じ情報を提供する（Box3.2）。このセクションでは、公開された査読済みの症例報告書を要約して、論説および臨床上の推奨事項、テキスト、継続教育マニュアルおよびその他のピアレビューを避けた。

多くのOMTの1つの側面としてストレイン/カウンターストレインが適用され、選択された研究も含まれていた。これらのレポートを組み合わせることで、さまざまなヘルスケアの状況におけるストレイン/カウンターストレインの異なる診断および疾患の重症度に対して、複数の身体体節を含み、使用する期間および頻度の範囲などの潜在的な適用を提供する。

急病、入院患者

ほとんどのストレイン/カウンターストレイン治療は外来で実施されるが、混在介入の研究では、ストレイン/カウンターストレインの使用が報告されている。ストレイン/カウンターストレインは、膵炎などの内臓の問題の場合に他の治療と組み合わせて使用されている（Radjieski et al. 1998）。合計15名の膵炎患者を無作為に標準的な医療群か標準ケア＋毎日のOMT群に割り当て、6ヵ月間、週1〜2回実施し、痛みや可動域、バランス、歩行機能について観察した施術者は、グループ分けについて知らされなかった。

ストレイン/カウンターストレイン群は、コントロール群より平均して3.5日少ない期間で退院した（Radjieski et al. 1998）。急性期にストレイン/カウンターストレインを利用できるという提案はSchwartz（1986）の意見で先に述べられており、他のストレイン/カウンターストレイン施術者によって探索されてい

Box3.2　オステオパシーの手技療法

オステオパシーの手技療法（OMT）は骨、関節、筋膜および牽連する血管、リンパおよび神経構造を含む身体の構造、筋骨格の機能障害を緩和するためにオステオパスが行う多くの徒手的テクニックを一般的に差す。

OMTに含まれるもっとも一般的なテクニックは、軟部組織テクニック、高速低振幅スラストテクニック、筋エネルギーテクニック、カウンターストレイン、筋筋膜リリースがあり、その範囲は頭蓋から仙骨を含む（Johnson & Kurtz 2003）。理学療法士やカイロプラクターを含む他の臨床家も同様のテクニックを使う。

専門職の間で名称が違い、意図される効果が違うことは学問的な比較または研究結果の系統的な合致を困難にする可能性がある（Licciardone et al. 2005）。職業にかかわらず、1回の治療で複数のテクニックを組み合わせると、共同介入の混乱を招き、特定のテクニックの効果に関する結論を排除することになる。

同様に、テクニックまたはテクニックの組み合わせを被験者間で変えることは、被験者の間で交絡を引き起こす。臨床現場で各個人の個人特性に対応するための変化は理解できるものの、研究対象間の様々な治療は、結果を混乱させ、研究方法の独立した再現を通じて結果の確認を妨げることになる。

オステオパスは4つのTRAT基準に基づいて診断する；組織の硬さの異常、非対称性、可動域の制限、圧痛（Licciardone & Kearns 2012）―第2章参照。

る。ストレイン/カウンターストレインは、病院で入院中の治療を中心とした報告は少なく、外来患者設定で頻繁に使用されている。下肢および上肢に重度の影響を与える筋骨格系の診断を受けた症例が報告されている。

足部と足関節の複合的局所疼痛症候群（CRPS）

思春期の足部と足関節のCRPS外来患者にストレイン/カウンターストレインは適用されている（Collins 2007）

CRPSは筋骨格の欠損を示すが、神経系に起源をもつ。このケースで、Collins（2007）が用いた足と足関節に対するテクニックは、Jones（1973）によって最初に出版されたものであった。

腸脛靭帯炎

　Pedowitz（2005）は、腸脛靭帯炎に起因する膝外側の痛みを持つ運動選手について、2週間の期間で5回、可動性、運動、装具および投薬を含む包括的な治療計画の中でストレイン／カウンターストレインを用いて治療することに成功したと述べている。

腰 痛

　Lewis h Flynn（2001）は、腰痛を治療するために1週間に3回のストレイン／カウンターストレインを受けた外来リハビリテーション患者4件の治療に成功したと報告している。ストレイン／カウンターストレインの治療中に他の治療は行われなかったが、全般的な治療には関節マニピュレーション、軟部組織モビライゼーション、運動、有酸素運動が含まれていた。仙骨点に対する治療は以前の専門家（Cislo et al. 1991とRamirez et al.1989）の意見を集約したトピックであった。

頸部と顎の痛み

　上半身では、4例の筋性斜頸に3回のセッションでストレイン／カウンターストレインが使用され、疼痛の減弱と可動域と機能の向上を認めたと報告されている（Baker 2013）。

　ストレイン／カウンターストレインは、顎の痛みを軽減し、顎の開きを増加させるため、胸部および上部前胸部へのマッサージと組み合わせて用いられた（Eisensmith 2007）。

緊張型頭痛

　緊張型頭痛を有する症例についてのもう一つの症例報告では、一般的な頸部のトリガーポイント（僧帽筋上部、棘筋、胸鎖乳突筋、後頭下筋群）にストレイン／カウンターストレインに類似した他動的なポジショニング治療を3回のセッションで実施し、効果を得たとある（Mohamadi et al. 2012）。

　トリガーポイントを治療するための他動的ポジショニングの使用に関するこの研究の重要な点は、トリガーポイントは主に筋組織に存在するため、骨構造に存在するストレイン／カウンターストレインの圧痛点とは焦点がずれているかもしれないが、ストレイン／カウンターストレインの適用例を提供することである。

線維性筋痛症

　より一般化された疼痛の管理は早期の入院が必要なほど進行した線維性筋痛症の患者に適用された。（Dardzinski et al. 2000）。他の線維性筋痛症の患者を23週間観察した研究では、4つのグループをランダムに、徒手療法群、徒手療法と教育群、湿潤熱のプラセボ群、現在の投薬群に患者を割り当てたものがある。徒手療法ではカウンターストレインと軟部組織モビライゼーション、筋筋膜リリース、頭蓋仙骨療法、筋エネルギーテクニックの任意の組み合わせで構成された。疼痛と日常機能の結果では、ストレイン／カウンターストレイン群を支持していた（Gamber et al. 2002）。

　2つのストレイン／カウンターストレイン群で指示された個々の注意は、この研究の結果に強いバイアスを有する可能性が高い。しかしこの研究は、広範囲の筋骨格系の疼痛をストレイン／カウンターストレインで治療されうることを示している。

バランス障害

　筋骨格機能障害以外にも、外来患者の神経機能障害の治療にストレイン／カウンターストレインが用いられてきた。前庭機能障害によるバランス障害を有する高齢者コミュニティーの住民40名は、非ランダム化コントロール試験でオステオパシー療法の組み合わせで治療された。筋筋膜リリースとカウンターストレイン、頭蓋仙骨療法を含む治療を4時間半実施された研究群は、前後動揺が優位に減少した。（Lopez et al. 2011）

　総合的には、急性発症した入院患者および医学的に脆弱でない外来患者にストレイン／カウンターストレインが適用される。患者の適応は、青年期から高齢者で整形外科領域の痛みがある症例から神経学的関与のある複雑な症例、局所から広範囲の筋骨格系の愁訴を訴える症例まで多岐にわたる。そして、これらの成功例における治療期間はわずか1セッションから6ヵ月にわたる複数セッションまでに及んでいる。

準実験的なデザイン：
症例対照研究またはコホート研究

　新しい治療アプローチへの臨床研究のプロセスは、公開された症例報告で共有された個々の臨床家の臨床実践において成功した症例から始まることが多い。ストレイン／カウンターストレインの理論を

本章の初めに示したが、根本的な理論の研究は、しばしば症例報告のような臨床観察によって促進される。成功した症例報告が文書化された後、次のステップはその観察が特例なのか一般的なのかを決定することである。

症例報告の結果が個々の患者、施術者または臨床のシナリオに固有である可能性があるため、結果の再現性は確立するために重要である。結果は例外的であるか、分析に偏りがある可能性がある。

コホート研究のような準実験的なデザインでは、理論を予備的にテストし、反復事例の報告を通じて単一症例の所見を強化することができる。コホート研究は、同じように扱われた複数の症例について所見を提供することができる。コホート研究は対象の後ろ向き観察または前向き観察である。一般的な形式は一つの群の治療の前と後の計測をしたりする、単純な治療の前と後のデザインである。

いくつかのコホート研究では、フォローアップ対策のような治療前および／または治療後の複数の尺度が報告される。アキレス腱反射変化の基礎研究以外にも、無作為化されていない非等価比較グループを実験コホートと比較して使用するケースコントロールデザインは、ストレイン／カウンターストレイン研究では珍しいものであった。

筋筋膜痛と線維筋痛

20人中14人が線維筋痛症を有する筋筋膜痛症候群の患者の後ろ向きコホート研究で、3回のストレイン／カウンターストレインのセッションで少なくとも20人中19人が症状の改善がみられ、6ヵ月後の経過でも20人中15人に改善がみられていた。（Dardzinski et al. 2000）

外側上顆炎

包括的なケアの理学療法プランにストレイン／カウンターストレインを用いて行った外側上顆炎を有する10人の前向きコホート研究では、痛みを優位に軽減し、手関節の関節可動域と強度を増加させるのに有効であることが示された。（Benjamin et al. 1999）。単一の症例研究よりも強い根拠を提供する一方で、被験者の数は統計解析を行い、平均的な結果を導き出すのに十分であるが、これらの研究のいずれも、ストレイン／カウンターストレインの効果に関する強力な要因の情報はもたらさない。これは、最初の研究における混合対象群、後者の研究における治療に適用された対照の欠如、および両方の研究

における比較群の欠如に起因する。

要約すると、これらの研究は、疼痛、関節可動域、筋力および機能などの将来の研究で測定する可能性のあるアウトカム効果を強調する。

実験的デザイン：対照試験
実験デザイン研究の要素

対照試験はストレイン／カウンターストレインの原因と影響をより確実に解釈することを可能にする、コントロールされた環境を提供する。対照試験の主要な要素の1つは、対象となる治療を受ける実験群と比較する対照群の使用である。

もう一つの主要な要素は、被験者の均質なセットを対照群および実験群に無作為に割り当てることである。無作為化比較試験-古典的な無作為化比較試験では、異なる条件の影響を信頼度と比較し、因果関係を決定することができる。研究デザインの複数の要素は、無作為化対照試験から得られた最終結果の強度に影響を与える。比較群に提供される治療は重要な要素である。

- **非介入群（非治療群）**は一般的で、非介入群と介入群の差に用いられる。

 しかしながら治療を受けないことは、対照被験者が治療を受けなかったと容易に認識することができるため、対照を陽性方向へ偏らせる可能性がある。

- **プラセボ治療**は、この効果を改善するために使用することができる

 不活性薬、低機能化された超音波装置、教育ビデオ、これらはいずれも治療を受けたことを被験者に示唆するようにデザインされたプラセボ治療の例である。しかしながら、プラセボ治療はストレイン／カウンターストレインなどのハンズオンの徒手療法治療に偏りがちである。

- 人間の触れるという行為は、特定の治療にかかわらず、温かさ、ケア、他の有益な治療効果をもたらすことがある。疑似治療はプラセボ条件の代わりに、対象者に加えて人との接触を含めることにより、この徒手療法研究のバイアス要因に対処するために使用することができる。このように、徒手的治療の効果は単純な人との接触の効果と区別することができる

疑似治療の比較としての
ストレイン／カウンターストレイン

比較条件にかかわらず、例えば、被験者を調査す

表3.2　方法論的研究品質チェックツール

方法論的研究基準	はい—不明—いいえ
グループは無作為に割り当てられたか	
治療群の割り当ては隠されていたか	
被験者は治療の割り当てに盲検的であったか	
治療の提供者は治療の割り当てを知らされなかったか	
治療を割り当てるために盲検化されたアウトカム評価を用いたか	
募集人数と中途脱落の割合は報告したか	
研究を開始したすべての対象からのデータを分析したか	
グループの基本情報は類似していたか	
治療は共同介入/混乱を避けることを明確に記述したか	
全てのグループで許容される治療条件の遵守があるか	
全てのグループで同様に結果を評価したか	
全ての計画された結果が報告されたか	
基準の数は満たしているか（Yes）	

ることにより、試験中継続して群分けが盲検化されていたかどうかを判定することは、研究成果を検証するのに役立つ非常に厳しい方法論である。盲検化された疑似比較治療は、無作為化対照試験を検討する際に注意すべき研究デザインの要素である。触診を含むシミュレートされたストレイン／カウンターストレインの治療の特徴的な研究の一つでは、ポジショニングと90秒間の姿勢保持が、被験者または検査者がグループ割り当てを検出することなく疑似治療として用いることができた。

　この無作為化比較試験は、被験者を疼痛レベルで層別化し、擬似群またはストレイン／カウンターストレイン実施群にランダムに割り当てた。26人の被験者は、痛みの軽減が実際にストレイン／カウンターストレインの治療を受けているにもかかわらず、どの群に割り当てられたのかを検出することができなかった。さらに、盲検的な評価者は、被験者との相互作用に基づいてグループ割り当てを検出す

ることが出来なかった (Brose et al. 2013)。

　この結果は徒手療法研究においてストレイン／カウンターストレインを効果的に見せかけ、疑似治療として使用することができることを示唆している。

方法論的研究の品質基準

　研究デザインの他の側面は、研究デザインの質と結果の最終的な解釈に大きく左右される研究方法論が、多くの雑誌の出版過程で頻繁に扱われる標準的な基準 (表3.2) を用いて、研究の批評的査読において評価することができる。ランダムなグループ割り当てに関連するのは、実験グループまたは対照グループへの割り当てが、被験者および評価者に隠されているかどうかである。偽薬を用いたような研究では可能であるが、徒手療法研究のようなものでは治療提供者に知らされないようにすることは不可能に思える。

1. 完全な従属データ

　データの完全性は、研究成果にバイアスをかけないためにも重要である。研究に参加する被験者の募集率を把握し、研究を完了できない被験者の数を把握することが重要である。被験者がほとんど改善が認められない場合、研究を完了することが出来ない。このように治療を受けることを目的としたグループの分析では、結果にバイアスをかける可能性がある。異なるグループに募集された被験者は、比較するために特性が類似していなければならない。

2. 独立した治療の完全な説明

　擬似群またはストレイン／カウンターストレインのいずれの治療条件も、再現するのに十分な特異性を報告しなければならない。ある治療の効果が何であるかを明確に理解するために、治験治療は他の共同介入とは独立しているべきである。ある治療を別の治療から分離することは、臨床診療では一般的ではなく、文献内の治療研究プロトコルではよく起こる。しかし、そのような混在した介入による結果は、特定の治療に適用することはできない。

　治療プロトコルは一貫して遵守され、結果は一貫して評価されるべきである。

3. すべての結果の完全な説明

　治療セッションの脱落、自主練習の運動の遵守に関する情報の欠如、およびフォローアップ時間の変動は、被験者の行動が研究者のコントロール外にあ

るため臨床研究の結果を脅かす可能性がある要素である。しかし、すべての計画された成果を報告することは研究者の責任であり、その他の報告が閲覧者にとって知見の完全理解を否定しない場合、選択的な報告は見られる。方法論的研究基準の要約は、研究方法の重要な要素（表3.2）を一貫して記録するため、コクランレビュー（Furlan et al. 2009）が使用するような様々な標準化された評価ツールを用いて文書化することができる。

　全体として、無作為化対照試験は、可能な限り多くの側面を制御しながら、定義された測定可能な被験体の転帰に対する実験的治療の効果に関する特定の仮説を検証する。制御された研究環境は、測定された効果に至る原因因子に関する結論を引き出すことを可能にする。

　しかし、同種の被験者群の平均転帰は、典型的には無作為化対照試験デザインで報告されるため、この知見は独自の特徴を有する個々の臨床例には適用されない。ストレイン／カウンターストレインを調べる実験的研究の結果は、痛み、組織の質感、運動の範囲、強さおよび機能の尺度を含む。

痛み

　筋骨格系の痛みは、医師のケアを求める患者の中で最も頻繁に発生する訴えの1つである（Jordan et al. 2010）。痛みを伴った筋骨格系に対するストレイン／カウンターストレインの影響は比較的まれに報告されている。

1. 頸部痛と上部僧帽筋トリガーポイント

　1つの例は、非特異的な頸部痛および盲検の査定者を伴う上部僧帽筋のトリガーポイントを有する人々のランダム化比較試験である（Nagrale et al. 2010）。被験者を筋エネルギーテクニックである等尺収縮後ストレッチ治療か統合された神経筋抑制治療のどちらかを受けるグループに盲検的に割り当てた。統合された神経筋抑制テクニックは、ストレイン／カウンターストレインが虚血性収縮に起因する不快感を低減するため、3〜5回の反復で20〜30秒間実施された後に適用した筋エネルギーテクニックを含んでいた。60名の被験者は4週間にわたって12回の治療を受けた。疼痛と頸部の機能障害指数のスコアは、筋エネルギーテクニック治療単独と比較して、大きな効果で有意に改善された（Nagrale et al. 2010）。

2. 上部僧帽筋の痛みとスパズム

　統合された神経筋抑制テクニック後の頸部痛の減少の発見は、別の無作為化対照試験の所見とは対照的である。

　Perreault et al.（2009）は、単一のストレイン／カウンターストレインまたは擬似接触治療を受けるように割り当てられた20人の被験者で自己報告された上部僧帽筋痛およびスパズムの研究をした。ストレイン／カウンターストレインを受けた被験者は、治療直後の大きな効果として安静時疼痛の有意な減少を示した。

　しかしながら、治療後24時間では大きな効果としての疼痛軽減を有していたが、この変化は偽治療と変わらなかった（Perreault et al. 2009）。擬似手技は確かに上部僧帽筋のストレイン／カウンターストレイン部位とは異なっていたが、首を僅かに回転させると頸部領域の痛みに影響を与える可能性のある他の頸部筋のトリガーポイントにも影響を与える可能性がある。どちらの研究にも首の痛みを伴う人々が含まれていたが、Nagraleら（2010）の研究はより厳格であった。Nagraleら（2010）のベースラインの痛みは10のうち8以上の視覚的アナログスケールで評価された。Perreaultら（2009）では10のうち1であった。視覚的アナログスケールでの疼痛評価は、本質的に無症候性の集団は改善の余地がほとんどないことを示唆している（Perreault et al. 2009）.

3. 頸部痛

　将来の研究のための疑似としてのストレイン／カウンターストレイン部位の可能性を調査した26人の被験者によるパイロット無作為化対照試験の結果では、偽条件と比較してストレイン／カウンターストレイン治療後に頸部痛が減少した。結果の偶発的性質および使用された数値的疼痛評価の不完全な記述のため、本研究では確定的な結論を導くことができなかった（Brose et al. 2013）.

腰痛

　他の1件の研究では、実験群と対照群の両方の視覚的アナログスケールで、10のうち3と4の間で評価された腰痛を有する人々が含まれていた。2週間にわたって4回の治療を、腹筋強化、膝から胸部および体幹のストレッチ、および運動と組み合わせたストレイン／カウンターストレインを実験対照群に実施した。ストレイン／カウンターストレイン

は、0週から28週までの4つの時点で運動のみと比較して、疼痛レベルに有意な影響を及ぼさなかった（Lewis et al. 2010a）。全体的に、独立したストレイン／カウンターストレイン治療後における被験者の全般的なまたは局所的な疼痛の軽減を示す証拠は限られている。慢性的な足首の不安定性を有する人々の無作為化対照試験Collins（2014）によって報告された変化の全体的な評価の改善は、痛みの軽減と解釈することができるが、そのように定義されていない。圧痛点の触診時痛の減少は、より頻繁に報告され、メタ分析を実施するのに十分な研究があったため、系統的レビューで議論されている（Wong et al. 2014）。

組織の質感

　ストレイン／カウンターストレイン治療における圧痛点は、圧痛点が周囲組織とは異なる組織の質感を有するという認識を用い触診によって同定される。組織の質感は、加えられた力、応答する組織の抵抗および組織応答時間を考慮に入れた履歴効果を測定することができる硬度計で定量化することができる。Bakerらによる、盲検的に被験者および評価者を用いた無作為化対象試験（2013）では，疑似と4種類の筋骨格系の徒手療法の効果を比較した。ストレイン／カウンターストレインは、中央値の比較において、他の治療よりも顕著に履歴効果を増加させるようであった。不明確な被験者募集の基準、一貫性のないランダム化の方法、各治療群の不特定の条件、および不完全な統計分析は、この研究結果を弱めている（Baker et al. 2013）。

関節可動域

　関節可動域は痛みや圧痛よりストレイン／カウンターストレインの結果として頻繁には測定されていない。

1. ハムストリングスの柔軟性

　関節可動域に及ぼすストレイン／カウンターストレインの影響を調べる最初の研究は、仰臥位で股関節90度の位置から自動運動での膝伸展で測定されたハムストリングスの筋肉の柔軟性への影響を研究するため、クロスオーバデザインを使用したランダム化対照試験であった。実験群と対照群との間には有意差は認められなかった。対照群は、擬似的に徒手位置を決め、治療を受けた（Birmingham et al. 2004）。この研究結果では、ストレイン／カウンターストレインがハムストリングの柔軟性に影響を及ぼさなかったが、無症候性の33人に対するこの研究では、結果に影響を及ぼした研究デザイン上の欠陥があった。

- まず、無症候性の被験者は、少なくとも10度の運動範囲が減少している場合が含まれていた；筋骨格機能障害を呈している被験者の改善より、大きな改善の可能性がない小さな制限である。

- 第2に、一部の研究者が分析したサンプルサイズを増やすために使用されるクロスオーバーデザインは、両方のグループの被験者に同じ治療を受けさせる。
　治験治療が持続的な変化をもたらすと合理的に期待できる場合、クロスオーバーデザインの結果は、他の治療条件の共同介入によって混乱をさせる可能性がある。この研究では、2つの治療の間に1週間の長い治療休止期間が適用されたが、以前に報告された症例報告およびコホートからの根拠では、ストレイン／カウンターストレインの有益な効果は6ヵ月間続く可能性があるとしている（Dardzinskiet al. 2000）.

- 第3に、選択されたストレイン／カウンターストレインの治療は、側腹筋のみに対処しているため、治療していない内側のハムストリングスの緊張に関連する運動障害を有する被験者は、それほど影響を受けなかった。

2. 股関節屈曲筋の柔軟性

　腰痛および／または下肢機能障害を有する症候性の被験者に対する無作為化対照試験デザインを用いた未公表の論文でも同様に、下肢筋肉の柔軟性に対するストレイン／カウンターストレインの影響を調べた。この研究の対照群は、徒手で股関節屈筋ストレッチを受け、実験群は、ストレイン／カウンターストレインを受けた。ストレイン／カウンターストレイン群は、対照群よりも股関節柔軟性が有意に高く、平均差は10度以上であった（Dempsey 2001）。より厳格な研究デザインにもかかわらず、この研究が公表されなかったという事実と異質な特性を持つ被験者の利用は、所見を専門家の意見のレベルに追いやっている。

3. 非神経原生の頸部痛と頸部の可動域

　Klein（2013）は、少なくとも1つの頸部レベルにおいて正常な関節運動を制限している非神経原生頸部痛と頸部関節ブロックのある61人の被験者に対する研究結果を報告した。被験者は、説明されて

いない個々のストレイン/カウンターストレイン治療、または他のオステオパシー治療が前の偽治療群にランダムに割り当てられた。頸部の回旋可動域を角度計で測定した可動範囲では、ストレイン/カウンターストレイン群で回旋可動域を2%増加させたが、疑似徒手治療群ではわずか0.6%の増加であった。個別化されたオステオパシー治療後、両群とも約5%の運動範囲を得ており、実験群で有意差はなかった（Klein et al. 2013）。

この研究では、被験者は、関節制限のために頸部の可動範囲が狭くなっていると識別された者が含まれていた。

Klein（2013）の、ストレイン/カウンターストレイン治療が関節の制限または筋緊張に向けられているかどうかは不明のままである。Nagrale（2010）によって行われた研究では、筋肉を治療対象とし、頸部の側屈可動範囲で評価された僧帽筋上部繊維の柔軟性で大きな効果での増加を生じた。

たとえば後頸部の解放位置を用いた特定の頸部レベルでの僧帽筋上部繊維または関節の制限など、筋肉に理論的にストレイン/カウンターストレイン治療を対象とする為に、Klein（2013）の研究で用いられている治療法の明確な説明なしでは、結果の意味を分析することは困難であり、治療法または研究方法を独立して再現することは不可能である。

4. トリガーポイントのマッサージと自動開口可動域

複数の共著者との研究協力によって作成された2つのストレイン/カウンターストレイン研究は、咬筋にトリガーポイントを有する人々の自動運動での開口可動域を測定し、可動範囲の変化を調査した。

これらの研究のうちの最初の試験では、90人の被験者をストレイン/カウンターストレインを受ける群、等尺収縮後弛緩と咬筋ストレッチを繰り返す群と無処置群の3つの治療群にランダムに分割された（Blanco et al. 2006）。自動開口可動域に及ぼすストレイン/カウンターストレインの有意な効果は、無処置群と比較して認められなかった。ストレッチと等尺収縮後弛緩を繰り返す群では一回の治療直後に測定したとき、他の群と比較して開口に有意かつ大きな効果を示した（Blanco et al. 2006）。

2番目の研究では、71名の被験者が等尺後弛緩とストレッチの代わりに筋の縦断ストロークを用いた軟部組織モビライゼーションを使用していた。結果として、対象群と比較してストレイン/カウンターストレインおよび軟部組織モビライゼーションテクニックの両方で自動での開口に有意な変化を示した（Ibanez-Garcfa et al. 2009）。

2番目の研究では、3回のセッションを1週間に1回行い、結果を最後のセッションの1週間後に評価した。この2番目の研究における反復のストレイン/カウンターストレイン治療は、先の研究の単一セッションの結果（2mm）と比較したとき、より有効であると考えられる自動の開口可動範囲が4mm増加した。2つの研究結果の所見から推測するこの観察は直接の比較ではない。ストレイン/カウンターストレインの適用に関する実験的研究は報告されていない。

ストレイン/カウンターストレイン研究における関節および筋を区別した可動性への影響

関節可動域は、一般的には関節運動と筋肉の柔軟性とを区別しないが、これらは同一のものではない。Birminghamらは、膝関節の完全伸展は、股関節屈曲位置から膝伸展を伴うハムストリングスの柔軟性を評価する前に利用できることを確認した（2004）。二関節筋力であるハムストリングスは、明らかに股関節の可動域に含まれていたり、股関節の可動域と分けられていたりした。筋緊張の無い状態で可動可能な関節可動域を確認することは、自動開口の研究では不可能であった。

BlancoらとIbanez-Garciaらはまた、咬筋のトリガーポイントマッサージが基準に従って特定、筋組織に適用できるようにし、咬筋のストレイン/カウンターストレインの位置は顎関節の下顎の側方滑りを伴う位置とした。この場合のストレイン/カウンターストレインは、側方滑りによる関節可動も可動域を増加させることが報告されており、関節の整列および運動性によって可動域を増加させる可能性がある（Mulligan 2010）

筋 力

可動域の報告があるように、ストレイン/カウンターストレイン後の測定結果として、筋力が頻繁に報告されている。

1. 股関節筋力

最初の研究は徒手筋力計に対して発生する最大等尺性収縮として評価するため、筋力を測定するためのストレイン/カウンターストレインを行う実験計画を作成し、49人の被験者をエクササイズのみの対照群、ストレイン/カウンターストレイン群およびストレイン/カウンターストレインとエクササ

イズグループに分けた。被験者は有痛性の股関節内転筋、外転筋の圧痛点に対するストレイン／カウンターストレインを受け、治療後2～4週間ですべての被験者のアウトカムが測定された。エクササイズのみのグループは第2セッションで筋力が増加したが、エクササイズを伴うまたは伴わないストレイン／カウンターストレインを受けたグループは、第1セッション後に筋力が有意に増加した。研究期間を通じて、ストレイン／カウンターストレイン群の筋力増加は、エクササイズ群より有意に大きかった。

フォローアップ時の全体での筋力増加は、エクササイズ群で22%～40%、ストレイン／カウンターストレイン群では50%～73%であった（Wong & Schauer- Alvarez 2004）。

疑似徒手治療の欠如、不正確に標準化された筋力の検査と評価者の盲検の欠如は、結果の信頼性を制限している。

2. 上肢の筋力

前腕について12人の小規模研究では、回外筋と回内筋の触診で、わずかな所見が得られた。

このランダム化比較試験は、被験者の擬似徒手治療条件と比較したストレイン／カウンターストレインとを、同じ著者による以前の研究で信頼性と有効性が示されていた標準的な筋力試験プロトコルを用いた盲検環境で比較した（Wong & Moskowitz 2010）。

3週間にわたり、回内筋および回外筋に対する3回のストレイン／カウンターストレイン後、各群の筋力増加は、ストレイン／カウンターストレイン後の群で回内筋筋力の増加の間に顕著な差があった（Wong et al. 2011）。仰臥位での筋力測定、個々の前腕の異なるグループへの割り当て、片側t検定による分析による一貫性のない結果は、この研究の結果を弱めた。さらに、これらの研究のいずれも、症状のある患者とは異なる反応を示す症状の被験者に対するストレイン／カウンターストレインの影響を試験していなかった。

3. 足関節の筋力

ストレイン／カウンターストレイン治療後の筋力を評価するもう1つの研究は、慢性足関節不安定性および足関節捻挫の既往歴のある患者の治療として、ストレイン／カウンターストレインアプローチのランダム化対照試験であった（Collins 2014）。27人の被験者を、4週間にわたり4回の治療セッショ

ンで、無作為にストレイン／カウンターストレイン群または偽治療群に割り当てた。特定のストレイン／カウンターストレインの方法は詳細には無かった。機能的バランス試験の有意な改善にもかかわらず、有意な筋力の増加は認められなかった（Collins 2014）。なぜなら、治療法が個々の状態に応じて異なるため、特定のストレイン／カウンターストレイン治療が、筋力検査を実施した足関節内返し、外返し筋に常に向けられていたかどうかは不明であるためである。

4. 手関節の筋力

前腕から手関節の筋にストレイン／カウンターストレインを適用した研究では、外側上顆炎の患者で手関節伸筋の筋力が40%も有意に増加した（Benjamin et al. 1999）。しかし、この研究におけるストレイン／カウンターストレインの影響は可動域訓練、運動、マッサージを含む他の治療法によって混乱された。このように、評価する筋肉に特異的に治療が向けられている時、ストレイン／カウンターストレインは筋力に影響を及ぼす可能性があるが、慎重に設計された研究による独自の確認は不足している。

ストレイン／カウンターストレイン研究における筋力増強効果の評価

Collins（2014）によって報告された一般化されたストレイン／カウンターストレイン治療後に、足部回内筋および回外筋機能に影響を及ぼし得るかうかの結論では、測定された特定の筋肉に治療が向けられていない可能性があるため結論付けることは不可能であった。これは、Wynn（2006）のケースでも同様で、足と足関節の周りの一般的で未定義のストレイン／カウンターストレイン治療後、アキレス腱の反射振幅に変化は見られなかった。

ストレイン／カウンターストレインに起因する筋収縮に対する特定の効果は、特定の筋肉に向けられる独立した治療を必要とするようである。研究において、観察された効果について結論を出すために、治療された筋肉の治療と評価を十分に詳細に記述して再現する必要がある。

機能的帰結（機能的アウトカム）

疼痛が患者の最も頻繁な苦情である場合、機能的アウトカムは、機能障害および参加制約に最も大きな影響を与える（WHO 2001）。

1. バランス能力と足関節の不安定性

Collins（2014）による足関節の報告では、身体能力の改善を自己報告させた結果と機能的測定をされた能力レベルが一致しなかったが、足関節の不安定性を有する被験者に対するストレイン/カウンターストレイン後の機能的バランス能力向上を報告している。

機能的バランス能力はStar Excursion Balance Testを用いて計測された。このテストでは円形に8方向へのリーチ動作をできるだけ遠くへ行うテストである。8つの方向のうち7方向において、ストレイン/カウンターストレインは疑似治療と比較して有意な効果が得られた。ストレイン/カウンターストレイン後の対象者の変化は大きな変化であると判断したが、日常生活活動（ADL）またはスポーツ分野の足部足関節機能測定の結果では変化は見られなかった（Collins 2014）。

2. 全体的な変化の度合

腰痛のある89人の無作為化対照試験でも同様の結果が見られた。被験者はエクササイズ単独あるいはエクササイズに加えストレイン/カウンターストレインを受けた。全体的な変化の度合－患者の状態が全体的に改善したまたは悪化した患者の評価―はストレイン/カウンターストレイン群を支持した。しかしながら、Oswestry Disability Indexでは機能的効果は報告されていない（Lewis et al. 2010a）。

全体的な変化の度合と機能的限界や能力の自己報告との間の明らかな矛盾は、潜在的な被疑者バイアスによって説明される可能性がある。いずれの研究（Collins 2014; Lewis et al. 2010a）も被験者または検査者の盲検を報告していないため、被験者は全体的な変化率はストレイン/カウンターストレイン治療に有利に偏っていた可能性がある。変化の全体的な割合は、機能的な変化の尺度とは十分に相関していないことが示されている（Schmitt & Abbott 2015）。

3. 頸部の能力低下指標

統合された神経筋抑制テクニックに対する非特異的な頸部痛および僧帽筋上部繊維のトリガーポイントを有する患者の研究では、頸部の痛みと日常生活における頸部の能力低下指標で有意に改善された点数を示した（Nagrale et al. 2010）。要約すると、症候性患者の機能的活動および参加制約のアウトカム（WHO 2001）を評価する調査はまれに報告されている。

主にストレイン/カウンターストレインを用いた治療では、利用できる研究報告で、特定の機能障害を改善することによく使用されている。ストレイン/カウンターストレインが身体の構造および機能にどのように影響するかをより深く理解するためには、概念的に関連する障害レベルの結果に関し、特定のストレイン/カウンターストレイン治療を調べる無作為化研究が依然として必要である。

患者の一般的な機能および参加向上の臨床的改善は、独立したストレイン/カウンターストレイン治療よりも包括的なアプローチを必要とする可能性がある。

システマティックレビューとメタ分析

システマティックレビューは研究の集大成である。研究を結合し分析することは、単一の症例ではなく被験者集団からのデータを収集することとは異なり、複数の試験の結果を組み合わせることによって、単一の試験の特徴的なまたは例外的な所見の影響を低減する。複数の調査結果が類似したデータを十分詳細に提示すると、その結果を集めて、メタ分析でデータを集約することができる。システマティックレビューから導かれる結論の質は、レビューされた研究の質に依存する。したがって、コホート研究のレビューは、最高レベルの根拠にはならない（表3.1）。

メタ分析を用いたシステマティックレビューの1つは、ストレイン/カウンターストレインが圧痛点を触れた際の圧痛に影響するかどうかの限定された問題について調べた（Wong et al. 2014）。2002年から2012年までの10年間をカバーするこのレビューは、視覚的アナログスケールで測定された圧痛点を触知した際の圧痛に対する個別のストレイン/カウンターストレイン治療の効果を試験する、実験的な研究だけを含んでいた。この基準を満たした5件の研究では、効果として小さな影響（0.14）～大きな影響（1.15）で圧痛点を触知した際の鎮痛が有意に確定された（Ibanez- Garcfa et al. 2009; Lewis et al. 2010a; Meseguer et al. 2006; Perreault et al. 2009; Wong Schauer 2004）。

5つの研究に含まれる283人を合わせた被験者のメタ分析では、10cmの視覚的アナログスケールで約1/2cmの疼痛軽減効果を実証した。このメタ分析には、無症候性の対象者についての研究（Ibanez-Garcfa et al. 2009; Perreault et al. 2009; Wong（& Schauer 2004)と症状のある対象者（Lewis et al. 2010a; Meseguer et al. 2006) 顎関節の圧痛点をがある対象者(Ibanez-Garcfa et al. 2009)、僧帽筋上部繊維に圧痛点がある対象者(Meseguer et al. 2006; Perreault et al. 2009)、腰痛がある対象者(Lewis et al. 2010a)、股関節に症状のある対象者(Wong & Schauer 2004)の研究が含まれていた。

検査された身体領域、無症候性および症候性の被験者の混合、および全体に少数の被験体数に関連する研究間の異質性は、評価のためのCochrane Collaborationの推奨に従って、無作為化された対照試験の組み合わせの試験根拠を低品質に低下させた、ランダム化比較試験の系統的レビューである(Higgins Green 2011)。

対照群と比較して、ストレイン/カウンターストレインを用いた群では、圧痛点を触診した際の圧痛の減少に関する統合された弱い知見(Wongら、2014)は、圧痛点を触診する際に適切さに信頼性の限界があると考えられる場合(McPartland & Goodridge 1997)、将来、ストレイン/カウンターストレインの研究において、圧痛点よりも客観的な評価尺度を採用するように研究者に促すかもしれない。

ストレイン/カウンターストレインの研究 推奨の強さ

ストレイン/カウンターストレインの研究は初期段階にある。推奨されている適用のいずれについても観察された効果の原因として、ストレイン/カウンターストレインが支持されているわけではないが、これは一般的な徒手療法の研究では珍しいことではない。エビデンスによればストレイン/カウンターストレインが疼痛、運動の範囲、強さおよび機能的転帰を含む、測定可能な転帰の変化の原因であるらしいことはわかる。しかし、症候性状態、研究方法論の欠陥、および相反する結果を伴う研究に含まれる少数の被験者は、確固たる結論を不可能にする。

徒手療法の研究者は依然として、ストレイン/カウンターストレインに関する理解を深め、ヘルスケアにおけるエビデンスベースの適用の概要を明らかにする高品質な研究を設計し実施する責任がある。

研究根拠のための推奨グレード

● A グレードは、レベル I：無作為化比較試験から一貫してエビデンスが得られた場合、与えられる。
● B グレードは、コホートおよび症例比較試験等の、低レベルの無作為化比較試験を含むレベル II-III 試験から一貫してエビデンスが得られた場合、保証される。
● C グレードは、症例研究やレベル II-III 研究からの外挿結果など、レベル IV のエビデンスに与えられる。
● D グレードは、専門家の意見、基礎研究、基礎研究から発展させた理論、およびその他のレベル V のエビデンスに与えられる。 利用可能な研究に一貫性がなく、決定的でなく、研究計画上の欠陥がある場合。

組み合わせたエビデンス内の利用可能なエビデンスまたは弱点が限られているとき、任意の推奨グレードは格下げ（−）されることがある。研究計画上の欠陥には、共同介入を排除して独立介入を採用し、他の臨床家や研究者が介入を再現できるように介入を明確に定義し記述するなど、良好な実験研究の基本的な教義が含まれる。

多くのストレイン/カウンターストレイン研究では、実験を再現するのに十分な特異性または個々の臨床症例の治療を扱った治療プロトコルは記載されていない。そのような未分化の治療記述は、すべての研究結果を制限する。制限は、治療中に起こったことの分析的解釈、例えば、関連する圧痛点が不活性な疑似治療の際に治療されたかどうかなどの分析的解釈にも及ぶ。

多くの研究では、他の共同介入のストレイン/カウンターストレインが含まれており、ストレイン/カウンターストレインの効果が不明瞭になっている。このようなアプローチは、臨床研究のシナリオに使用される特定のプロトコルを支持することができるが、実際の目的でこれらの知見を使用しようとする臨床家は、どの治療が有益で必要であるかを区別することができない。

ストレイン / カウンターストレイン研究の 全体の質

ストレイン/カウンターストレインに関する研究の全体的な質は低く、無作為化された対照試験はほとんどない。無作為化対照試験の数は、最初の研究が公開された 2004 年以降確実に増加しているが、多くの方法論の質の基準は満たされてい

ないことがある。

例えば、グループ配分の秘匿と参加者の有効性と評価者の盲検化はルーチンでの報告はされていなかった。潜在的なバイアスのもう一つの一般的な原因は、自己申告または募集された被験者の圧痛点と募集率に関するの報告の欠如について、厳密に定義された包括基準が不足していることである。

診断された病理診断を有する症候性の参加者の包含について慎重に報告することにより、これらの問題を緩和することができる。

しかしながら、一般的にストレイン／カウンターストレイン研究において擬似治療を用いることが強く奨励されている。徒手療法における擬似治療条件なしでは、単純治療の効果と比較した徒手療法の効果は区別することができない。実験研究の欠如と限られた数の評価されたアウトカムは、研究デザイン要素を制限するだけでなく、描かれる可能性のある結論を制限する。

- B推奨レベルは、ストレイン／カウンターストレイン使用して圧痛点を触診した際の圧痛が軽減のする場合のみに利使用される。
- ストレイン／カウンターストレインが特定の標的筋の関節可動域または筋力を増加させ、いくつかの機能的尺度を改善する可能性があることを示唆するエビデンスがあるが、入手可能なエビデンスはC−の等級のみが保証される。
- 利用可能な症例研究で報告されたもの、継続教育コースで提案されているものなど、ストレイン／カウンターストレインの代替適用の多くは、Dグレードの推奨のみを得ることとなる。

ストレイン／カウンターストレインの限定された利用可能なエビデンスから導かれた推奨グレード勧告は、臨床家のための注意喚起として役立つだけでなく、研究者のためのチャンスでもある。

10年前に、ストレイン／カウンターストレインの効果に関する最初の実験的研究以来、臨床所見と使用される研究方法の質はいずれも著しい進歩があった。
将来的には、ストレイン／カウンターストレインに関連する研究は、より大きな進歩と重要な発見が行われることが期待できる。

将来の研究のための優先度

エビデンスに基づく医療は、患者のケアにおいて最良の臨床判断を下すために、臨床経験、利用可能なエビデンスの知識、患者個々のニーズ、個々の臨床的判断を使用することに基づいている。

ストレイン／カウンターストレインを頻繁に使用するのはオステオパスの15％のみではあるが、非常に頻繁に使用されるオステオパシーの徒手治療テクニックである（Johnson & Kurtz 2003）。ストレイン／カウンターストレインの使用は、裏付けるエビデンスが不足していることにより妨げられる可能性がある。デュロメータを使用して組織構造の応答を客観的に評価した最近のエビデンスは、新しい研究評価方法を提供しながら、他の一般的なオステオパシー手技よりもストレイン／カウンターストレインが組織ヒステリシスに影響を与えることを見出した（Barnes 2013）。ストレイン／カウンターストレインに関する今後の研究として、ストレイン／カウンターストレインの基本的メカニズムの理論的根拠を引き続き探究する必要がある。

この章で説明するメカニズムに加えて、将来的に研究によって、関節靭帯および関連する筋収縮の相乗的機能を調整する筋反射に対するストレイン／カウンターストレインの効果についての知見が明らかになるかもしれない（Chaitow 2009）。

症候性病理学的診断を有する人々に焦点を当てた将来のストレイン／カウンターストレイン研究は、痛みおよび障害レベルアウトカムを含む客観的なアウトカム指標を用いるべきであるが、機能面および参加制約レベルでのアウトカムを含むべきである（WHO2001）

本 章

ポジショナルリリース、特にストレイン／カウンターストレイン（SCS）に関する現在までにわかっているメカニズムを提示した。

次 章

軟部組織および関節機能障害の治療における多くのエクササイズおよび臨床例とともに、SCS／カウンターストレインの方法論をより深く理解していく。

References

Baker, R.T., Nasypany, A., Seegmiller, J.G., et al., 2013. Treatment of acute torticollis using positional release therapy: Part 2. International Journal of Athletic Therapy & Training 18, 38–43.

Barnes, P.L., Laboy, F. III, Noto-Bell, L., et al., 2013. A comparative study of cervical hysteresis characteristics after various osteopathic manipulative treatment (OMT) modalities. Journal of Bodywork Movement Therapies 17, 89–94.

Benjamin, S.J., Williams, D.A., Kalbfleisch, J.H., et al., 1999. Normalized forces and active range of motion in unilateral radial epicondylalgia. Journal of Orthopedic and Sports Physical Therapy 29, 668–676.

Birmingham, T.B., Kramer, J., Lumsden, J., et al., 2004. Effect of a positional release therapy technique on hamstring flexibility. Physiotherapy Canada 56, 165–170.

Birznieks, I., Burton, A.R., Macefield, V.G., 2008. The effects of experimental muscle and skin pain on the static stretch sensitivity of human muscle spindles in relaxed leg muscles. Journal of Physiology 586, 2713–2723.

Blanco, C.R., de las Penas, C., Xumet, J.E., et al., 2006. Changes in active mouth opening following a single treatment of latent myofascial trigger points in the masseter muscle involving post-isometric relaxation or strain-counterstrain. Journal of Bodywork and Movement Therapies 10, 197–205.

Brose, S.W., Jennings, D.C., Kwok, J., et al., 2013. Sham manual medicine protocol for cervical strain-counterstrain research. PM&R 5, 400–407.

Chaitow, L., 2009. Ligaments and positional release techniques? Journal of Bodywork and Movement Therapies 13, 115–116.

Cislo, S., Ramirez, M.A., Schwartz, H.R., 1991. Low back pain: treatment of forward and backward sacral torsions using counterstrain techniques. Journal of the American Osteopathic Association 91, 255–259.

Collins, C.K., 2007. Physical therapy management of complex regional pain syndrome in a 14-year-old patient using strain counterstrain: a case report. Journal of Manual and Manipulative Therapy 15, 25–41.

Collins, C.K., Masaracchio, M., Cleland, J.A., 2014. The effectiveness of strain counterstrain in the treatment of patients with chronic ankle instability: a randomized clinical trial. Journal of Manual and Manipulative Therapy 22, 119–128.

Croskerry, P., 2009. Clinical cognition and diagnostic error: applications of a dual process model of reasoning. Advances in Health Science Education 14, 27–35.

D'Ambrogio, K.J., Roth, G.B., 1997. Positional Release Therapy: Assessment and Treatment of Musculoskeletal Dysfunction, Mosby, St Louis.

Dardzinski, J.A., Ostrov, B.E., Hamann, L.S., 2000. Myofascial pain unresponsive to standard treatment: successful use of a strain and counterstrain technique with physical therapy. Journal of Clinical Rheumatology 6, 169–174.

Dempsey, A.V., 2001. The effect of strain/counterstrain on the flexibility of restricted hip flexors. Proquest Dissertations and Theses, Ann Arbor, MI, UMI 1401893.

Dodd, J.G., Good, M.M., Nguyen, T.L., et al., 2006. In vitro biophysical strain model for understanding mechanisms of osteopathic manipulative treatment. Journal of the American Osteopathic Association 106, 157–166.

Dunphy, B.C., Cantwell, R., Bourke, S., et al., 2009. Cognitive elements in clinical decision-making: toward a cognitive model for medical education and understanding clinical reasoning. Advances in Health Science Education 15, 229–250.

Eisensmith, L.P., 2007. Massage therapy decreases frequency and intensity of symptoms related to temporomandibular joint syndrome in one case study. Journal of Bodywork Movement Therapies 11, 223–230.

Furlan, A.D., Pennick, V., Bombardier, C., et al., 2009. Updated method guidelines for systematic reviews in the Cochrane back review group. Spine 34, 1929–1941.

Gamber, R.G., Shores, J.H., Russo, D.P., et al., 2002. Osteopathic manipulative treatment in conjunction with medication relieves pain associated with fibromyalgia syndrome: results of a randomized clinical pilot project. Journal of the American Osteopathic Association 102, 321–325.

Goss, D.A., Thomas, J.S., Walkowski, S., et al., 2012. Non-thrust manual therapy reduces erector spinae short-latency stretch reflex asymmetries in patients with chronic low back pain. Journal of Electromyography and Kinesiology 22, 663–669.

Green, C.R., 2006. Assessing and managing pain. In: Satcher, D., Pamies, R.J. (Eds.), Multicultural Medicine and Health Disparities, McGraw Hill, New York.

Greenberger, H.B., Beissner, K., Jewell, D.V., 2012. Patient age is related to the types of physical therapy interventions provided for chronic low back pain: an observational study. Journal of Orthopaedic and Sports Physical Therapy 42, 902–911.

Hicks, E.P., Kluemper, G.T., 2011. Heuristic reasoning and cognitive biases: are they hindrances to judgments and decision making in orthodontics? American Journal of Orthodontics and Dentofacial Orthopedics 139, 297–304.

Higgins, J.P.T., Green, S. (Eds.), 2011. Cochrane Handbook for Systematic Reviews of Interventions, version 5.1.0 [updated March 2011], The Cochrane Collaboration. Online. Available: <http://www.cochrane-handbook. org> (Accessed 1 September 2012).

Howell, J.N., Cabell, K.S., Chila, A.G., et al., 2006. Stretch reflex and Hoffman reflex responses to osteopathic manipulative treatment in subjects with Achilles tendonitis. Journal of the American Osteopathic Association 106, 537–545.

Ibáñez-García, J., Alburquerque-Sendín, F., Rodriguez-Blanco, C., et al., 2009. Changes in masseter muscle trigger points following strain-counterstrain or neuro-muscular technique. Journal of Bodywork and Movement Therapies 13, 2–10.

Johnson, S.M., Kurtz, M.E., 2003. Osteopathic manipulative treatment techniques preferred by contemporary osteopathic physicians. Journal of the American Osteopathic Association 103, 219–224.

Jones, L.H., 1964. Spontaneous release by positioning. Doctor of Osteopathy 4, 109–116.

Jones, L.H., 1973. Foot treatment without hand trauma. Journal of the American Osteopathic Association 72, 481–489.

Jones, L.H., 1995. Strain-counterstrain. Jones Strain-Counterstrain Inc., Indianapolis, IN.

Jordan, K.P., Kadam, U.T., Hayward, R., et al., 2010. Annual consultation prevalence of regional musculoskeletal problems in primary care: an observational study. BMC Musculoskeletal Disorders 11, 144.

Klein, R., Barels, A., Schneider, A., et al., 2013. Strain-counterstrain to treat restrictions of the mobility of the cervical spine in patients with neck pain – a sham-controlled randomized trial. Complementary Therapies in Medicine 21, 1–7.

Korr, I.M., 1975. Proprioceptors and somatic dysfunction. Journal of American Osteopathic Association 74, 638-650.

Lewis, C., Flynn, T., 2001. The use of strain counterstrain in the treatment of patients with low back pain. Journal of Manual and Manipulative Therapy 9, 92-98.

Lewis, C., Khan, A., Souvlis, T., et al., 2010a. A randomised controlled study examining the short-term effects of strain-counterstrain treatment on quantitative sensory measures at digitally tender points in the low back. Manual Therapy 15, 536-541.

Lewis, C., Souvlis, T., Sterling, M., 2010b. Sensory characteristics of tender points in the lower back. Manual Therapy 15, 451-456.

Licciardone, J.C., Brimhall, A.K., King, L.N., 2005. Osteopathic manipulative treatment for low back pain: a systematic review and meta-analysis of randomized controlled trials. BMC Musculoskeletal Disorders 6, 43.

Licciardone, J.C., Kearns, C.M., 2012. Somatic dysfunction and its association with chronic low back pain, back-specific functioning, and general health: results from the OSTEOPATHIC trial. Journal of the American Osteopathic Association 112, 420-428.

Lopez, D., King, H., Knebl, J.A., et al., 2011. Effects of comprehensive osteopathic manipulative treatment on balance in elderly patients: a pilot study. Journal of the American Osteopathic Association 11, 382-388.

McPartland, J.M., Goodridge, J.P., 1997. Counterstrain and traditional osteopathic examination of the cervical spine compared. Journal of Bodywork and Movement Therapies 1, 173-178.

Meltzer, K.R., Standley, P.R., 2007. Modeled repetitive motion strain and indirect osteopathic manipulative techniques on regulation of human fibroblast proliferation and interleukin secretion. Journal of the American Osteopathic Association 107, 527-536.

Meseguer, A., Fernandez-de-las-Penas, C., Navarro-Poza, J.L., et al., 2006. Immediate effects of the strain-counterstrain technique in local pain evoked by tender points in the upper trapezius muscle. Clinical Chiropractic 9, 112-118.

Mohamadi, M., Ghanbari, A., Jaberi, A.R., 2012. Tension-type-headache treated by positional release therapy: a case report. Manual Therapy 17, 456-458.

Mulligan, B.R., 2010. Manual Therapy: 'NAGS', 'SNAGS', and 'MWMS' etc, sixth ed. Plane View Services Ltd., Wellington, NZ.

Nagrale, A.V., Glynn, P., Joshi, A., et al., 2010. The efficacy of an integrated neuromuscular inhibition technique on upper trapezius trigger points in subjects with non-specific neck pain: a randomized controlled trial. Journal of Manual and Manipulative Therapy 18, 37-43.

OCEBM Levels of Evidence Working Group, 2001. Levels of Evidence [updated March 2009]. Oxford Centre for Evidence-Based Medicine. Online. Available: <http://www.cebm.net/index.aspx?o=1025> (Accessed 1 January 2014).

Pedowitz, R.N., 2005. Use of osteopathic manipulative treatment for iliotibial band friction syndrome. Journal of the American Osteopathic Association 105, 563-567.

Perreault, A., Kelln, B., Hertel, J., et al., 2009. Short-term effects of strain counterstrain in reducing pain in upper trapezius tender points. Athletic Training and Sports Health Care 1, 214-221.

Poon, M.Y., Tarrant, M., 2009. Obesity: attitudes of undergraduate student nurses and registered nurses. Journal of Clinical Nursing 18, 2355-2365.

Portney, L.G., Watkins, M.P., 2009. Foundations of Clinical Research: Applications to Research, third ed. Pearson Prentice Hall, Upper Saddle River, NJ.

Radjieski, J.M., Lumley, M.A., Cantieri, M.S., 1998. Effect of osteopathic manipulative treatment on length of stay for pancreatitis: a randomized pilot study. Journal of the American Osteopathic Association 98, 264-272.

Ramirez, M.A., Haman, J.L., Worth, L., 1989. Low back pain: diagnosis by six newly discovered sacral tender points and treatment with counterstrain. Journal of the American Osteopathic Association 89, 905-913.

Rathbun, J., Macnab, I., 1970. Microvascular pattern at the rotator cuff. Journal of Bone and Joint Surgery [Am] 52, 540-553.

Rothstein, J.M., Echternach, J.L., Riddle, D.L., 2003. The hypothesis-oriented algorithm for clinicians II (HOAC II): a guide for patient management. Physical Therapy 83, 455-470.

Sackett, D.L., Rosenberg, W.M., Gray, J.A., et al., 1996. Evidence based medicine: what it is and what it isn't. British Medical Journal 312, 71-72.

Schmitt, J., Abbott, J.H., 2015. Global ratings of change do not accurately reflect functional change over time in clinical practice. Journal of Orthopedic Sports Physical Therapy 45 (2), 106-111.

Schwartz, H.R., 1986. The use of counterstrain in an acutely ill in-hospital population. Journal of the American Osteopathic Association 86, 433-442.

Simons, D.G., Travell, J.G., Simons, L.S., 1999. Myofascial Pain and Dysfunction: The Trigger Point Manual, vol. 1. Williams & Wilkins, Baltimore, p. 70.

Snider, K.T., Glover, J.C., Rennie, P.R., et al., 2013. Frequency of counterstrain tender points in osteopathic medical students. Journal of the American Osteopathic Association 113, 690-702.

Steed, R., 2010. Attitudes and beliefs of occupational therapists participating in a cultural competency workshop. Occupational Therapy International 17, 142-151.

Tichelaar, J., Rachir, M., Avis, H.J., et al. 2010. Do medical students copy the drug treatment choices of their teachers or do they think for themselves? European Journal of Clinical Pharmacology 66, 407-412.

Waddell, G., 1998. The Back Pain Revolution. Churchill Livingstone, Edinburgh.

Walko, E.J., Janouschek, C., 1994. Effects of osteopathic manipulative treatment in patients with cervicothoracic pain: pilot study in thermography. Journal of the American Osteopathic Association 94, 135-141.

Wong, C.K., Abraham, T., Karimi, P., et al., 2014. Strain counterstrain technique to decrease tender point palpation pain compared to a control condition: a systematic review with meta-analysis. Journal of Bodywork Movement Therapies 18, 165-173.

Wong, C.K., Moskowitz, N., 2010. New assessment of forearm strength: reliability and validity. American Journal of Occupational Therapy 64, 809-813.

Wong, C.K., Moskowitz, N., Fabillar, R., 2011. Effect of strain counterstrain on forearm strength compared to placebo positioning. International Journal of Osteopathic Medicine 14, 86-95.

Wong, C.K., Schauer, C.S., 2004. Reliability, validity, and effectiveness of strain counterstrain techniques. Journal of Manual and Manipulative Therapy 12, 107-112.

Wong, C.K., Schauer-Alvarez, C.S., 2004. The effect of strain counterstrain on pain and strength. Journal of Manual and Manipulative Therapy 12, 215-224.

World Health Organization (WHO), 2001. International Classification of Functioning, Disability and Health (ICF). Online. Available: <http://www.who.int/classifications/icf/en/index.html> (Accessed 1 January 2014).

Wynn, M.W., Burns, J.M., Eland, D.C., et al., 2006. Effect of counterstrain on stretch reflexes, Hoffman reflexes and clinical outcomes in subjects with plantar fasciitis. Journal of the American Osteopathic Association 106, 547-556

ポジショナルリリースの
カウンターストレインモデル

最も有名で広く使われているポジショナルリリースは、Laurence Jones の臨床研究であるストレイン／カウンターストレイン（SCS）から生まれた。SCS の開発というこの先駆的な業績は、関節や軟部組織の機能障害を最もおだやかに治療する方法へと進化した（Jones 1981）。

本章では、Jones が開発した本来のカウンターストレインテクニックを本人やその他の人々、特に故 George Goodheart DC が修正した方法のほか、ポジショナルリリーステクニックとして知られる方法についても詳しく論じる（D'Ambrogio & Roth 1997）（本章で後述するスキャニングとマッピングを参照）。

SCS の効果のエビデンスは前の章で包括的に詳しく論じたので、本章ではそれ以上論じない。第 9 章の「内臓ポジショナルリリース：カウンターストレインモデル」では、筋骨格系以外に対するカウンターストレインについて概説する。

SCSはどのように働くか？

最初に述べておくのが重要だが、ポジショナルリリース全般、特にカウンターストレイン（SCS）がどのように効果を発揮するかについては、ほぼ仮説の域を出ない。理論モデルを支持するエビデンスに関しては、本章で概説する。

以下に論じる仮説を実証するには、基礎的な科学研究を数多く行う必要がある。そのため読者は、これらのメカニズムを批判的な気持で評価すべきである。

仮説の一部は動物モデルに基づいている（第 12 章を参照）。また、臨床エビデンスに基づいた推論と演繹の組み合わせや、基礎生理学と経験に対する理解から得られたものもある。

ポジショナルリリースセラピーは安全で効果的であるという事実のほかには、確実なものはほとんどない（第 3 章を参照）。どのように効果を発揮するかについては、今後の研究にゆだねられている。

理論モデル

SCS の作用に関する Jones（1981）の考えは、特定の状況、よく知られているものとしては、急性または慢性のストレインに関係する状況における筋の予測可能な生理学的反応に基づいている。彼は、均衡が取れた状態において、1 つの関節を支えるさまざまな筋の固有受容機能が、それらの筋や腱にある神経受容器からの情報の流れをどのように高次の中枢に伝えるかを述べた。

たとえばゴルジ腱器官が緊張を伝える一方で、筋紡錘内のさまざまな受容器は、安静時の長さとその長さに生じるであろう変化の情報を常に発火し続ける（組織にかかる要求に応じて遅く、または素早く）。

機能障害の状態では（以下の神経学的概念の項を参照）、不適切に過剰な緊張が持続し、主動筋、拮抗筋、関連する筋の慢性的な不均衡につながる。時には、過剰な緊張が分節あるいは局所（トリガーポイントなど）の促通にある程度関わる。

D'Ambrogio と Roth（1997）は次のように述べている：

> ポジショナルリリースセラピーは、促通分節内の全体的な興奮レベルを減少させる効果があると考えられる。Weiselfish（1993）は、PRT のこの特徴が独特なのは、その効果においてであることを発見し、主な機能障害の原因が脊髄上位レベルで生じていたとしても、この特徴を使って重度の神経病患者の治療を成功させた。

PRT を適切に施術したのちに現れる結果の多くを特徴づけるのは、過活動しストレスを受けた組織の神経学的特徴（侵害受容器を含む）を減少し、鎮める影響のようである。

以下に述べるように、PRT の効果を生み出すメカニズムとして循環や筋膜の影響も考えられる。

神経学的概念

固有受容器仮説
(Korr 1947, 1975; Mathews 1981)

Jones が初めて自然発生的リリース現象を観察したのは、相当の痛みに苦しみ、いくらか代償によるゆがみがある患者を、治療台で「偶然」快適な（「緩みの」）ポジションにしたときである（Jones 1964）。

何も治療を施していないにも関わらず、相対的に緩んだポジションで 20 分だけ休ませると、患者はまっすぐ立ち上がり、痛みも消えていた。Jones が手伝って患者にとらせた痛みのない緩みのポジションは、彼の体のゆがみを強調する姿勢であった。

Jones が患者を「緩み」（「バインド」の逆）の方向にもっていったのは、体を矯正したり伸ばしたりすると、抵抗と痛みが生じそうだからである。逆に、体がさらにゆがむ方向に向ける動きは楽に受け入れられ、スパズムなどの回復に関わる生理学的プロセスを働かせたようである。この緩みのポジションが、後にストレイン／カウンターストレインとして知られるための重要な要素である。

例

ストレインが生じる瞬間に起きる出来事は、神経学的に引き起こされるポジショナルリリースのメカニズムを理解するための鍵となるだろう。

人が腰から前屈するというよくある例を取り上げよう。その瞬間、屈筋は安静時の長さより短くなり、屈筋内の神経の報告構造（筋紡錘）はゆっくり発火し、活動がわずか、あるいはまったくなく、長さも変化しない。

同時に拮抗筋群（この例では脊柱起立筋群）は伸張済みまたは伸張中で、急速に発火する。

筋（とその筋紡錘）に影響する伸張はなんであれ情報量を増加させ、さらなる収縮（筋伸張反射）を反射的に引き起こし、その筋の緊張を高め、機能的拮抗筋をすばやく（相互的に）抑制し、すでに制限された拮抗筋の紡錘細胞からの情報をさらに減少させる。

中枢神経系とリンクするこのフィードバックは、筋紡錘の一次求心性神経反応であり、より高次（脳）の中枢に制御されるガンマ遠心性神経系が関わる、筋紡錘のさらなる機能によって調整される。わかりやすくいうと、ガンマ遠心性神経系が一次求心性神経に影響するのである。たとえば、筋が静止状態にあり、弛緩し、主な受容器からの情報が不足している場合、ガンマ遠心性神経系が一次求心性神経の感受性を微調整して高め（「レベルを上げる」）、情報が継続して伝達されるようにする（Mathews 1981）。

これらの神経学的概念は動物の研究に広く依存しており、それらを実証する確実な基礎科学研究はまだ人間を対象にしては行われていないことを、しっかり認識しておくべきである。

危 機

突然緊急事態がおこり（前屈時に突然足を踏み外すときの変化）、相対的に働いている筋群（短縮し相対的に「静かな」屈筋群と、伸張し相対的に活動的に発火している伸筋群）をすぐに安定させる必要が生じたとしよう。この場合、両者の活動に対する準備状況はまったく異なっている。

- 屈筋群は弛緩し、制御中枢に送るフィードバックが最小になる一方、脊柱起立筋群は伸張し、紡錘由来の情報が急速に送られると、その一部は抑制活動が生じるため、弛緩した屈筋群をそのまま持続させるように働く
- このとき中枢神経系は、弛緩した屈筋群の状態に関して最小の情報しか受け取っておらず、安定を求める要求が生じたとき、これらの短縮／弛緩した屈筋群は、すでに伸張した伸筋群とバランスをとる長さにまで、素早く伸張させられる
- 一方、これら伸張した伸筋群は、やはり安定を実現するために、素早く収縮することになる
- これが起こると短縮した（屈）筋群内のらせん形受容器は、さらに収縮することで突然の伸張に反応する。これが伸張反射である（図 4.1）
- これら短縮した筋内の神経報告ステーションは、筋が伸張されたかのようにインパルスを発する。とはいえ、この筋は正常な安静時の長さよりかなり短いままである
- 同時に、すでに伸張していた伸筋群は、緊急事態で素早い短縮を命じられ、正常な安静時の長さより長いままで、状況を安定させようと試みる（Korr 1976）

59

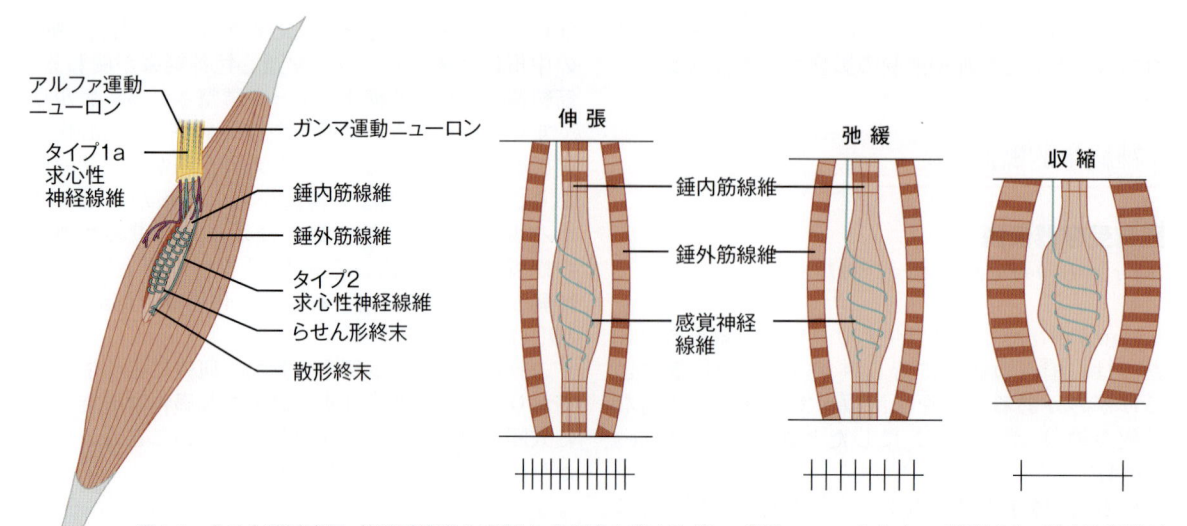

アルファ運動
ニューロン

ガンマ運動ニューロン

タイプ1a
求心性
神経線維

錘内筋線維

錘外筋線維

タイプ2
求心性神経線維

らせん形終末

散形終末

伸 張

弛 緩

収 縮

錘内筋線維

錘外筋線維

感覚神経
線維

図4.1　らせん形受容器。伸張受容器の感度は、神経を支配するガンマ運動ニューロンによって調整され、錘内筋線維がこの伸張を検出する。筋が収縮するとガンマ運動ニューロンが発火して錘内筋線維内の緊張が高まり、筋紡錘が筋長の変化に対する感度を維持する。

Korr は、このような状況で、腹筋（屈筋群）に起こることについて次のように述べた。これらの筋は弛緩した状態で、安静時の長さより短いため、筋内では筋紡錘が反応しない。しかし、高位中枢から情報を求められるため、「ガンマゲインが反射的に増え」、筋が素早く収縮して警戒要求を安定させる際に、安静時の長さより実際は短いのに筋が伸張されている、という情報を中枢神経系が受け取る。

実際には、固有受容器の不適切な報告の結果、筋は制限されたポジションをとることになる。DiGiovanna は次のように説明する（Jones 1964）：

抵抗が突然変化したために生じる外傷や筋の努力、あるいは長時間、重力に抗うことに由来する筋のストレインがあると、関節の 1 つの筋がひずみ、その拮抗筋が短縮過剰になる。短縮した筋が急に伸張すると、その筋内のらせん形受容器が刺激され、すでに短縮した筋を反射的に収縮させる。すると今度はその短縮した筋内の固有受容器が、短縮した筋が伸張されたかのようにインパルスを発する。固有受容器のこの不適切な反応があいまいに維持されるので、体性機能障害が生じるのである。

実際には、2 組の拮抗した筋が安定した姿勢をとり、脅威にさらされた構造を保護し、その際、正常

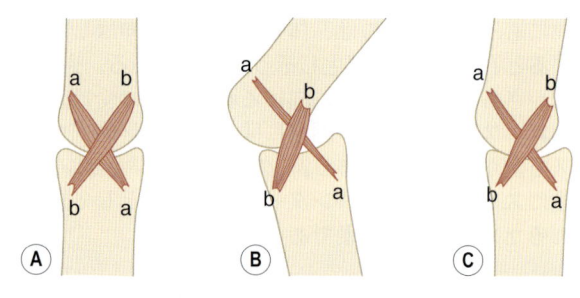

図4.2　（A）正常でストレインのない関節が正常なポジションにあり、筋aとbにストレスがかかっていない状態。（B）正常な関節が極端なポジションになり、そこにかかるストレスが（C）に描かれるようなストレインを生じさせる。（C）関節がひずんだ状態にあり、過伸張した筋aが固定／収縮し、運動に抵抗し、ストレスを受けたときに短縮していた筋bはやや伸張しているが、固定も収縮もしていない。（A）の状況に戻ろうとする努力はすべて抵抗に遭うが、ストレスがかかるポジション（B）に戻るのは痛みもなく達成でき、筋aの過緊張や固定を自発的にポジショナルリリースできる。

な機能に関しては不均衡なポジションに固定される。正常な安静時の長さより一方は短く、一方は長くなることが多い（図 4.2）。

このとき、その領域／関節を伸ばそうという動き

は、緊張性短縮をした屈筋群から強い抵抗を受ける。その結果、この例では、前屈したゆがんだ姿勢に固定されることになる（この例では）。

　（特にこの例では）屈筋群が短縮した状態にあるため、関与する関節が正常生理学的範囲以上にもっていかれることはなく、なおかつ正常な範囲をとることもできない。しかし、これをさらに屈曲しても、問題や痛みは生じないであろう。

　Walther（1988）はその状況を以下にまとめた：

　　固有受容器が矛盾する情報を送ると、拮抗筋が同時に収縮するだろう……拮抗筋が抑制されないと、関節やその他のストレインが生じ、[このようにして]反射パターンが生まれ、筋やその他の組織がこの持続的なストレインを維持する。それ[ストレインの機能障害]はしばしば、適切な適応を許さない、素早い変化によりひずんだ筋の、固有受容器からの不適切なシグナルに関係する。

　この状況は自然に解決するものではなく、JonesのSCSの中にある「ストレイン」ポジションである。

　これは急性の斜頸や急性の腰痛時に認められる。また慢性体性機能障害の多くの特徴としても認識できる。このとき、（第2章で論じた）適応プロセスの一部として生じるこのタイプの筋の不均衡により、関節は制限されたままになる。

　また、神経学的、固有受容器的に大きく混乱した「ストレイン」の瞬間でもある。SCSは、神経学的な混乱や、過剰、あるいは不均衡な緊張を鎮静する手段である。

侵害受容器仮説
(Bailey & Dick 1992; Van Buskirk 1990)

　ストレインに関与し、次に可能性のある神経学的影響を評価するには、別の例が必要である。

　車が思いがけず急停車したとき、単純なむち打ちのようなストレスが首にかかった症例について検討してみよう：

- 頸部は後ろに投げ出されて過伸展し、これは前屈ストレインで屈筋群に影響する、上記の要因すべてを引き起こすだろう
- 伸筋群は素早く短縮し、ストレインや反射的な短縮につながるさまざまな固有受容器の変化が起こるだろう

- 車が急停車したとき、頸部の屈筋群や斜角筋などが過伸展し、暴力的に伸張され、実際に組織の損傷が引き起こされる
- 侵害反応が生じ（固有受容器の影響よりも強力である）、これら多分節性反射が屈筋の活動を中止させ、屈筋群の緊張を劇的に高める
- このとき、頸部は伸筋群と屈筋群が過緊張しているだろう。疼痛、防御、そしてこわばりがおこり、臨床家の役割はこれらの制限要因を一層ずつ取り除くことになる
- 痛みがストレインの要因となっている部位では、ほかの、より「正常な」反射が起こすすべてに優先する影響を生み出すものとして、これを検討すべきである

　上述した頸部のストレインという単純な例を見ると、現実の生活では事態はさらに複雑であることは明らかである。なぜなら本当のむち打ちは急速な過伸展と過屈曲のほか、多層にわたる機能障害を引き起こすからである。

説明より複雑な要因

　ストレインの生成に関与するであろう固有反射と侵害反射は、化学的変化などその他の要因も含むであろう。

　D'AmbrogioとRoth（1997）は以下のように明らかにした：

　　自由神経終末は、脳の基質を除く体内の全結合組織を支配している。これらの受容器は外傷などの有害な影響を受けて生成される神経ペプチドに刺激される……これらのニューロンで作られるインパルスは、各ニューロンの無数の枝に沿って中枢や末梢にも広がる。軸索終末では、サブスタンスPなどの神経ペプチド（神経伝達物質）が放出される。そのため、これら痛む刺激に対する筋骨格系の反応は、体性機能障害の発症（および持続）において中心的な役割を果たすだろう。

　BaileyとDick（1992）は次のように説明している：

　　純粋な固有受容器反応または侵害受容器反応の結果として生じる機能障害はほとんどないだろう。自律神経系の反応、その他の反射運動、関節受容器の反応、[生化学的特徴]や情動状態

などの追加要因も説明されるべきである。

これらの問題の複雑さを理解し始めるのは、基礎的な神経学の意識レベルにおいてである。

PRT は安全であるか
(DiGiovanna 1991; Jones 1964, 1966)

幸いにも、ポジショナルリリースでは神経学的に何が起きているかを完全に理解する必要はない。なぜなら Jones とその後継者、そして SCS という技術を新たな単純レベルにまで進化させた臨床家たちが示したのは、ゆっくり「痛くないよう」にストレインのポジションに戻すと、ひずんだ組織で固定されている神経学的活動異常は、関与するメカニズムに関わらず、それだけで消失するということである。

この混乱し、ストレスがかかった状態に対する身体反応は、持ち時間によって変化するようである。

慎重で制御された反応が可能で、伸張した筋がゆっくり正常に戻る場合、機能障害を起こすことなく潜在的な問題が解決されるだろう。これは制御されニュートラルなポジションへ急に戻れば起こることはない。

しかし、非常に頻繁にパニックといえるような反応が起き、身体はその部位の安定性を回復しようと働き、神経が伝達する情報が混乱していることに気づく（ある瞬間は腹筋群が「すべて大丈夫、我々は弛緩し短縮している」と考え、次にはそれらが素早く発火し、筋が長くなり、一方ですでに伸張している脊柱起立筋群は突然の変化が起こり、バランスを取るために同時に短縮しようとする）。

制　限
その結果、短縮した筋は安静時の正常な長さより短い状態で「固定」されてしまう。この状態から筋肉は痛みなく伸張することができなくなってしまう（図 4.3C）。

前述したように、前屈した人は屈曲位で固定され、急性腰痛を起こしてしまうことになる。これによってその他同様に神経学的にあらわれた「ストレイン」で「固定された」組織内で生じるスパズムは、関連する関節を固定する原因となり、ニュートラルに戻ることを妨害する。（この例では）ゆがんだ脊柱を解剖学的に正しいポジションに戻そうとする力は、短縮した線維に強く抵抗されることになる。

しかし、組織／関節をストレインが起きたポジ

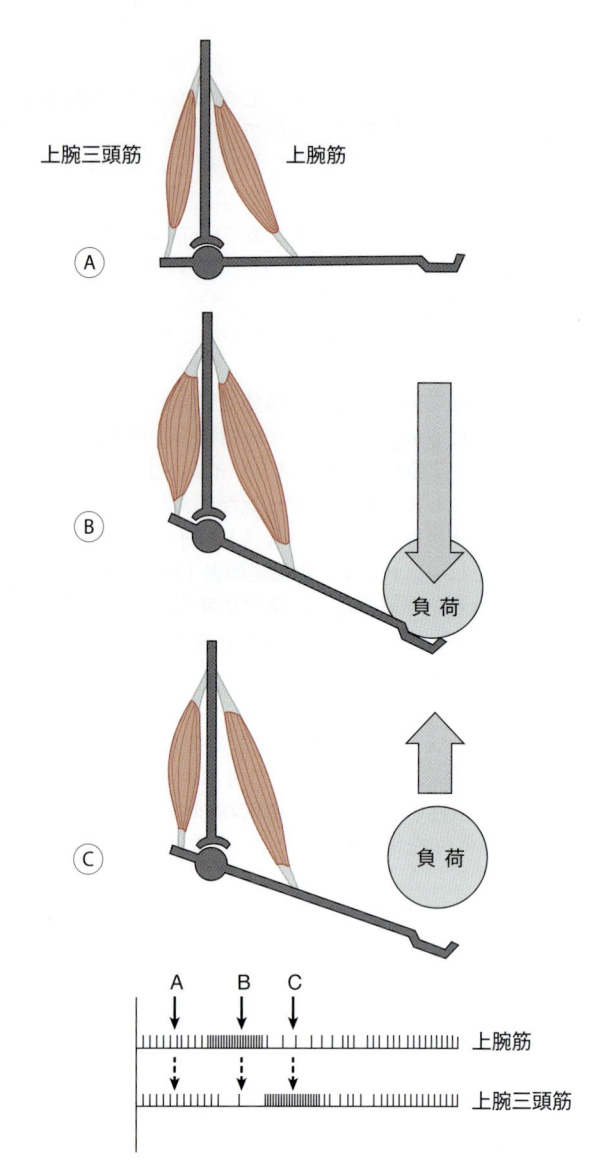

上腕三頭筋　　上腕筋

図4.3　仮説モデル。（A）腕の屈筋（上腕筋）と伸筋（上腕三頭筋）は楽な、正常なポジションにある。各筋のスケールが示す発火レートを見ること。（B）突然、力がかかると、屈筋が伸張され、伸筋が素早く短縮することで関節を保護する。過伸張と過短縮に関係する発火レートをスケールに示した。（C）この突然の要求を受けて屈筋の伸展受容器が興奮し、比較的正常なポジションになってからも、伸張が続いているかのように発火し続ける。屈筋、伸筋双方の発火レートが不適切に高いレートで維持される。これがストレインのある関節で起きている状況である。DiGiovanna (1991) は次のように説明している。「関節は生理学的可動域内に制限され、完全な可動域の達成を（妨害されている）。そのため、一般にストレインに関連するのは静的な損傷ではなく、動的なプロセスである」。

ションより大きく持って行くのは難しくない。この動作は痛くないことが多い。これにより実質的にスパズムを起こした線維をさらに短縮し、患部の組織の緊張を減らし、過剰な固有受容器の興奮を鎮める。

これは「緩み」の状態に保持することにより、緊張し、虚血状態になっていた組織内の血管や間隙の循環機能が高まり、炎症を高める化学伝達物質の活動を調整するのであろう。このことは Lewis と Flynn（2001）による腰痛治療で実証されている。

「緩み」へ動かす

関節／領域を、最初にストレインが起きたポジションに近づけると、興味ある現象が観察されることを Jones は発見した。このとき、固有受容機能は自身をリセットし、安定状態に戻りはじめ、その間、その領域の痛みが減るのである。

これがこの体系の「カウンターストレイン」要素である。

緩みのポジションで一定時間保持すると（Jones は 90 秒と提案した。Box4.4 の「タイミング」の項を参照すること）、過緊張し短縮した組織のスパズムは大部分解消され、それに続いて関節／領域をより正常な安静時ポジションに戻すことができる。ただし、この動きはごくゆっくり行う必要がある。

過伸張した筋は、数日は過敏状態が続くが、実際的には、関節は再び正常化する。

末端の小さな関節であれ脊柱の分節であれ、関節をニュートラルまたは「緩み」のポジションに慎重にもっていくと（体がその部位を保持しているゆがんだポジションを強調するものや、もとのストレインが生じたポジションを模したものであることが多い）、スパズム／過緊張が解消することを、Jones は発見した。

Jones の治療法の中で行われる緩みのポジションは、もとのストレインが起きたポジションと同じため、短縮した筋は再設定され、機能障害に陥った固有受容器が活動を調整できるようにする。

ポジショナルリリースを通じてもたらされる生理学的な組織の正常化に関し、Korr は以下のように説明した（Korr 1976）：

主な筋が緩んでいるにも関わらず、短縮した筋紡錘は発火し続け、中枢神経系は徐々にガンマの放出を退けられ、代わりに筋が「楽なニュートラル」すなわち安静時の長さに戻れるように反応する。実際には [施術者が] 機能障害を起こすプロセスを患者に繰り返させるのだが、2 つの重要な違いがある。1 つは、ゆっくりした動きで行われ、筋にかかる力が穏やかであること、もう 1 つは中枢神経系を驚かせないことである。

循環と体液とPRTとの関連性

緊張した組織をポジショナルリリーステクニックがうまく修正するメカニズムはほかにも存在する。これは循環の変化などである。

Travell と Simons（1992）は、ストレスがかかった組織内は相対的に虚血（酸素を供給された血液の不足）部位があり、これが重要な要因となって痛みや変化した組織が作られ、筋筋膜トリガーポイントがあらわれることになると述べた。

死体を用いた研究によると、放射線不透過性の染料を筋に注入すると、筋がニュートラルなポジションにあるときより「カウンターストレイン」の緩みのポジションを取ったときのほうが、染料が筋の血管に広がりやすいことがわかった（Rathbun & Macnab 1970）。このとき、新鮮な死体の腕に懸濁剤を注入し、腕を体側に置いた。懸濁剤は血管に入らなかった。もう一方の腕を、放射線不透過性の懸濁剤を注入したのちに、屈曲・外転・外旋のポジションに置くと（棘上筋を「緩めた」ポジション）、結果として染料が血管にほぼ完全に入った。

Jacobson ら（1989）は「抵抗なく動脈が満たされるのは、生体の組織内で 90 秒のカウンターストレイン治療を行ったときに働くメカニズムと同じであろう」と述べた。

近年、ドイツにあるウルム大学の Schleip と Klingler が、組織内の体液に対する軟部組織治療の効果に関する認識を発展させた。たとえば、カウンターストレインや促通位リリース法（FPR）の施術中に生じるように、組織が圧迫されたり圧縮されたりするとき、水分はスポンジのように筋膜構造から押し出される。すると組織は最大 30 分、より柔らかくなる（Klingler et al. 2004）。水分量が下がると、組織は一時的に緩み、運動域が広がる。やがて 20-30 分後、水分が組織内に再吸収されると、組織はまた硬くなる(Schleip et al. 2012)。20-30 分間、運動性が高まると、組織はより自由に動き、固有受容機能が正常化し、患者は不快感の減少や運動域の

拡大を経験する。

　Wong ら（2014）は、カウンターストレインの体液に関する別の効果について解説した。Standley と Meltzer（2007）が実践したカウンターストレイン法によりインターロイキン（IL-6）の値が下がった。これらは急性の損傷後に炎症の治癒を媒介する際に重要であると、彼らは述べた。アキレス腱炎の患者が SCS 後に腫れが引いたと報告する理由は、この効果によって説明できるだろう（Howell et al. 2006）。

結合組織とカウンターストレインの概念

　要約すると、多くの筋膜の特徴や機能が、さまざまな PRT の効果のメカニズムに関連しているようである（ポジショナルリリース法と結合組織のつながりに関する詳しい説明については、第 7 章も参照すること）。

1. 「力学的エネルギー変換」には、機械的な負荷に反応した細胞のさまざまな効果が含まれる。特に興味深いのは、筋膜構造に大量に存在する線維芽細胞に影響する程度もタイプもさまざまなストレインの効果である（Dodd et al. 2006; Standley & Meltzer 2008; Meltzer et al. 2010）。

2. 「靭帯反射」は（一時的であれ）、促通位リリース（FPR、第 5 章を参照）とカウンターストレインのある側面がもたらす効果の特徴かもしれないと Solomonow（2009）は述べている。Wong ら（2014）は靭帯筋反射と SCS に関する現代の考え方を以下のようにまとめた：

　　靭帯のストレインは、ストレインを高める筋収縮を抑制したり、ストレインを減らす筋を刺激したりし、靭帯を保護する（Krogsgaard et al. 2002）。たとえば、前十字靭帯のストレインは大腿四頭筋を抑制し、ハムストリングを収縮させ、前脛骨筋のゆがみを減らす（Dyhre-Poulsen & Krogsgaard 2000）。靭帯反射は局所的な筋反応も引き出し、それが間接的に関節に影響する（Solomonow & Lewis 2002）。SCS が防御的靭帯筋反射を変化させ、関節靭帯や共同筋の短縮による機能障害を減らすかどうかについては、さらなる研究が必要である（Chaitow 2009）。

Box4.1　SCS/PRT施術の理想的環境

Box4.7の禁忌とBox4.8の適用も参照すること

- 手術前後の患者のこわばり（緊張亢進）を低下させるため
- 筋スパズムがある症例。より直接的な方法には耐えられない場合
- 収縮部位。筋エネルギー、その他のテクニックを使った後、組織を伸張する前に緊張を減らすとき
- 急性かつ複数のストレインがある症例、たとえばむち打ち症
- 慢性的な軟部組織の機能障害の治療の一部として
- トリガーポイントを治療する方法（INIT）の一部として。NMT後やMET前に
- 敏感、虚弱で繊細な患者や部位を治療する際
- 緊張亢進が主な制限要因となっている関節の機能障害を治療する際

Box4.2　SCSの施術のガイドライン

カウンターストレインを誰もが効果的に施術するための4つの重要な要素：

1. 急性であれ慢性であれ、特定のストレインによる機能障害に関連する軟部組織の変化を触診で特定する能力
2. 組織を緩め、快適で、弛緩し、抵抗が少ない状態に動かすときに、組織の変化を感じ取る能力
3. 患者の全身または患部を最小の力で緩んだ状態へ導く能力
4. 組織内の変化を評価する際に最小の力で触診する能力

施術の指針：
1. 適切な圧痛点を特定し触診する
2. 最小の力をかける
3. モニター用に最小の圧をかける
4. 最大の緩み／快適さを実現する
5. ほかの部位にさらなる痛みを起こさない

伝統的なSCSとその応用

本書で提唱するカウンターストレインモデルは、Jones (1981) が教えた本来の方法と同じではなく、Goodheart が提案した方法に大きく基づいている。したがって本章は、Jones の本来の SCS モデルの応用と、その使い方に焦点を当てる。そのためには、「圧痛点」という現象を徹底的に把握する必要がある。

SCS として心に留めるべき要素は Box4.1 と Box4.2 にまとめた。

Jones の SCS を学ぶために、圧痛点とされる位置を学び、その位置を練習し、それから説明通りの方法で身体／関連領域をポジショニングする練習をして、触診した圧痛点の不快感を減らすという方法がある。

圧痛点の特定は触診スキルに依存し、練習すれば実践レベルへ上がり、局所に軟部組織の機能障害がある領域を素早く特定できるようになる。

圧痛点の特徴を論じるポジショナルリリースと SCS の研究者の一部は「汗腺運動線維の変化」を主な特徴として言及し、一般に、周囲の組織より温度が上がったり下がったりしていることに関係しているという（Lewit 1999）。緊張し、圧痛があり、ときにむくんだ、圧痛点上に現れる皮膚の蒼白、紅斑、発汗といった現象は、すべてその特定に使われる（Chaitow 2003; Jones 1964, 1981; Schwartz 1986）。

- 最も簡単な触診法（「引いて触診する」）は、1 本の指を皮膚に軽く滑らせ、「引く」感覚を探す方法である。このとき、高まった交感神経の発汗運動線維の活動が明らかになり、水分の増加により、指が皮膚を通過する際に一瞬遅れた感じがする（第 2 章「TARTT の近道：引いて触診する」の項を参照）
- このように局所的に皮膚が変化した部位の下にある組織に圧をかけると（Lewit 1999 は皮膚の痛覚過敏と述べた）、一般的には感受性や痛みが高まっていることが明らかになる
- この方法にしても、その他の軟部組織の触診にしても、Jones が分類した圧痛点を特定する必要がある。それらは活性化した筋筋膜トリガーポイントとは異なることが多い。Jones の圧痛点は圧迫されたとき、ほかの部位に痛みを生じさせることもあるが、活性化したトリガーポイントは、常にほかの

Box4.3　カウンターストレインのポジショニングのガイドライン

- 体の前面にある圧痛点に対しては、触診した点に向かって屈曲、側屈、回旋することがほとんどであり、それから微調整をして、最低70%は感受性を減らすことができる
- 体の後面にある圧痛点に対しては、触診した点から離す方向に伸展、側屈、回旋することがほとんどであり、それから微調整をして、最低70%は感受性を減らすことができる
- （ほかの場所でさらなる痛みや不快感を生み出さずに）圧痛点に緩みと快適さをもたらすには、一般に圧痛点が中心線に近いほど側屈や回旋は必要ではなく、中心線から遠いほど側屈や回旋が必要である。
- 緩みを見つけるときは、触診した圧痛点から離れる側に側屈することが多い。特に、体の後面に認められる圧痛点はそうである
- しかし、圧痛点に向かう方向に側屈したときに緩みに気づく例もある。そのため、これらの指針は最も緩みやすい方向に関する「提案」であり、「原則」ではない。圧痛点が消失する／緩む理想的な方向は、最終的には個々の組織の特徴によって決まる

部位に痛みを生じさせるからである
- それらは一般的に、ひずんだときに短縮した組織か、慢性的なストレインに反応して短縮した組織内にあり、患者が以前から痛みを自覚していた領域に現れることはまれである

SCS のガイドライン

このような圧痛点が関連する機能障害（痛み、制限など）を緩和するために Jones があげた全体的な指針には、それらの組織を緩みへ動かすことも含まれる。一般には Box4.3 に挙げたプロトコルを使う。

「緩みのポジション」にした後、このポジションを維持する最適な時間についてはさまざまな意見がある。重要な提案は Box4.4 に記した。これらの指針を使うことにより、モデル、学生仲間、ボランティア、そして自分自身でも SCS を使って練習を始めることができる。

Box4.4 タイミングとSCS

- Jones（1981）は、緩みのポジションを90秒保持するよう提案した
- Goodheart（in Walther 1988）は、紡錘の促通的な密集や神経筋マニピュレーションを活用する場合は（図1.9を参照）、通常緩みのポジションを20-30秒保持するのが適切だと述べた
- Morrison（本章で後述する硬結テクニック）は、緩みのポジションを20秒保持するよう提案した
- Weiselfish（1993）は神経学的状況に効果をもたらすには、3分以上保持するよう推奨した
- Schiowitz（1990）は、促通位リリースを使う場合は保持する時間を5秒のみに減らした（第5章を参照）
- D'AmbrogioとRoth（1997）は、筋膜リリースを実現するには1-20分必要だろうと提案した
- その他（Chaitow 1996など）は、上記で提案されている時間は概算であると述べた。なぜなら、組織は個々によって異なる複数の要因に対して、特異的に反応するからである
- 組織がリリースすると、触診でその変化が明らかになる。そのとき、ニュートラルな位置にゆっくり戻す。しかし、初めてこれらの方法を学ぶ際は、Jonesの方法を使って最低90秒保持するという基本的な考え方を推奨する

　時間に関するさらなる記述や、応用方法については、本章で後述する。

Box4.5　どの点を最初に治療するか？

- 第一に、圧痛点が最もよく集まっている体の部位の中で、最も痛み、最も内側にあり、最も近位にある圧痛点に注目する
- 連鎖する、あるいは線状の圧痛点が見つかった場合、最も中央にあるものを治療する
- 比較的頑丈な患者の場合でも、1回の治療セッションで5つ以上の圧痛点に対処すべきではない
- 機能障害が進み、病弱で、疲労し（第2章のZinkとLawsonの評価を参照）、痛みに支配され、そして／または疲弊している患者ほど、1回のセッションで治療すべき圧痛点の数は少なくすべきである（そのような症例では1-3つとする）

さらなる臨床のガイドライン

　過去40年間に、何千人もの施術者の臨床経験から、数ある不快感や「圧痛」領域のうち、どれに最初に注目すべきかを選ぶ際の簡単で効果的ないくつもの方法について、合意がなされた（McPartland & Klofat 1995）。この助言については Box4.5 にまとめた。

圧痛点の探し方

- Jonesの「圧痛点の分布図」（またはD'Ambrogio & Roth 1997）を使う方法は、圧痛点の決め方の1つである。このモデルは型にはまった方法であり、個人やその機能障害パターンの個々の特徴を考慮していない。そのためGoodheartのモデルが推奨される（以下を参照）
- 第1章で軽く説明したように、Goodheart(1985)は、個々の患者に即した処方を使って圧痛がある領域を特定するよう提案し、それをカウンターストレインの手順で応用することができると述べた
  - 患者に明らかなゆがみがある場合、あるいは「ルーズ・硬い」組織に関して明らかに不均衡がある場合、カウンターストレインの施術中にモニターとして最も使える圧痛点は硬い（短縮するなど）組織にあり、緩みのポジションは今あるゆがみを強調する方向になるだろう（この概念の詳細については第1章を参照すること）。ポジショニングと「微調整」のプロセスでは、短縮した組織をさらに短縮、圧迫し（痛みを伴わず）過敏の減少を確認するために圧痛点をモニターする
  - 患者に痛みを伴ったり、制限された動きがある場合、Goodheart の指針では、モニターに最適な圧痛点は痛みや制限がある動きと逆の動きをする筋にあるだろう。たとえば施術者は、痛みや制限が認められる筋の拮抗筋内に圧痛点を探すべきである
    - 一例として、頭を右に向けると痛みや制限がある場合、動作筋は首の右側にある筋と左胸鎖乳突筋である
    - そのため右回旋の制限は、「首の左側」にある筋および／または右胸鎖乳突筋の短縮（または機能障害）に関連することになる
    - Goodheart のガイドラインによると（「痛みや制限があるときに働く筋の拮抗筋に圧痛点

を探す」）、圧痛点が見つかり、SCS のポジショニング中にモニターとして使えるのは、これら短縮した組織である

- 適切な圧痛点を探すための触診は、頭を左に回旋させる筋で行うべきである。これは、首の左側にある筋と、右胸鎖乳突筋である（この筋が頭を左に向ける動きを助けるからである）
- 混乱を避けるために重要なことは「痛む部位と逆の組織内に圧痛点を探さないこと」である
- 適切な圧痛点は、「痛みのある部位に関係なく、痛みを伴う、あるいは制限された動きを生じさせる筋」の拮抗筋にある
  - すべての SCS 手順に言えることだが、圧痛点は、モニターとして使えるということである
- 触診中に特定された局所の圧痛は、ある程度の不均衡、慢性的なストレイン、あるいは適応的な変化に対する反応を表していることが多い。このような点をモニターとして使い、局所または全身のポジショニングを行い、その点の過敏を減少させれば、どのようなストレスパターンがそれを引き起こし、持続しているかに関わらず、またそれが特定されていなくても、ほぼ確実に改善に役立つ

圧痛点と緩みのポジション

　体性機能障害には触れると痛む関連領域が含まれ、その領域は触れたりつついたりしたときだけ圧痛を感じる、という Jones の発見は、関節や領域を適切なポジションにおいて、これらの点の圧痛を緩和させると、関連する緊張亢進やスパズムが減少することが多いという認識につながった。

　彼は、これらの点を「圧痛点」と呼んだ（第 1 章 Box1.1 を参照）。

　Jones（1981）は、この方法について、次のように述べている：

> 筋筋膜の圧痛点とリリースの正しいポジションを見つける際、最初は数分程度かかるだろう。熟練の医師が圧痛点を数秒で見つけ、さらに数秒のうちにリリースするポジションを見つけるのを見ると、初心者は簡単そうだと誤った印象を覚えるだろう。

　圧痛点を見つけるには、最初は数分以上かかるが、繰り返し練習すれば、「引く」方法などの正確な触診はすぐに身につけることができる。

　次は何が起きるだろうか？

- 位置を特定したら、組織に痛みを引き起こすにはちょうど足りない程度の圧をかけて、緊張した圧痛点を触れる
- 痛み／過敏性は、医師と患者の双方に明らかでなければならない
- 慎重に関節（またはその他の組織）の圧痛点に触れながら（あるいは間欠的に探りながら）、理想的なニュートラルなポジション（触れた点の痛みが減るか、消失する）が最終的に達成されるまで、進行をモニターする
- 施術者は、触れた組織の緊張が減るか（望ましい）増加する（望ましくない）のを感じ、評価すると同時に、患者はその点の過敏性／痛みの程度が増えたか減ったかを報告する
- これらの指標は、最終的に、軟部組織に比較的緩んだ感覚が生じ、圧痛点でかなり痛みが減る（理想的には最低 70%）ポジションへ施術者を導くために使われる（「微調整」）
- 「バインド」がなくなり、患者からの痛みの報告がかなり減ることが、最も望ましい指標である

　Jones（1981）は以下のように述べた：

> 最も弛緩したとき、ごく小さな弧の中で突然関節の可動性が高まる点が、可動点である。

　このポジションを 90 秒保持した後（Box4.4 を参照）、施術者はニュートラルなポジションへゆっくり戻す。

圧痛点とは何か？

　Jones は、圧痛点をトリガーポイント（Simons et al. 1999; Travell & Simons 1992）や Chapman の神経リンパ反射（Owens 1982）と同等であると考えた。しかし、体表のすべての反射活動点は必然的にある程度重なるとはいえ、この比較は厳密には正しくない。

　これらの様々な点の体系は、感触は同じでも性質が異なる（Kuchera & McPartland 1997）。たとえば、筋筋膜トリガーポイントは押されると過敏性、痛み、その他の症状を関連領域に生じさせる。しかし、Chapman の（神経リンパ）反射点は一般にそうではない。これらは Jones の圧痛点やほとんど

のトリガーポイントと同じように、単一ではなくペアで見つかる。

促通位リリース（FPR、第 5 章を参照）の開発者である Schwartz（1986）は、次のように述べた：

一概には言えないが、一般的に、圧痛点を押すと、その点自体から離れた部位に痛みが生じる。

このように説明すると、トリガーポイントや圧痛点を定義することができる。Schwartz は、SCS とその他の方法の違いを、次のように述べている：

ほかの方法はその点自体を侵襲する。たとえば、鍼治療は針を刺し、リドカインはその点に注入し、圧や超音波は圧痛点を破壊する。

オステオパスの Eileen DiGiovanna（1991）は、このような治療点の重複について以下のようにまとめた：

今日、多くの医者は、トリガーポイント、経穴、チャップマン反射に関連があると信じている。その関連がどのようなものかについては、正確にわかってはいないだろう。

彼女は、オステオパシーの高名な先駆者、George Northrup（1941）の言葉を引用した：

[皮膚の表面にある「点」の反射パターンに関して] 一見、多様な観察結果はすべて、同じ氷山を別の面から見ているに過ぎないという感覚からは逃れられない。その氷山の先端を我々は見始めているが、その大きさも重要性も理解していない。

西洋の鍼治療の先駆者のひとり、Felix Mann は、鍼の経絡（実際には経穴）の有無に関する論争に参入した。伝統的な鍼治療が図示された特定の点の位置を強調することを変えようとし、彼は次のように述べた（Mann 1983）：

虫垂炎におけるマックバーニー点には決まった位置がある。現実には、10cm の高低や左右のずれがある。これは、直径 1cm かもしれず、腹部全体を覆うかもしれず、あるいはまったくないかもしれない。経穴も同様のことが多いた

め、古典的、伝統的な方法で経穴について語るのは無意味である。慎重に電気抵抗を測定すると、古典的経穴に対応する皮膚の電気抵抗に変化は見られなかった。現代の書籍の一部は多数の経穴について言及しており、経穴ではない皮膚は残されていないほどである。心臓病の際は、腕に痛みや圧痛が生じるだろう。しかし、小陰心経に沿った部位のほうが腕のほかの部位より頻度が高いということはない。

これをもとに Mann は、経絡は存在しない、あるいは、さらに混乱するだろうが、全身が経穴であると結論づけたようである。Mann の発言の有効性は別にして、伝統的であれ現代風であれ、鍼治療で描かれるすべての点を Travell や Chapman や Jones が描いた点と一緒に 1 つの体表地図に落とし込むと、体表面全体が潜在的な経穴であるという結論に達するだろう。

軟部組織の機能障害全般の発展（硬い・ルーズという概念）、特にトリガーポイントの発展に関する第 2 章の議論は、ある部分が短縮し、硬く、束化するように見える一方、別の部位が緩み、伸張し、膨張することを示している。

「ゆがみを強調する」（第 1 章を参照）という大まかな指針をこの状況で検討すると、リリースする治療法の一部として、短縮し、硬く、束化したものが何であれ、そうした特徴を増幅し、補強し、保持／支持すれば効果があることを示している。

圧痛点（トリガーポイント、反射に関係して何かの役割を演じているかどうかに関係なく）を使い、正しくバランスのとれるよう組織を近づけ、折り重ね、圧迫するよう導くことは、SCS を簡単に、また正確に表現している。

阿是穴と圧痛点は同じか？

鍼に「自然に敏感になる点」として知られる現象があることは、覚えておく価値がある。これらの「点」は外傷や、関節の機能障害に反応して生じ、存在する間だけの「名誉」経穴とみなされる（Academy of Traditional Chinese Medicine 1975）。

鍼、熱、圧、レーザーなどを使って治療される経穴の大半は、明確に定義され、図示されている。この原則の唯一の例外は、関節の不調に関連して生じる点（阿是穴）であり、これらは敏感な間だけ治療できる。

先の文献（Chaitow 1991）で、私は以下のように述べた：

> 不快感のある領域にあらわれた局所の圧痛点は、自発的な経穴と考えられるだろう。中国ではこれを阿是穴と呼び、痛みを治療する際に古典的な経穴と同様に用いることができる。

中医学では、鍼も阿是穴への指圧も適切な治療形態だと考えられていることは、覚えておく価値がある。

Jones の示す圧痛点は、阿是穴と同一ではないとしても、多くの点で似ているようである。

筋は弱いか？ 強いか？

Goodheart は、カウンターストレインの手順で圧痛点をモニターとして使えるかどうかを見極める、簡単なテストを提案した。

● 最大 3 秒間の等尺性収縮を行った後、圧痛点を含む筋が弱いとき、カウンターストレインは有効である（Walther 1988）
● カウンターストレインが成功すれば、同じ手順を使ったとき、筋に対して短い等尺性収縮を用いた徒手筋力検査を行った後、その筋がもう弱くないことで明確になる

異なる視点

Jones が、痛みの治療に広く焦点を当ててカウンターストレインを使ったが、Goodheart は痛みがなくても、神経筋機能の改善に焦点を当てこの方法を用いている。

Goodheart の同僚である David Walther は次のように述べている：

> ストレイン／カウンターストレインテクニックに反応する神経筋の機能障害は、近年、受傷した外傷が原因のことも、既往症からおこっていることもあるだろう

Goodheart と Waltherは、Jones と Korr（1975）が述べた様々な軟部組織と関節機能障害の重要な要因としての拮抗筋は、急性あるいは慢性ストレインが生じれば、神経学的均衡状態には戻れないという神経学的不均衡の役割に関する解釈に同意している。

こうなると、異常な神経筋パターンが確立し、ポジショナルリリース治療中にそこを「緩み」に保持すると効果が表れる。均衡を取り戻すために利用するのは、ストレインで短縮した筋であり、伸張したほうではない（一般にはこちらに痛みがある）。

> 痛みが続く原因が、一般に痛みがある場所ではなく、拮抗筋内にあることを理解するのは……問題を解決するための最も重要な段階である。
> 　　　　　　　　　　　　　　　（Walther 1988）

圧痛点は筋、腱、靭帯内にあることが多いが、持続要因は紡錘細胞のメカニズムの不均衡にある。一般に患者は、どう動くと痛みが強くなるのか（あるいは制限されるのか）を容易に言うことができるため、圧痛部位を決めるのは簡単である。

緩みを見つけるためのポジショニング

これまで見てきたように、Jones は圧迫したり刺鍼したりする以外の、さらなる圧痛点の使い方を発見した。

関節を特定のポジションに置く（あるいは置き直す）とき、適切な圧をかけると生じる疼痛のレベルを患者が報告することが、施術者にとってのモニターや指針となる。一定時間、関節を緩みのポジションに保持した後、圧をかけたときの痛みが消える、あるいはかなり減ることは、その手法が成功したことを証明している。

Jones が推奨したように、90 秒間その点を保持または断続的に探ると、さらなる疑問が生じる。これは、Jones 本人もかなり頻繁に疑問を持ったと認めている。圧痛点に圧をかけること自体が治療になっているのではないかという疑問である。Jones は、次のように答えた：

> 指圧やロルフィングテクニック（あるいはニューロマスキュラー＜神経筋内＞テクニックで使うような虚血的圧迫）同様、圧痛点を繰り返し探ることは治療ではないか、という質問を受ける。これは治療を意図しているのではなく、正確な診断と治療が行われているかをたしかめるため使われている。

この答えは、あいまいだと考えられるだろう。な

| Box4.6　持続圧効果の一部 |

- 圧をリリースしたとき、虚血が逆転する（Simons et al. 1999）
- 持続的に遠心性神経を刺激した結果、神経学的な「抑制」が生じる（Ward 1997）
- 結合組織の「クリープ現象」が始まると機械的な伸張が生じる（Cantu & Grodin 1992）
- 圧電効果により、硬くなった「ゲル様」の組織がより柔らかい「ゾル様」状態に変わる（Barnes 1997）
- 圧をかけた結果生じる機械的受容器のインパルスが疼痛メッセージと干渉する（「ゲート理論」）（Melzack & Wall 1988）
- 鎮痛性のエンドルフィンとエンケファリンが局所組織と脳に放出される（Baldry 1993）
- 局所の生化学が修正されるため、トリガーポイントに関連する「緊張した束」がリリースされる（Simons et al. 1999）
- 伝統的な中医学の概念は、指圧と気の流れの変化を関連づけている
- 鍼治療では、経穴に圧をかけると痛みを低下させる効果があるという明らかな証拠がある

ぜなら圧痛点を押した結果、治療効果が現れる可能性について言及しておらず、そのような圧の意図について述べているだけだからである。

このように自然に生じる圧痛点を継続的に抑制圧迫すれば（「虚血圧迫」とも言われる）、確かにいくらか治療効果があらわれると考えられる。理由については Box4.6 にまとめた。

かけた圧とポジショニング

中国でも西洋でも、鍼の権威は自然にあらわれる圧痛点（阿是穴。あらゆる面で Jones の圧痛点と同じに見える）を刺鍼や押圧テクニックに適した点としているため、Jones がこの点に関して明確な回答を避けたことは、SCS で圧をかけることが結果に貢献する可能性について、本当は彼が準備していなかったと受け取られるだろう。

彼の方法によって別のメカニズムが働いて、損傷した関節の痛みやスパズムをリリースする可能性は高い。総合的な SCS の効果は、関節をニュートラルなポジションに置くことと圧痛点の押圧から起

こっているようである。

SCS で使うポジショニングのプロセスは、Harold Hoover のファンクショナルテクニック（第5章を参照）のプロセスと似ているが、同じではない。フーヴァー法では、可動域に制限がある関節や組織を、彼が名づけた「動的ニュートラル」なポジションに置く。彼は、緊張のバランスがとれ関節の解剖学的ニュートラルにかなり近いポジションを探した。

Jones は緩みのポジションも目標にしたが、もとのストレインが起きた同一のポジション、あるいはゆがみがより大きくなるポジションも目標とした。

短縮した筋が自らリリースできる緩みのポジションと同時に、圧をかけること（Jones は疑ったものの、治療効果があるようだ）を組み合わせると、痛みを伴った重症例であっても改善することが可能である。

関節に関する Jones の結論

Jones の研究結果としての結論を以下にまとめる：

- 関節の機能障害で生じる痛みは、関節が置かれたポジションに大きく関連する。あるポジションにおける急性の痛みから、痛みのないポジションまでであり、最大の痛みが生じるポジションとはほぼ正反対であろう
- 変形した関節の機能障害は、ストレインに対する反応の結果、すなわち反作用の結果である。触れてわかるこのエビデンスは、ストレインを受けた組織内ではなく、過伸張した組織の（通常は短縮した）拮抗筋内にある圧痛点を探すと見つけることができる
- 関節の不調時にこのような痛みを伴うのは、一般に損傷時に伸張したものではなく、短縮し、その状態が続いているためである
- 圧痛点はこれら短縮した組織内で認められる

Jones のテクニック

Jones は「圧痛点」について次のように述べた：

熟練した触診テクニックを持つ医師は、圧痛のほかにも緊張および／または浮腫に気づく。圧痛点は、正常な組織のそれよりしばしば数倍大きいので、初心者にとっては最も貴重な徴候である。

Jones は、触診指を圧痛点上で保持し、圧痛に予測した変化が起きるかをモニターしながら、もう一方の手で患者に快適で楽な姿勢を取らせることを提案した。

Jones は、患者を緩みのポジションに動かすと同時に、間欠的に探りながら患者に快適さや痛みの低下などを質問するだけで成功するだろうと述べている。正しいポジションに達すると、患者は触診した部位の圧痛が減ったと報告するであろう。

ポジショニングを微調整しながら間欠的に深部を触診することで圧痛をモニターし、圧痛が少なくとも 70％ 減少する理想的なポジションを探る。この圧刺激は指圧、すなわち日本の「ツボ」を押すテクニックで圧痛点を治療する際にかける刺激に似ている。

これらの方法で組織を正常化するための鍵は、関節を最大限緩んだポジションに置くことのようである。このとき、圧痛点は触診圧に対して明らかに過敏性が減少する。

最も重要なことは、この緩みのポジションで関節を 90 秒以上保持した後、安静時のニュートラルポジションに戻すとき、非常にゆっくり行うことである。このようにゆっくり再ポジショニングが行われなければ、以前妨害された構造は急激に短縮した状態に戻ってしまう可能性がある。

SCSの分布

急性および慢性ストレインに関連する圧痛点は、ストレスを受けたほぼすべての軟部組織内で見つかる。

Simons ら（1999）は、筋の付着部に近いトリガーポイントにポジショナルリリースの効果が最も強く現れるだろうと述べたが、D'Ambrogio と Roth（1997）は次のように観察した：

> 圧痛点は身体の前面でも後面でも、内側でも外側でも、筋の起始でも停止でも筋腹でも、靭帯や腱や筋膜や骨の上でも見つかる。

Jones は、予測できる圧痛点に関連する膨大な状況を特定した。そして彼の豊富な臨床経験や長期にわたる試行錯誤のプロセスによって、圧痛点が体の前面に見つかる場合は、（多少の例外はあるが）関連する関節を治療中にある程度前屈させる必要があ

ると結論づけた（Box4.3 を参照）。特定した位置（この症例では体の前面）も、関節が最初に損傷したのは前屈したときだったであろうことを示している。

このように、最初に損傷したときのポジションに関する情報（あるいは適応がゆがみを導く方向の観察）は、圧痛点が体のどの面にあるのかを探す際の方向づけに役立つ。

この原則の例外は、屈曲時に損傷した第 4 頸椎に関する圧痛点である。これは必ずしも首を屈曲させて治療するわけではなく、患部から離す方向に側屈・回旋する。ポジショニングと微調整の際に圧痛が減ることが、最も適したポジションの指針となるだろう。

体の後面で見つかる圧痛点は関節の機能障害を示しており、治療中にある程度の後屈が必要になる（Box4.3 を参照）。この原則にはほかにも例外があり、特に梨状筋と第3、第4頸椎に関するものである。ここにおける例外は、治療中にある程度屈曲させることである。

圧痛点の分布図

図 4.4 に、Jones が記した最もよく用いられる圧痛点の位置を示す。固有受容器のスキルを持ち、慎重に触診すれば、必要なテクニックを身につけることができる。詳しく理解したい人や、この系統だった、幾分形式的なやり方で仕事をしたい人は Jones（1981）や D'Ambrogio と Roth（1997）の書籍を読むことをお勧めする。

以下の例は、Jones の教科書（1981）を修正したものであり、推奨しているわけではなく、参考までに紹介する。

SCS ／ポジショナルリリースの理想的な用い方は、Box4.2 で述べた。

推奨する緩みのポジションは、Jones と仲間たちが何年もかけて見つけたものに関係する。それらはほぼ正確であるが、どの関節や筋のストレインにも決まったプロトコルを使うやり方には、著者は批判的である。本章で述べた「Goodheart のガイドライン」を使い、組織をポジショニング、再ポジショニングする際に不快レベルについて患者からの口頭のフィードバックに頼るのではなく、組織の緩みを感じる触診スキルを磨くことを勧める。

p.75 に続く

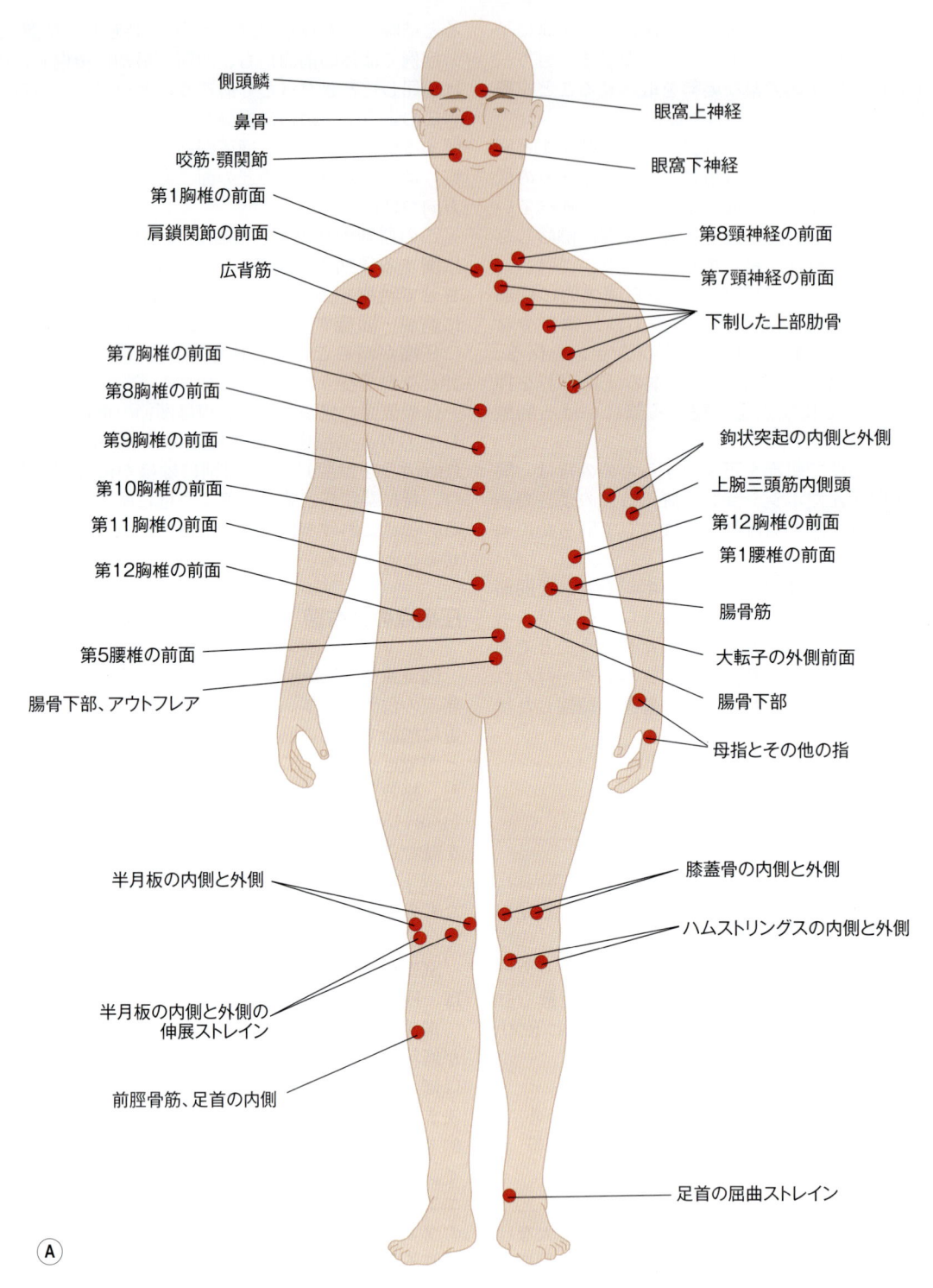

側頭鱗

鼻骨

咬筋・顎関節

第1胸椎の前面

肩鎖関節の前面

広背筋

第7胸椎の前面

第8胸椎の前面

第9胸椎の前面

第10胸椎の前面

第11胸椎の前面

第12胸椎の前面

第5腰椎の前面

腸骨下部、アウトフレア

半月板の内側と外側

半月板の内側と外側の
伸展ストレイン

前脛骨筋、足首の内側

眼窩上神経

眼窩下神経

第8頸神経の前面

第7頸神経の前面

下制した上部肋骨

鉤状突起の内側と外側

上腕三頭筋内側頭

第12胸椎の前面

第1腰椎の前面

腸骨筋

大転子の外側前面

腸骨下部

母指とその他の指

膝蓋骨の内側と外側

ハムストリングスの内側と外側

足首の屈曲ストレイン

Ⓐ

図4.4　圧痛点の好発部位の大半は両側にあるが、図では体の片側のみ示した。点の位置はおよその位置であり、特定の力学や特定の外傷やストレインに関連する組織に応じて、図示した領域内のさまざまな部位に現れると、Jonesは述べている。
（A）体表前面のJonesの圧痛点の好発部位。一般に屈曲ストレインに関連する

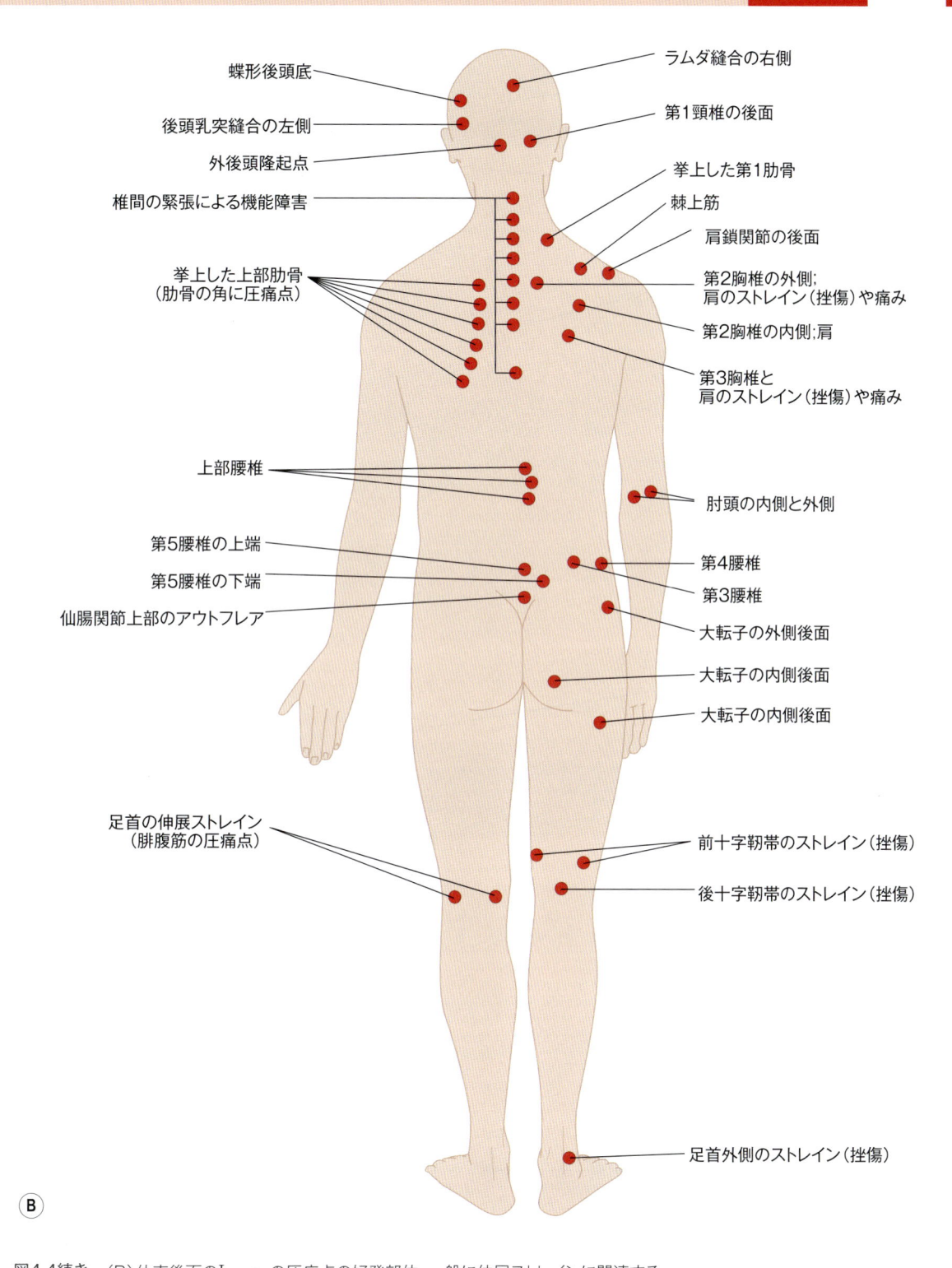

- ラムダ縫合の右側
- 第1頸椎の後面
- 挙上した第1肋骨
- 棘上筋
- 肩鎖関節の後面
- 第2胸椎の外側；肩のストレイン（挫傷）や痛み
- 第2胸椎の内側；肩
- 第3胸椎と肩のストレイン（挫傷）や痛み
- 肘頭の内側と外側
- 第4腰椎
- 第3腰椎
- 大転子の外側後面
- 大転子の内側後面
- 大転子の内側後面
- 前十字靭帯のストレイン（挫傷）
- 後十字靭帯のストレイン（挫傷）
- 足首外側のストレイン（挫傷）

- 蝶形後頭底
- 後頭乳突縫合の左側
- 外後頭隆起点
- 椎間の緊張による機能障害
- 挙上した上部肋骨（肋骨の角に圧痛点）
- 上部腰椎
- 第5腰椎の上端
- 第5腰椎の下端
- 仙腸関節上部のアウトフレア
- 足首の伸展ストレイン（腓腹筋の圧痛点）

Ⓑ

図4.4続き　（B）体表後面のJonesの圧痛点の好発部位。一般に伸展ストレインに関連する

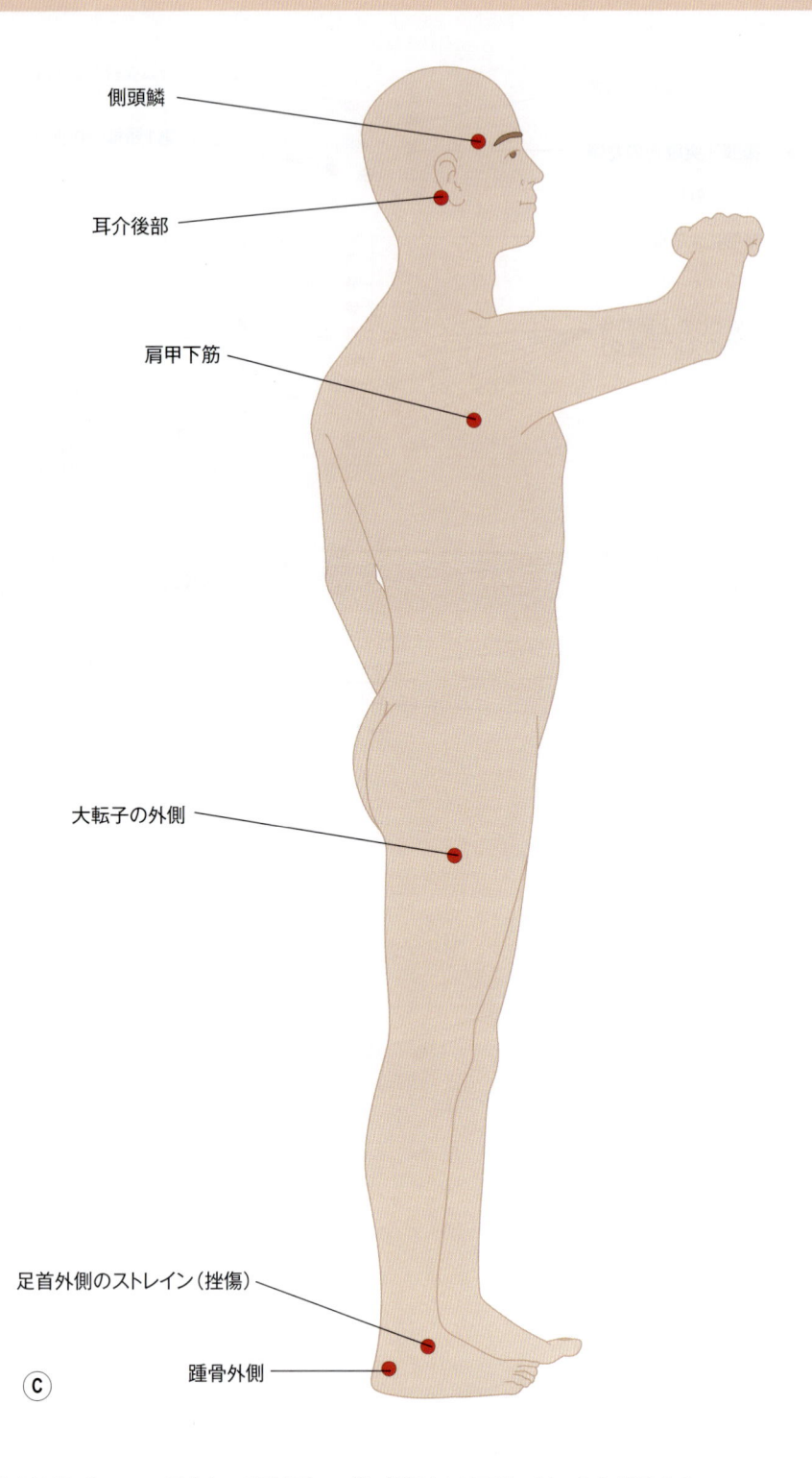

側頭鱗

耳介後部

肩甲下筋

大転子の外側

足首外側のストレイン（挫傷）

踵骨外側

Ⓒ

図4.4続き 　（C）体表外側のJonesの圧痛点の好発部位。一般に側屈または回旋ストレインに関連する
（D）前頸部の圧痛点の好発部位
（E）後頸部の圧痛点の好発部位

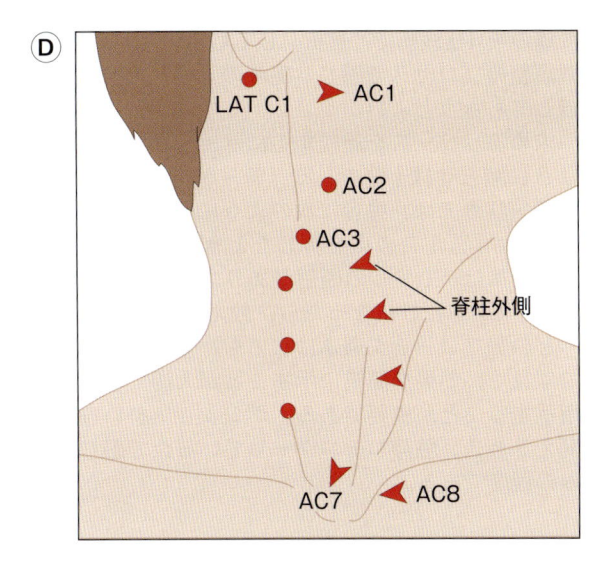

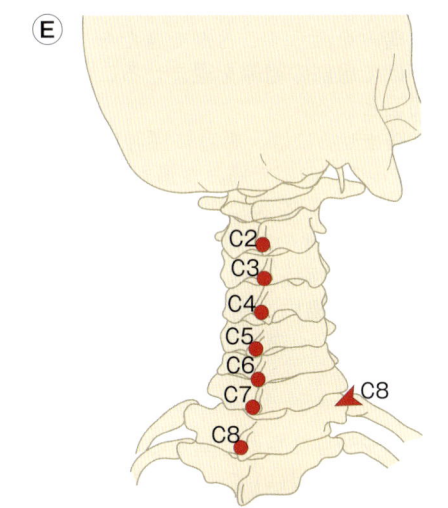

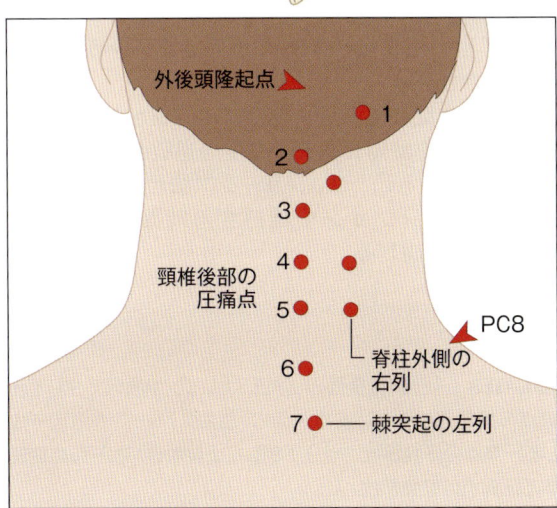

ポジショニングに関する注意

(Box4.3 を参照)

覚えておいてほしいのは、体全体、あるいは不調の部位だけ（肘、膝など）をポジショニング／微調整する際、痛みや過剰な緊張を緩めるプロセスの第1段階として、体の前面にある圧痛点は屈曲、後面にある圧痛点は伸展する必要があるということである。

圧痛点が中心線から離れているほど、緩みに達するためにはさらなる側屈および／または回旋が必要である。

治療の優位点に関するメモ

(Box4.5 を参照)

SCS 治療のモニターとして圧痛点を選ぶ際、迷うことが多い。SCS に熟練した医師たちが合意したのは（McPartland & Klofat 1995）、以下の優先順位で圧痛点を選択すべきということである：

● まず、最も大きな圧痛点がある領域で見つかった、最も過敏である点を治療する
● 同様の圧痛点が何か所もあるときは、最も近位および／または内側にある点を選ぶ
● 圧痛点の「線」が明らかに存在する場合は、連鎖の中心に近いものを優位点として選ぶ
● 臨床経験から言うと、過剰刺激を避けるため、1回のセッションで5ヵ所以上治療しないほうがよい。また、通常は、週に1回の治療で十分である

これらの「指針」は、研究よりも経験に基づいたものである。

1例としては、似たような強度の圧痛点が腰部と股関節領域の両方にある場合、腰部にある圧痛点に最初に注目する（最も近位にある点を最初に治療する）。しかし、腰部と股関節の両方に圧痛点が見つかったものの、股関節の点のほうが過敏な場合、こちらを先に注目する（最も過敏な点を最初に治療する）。腰部から股関節にかけて線状に点が並び、過敏がどれも同程度の場合、その列の最も中心にある点を最初に注目する（線状の点の真ん中にあるものを最初に治療する）。

患者からのフィードバックに関するメモ

圧痛点の触診中、感じる痛み／過敏／不快感の程度をすぐにフィードバックしてもらうために、患者

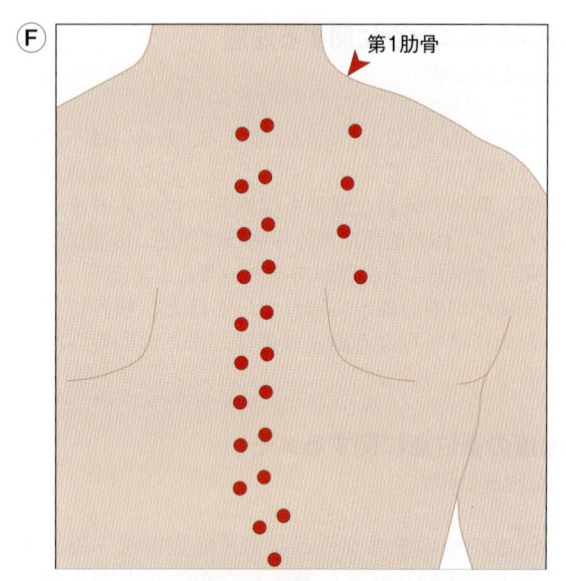

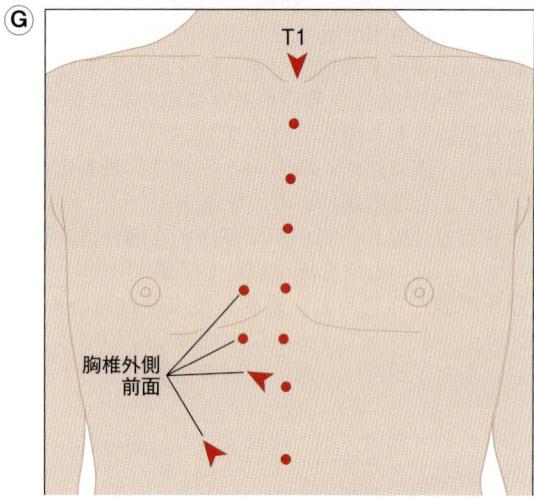

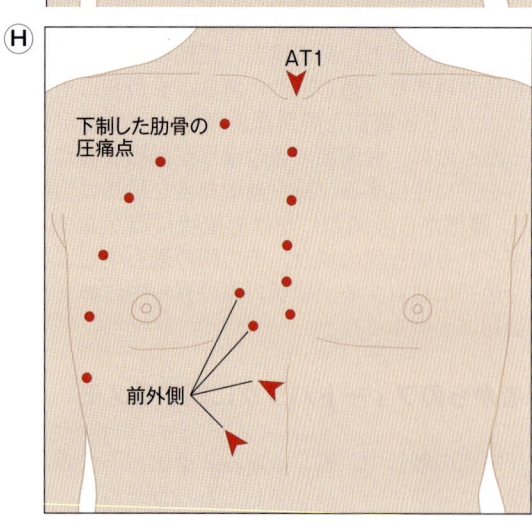

に痛みを 10 段階で「選択」してもらい（0＝無痛）、微調整のプロセスで感じる痛みの「値」を頻繁に報告してもらうとよい。

求めるリリースを達成するには、スコアを 2 または 3 に減らせば十分である（痛みが約 70% 低下）。

アメリカでは、患者に次のように伝えるよう奨めている。「私がこの点を押したときにあなたが感じる痛みには、1 ドルの価値があります。痛みの価値が 30 セントだけになったら、教えてください」

どのアプローチを選ぶにしても、会話が必要なのではなく、効果を簡単に示すことが大切だと患者に指示することが重要である。ポジションをいろいろ変えるとき、触診しモニターしている点で感じる痛みの程度である。

緩みのポジションの微調整に関するメモ

最初に痛みを減らすことができたら、通常は、組織を近づけて患部の組織を緩ませることが「微調整」の最終局面となる。

さらに緩ませるには、患者に深呼吸をしてもらい、呼吸サイクルのどの相で痛みが最も減るか（あるいは筋緊張を下げるか）を尋ねるとよい。

目の動き（視覚の共同運動）も同様に使える。この方法は常に疼痛レベルに関する患者の報告および／または組織内の緩みの感覚に関する触診を「快適なゾーン」へ導くための指針となる（Lewit 1999）。

緩みへのポジショニングに関するヒントとコメント
1. 治療プロセスにおいて、身体の他の部位で痛みが増えてはいけない
2. 必ずしも圧痛点が痛くなるような圧をかけ続けなくてもよい
3. 定期的に間欠的な圧をかけ、ポジションの変化による効果を評価し、どの程度の過敏が残っているかを確かめることは、ジョーンズ法として望ましい
4. 緩みのポジションを維持する時間については Box4.4 で論じる

図4.4続き　（F）胸椎後面の、伸展ストレインが原因で生じる圧痛点の好発部位　（G）胸椎前面の、屈曲ストレインが原因で生じる圧痛点の好発部位　（H）下制した上位肋骨（第2-7）に関連する圧痛点の好発部位

90 秒保持した後

- 固有受容器が突発的に発火するのを防ぎ、リリースされたばかりの機能障害パターンが再発するのを避けるために、ニュートラルな開始ポジションへゆっくり戻す必要がある
- その後、数日は激しい活動を避けるよう、患者に助言する
- 治療が効果的であれば、圧痛点を再評価した際、過敏が以前より最低 70% は減っているはずである
- 治療後の痛みはよくある現象である。治療には、このようなことが起こることがあり、さらなる調整をしなくても 48 時間程度経てば消えることは、患者に警告しておくこと

助言と選択肢

　本章で後述するリストでは、Jones（1981）が述べた、特定のストレインパターンに関する圧痛点がある主な部位と、彼が著書や講義の中で紹介した最も役立つ緩みの方向を伝えている。前述した理由から、これらを絶対だと受け止めず、望ましい緩みのポジションを特定するための出発点として用いるべきである。

　Jones が提案したポジションでも緩まない場合（圧痛点の痛みの低下で判断する）、慎重に微調整して現れるのが「正しい」ポジションである。言い換えると、身体とその組織はポジショニングの段階で「意見を聞かれ」、その答えが触診した点の痛みの低下という形で戻ってくる。

　ファンクショナルテクニックと促通位リリースについて第 5 章で明らかになるように、「緩み」の状態へ導くためにある点の痛みを活用する方法だけが、組織の均衡を取るための方法ではない。触診で「バインド」の低下を調べる方法も、同様に、「緩み」に向かっていることを示す、組織からの明らかなメッセージとして活用できる。

圧——持続圧か断続的圧か？

　Jones が薦めたように間欠的に探るより、ときには再ポジショニングのプロセス全体を通して圧痛点への圧を維持したほうが役立つこともある。この理由については Box4.6 で説明している。

Box4.7　SCS：禁忌と注意

- 悪性疾患、動脈瘤、急性炎症がある状態では、特に注意してSCSを施術する
- 皮膚の状態によっては、圧痛点へ圧をかけないほうがよいときもある
- 保護的スパズムは、原因となる状態（骨粗しょう症、二次性骨がん、椎間板ヘルニア、骨折）をよく考慮しない限り、治療すべきではない
- 近年大きな外傷を受けたり、手術を受けた場合は、穏やかで表面的なポジショナルリリース法以外は避けるべきである（病院現場におけるSCSの詳細は、本章で後述する）
- 感染症の場合は、警告と注意を要する
- ポジショニングのプロセスで痛みが増すのは、望ましくない方向、運動、ポジションを取っている証拠である
- 緩みのポジションで保持している時に、麻痺やうずきなどの感覚が生じることもあるが、中程度で深刻でない限り、患者にリラックスし、その感覚は一時的で、望ましい変化の一部だと考えるよう伝えること
- 首を伸展するときは注意すること。常に患者と会話を続け、目を開いておくよう指示し、眼振の徴候を観察できるようにしておく

患者の補助

　最後に言及しておくべき別法は、使いやすければ、患者に痛みが生じる圧を圧痛点にかけてもらう方法である。

　多くの例、特に肋間領域ではこれがとても役立ち、ポジショニングのプロセスを進める中で施術者は自由に動ける。そして、より重要なことは、施術者がかける圧に患者が耐えられないとき、本人に極端に敏感な部位への圧をかけてもらうことである。

禁忌と適応

　SCS の禁忌は非常に少ないが、禁忌については Box4.7 に列挙した。

　Box4.8 は SCS の主な適応について列挙した（他の方法との組み合わせ、あるいは単体でも）。

Box4.8　SCSの適応（単体あるいは他の方法と組み合わせ）

Box4.1の「理想的な環境」とBox4.7の禁忌と注意も参照すること

注：以下に抜粋したリストに症状が含まれているとしても、SCS/PRTがその一部の症状を緩和する以上のことができるわけではない。適切にSCSを行った後、痛みの緩和、可動性の向上、そして一部の例では実際に機能障害の解消が期待できるだろう。

● 原因はなんであれ、痛みがあり、制限がある筋や関節
● 関節炎など、脊椎や関節の変性
● 手術後の痛みと機能障害
● 骨粗しょう症
● 外傷の痛みや機能障害の後療。たとえばスポーツ外傷、むち打ち、足首の捻挫など
● 反復的に酷使する状況
● 線維筋痛症の痛み（第6章を参照）
● 頭痛
● 小児科症状。斜頸など
● 呼吸筋と呼吸補助筋、肋骨、胸椎の制限を正常化すると効果があるような呼吸の状態
● 神経学的症状。たとえば脳血管障害（脳卒中）、脊髄や脳の損傷、多発性硬化症など神経の変性後に生じた機能障害など（Weiselfish 1993）

SCS 治療は何を行うか？

● どこから治療すべきか？
● どこを最初に治療すべきか？
● 機能障害の領域を優先させ、主に注目すべき「鍵」となる位置を選ぶ方法はあるか？

　本章で前述した治療すべき点の選び方と優先のさせ方（Box4.5 を参照）、そして第 2 章の軟部組織の機能障害に関する議論は、機能障害に陥った組織をいつ、どのように、治療のために選ぶかについての一般的な指針となったはずである。

　著者は、広範囲で一般または局所（軟部組織など）の機能障害を治療する際の 1 つか 2 つ（ときには両方）の目的を達成するためのケアモデルに取り組んでいる。

　潜在的に効果がある治療介入は、すべて治療する身体や組織の反応にその効果が現れるかどうかにか

かっていると言えるだろう。言い換えると、（あらゆるテクニックを含む）治療は、触媒的な影響を持つが、それ自体は何も「治癒」できないのである。

　治療介入に影響ある 2 つの目的は、次のようにまとめられる：

● 生物全体、あるいは局所の組織が適応している（あるいは適応に失敗している）適応負荷の低減。たとえば目的は「負荷を軽減」し、感作した神経系を「下方制御する」ことになる
● 生物全体、あるいはその局所の組織の能力を高め、どのようなストレス負荷に対抗しているにせよ、それに適応させる。たとえば目的は「恒常的な自己調節機能を高める」ことになる

　加えて強調すると、適応であっても過剰に負荷をかけて「事態を悪化させないこと」である。

　PRT 法を使って限られた時間内にどの点を何個治療するか、ほかの治療法と組み合わせるかどうかの判断は、年齢、脆弱性、状態が慢性か急性かといった個人的な特性のほか、個々の症例におけるそれぞれの目的による。これらすべてを考慮することが、評価の所見や治療目的に関係する。

スキャニングとマッピング

　「ポジショナルリリースセラピー」（PRT）として知られるカウンターストレインの応用法を開発した D'Ambrogio と Roth（1997）などの医師は、「スキャニング評価」（SE）に反対した。これは圧痛点とその重症度を記録しながら、全身を評価する方法である。

　姿勢の評価により患者の症状に関する数多くのポイントがわかり、あるいは触診し異常トリガーポイントを見つけると、患者が訴えている痛みを説明するパターンが現れる、あるいは筋の短縮、弱化、調整障害をテストすると体性機能障害に関係し、圧痛点、そしてその重症度に関するそのシステム網や分布は治療計画の作成に役立つと思われる。

　この分布図作成の主要目的は「非常に大きな圧痛点」（DTP）と名付けられた点を特定し、それよりも小さな圧痛部分への連鎖反応を不活性化し、それを正常化させることである。この概念は Simons ら（1999）の概念と異なるわけではない。彼らは、第 1 のトリガーポイントを特定できれば、活性化したトリガーポイントへの連鎖の「スイッチを切ることができる」と訴え続けた。

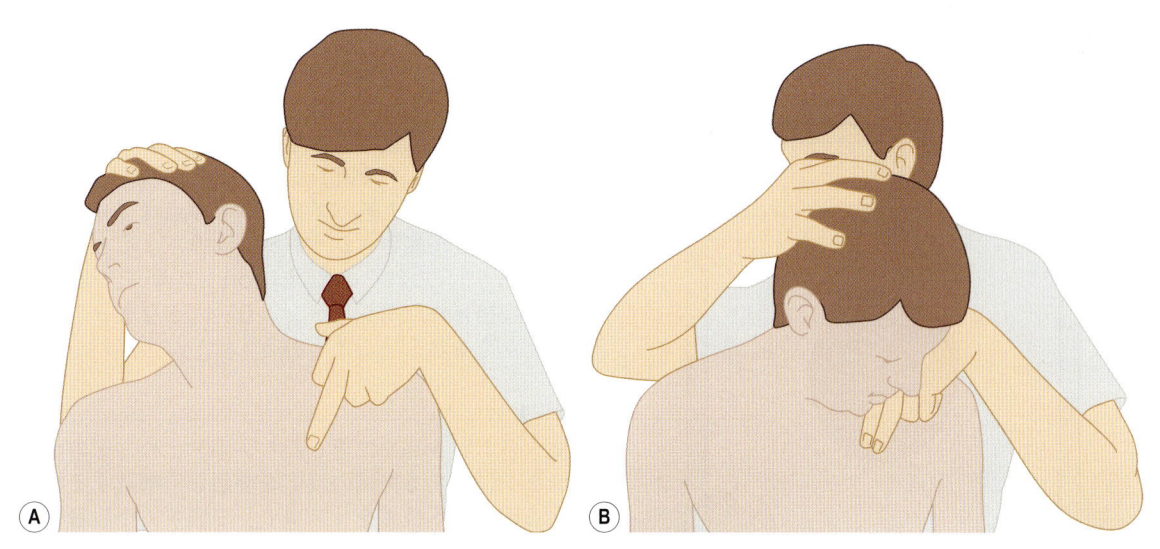

図4.5 （A）「ボックス」エクササイズの第2の頭／首のポジションで、痛みと組織の筋張力を触診し、モニターする（この例では左上胸部）。（B）「ボックス」エクササイズの第4、そして最後の頭／首のポジションで、痛みと組織の筋張力を触診し、モニターする。

D'Ambrogio と Roth（1997）は次のように説明した：

> 複数の患者が同じ不調を訴えることがあるが（膝の痛み、肩の痛み、腰痛など）、スキャニング評価（と「主要な圧痛点」）で明らかになるように、この原因はそれぞれ異なるだろう。重要な機能障害がある位置を特定し、制限された筋や筋膜バリアを治療すると、痛みは減少し始めるだろう。

D'Ambrogio と Roth（1997）が勧める、複雑な分布図作り（マッピング）やチャート作りを行うための練習については、彼らの文献を読むとよい。

マッピングやチャート作りの練習は、時間はかかるが役に立つ。忙しい療法士には、本章で前述した指針（Box4.5 を参照）で十分であり、これによってよい臨床結果を得られるだろう。

下記に多くの練習法を紹介した。これを読めば読者はSCS法を行い、それを使う場合の力の入れ方について「実地」で慣れるための好機を得られるだろう。これらの練習に続き、臨床でのSCSの使い方について解説し、身体のさまざまな筋や関節を網羅する。

SCSのエクササイズ

1. SCS「ボックス」エクササイズ
(Woolbright 1991)

アラバマ州にあるマックスウェル空軍基地の航空医学局長 Jimmie Woolbright 大佐（1991）は、SCS のスキルを身につけ、それを磨くための教育用ツールを開発した。これは治療プロトコルとして作られてはいないものの、関連するメカニズムの感覚を身につけるためには優れた手段である。

「ボックス」エクササイズのガイドライン
注：このエクササイズで頭と首の位置を定めるときは（図 4.5、図 4.6）、力をまったくかけてはならない。

● どのポジションも、どちらの方向であれ、組織が動く限界までもっていくのではなく、最初に抵抗の徴候に気づいたところで止める
● つまり、患者の頭と首を右へ側屈・回旋させるということについて、そのポジションに向かってごく軽く導くことになるだろう。力をかけず、無理に動かすこともせず、患者はいかなるストレインも痛みも感じない
● 以下に説明するこの「ボックス」エクササイズの

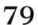

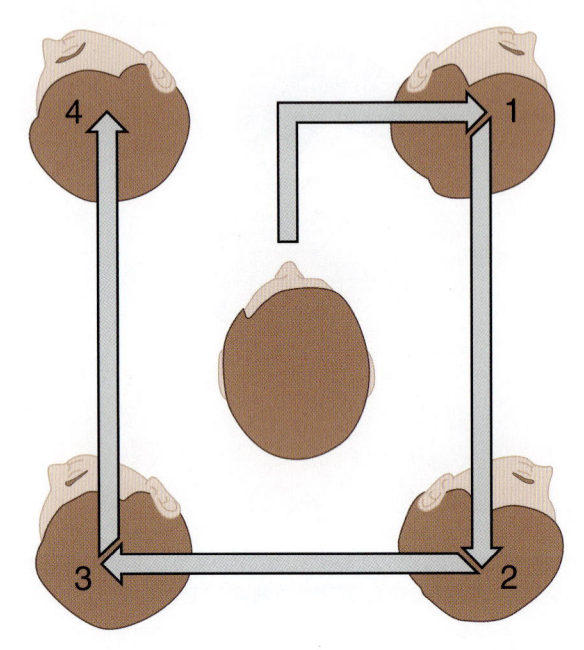

図4.6 「ボックス」エクササイズ。頭を4つのポジションに動かす。屈曲および側屈・右回旋（1）；伸展および側屈・右回旋（2）；伸展および側屈・左回旋（3）；屈曲および側屈・左回旋（4）。やさしくこれらのポジションを取りながら、圧痛および／または筋緊張をモニターする

各項でのポジションに達したら、重要な要素を3つ考慮しなければならない：

1. 患者はゆったりしており、このポジションによるストレスを受けていないか？　そうでない場合は、施術者が緊張しすぎているか、患者がリラックスしていない
2. このポジションにおいて、触診する組織（この例では左上胸部）は、この頭／首のポジションで圧をかけたときよりも、感受性が低いか？
3. このポジションにおいて、触診した組織は筋緊張が減り、より「緩んだ」感じがし、「動きにくい」という感覚は減少しているか？

触診手（この例では左手）から得られた情報により、施術者はこのエクササイズの最終段階で、さまざまな頭／首のポジションのどこで触診した組織が最も「緩んだ」かを判断できる（図4.5）。（このエクササイズでは）頭と首のポジションのうち、触知した筋緊張や痛みが最も減るのは1つだけだろうが、これら2つの重要な要素（痛みと過緊張）

をある程度減少させる、第2のポジションがほかにもある。そして「ボックス」エクササイズ中にとった数々のポジションには、筋張力および／または痛みが明らかに「大きくなる」ところがある。

Woolbright（1991）は、彼が「鏡像」点と名づけた点があると述べている。その点は「リリースが起きると予測されたポジションのちょうど対角線上にあり」、これらの点は、Jones の研究で最も緩むと指摘されたポジションより、大きな緩みのポジションをもたらすこともある。

方法

注：各ポジションに達したら、手を止め、そのポジションに対する組織の反応を評価し、触診する指による痛み／不快感を「スコア」で表すよう患者に指示する。頭と首が「ボックス」の周りのポジションを動くとき、筋緊張の変化に常に注意すべきである。

- 患者を座らせ、施術者は背後に立つ
- 施術者の右手を患者の頭頂部に**ごく軽く**置く（手のひらを頭に置き、指先で額に触れるか、手を頭の上で横向きに置き、手の手根部が片側、指先がもう一方の側に来るようにする）。左の手／指先で左鎖骨のやや下、胸筋内の圧痛部位と筋緊張を触診する（図4.5）
- 十分な圧をかけ、患者に不快感や痛みを報告してもらう
- このときの感覚を「10」とし、痛みのレベルを言うように指示されたら数字で答えるよう患者に説明すること（10段階で「10」が最も痛い）
- 頭と首の位置を変えるにつれ、不快感／痛みは変化する。このエクササイズの主な目的は、触診した組織内の筋緊張を使い、「スコア」が上がっているか下がっているかをあなたが感じることである
- 患者が息を吐くと、頭は「最小限の努力」で屈曲に導かれ、それからやさしく右に側屈・回旋し、ポジション1にいく（図4.6）
- そこで少し停止して、触診した組織の変化を評価し、さらに／または痛みや感受性の低下についてのフィードバックを得て、施術者は頭を右回旋から戻し（軽い右側屈は保つ）、患者が息を吸うときに、施術者は眉に軽い圧をかける。すると頭が屈曲から「浮き」上がり、軽く伸展する
- 伸展の軽い限界域に達したら、もう一度右回旋し、ポジション2にする（図4.5A、4.6（2））
- しばし停止して、筋緊張と痛み／不快感を評価したのち、頭をやさしく左に動かし、ニュートラル

なポジションに戻す

- 次に、側屈、そして最後にある程度の左旋回をさせ、軽くエンドポイントに置き、頭をまだ軽く伸展したまま、ポジション3で休ませる（図4.6(3)）
- 次に、しばし休んだのち、頭／首を左回旋から緩め、屈曲させながら（息を吐きながら）、左側屈は維持する
- もう一度左回旋を取り、ポジション4のように頭／首を屈曲して休ませる（図4.5B、4.6(4)）
- 頭を右に戻し、中心線で側屈／回旋をなくすと、最初のニュートラルなポジションに戻る
- 中心線を越して右に向け、再び屈曲・側屈し、続いて右回旋し、ポジション1に戻る
- （上述のように）頭と首をボックスの周りで何度も動かし、触診とモニターをしている手の下にある組織でさらに緩み（あるいは動きにくさの増加）が生じているかどうかを評価する
- 患者が目を閉じ、頭が動くときに動く方向を上下左右に「見る」と、このプロセスをもっと補助することができるかどうか、試してみるとよい
- ごくまれに、このように目の動きを使って操作すると、目が見ている方向と動きの方向が一致した場合に、緩みが増すことがある
- 施術者は、患者をボックスの周りに動かすプロセスをより滑らかにできるという。それには患者の目の動きや呼吸に合わせて、頭に置いた手で患者を導く動きと同じ方向に、同じスピードで体を倒す
- このエクササイズを何回も繰り返し（別の人を対象に）、特定の圧痛点を触診する際に施術者が安心して「ボックス」アプローチを使えるようにする。傾聴／モニター／触診する手／指の下にある組織の筋緊張や、不快感の変化を記録する
- 後面（伸展）の圧痛点を触診する際、「ボックス」はニュートラルからまず伸展させ（息を吸いながら）、圧痛点がある側への側屈と回旋を加え、次にボックスの周りを回す
- 前面（屈曲）の圧痛点を触診する際、「ボックス」はニュートラルから頭／首を屈曲させ（息を吐きながら）、それから触診する側から離すように側屈・回旋し、ボックスの周りを回す

注：このエクササイズシリーズや臨床治療プロトコルを続ける前に、本章のBoxをすべて、特にBox4.3を読み返すとよい（カウンターストレインのポジショニングのガイドライン）。そこにJonesや、私も含め

多くの人々の臨床経験から引き出された、ポジショニングに関する一般的な指針が記されている。

2. SCS 頸部屈曲エクササイズ

- 患者を仰臥位にし、施術者は台の頭方に座るか立つ
- 適切な触診を行い、局所の機能障害がある部位を探す。たとえば「羽のように軽く」、1本指で、頸椎横突起の先端を覆う皮膚をストロークする
- このモデルを使い、「引く」感覚を探す。そのような部位は汗腺運動（交感）の高まりを示している。つまりは第2章で述べたように、局所または反射的に引き起こされた機能障害の好発部位なのである（Lewit 1999）
- 引きを感知したら、軽く圧をかけ、過敏な圧痛点を特定して固定する。これは（Jonesの発見によると）前面（前屈）のストレインのある部位を示す
- 続くポジショニングのシークエンス中は、痛みが減少する操作を患者に尋ねる
- 著者は次のように言う。「私が圧をかけたとき起こる痛みをスコアで表してください。（この例では）頭を動かす前を「10」とし、私が尋ねたときだけ、その時のスコア（10点中）を教えてください」
- 目標は患者が答えたスコアが3以下になってから、ポジショニングのプロセスを終えることである
- 図4.7の例では、感受性／痛みが強い部位が右横突起先端のすぐ前にあり、これを施術者の右母指で触診し、モニターしている
- 次に頭／首を軽く屈曲させ、患者のスコアをもとに、ある程度の緩みを達成する。この段階では、持続的にここを圧迫する
- 痛みのスコアが50%程度にまで減ったら、微調整を始める。ごくわずかにポジショニングを追加し（側屈、回旋など）、最大限に緩むポジションを見つける。そのときの「スコア」は最低70%減っていることである
- Box4.3に記したSCSのガイドラインによると、前面にある痛みは（常にではないが、原則として）痛みがあるほうへ屈曲、側屈、回旋するように置く
- 相対的な「緩み」に達したら、患者は深呼吸するよう指示する。そのとき痛みのレベルの変化を観察しながら、呼吸サイクルのどの相でさらに痛みが減るかを評価する
- 過敏が最も減少すると感じる呼吸サイクルの相を、患者が耐えられるだけ維持し（息を吸い切る、

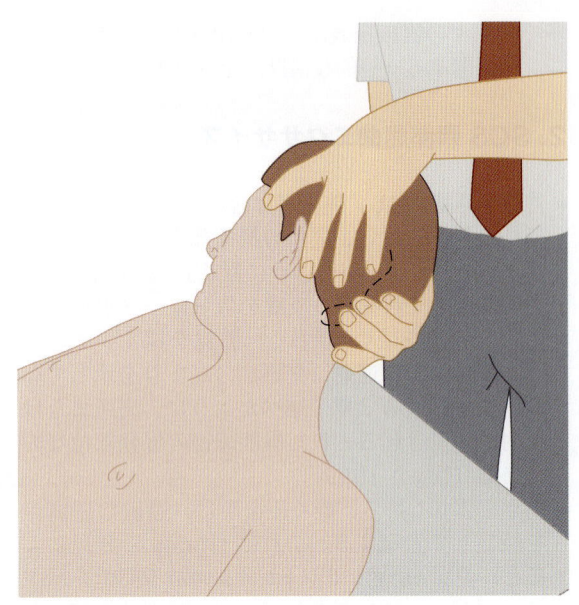

図4.7 頸部屈曲ストレインを治療するためにストレイン／カウンターストレインの使い方を学ぶ

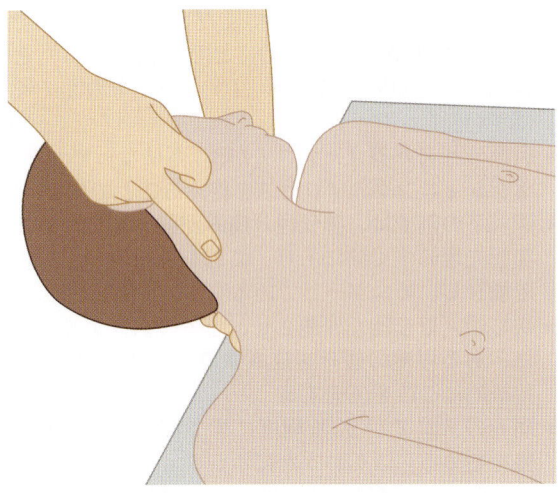

図4.8 頸部伸展ストレインを治療するためにストレイン／カウンターストレインの使い方を学ぶ

吐き切る、あるいはその中間のどこかで止める）、全体の緩みのポジションを維持しながら圧痛のある／緊張した部位をモニターする

- ジョーンズ法ではこの緩みのポジションを 90 秒保持する。この時間を減らすメカニズムは存在するが、それについては本章で後述する

- 緩みのポジションを保持する間、直圧を減らしてその点に触れる程度にし、緩みのポジションが維持されているか確かめるために定期的に検査する

- 90 秒後、非常にゆっくりと首／頭を最初のニュートラルポジションに戻す。このようにゆっくりニュートラルに戻すことが、SCS に必要な要素である。操作の最後で素早く動かすと、神経受容器（筋紡錘）が以前の機能障害の状態に戻るよう喚起されるかもしれないからである

- このとき、圧痛点／部位の過敏性を再テストすると、過緊張がかなり減っているはずである

3. SCS 頸部伸展エクササイズ

- 患者を仰臥位にし、頭を台の先端から出し、施術者がそれをしっかり支える。頸椎棘突起の先端に沿って、あるいはその上を軽く触診し、圧痛がある部位を探す

- 異常な圧痛がある点を特定したら、圧迫してある程度の過敏または痛みを引き出す

- 患者に、この圧痛を「10」と考えるよう指示する

- 次に、頭／首をごくゆっくり、軽く伸展しながら側屈・回旋する（図 4.8 を参照）。（通常は痛みがある側から離す方向へ。Box4.3 のポジショニングの指針を参照）痛みが最低 50% 減るまで続ける

- 圧は一定でも間欠的でもよいが、痛みが大きい場合は間欠的のほうが望ましい

- 痛みが最低 70% 減ったら、患者に吸息と呼息をモニターしてもらい、どの相で痛みがさらに減るかを調べ、快適に感じる間だけそこを維持する

- 圧痛点を間欠的に圧迫する場合、緩みのポジションを確実に保つために、90 秒保持する間、定期的に行なうこと

- 90 秒後、ごくゆっくり、慎重にニュートラルのポジションに戻し、患者を数分休ませる

- 圧痛点の痛みをもう一度触診する。感受性も、周囲の組織の過剰な過緊張もかなり減っているはずである

4. SCS「組織の筋緊張」エクササイズ

(Chaitow 1990)

- SCSエクササイズ2と3をもう一度繰り返す。しかし今回は、圧痛点の痛みの程度についての患者からのフィードバックに頼り、理想的な緩みのポジションへ施術者を導いていくのではなく、施術者自身が組織とその緩みに向かう動きを触診し指針とする
- 先に治療した圧痛点に軽く触れながら、頭と首をポジショニングし、最大の「緩み」にもっていく
- 理想的には、前のエクササイズで達した、痛みが減るポジションに近いところが最終ポジションになる
- これは触診スキルを身につけ、そして磨くプロセスのためのエクササイズである。第5章のファンクショナルテクニックを使うエクササイズであり、さらに続けるべきである

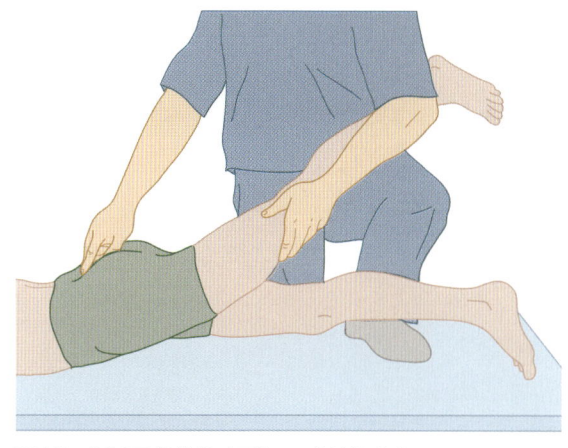

図4.9　SCS下部背部／下肢のエクササイズ

5. SCS圧を伴うエクササイズ

- エクササイズ1、2、3をもう一度行うが、今回は痛み／過敏性および／または過緊張がポジショニングにより70%減り、このプロセスを補助するために呼吸の要素も加え、その後、脊柱の長軸方向に頭頂部に圧をかけ、軽く「収縮」させて、圧迫する
- このとき0.5kg以上の圧をかけてはいけない。たいていはその半分以下である
- これは施術者の腹部から圧をかける、あるいは首と頭を支える両手で圧をかけて行う
- 組織をこのように収縮／緩める要素を追加することにより、触診した点の過敏性を高めたり、他のどこかに痛みを引き起こしたりしてはいけない
- さらに収縮させることにより痛み／不快感が増した場合は、中止すること
- よくある反応として、患者はさらに痛みが緩和したと報告し、施術者は触診した組織でさらに「緩み」を感じる
- 操作に収縮を加えると、緩みのポジションを保持すべき時間が減り、促通位リリースの主な特徴に似てくる（FPR、第5章を参照）
- 収縮に主眼を置くとき、SCSの時間は通常5-20秒とする

　最初に挙げた5つのエクササイズは（「ボックス」エクササイズから数える）、SCS法になじむための最初のよい方法である。

　これらのエクササイズの技術を高めるためには：
1. SCSのプロセスのきめ細かさをより感じ取れること
2. 圧痛点を特定する能力と、その位置に応じて、その部位を屈曲させて微調整する（前面）ことや、伸展して微調整する（後面）ことによって、過敏や筋緊張が最低70%は減るようにすること
3. 組織を最初の緩みのポジションに置いたとき、組織を軽く「収縮」させたことに対応して生じた変化を感じられること

　臨床で役立つSCSに進む前に、さらに2つエクササイズを紹介するので練習してほしい。
　エクササイズは以下である：
- 腰部のエクササイズ（エクササイズ6）
- 小さな関節(肘)のエクササイズ(エクササイズ7)

　どちらのエクササイズでも、「ボックス」エクササイズ（上述）で使ったようなプロセスを使う。
　注：これらはSCSの評価と治療法になじんでもらうための「練習用」だが、実際は臨床の現場で、注目している領域を治療する際に問題なく使える。
　これらは信頼できるSCSプロトコルである。

6. SCS下部背部／下肢エクササイズ

- 患者を腹臥位にし、下肢の一方を「ハンドル」代わりにし、下部背部領域を触診しながら、そこの

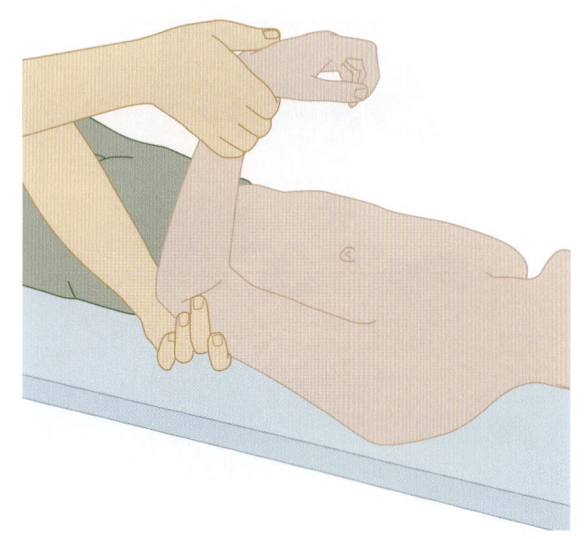

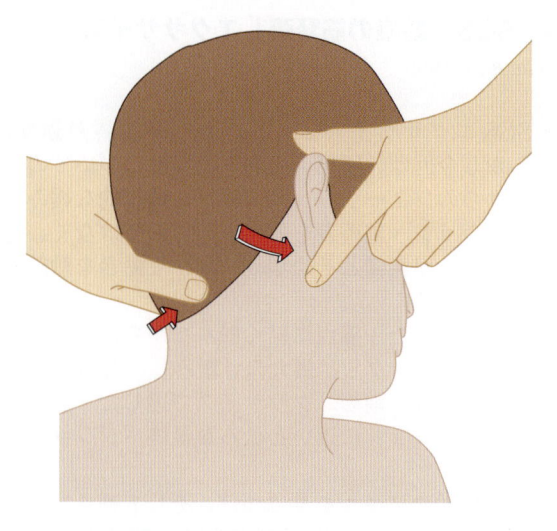

図4.10　外側上顆を触診する際に、肘から下をさまざまなポジションに置き（屈曲、伸展、回旋）、触診した組織に対する影響を評価する

図4.11　第1頸椎の屈曲ストレインの圧痛点は、茎状突起と下顎角の間によくある。緩みそうなポジションは図の通りである。しかし、緩みのポジションとして頭や首を別のポジションに向けることもありうる。

筋緊張および／または圧痛を修正する（図4.9）

- 施術者は腰部筋を触診しながら、同側の脚、ついで反対側の脚を（軽く）伸展、内転、内旋に関して評価する
- これらさまざまなポジションの効果を評価したら、脚をニュートラルなポジションにし、伸展したまま外転、外旋を加える
- 腰部の圧痛（圧痛点を触診する）と過緊張に対する効果を評価するために、さらに操作を行い、外転していた脚を屈曲（テーブルの縁の向こうへ）させてから外旋する
- その後、股関節を屈曲したまま回旋を戻し、脚を内転させ、楽な最終可動域に来たら軽く内旋する
- このようにして「ボックス」運動に似た動きを行いながら、腰部を触診し、痛みが変化したり筋緊張が変化したかを探る
- このシークエンスを数回繰り返しながら、どのポジションで腰部が最も緩むかを評価する
- 同側または反対側の脚をレバーとして使う際、触診している組織により大きな影響を与えるかどうかを評価する
- このプロセスを繰り返すが、今回は微調整の最後で、0.5kg以内の圧で脚を骨盤のほうへ緩め長軸

方向に圧迫する

- 圧痛と筋緊張に対するこの効果を評価する

最良のポジションはどこか？

　SCS の理論と臨床経験によると、「緩み」やすいポジションは「反対側の脚を伸展」したときに見つかるという。

　ほかの変化は、脚を内転または外転、内旋または外旋したときに、腰部のどの部位が最も緩むかである。最適な結果を導くモデルについては Box4.3 を参照すること。

　脚を緩めて伸展し（とはいえごくわずかにであり、脊柱の過伸展を避ける）、内転および軽く内旋するとき、「右腰部」にある圧痛点は以下の条件で最も緩む：

- 反対側（左）の脚が伸展している
- その脚が内転している（つまり、腰椎がやや左に回旋する。たとえば患者の右後面にある、触診痛のある側から離れる方向）
- 微調整するとき、脚をいずれかに回旋すると、圧痛または筋緊張が 70% 減ることもある
- 長軸方向の圧迫

7. SCS上肢（肘）エクササイズ

- 外側上顆の圧痛や筋緊張を触診するとき、「ボックス」エクササイズの概念と方法を使って、一連の動きを行う
- 患者を仰臥位にし、外側上顆の圧痛部位を片手で触診する
- もう一方の手で患者の手首を持ち、肘を伸展し、触診痛のある側に側屈、回旋する（たとえば外旋）
- 腕をこのポジションに置いて、触知した筋緊張の変化と報告された痛みの変化を評価してから、側屈と内旋を加える（伸展したまま）
- 次は屈曲を行う。屈曲したまま、触知した筋緊張や報告された不快感の変化を評価し、次に側屈しながらまず内旋、次いで外旋し、報告される過敏性の変化と組織の筋緊張の変化を評価する
- 筋緊張と過敏性が最も減少するポジションを特定する
- 次に、手首から肘に向かって、数グラムの圧で長軸方向に圧迫する（図4.10）

　外側上顆前面にある圧痛点が最も緩みやすいのは、屈曲、側屈、外旋したポジションである。しかし、どの圧痛点でもそうだが、機能障害を起こすストレインのパターンではそれぞれのメカニズムが働くために、このような予測は不正確になる。要するに、最も効果がありそうなのは、最大限の緩みを作り出すポジションなのである。
　SCSの初心者は、これと1つ前のエクササイズを使うと理解しやすいであろう。

SCSのテクニック

　本章の大部分は、多くの関節や筋を治療する際に用いるテクニックの説明である。
　説明はJones（1981）の業績に由来したもの、著者が修正したもの、Deig（2001）またはD'AmbrogioとRoth（1997）がプロトコルを修正したものもある。
　SCSを臨床で使う際の説明は、首から下に向かい、足で終える（頭と顎関節（TMJ）法の説明だけは第5章で行う）。

頸部屈曲ストレイン

(図4.4Dを参照)

C1前面ストレイン：

- C1の前面ストレインによって生じる圧痛点は、茎状突起と下顎角の間の溝で見つかる
- 治療は、一般に仰臥位にした患者の頭を機能障害がある側から遠ざける方向に回旋する。このとき圧をかけ続けるか、Jonesの圧痛点を何度も探る（図4.11）
- 一般に微調整では、痛む側から遠ざかる方向に側屈する

　C1の屈曲ストレインのもう一つの圧痛点は、下顎角の1cm前にある。この点は一般に、痛む側から離すように約45度屈曲・回旋をして治療する。
　他の「頸椎前面の（屈曲）ストレインの圧痛点」は、関連する椎骨横突起の上、あるいは先端にある（図4.12）

- 一般に、これらの脊椎分節の治療は、前屈および回旋するようポジショニングを行い、圧痛点の痛みを取り除く
- 一般に、触知した圧痛点が頭方にあるほど、微調整では、回旋時に遠ざける必要がある（図4.12A）
- 圧痛点が足方にあるほど、一般に、屈曲は大きく、回旋は小さく行う

注：圧痛点に向かって回旋すべきと述べられているときは、常にその部位を緩める場合に最も効果が「ありそうな」方向であるというのが理由である。しかし、これで結果が出ないときは、痛む側から離す方向に回旋するとより大きく緩むであろう。
　要するに、ストレインのパターンはそれぞれ独自に変化している。ポジショニングで向けるとよい方向に関する指針はたいてい正確ではあるが、必ずそうだとは限らない。触診した組織や患者からのフィードバックこそが真の指針である。

頸部側屈ストレイン

　頸椎の側屈ストレインの圧痛点は以下の通りである：
- C1の側屈制限——C1横突起の先端
- C2-C6の側屈制限——棘突起の近くにある関節突起の外側面（図4.13）

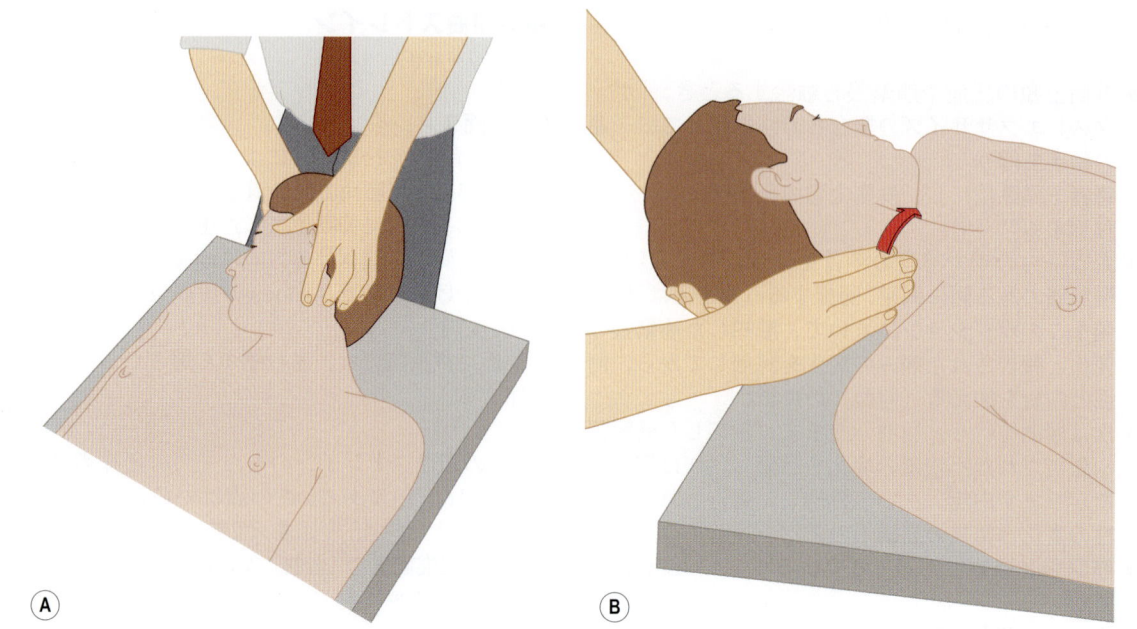

Ⓐ　　　　　　　　　　　　　　　　　Ⓑ

図4.12　（A、B）中部、下部頸椎の屈曲ストレイン。圧痛点は横突起の近くにある。よくある緩みのポジションは図の通りで、屈曲し、触診による痛みがある側から離すように回旋する。しかし、本文で述べたように、別のポジションのようがよいときもある

治療は、圧痛点に圧をかけ、組織の反応と痛みのレベルに関する患者からの答えに応じて治療する側に向かって、またはそこから離す方向に側屈する。

微調整では屈曲、伸展、回旋を少し大きくする。

臨床のヒント：第2章で述べたように、機能障害が認められる部位（痛覚過敏な皮膚領域）を「素早く」特定するため、「引く」触診を忘れないことである。

後頭下ストレイン

(図4.4B、Eを参照)

上部頸椎／後頭下ストレインに関連する圧痛点は、後頭部あるいはそこに付着する筋にある。たとえば前頭直筋、上頭斜筋、大後頭直筋、小後頭直筋などである。

治療は、頭の屈曲あるいは首の伸展をC1領域に局在化させながら、正確に焦点を絞った屈曲または伸展法を行うと触知した圧痛点の圧痛が驚くほど低下する。

以下に例を挙げる：

● 圧痛点が前頭直筋上、頭半棘筋の起始部内側、後頭隆起の下にある場合、この部位の屈曲ストレイ

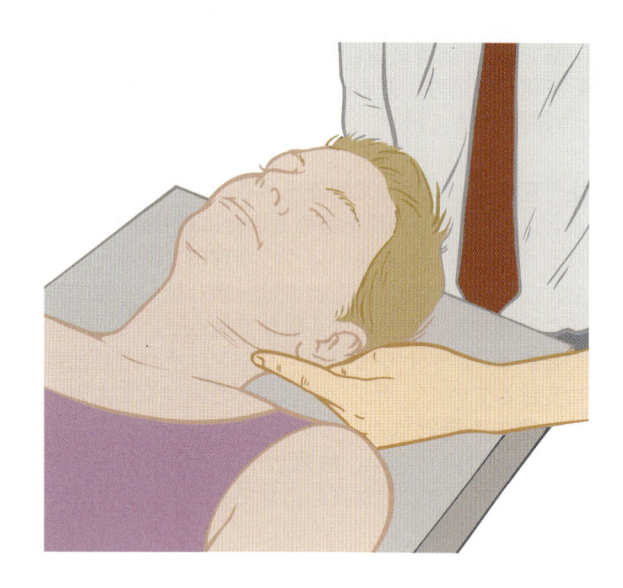

図4.13　C2-C6の側屈ストレインの治療

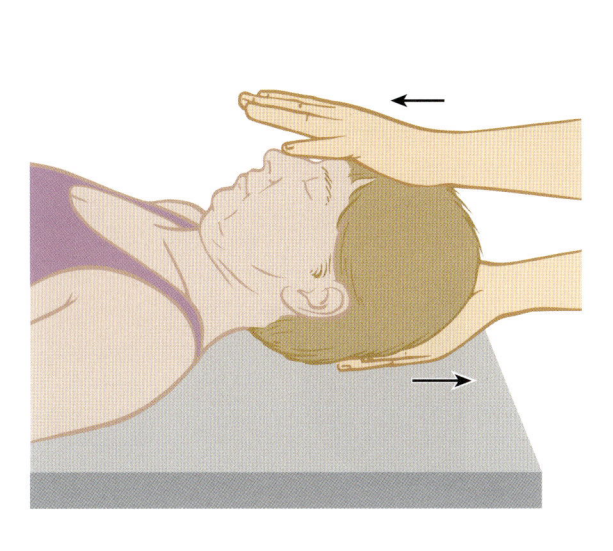

図4.14　第1頸椎の屈曲ストレインの治療

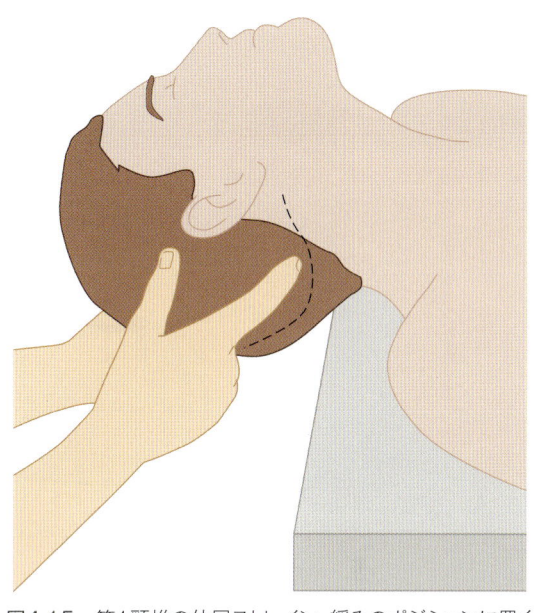

図4.15　第1頸椎の伸展ストレイン。緩みのポジションに置くためには首を伸展し、（通常は）痛みがある側から離すように回旋する。

ンに関連があると、Jones（1981）は述べている
- 緩みのポジションでは、後頭下領域を局所的に屈曲する
- 患者を仰臥位にし、施術者は台の頭方に座るか立つ
- 一方の手で圧痛点を触診し、同時に後頭部を頭方に向かって軽く伸長する
- もう一方の手を前頭骨に置き、足方に「軽く」圧をかけ、上位頸椎を屈曲させ、顎を気管に近づける（図 4.14）。組織が適切に反応し、感じていた圧痛が減少するまで続ける
- 微調整も必要である。治療する側に向かって回旋し、そこから離すように側屈することが多い

別の例を挙げる：
- 圧痛点が上頭斜筋の、乳様突起の約 1.5cm 内側にある場合、その部位の伸展ストレインに関連があると、Jones（1981）は述べている
- 緩みのポジションでは、組織を局所的に伸展する
- 患者を仰臥位にし、施術者は台の頭方で、片手で頭を支え、その手の 1 本の指を使い圧痛点にコンタクトする（図 4.15）
- もう一方の手を頭頂部に置き、軽い圧を加え、上部頸椎を伸展させる（C 1 上で後頭部が伸展する）

- このポジションで、側屈および／または回旋を加えた微調整を行い、緩みのポジションを達成する：

あるいは：
- （頭方、内側方向に圧をかけたとき）圧痛点が後頭部の頭半棘筋の起始、あるいは第 2 頸椎の横突起の上表面にある場合、機能障害に陥った組織は大後頭直筋または小後頭直筋と考えられる（通常は、むち打ち症による外傷または頭部前方位姿勢によるストレスである）
- どちらの点であっても緩みのポジションでは上部頸椎が伸展する
- 治療ポジションは、前述とほぼ同じである（図 4.15）

その他の頸部伸展ストレイン

圧痛点は、棘突起上またはその周囲で見つかる（図 4.4D を参照）。
治療は伸展を大きくしていくことから始める。
- 下部頸椎と上部胸椎における伸展ストレインは、首の上にある頭を伸展することで、触知した圧痛点の痛みを取り除いて治療することが多い

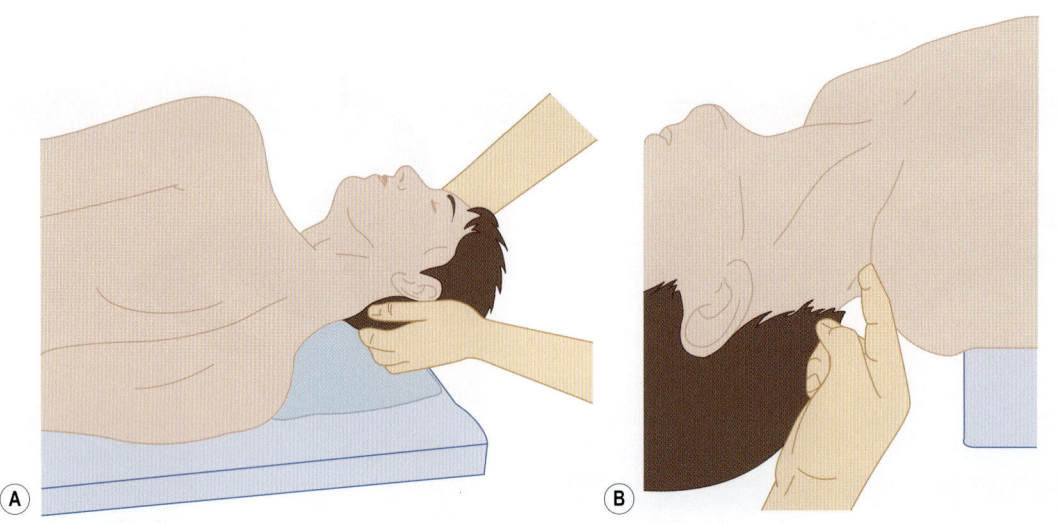

図4.16 （A、B）下部頸椎と上部胸椎の伸展ストレインでは、一般に、伸展し、わずかに側屈し、痛みがある側から離す方向へ回旋する

- 寝たきりの患者の場合、患者は痛みがある側を上にして側臥位になり、機能障害がある側に向かって軽く側屈、回旋し微調整する（図4.16A）。（寝たきりの患者のこれらの点の治療に関しては、第6章の Schwartz（1986）の提案を参照すること）
- 上記のポジショニングの例外は、C3/4 の伸展ストレインへの施術である。これらは通常、屈曲または伸展して治療する
- C8 の伸展ストレインも軽く伸展し、ストレインがある側に向けるのではなく、そこから離す方向にかなり側屈、回旋して治療する必要がある（C8 の圧痛点は C7 横突起上にある）

下部頸椎と上部胸椎の伸展ストレイン

（図4.4B、E を参照）

患者を腹臥位におく。Jones は次のように述べている：

施術者は左手で患者の顎を持ち、頭部を支える。左前腕は患者の頭部右側に沿わせ、しっかりと支える。右手は棘突起の右側にある圧痛点をモニターする。かける力のほとんどが伸展であり、左にわずかに側屈、回旋する（図4.16B）。

胸郭後面の圧痛点は棘突起間か、脊柱に沿って、あるいは肋骨角にある。このとき椎間関節に伸展制限、側屈制限があり、また、肋骨は挙上すればより楽になる。

ジョーンズ法の単純さは明らかである。

- 短縮した線維は圧痛点が見つかる部位に関連し、ポジショニングでは短縮を強めながら、圧痛点を触診する
- 緩みのポジションを 90 秒保持する
- 必要なスキルは、圧痛点を特定し、局在化させ、もとのストレインまたは損傷の性質を見つけ、それを元通りに回復させることである
- この領域の伸展ストレインに関しては、ジョーンズ法ではほとんど例外がない

臥床患者の治療

SCS を病院や自宅（寝たきりの状況）で用いる場合に注意すべきことは、第 6 章で扱う。さらに虚弱な患者や、急性期でも役立つファンクショナルアプローチも概説する。

臨床のヒント：本書の指示通りに行っても圧痛点の痛みが緩和しない場合、緩めるために別のポジションを取る必要があることを留意しなければならない。

Spencer の肩関節シークエンスプロトコル

　臨床において、スペンサーシークエンスは評価法としても治療法としても極めて役に立つ。

　以下で論じるように、ポジショナルリリースの代わりに、筋エネルギーテクニック（MET）や他の方法を使ってもよい結果を出すことができる。

　スペンサーシークエンスは、20世紀初頭のオステオパシー医学に由来し（Spencer 1916）、アメリカではすべてのオステオパシー医学大学で教えられている。その間にこの方法は修正され、アーティキュレーションとモビライゼーションを達成するという本来の意図以外の治療要素も含むようになった。

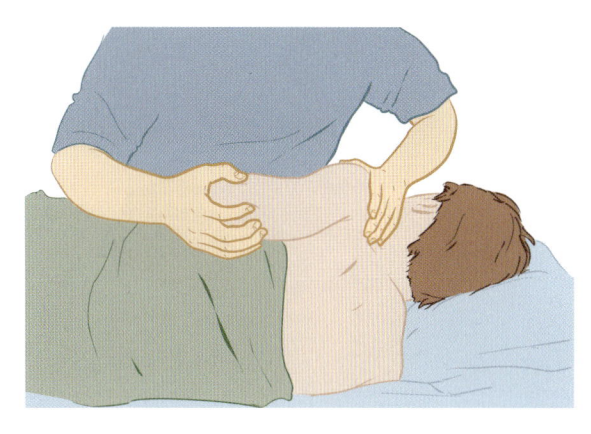

図4.17　スペンサーシークエンス法で肩関節の伸展制限を治療する

研究結果
(Knebl 2002)

　肩関節の既往症がある29人の高齢患者を対象とした研究結果である。患者は無作為に、スペンサーシークエンスによるオステオパシー治療を受ける群と対照群に振り分けられた。

　プラセボ群は、実際に治療を受ける群と同じ7つのポジションに置かれたが、プロトコルの一部としてMET（"矯正する力"）は使わなかった。

　14週間にわたり、30分の治療セッションが8回行われた。その間、両群ともに可動域がかなり広がり、痛みは減少した。しかし、治療後、「OMTを受けた被験者たちは可動域が広がり続けたのに対し、プラセボ群は減少した」。

選 択

　臨床で明らかになったのは、スペンサーシークエンスは、評価と関節操作から筋エネルギーアプローチに移行できるだけでなく、状況に応じてポジショナルリリース（SCSまたはファンクショナル）にも移行できるということである。

　関節操作、および／またはMETおよび／またはSCSのどれを使うかを判断する場合の重要な要素は、状況が相対的にどれだけ急を要するかと、患者の相対的な過敏性である。急性であるほど、そして患者が虚弱で過敏性が高いほど、選ぶべきはSCSまたはファンクショナルポジショナルリリースになる。

スペンサーシークエンス法

　Spencerのポジションを解説する（肩関節の屈曲、伸展、内旋、分回し運動に、圧迫と伸展、内転と外転を加える）。

　注：以下の解説では肩関節の外旋に関する記述はないものの、外旋は内転シークエンスの一部である。

方 法
(Patriquin 1992)

- 肩関節を評価、治療する際は、肩甲骨を胸壁にしっかりと固定すること。さまざまな動きを行うにあたり、関節窩に対する上腕骨の運動に焦点を当てるためである

- Spencerの評価と治療シークエンスを行うにあたり、評価する側を上にして患者を側臥位にする。（通常は）腕を体側につけて肘を屈曲する

- すべての評価において、施術者は患者の胸の高さで患者と向き合う。場合によっては側臥位の患者の背後に立つ

肩関節の伸展制限の評価と PRT 治療

- 施術者は、頭方手で肩関節を包み込むようにし、肩甲骨と鎖骨を胸郭にしっかり押しつけながら、足方手で患者の屈曲した肘をつかみ、腕を他動的に伸展して最適の90度にする（図4.17）

- 可動域に制限があればすべて留意し、「最初に抵抗が示されたところ」か、運動の結果、患者が痛みを報告するまで動きを続ける

- 肩関節を伸展する運動中に制限に気づいた場合、

89

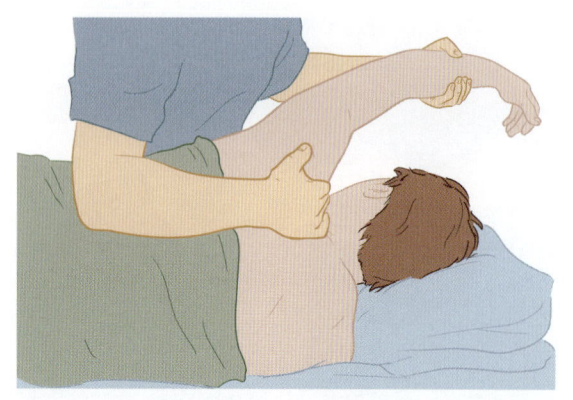

図4.18 スペンサーシークエンス法で肩関節の屈曲制限を治療する。図は可動域の最終域の評価に向かうポジションを示す

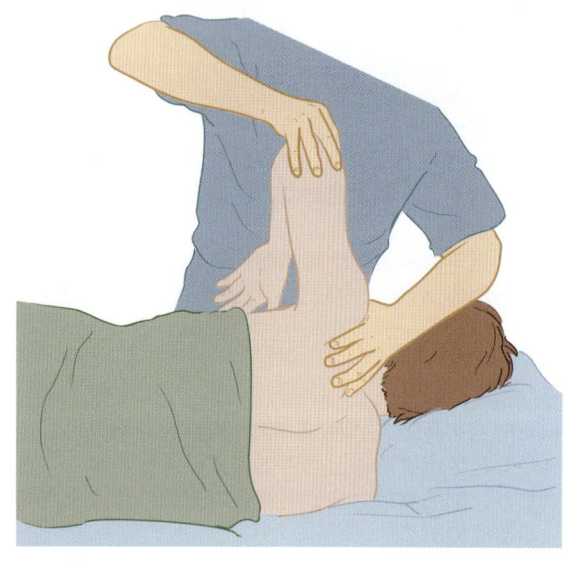

図4.19 スペンサーシークエンス法で圧迫しながら分回し運動能力を評価する

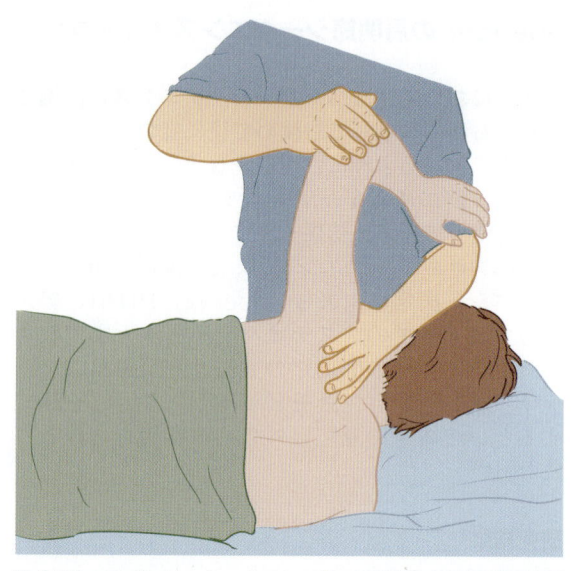

図4.20 スペンサーシークエンス法で肩関節の外転制限を評価し、治療する

減るポジションへ腕を動かす。このとき、ほかの部位にさらなる痛みを生じさせないことである
- この緩みのポジションで少し屈曲し、微調整を行い、圧痛点のある筋を緩める
- この緩んだ状態を 90 秒保持し（圧を加える場合はそれより短い）、その後ニュートラルにゆっくり戻し可動域を再評価する

肩関節の屈曲制限の評価と PRT 治療

- 患者は腕を体幹につけ、施術者は片手で患者の手首／前腕を持ち、もう一方の手で肩甲骨と鎖骨をしっかり胸壁に固定する
- 施術者はゆっくり他動的に患者の肩を水平面で屈曲させ、180 度に対する可動域を評価する。このとき肘は完全に伸展しておく（図 4.18）
- 制限があると感じられるところまで（あるいは屈曲運動の結果、痛みが報告されるまで）動きを続ける
- 肩関節を屈曲する際に制限が感じられた場合、この機能障害に関係する軟部組織は、肩の伸筋である。三角筋後部、大円筋、広背筋、そしておそらく棘下筋、小円筋および／または上腕三頭筋長頭である
- （引く、またはその他の評価法を使って）これらを触診すると、あきらかに圧痛がある部位がわ

この機能障害に関係する軟部組織は、肩の屈筋であろう。三角筋前部、烏口腕筋、大胸筋の鎖骨頭付着部である
- （引く、またはその他の評価法を使って）これらを触診し、著明な圧痛がある部位がわからねばならない
- 次に、触診によって引き出された中で最も圧痛のある部位（指圧すると痛む）をモニタリングポイントとして使う
- 圧痛点を指で押すとき、患者が「10」と評価する程度の強さで行い、次にその痛みが最低 70%

かる

- 次に、触診によって認められた中で最も大きな圧痛点（指圧すると痛む）を、モニタリングポイントとして用いる。そこを指圧し、患者はその時の痛みの程度を「10」とする
- 次にその痛みが最低 70% 減るポジションへ腕を動かす
- この緩みのポジションで、ある程度伸展し、微調整して、圧痛点がある筋を緩める
- この緩んだ状態を 90 秒保持し（圧を加える場合はそれより短い）、その後ニュートラルにゆっくり戻し、続いて可動域を再評価する

圧迫または伸長を使った、肩関節の関節操作と分回し運動能力の評価

- 患者を側臥位にし、肘を屈曲する。施術者は頭方手を包みこむようにして肩関節をしっかり保持し、肩甲骨と鎖骨を胸郭に押しつける（図 4.19）
- 施術者は足方手で患者の肘をつかみ、肩関節をゆっくり時計方向に分回ししながら（続いて反時計方向に）、上腕骨を長軸方向に圧迫する
- 次に、軽く伸長しながら、同様に評価する
- 肩関節の分回し運動を含むいずれかのシークエンスで制限または痛みを認めたら（時計方向、反時計方向、圧迫または伸長を伴う）、正反対の運動をした場合にどの筋が活動するかを評価する
- たとえば、圧迫しながら時計方向に回したときに、分回し運動の特定の部分で制限または不快感／痛みが生じた場合、そこまで運動を続ける。そしてこの運動を自動で逆に行なうとき、どの筋が収縮するのかを評価する（Chaitow 1996; Jones 1981; Walther 1988）
- これらの拮抗筋で最も「圧痛」がある点を触診し、これをモニタリングポイントとしながら、痛みあるいは高まった筋緊張が最低 70% 減少する緩みのポジションへ動かす
- これを 90 秒保持してから（圧を加える場合はそれより短い）、ゆっくりニュートラルに戻し、再テストする

肩関節の外転制限の評価と PRT 治療

- 患者を側臥位にし、施術者は頭方手を包みこむようにして肩関節をつかみ、肩甲骨と鎖骨を胸郭に押しつけ、足方手も包みこむようにして曲げた肘をつかむ
- 患者の手を施術者の頭方の前腕／手首で支え、腕

を固定する（図 4.20）
- 患者の肘を頭のほうへ外転し、可動域（および／または運動に伴う不快感）を評価する
- この外転には、ある程度の外旋も含まれる
- 痛みがなく、楽に外転できるのは 180 度近くまでだろう
- 可動域の制限や運動に伴う痛み／不快感に注意すること
- 制限または痛みを最初に感じたポジションまで動かす
- 肩関節を外転で制限がある場合、この機能障害に関係する軟部組織は肩の内転筋であろう。大胸筋、大円筋、広背筋、そして上腕三頭筋長頭、烏口腕筋、上腕二頭筋短頭である
- （引く、またはその他の評価法を使って）これらを触診すると圧痛部位がわかる
- 触診によって認められた中で最も大きな圧痛点（指圧すると痛む）を、モニタリングポイントとして使う。そこを指圧し、患者はそのときの痛みの程度を「10」とする
- 次に、圧痛点の痛みが最低 70% 減るポジションへ腕を動かし、微調整する
- この緩みのポジションは軽度内転し、内旋または外旋して、圧痛点がある筋を緩める
- この緩んだ状態を 90 秒保持し（圧を加える場合はそれより短い）、その後ニュートラルにゆっくり戻し、続いて可動域を再評価する

肩関節の内転（および外旋）制限の評価と PRT 治療

- 患者を側臥位にし、施術者は頭方手を包みこむようにして肩関節をつかみ、肩甲骨と鎖骨を胸郭に押しつけ、足方手も包みこむようにして曲げた肘をつかむ
- 患者の手を施術者の頭方の前腕／手首で支え、腕を固定する
- 肘を弧の内側、胸の前にもっていく。肩が内転・外旋するときに肘が頭方にも内側にも動くようにするためである
- この運動はゆっくり行い、抵抗や不快感に留意すること
- 肩関節に内転制限がある場合、この機能障害に関係する軟部組織は、肩の外転筋であろう。三角筋と棘上筋である
- 外旋も含まれるため、制限や痛みに関する筋として、肩甲下筋、大胸筋、広背筋、大円筋などの内

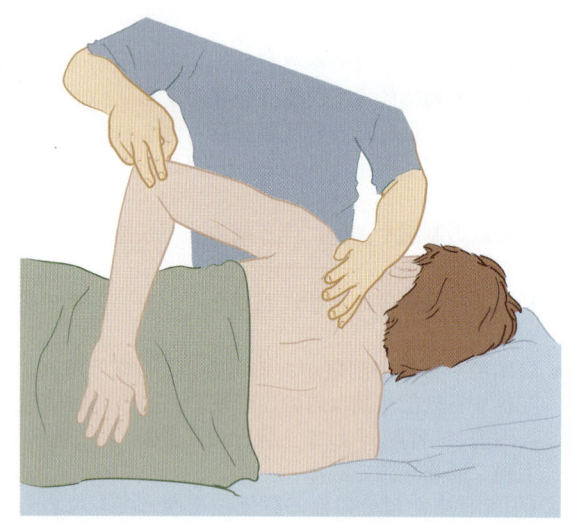

図4.21　スペンサーシークエンス法で肩関節の内旋制限を評価し治療する

旋筋群もあげることができる

- 引く、またはその他の適切な評価法を使ってこれらを触診すると、大きな圧痛がある部位がわかる
- 触診による最大の圧痛点（指圧すると痛む）を、モニタリングポイントとして使う
- そこを指圧し、患者はその不快感の程度を「10」とする
- 次に、圧痛点の痛みが最低 70% 減るポジションへゆっくり腕を動かす
- この緩みのポジションでは、ある程度外転し、内旋などの微調整を行い、圧痛点のある筋を緩めることになる
- この緩んだ状態を 90 秒保持し（圧を加える場合はそれより短い）、その後ニュートラルにゆっくり戻し、続いて可動域を再評価する

肩関節の内旋制限の評価と PRT 治療

- 患者を側臥位にし、腕を屈曲し、同側の腰部に手の甲を痛みなく置けるかどうかを評価する（図4.21）
- この腕のポジションを操作中、ずっと維持する
- 施術者は頭方手を包みこむようにして肩関節をつかみ、肩甲骨と鎖骨を胸郭に押しつけ、足方手も包みこむようにして曲げた肘をつかむ
- 施術者は患者の肘をゆっくり前に（腹部に）もっていき、運動の結果、制限の徴候や痛みがないか

留意しながら、徐々に肩関節の内旋を深める
- 抵抗があった最初のポジションで痛みが報告されるまで運動を続ける
- 肩関節に内旋制限がある場合、この機能障害に関する軟部組織は、肩の外旋筋であろう。棘下筋と小円筋と、おそらく三角筋後部も関与するであろう
- 引く、またはその他の適切な評価法を用いて触診すると、目立った圧痛がある部位がわかる
- 触診によって最大圧痛点（指圧すると痛む）を、モニタリングポイントとして使う
- そこを指圧し、患者はそのときの不快感の程度を「10」とする
- 次に、圧痛が最低 70% 減るポジションへゆっくり腕を動かす
- この緩みのポジションでは、ある程度外旋することで、圧痛のある筋を緩めることになる
- この緩んだ状態を 90 秒保持し（圧を加える場合はそれより短い）、その後ニュートラルにゆっくり戻し、可動域を再評価する

注：スペンサー評価はすべて、他動的に力を制御してゆっくりと行なう

個別の筋機能障害——SCS の施術

　以下に各筋に SCS 治療を行う方法を説明するが、これは包括的ではなく、代表的なものと思ってほしい。

　SCS の基礎的な原則を理解し、本章で説明したエクササイズを実践すれば、以下の項で取り上げる筋はそれほど難しくない。

　解説では、1 本の指または親指で圧痛点をモニターする。

　一部の例では、（知的で協力的な）患者に、圧痛点にモニター用の圧をかけてもらうとよい。これらを行うのは、患者を安全に「緩み」のポジションにするために、施術者が両手を使わなければならない場合である。

　筋に過緊張や痛みがあったり、何らかの形で関節の機能障害に寄与したりしている場合、圧痛点を使ってその筋を治療することになる。

　再度強調しておきたいが、筋が慢性的に変化している部位では（線維症など）、ポジショナルリリースによって過緊張は緩み、痛みは減るだろうが、構造的に変化した組織はそれによって修正することはできない。

SCS を使って筋痛を治療する例ではすべて、緩みのポジションを 90 秒以上保持し、それからゆっくりとニュートラルに戻す。

圧痛のある組織を緩みのポジションにすることで、「新たな」痛みや追加の痛みを生じさせてはいけない。

上部僧帽筋

圧痛点は後部線維または前部線維のほぼ中央に位置する（図 4.22）。

方 法

- 仰臥位において、患者の頭を治療する側に側屈し、施術者は同側の腕のポジショニングを用いて圧痛を最低 70% 減らす
- 緩みのポジションでは一般に、肩が屈曲、外転、外旋する（図 4.23）

鎖骨下筋

圧痛点は鎖骨中央部の下、下表面にある（図 4.24A）。

図 4.24（図 4.24B）の線維の方向と構造の配置を見る。これによってと、組織を集め、触知した圧痛を緩和するには、鎖骨を下方内側にもっていく必要があることがわかる。第 7 章 Box7.1 で解説するテンセグリティという要因についても考慮すること（図 4.49C も参照）。

方 法

- 患者を側臥位にし、同側の肩関節を軽く伸展し、前腕を患者の背中に回す（または仰臥位でもよい）
- 施術者は同側の肩関節に、下内方に軽く圧をかける。微調整では、肩に前方圧をかければ、触診点での感受性が最低 70% 減る（図 4.25）

肩甲下筋

圧痛点は肩甲骨外側縁付近、前表面にある（図 4.26）

方 法

- 患者はテーブルの縁近くで側臥位、肩を軽く（30 度以内に）外転し、伸展し、内旋する（場合によっては外旋）（図 4.27）
- 腕を軽く牽引すると報告された感受性が下がる場合は微調整として用いる

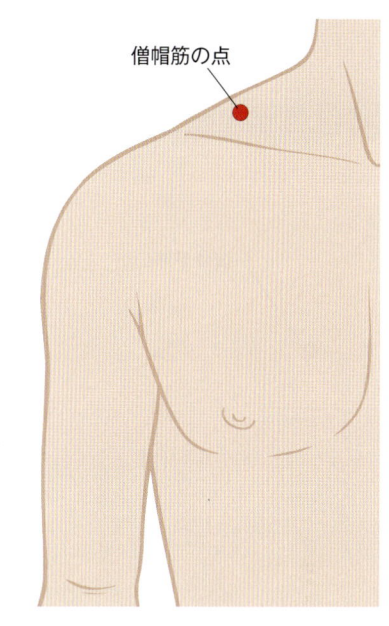

僧帽筋の点

図4.22　僧帽筋の圧痛点の好発部位

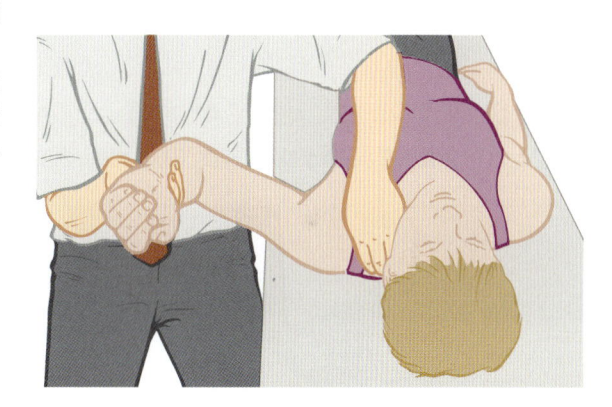

図4.23　僧帽筋の圧痛点の治療

大胸筋

圧痛点は筋の外側縁、前腋窩線付近にある（図 4.28）

方 法

- 患者を仰臥位にし、同側の腕を肩関節で屈曲、内転し、腕を胸の反対側へもっていく（図 4.29）
- 微調整として屈曲と内転の程度を変化させる。腕を牽引すると、効果的であることもある（これは、この方向を行うと圧痛が低下する場合に限る）

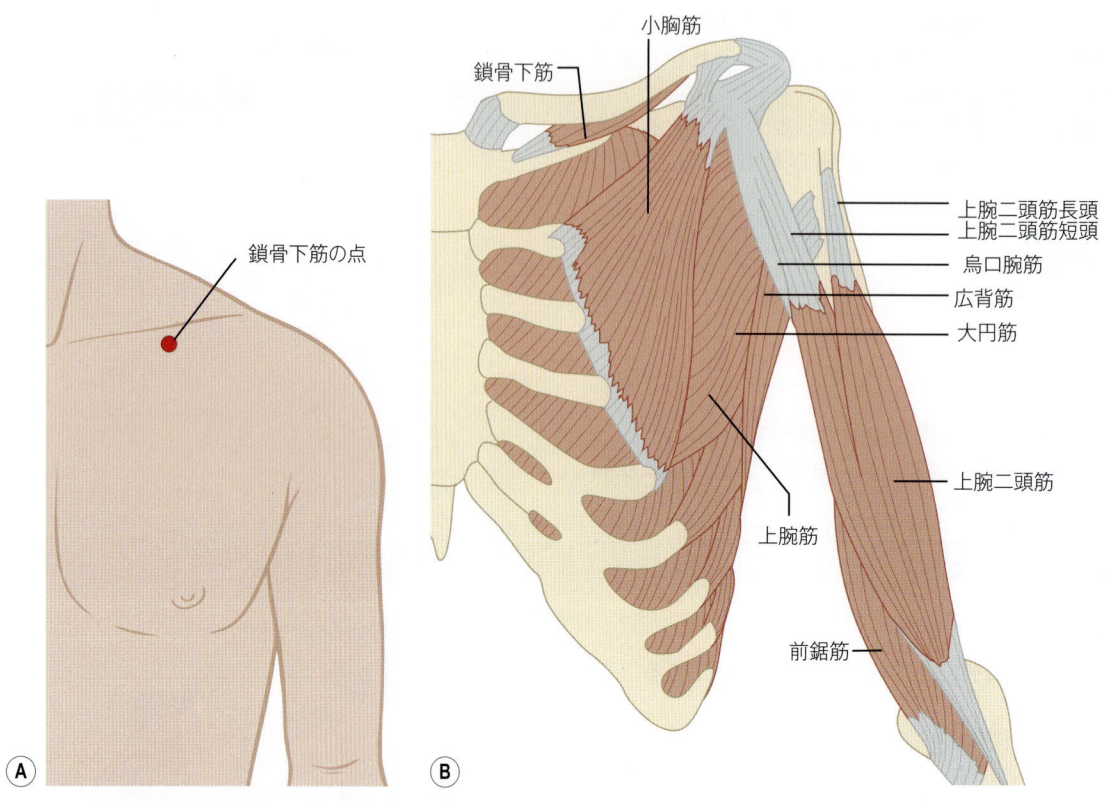

図4.24　（A）鎖骨下筋の圧痛点の好発部位、（B）前胸部と左腕の深筋（Gray's Anatomy, 39版より）

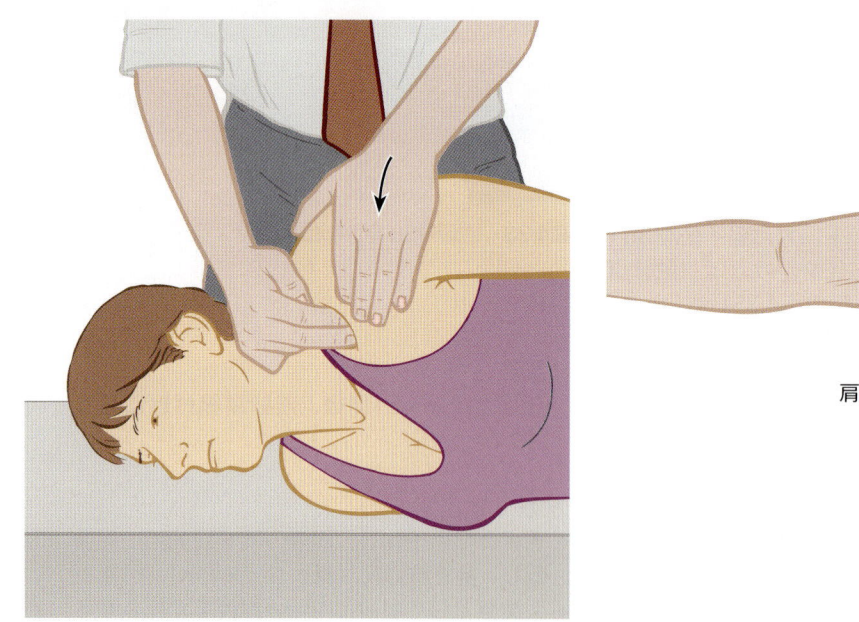

図4.25　鎖骨下筋の圧痛点の治療

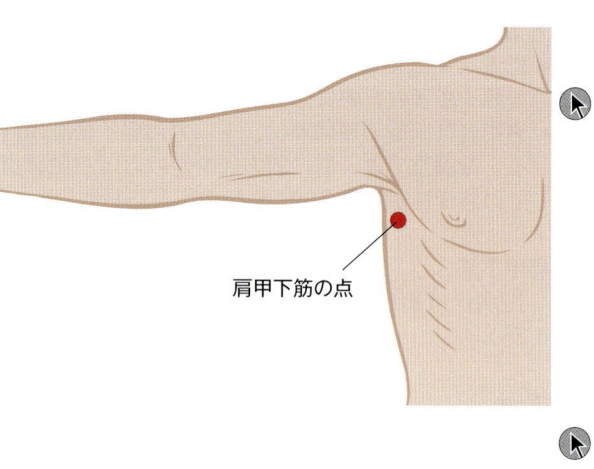

図4.26　肩甲下筋の圧痛点の好発部位

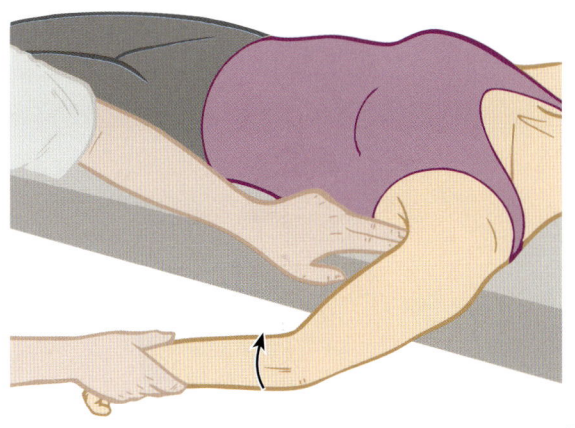

図4.27　肩甲下筋の圧痛点の治療

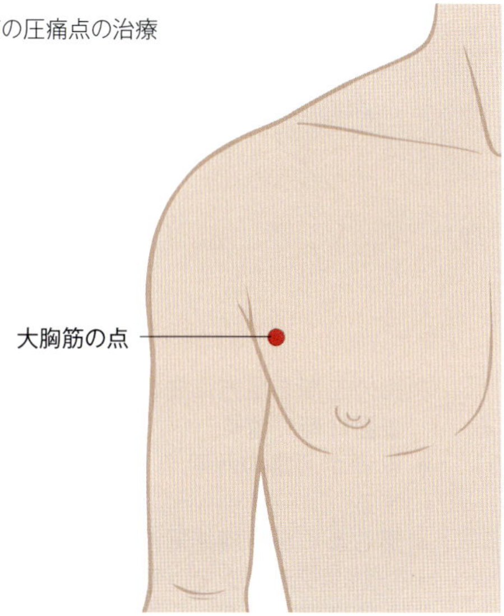

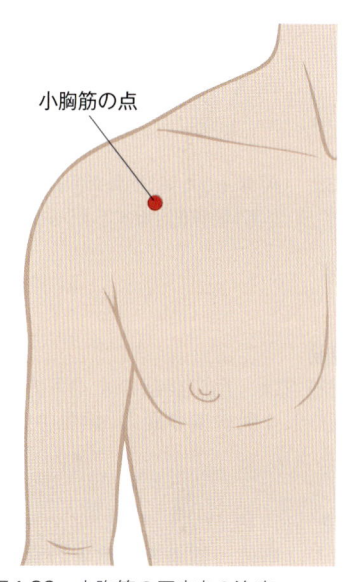

大胸筋の点

小胸筋の点

図4.28　大胸筋の圧痛点の好発部位

図4.29　大胸筋の圧痛点の治療

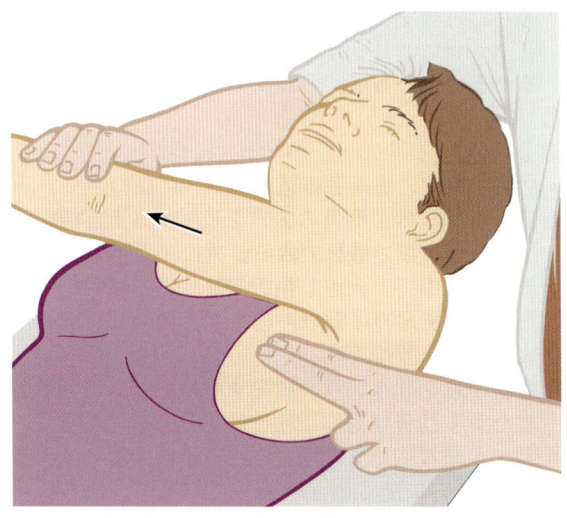

図4.30　小胸筋の圧痛点の好発部位

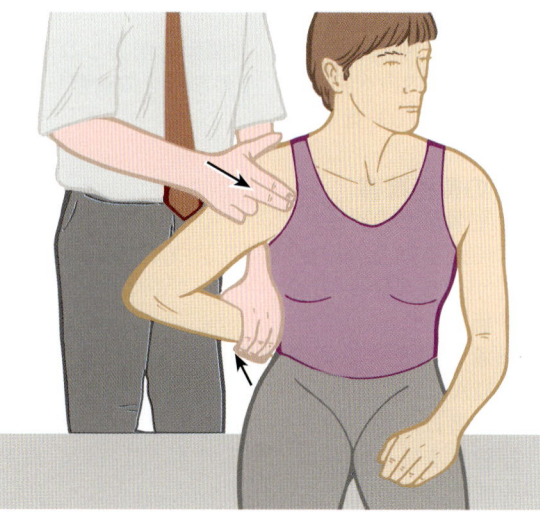

図4.31　小胸筋の圧痛点の治療

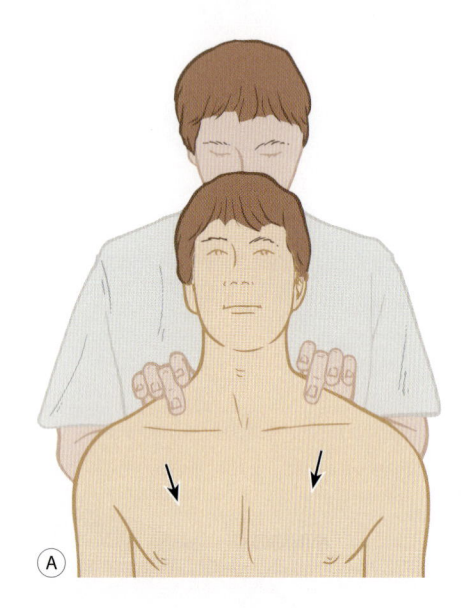
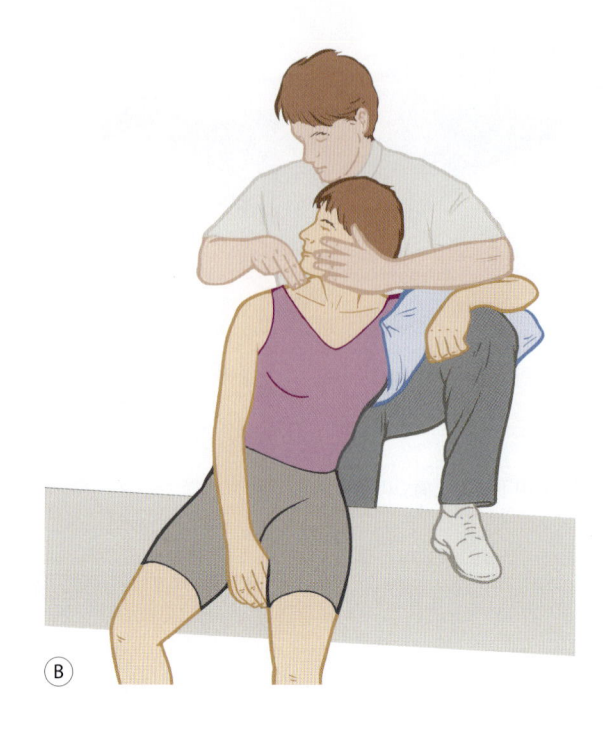

図4.32 （A）挙上した第1肋骨を評価するポジション、
（B）挙上した第1肋骨を治療するポジション

小胸筋

　圧痛点は、烏口突起のすぐ下方、やや内側にある（第2、3、4肋骨前表面の、鎖骨中央線付近にもある）（図4.30）

方　法

- 患者は坐位、施術者は患者の背後に立つ。患者の腕を伸展、内旋し、曲げた前腕を背中の後ろに回す（図4.31）
- 圧痛点を触診する手で、肩関節を前突しながら、同時に前内方へ圧迫し、その部位を微調整し、圧痛を最低70%低下させる

肋骨の機能障害

第1肋骨挙上の評価

　よくある肋骨の機能障害の1つに、第1肋骨の挙上がある（図4.4Bを参照）。ここは以下のように評価する：

- 患者は坐位、施術者は患者の背後に立つ（図4.32A）
- 施術者は、第1肋骨の上方を走行する上部僧帽筋線維を後ろから指で触診できる位置に、両手を置く
- 施術者の中指と人差し指の先端、または中指と薬指の先端を足方に向け、第1肋骨の後部骨幹の上表面に軽く置く
- 患者が通常の呼吸をするとき、その対称性を評価する
- 最もよくある機能障害は、第1肋骨の一方が挙上したポジションで「固定」されることである（たとえば固定されて、息を吐き切れない）
- その場合、第1肋骨の上面を触診すると圧痛があり、付着する斜角筋は短縮し、硬い傾向がある（Greenman 1996）。（肋骨の機能障害を説明するさまざまな方法はBox4.9にまとめた）

あるいは：

- 患者は坐位、施術者は患者の背後に立つ
- 施術者は、第1肋骨の上方を走行する上部僧帽筋を後ろから指で触診できる位置に、両手を置く
- 施術者の中指と人差し指の先端、または中指と薬指の先端を足方に向け、第1肋骨の後部骨幹の上表面に軽く置く
- 患者が息を吐き切り、肩をすくめるときに、触診した第1肋骨は対称に動くはずである
- 動きが非対称である場合（片方が他方より上にある）、頭方に動く側が挙上しているか、他方ほど挙上しない側が下制したポジション（呼息相）で

固定されていることを示す
- 第1肋骨で最もよくある制限は挙上であり、最も関与しがちな軟部組織の状態は前斜角筋と中斜角筋の短縮である（Goodridge & Kuchera 1997）

肋骨の機能障害に関するメモ
- 機能障害の肋骨の制限パターンの原因として直接的な外傷が関わるのでない限り、肋骨1本だけが挙上したり下制したりすることはごくまれである
- よくあるのは、この種の機能障害では肋骨群が関与している
- 臨床上の一般原則として、下制した肋骨群では最も上の肋骨、挙上した肋骨群では最も下にある肋骨を最初に治療する
- 「鍵となる肋骨」が（ポジショナルリリースやその他のモビライゼーションを使う）治療に反応したら、残りの肋骨も一般には自然にリリースする
- 本章で述べたように、ポジショナルリリース法は、肋骨の制限を正常化する場合、驚くほど効果があり、ものの数分で治療できることもある
- ほぼすべての筋骨格系の不調で言えることだが、こうした正常化が続くかどうかは、機能障害の原因が継続しているかどうかによるところが大きい（呼吸パターン障害、喘息、繰り返されるストレスなど）

挙上した第1肋骨の治療
- 患者は坐位、施術者は患者の背後に立ち、反対側の足をテーブルに載せ、患者の腕を施術者の膝に垂らす（図4.32B）
- 施術者は、同側の手で第1肋骨の上表面にある圧痛点を触診する
- 圧痛点を指圧し、患者はそのときの不快感の程度を「10」とする
- 施術者は体のポジショニングを使い、治療する側から離す方向に患者をずらす（平行移動）
- 同時に、反対側の手を使い、患者の頭を軽く伸展し、圧痛点から離す方向に側屈し、向かう方向に回旋して微調整し、圧痛が最低70%減るようにする
- このポジションを90秒以上保持する

挙上・下制した肋骨の評価と治療（第2-12肋骨）
　肋骨の機能障害を特定するのは難しくない。
　Box4.9（図4.33）で論じたように、吸気時に（対の肋骨と比べ）ある肋骨を完全に動かす能力に制限

Box4.9　肋骨の機能障害の説明の意味

息を吐き切る動きができない肋骨は、次のように表現できる：
- 吸息相で固定されている
- 挙上している——呼息のポジションに動かせない
- 吸気制限（オステオパシーの用語）

　そのため、呼気時に肋骨の一方が他方ほど下がらない場合は、挙上した肋骨、呼気時に最終域まで完全に動かせない、と表現される（「吸気制限」または「吸息で制限」）。
　息を吐き切る動きができない肋骨は、次のように表現できる：
- 呼息相で固定されている
- 下制している——吸息のポジションに動かせない
- 呼気制限（オステオパシーの用語）

　そのため、吸気時に肋骨の一方が他方ほど挙がらない場合、下制した肋骨、吸気時に最終域まで完全に動かせない、と表現される（「呼気制限」または「呼息で制限」）。
　混乱を避けるために、これら2つの可能性について言及する際は、「挙上」と「下制」という短い2つの用語がよく使われる。

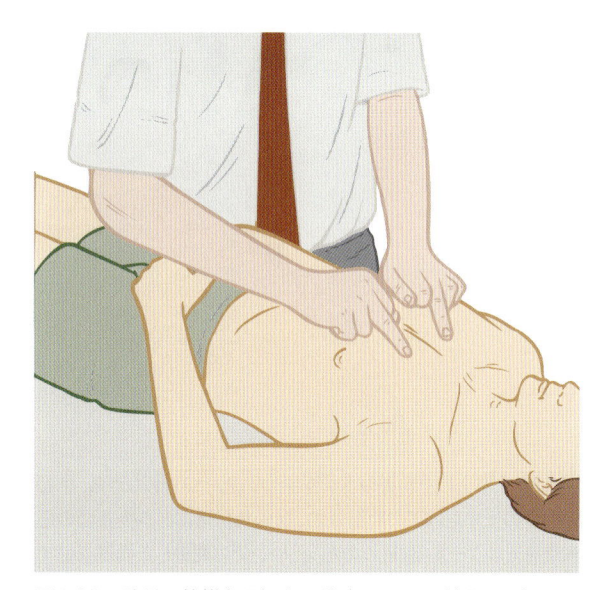

図4.33　肋骨の状態を評価するポジション——第2-10肋骨

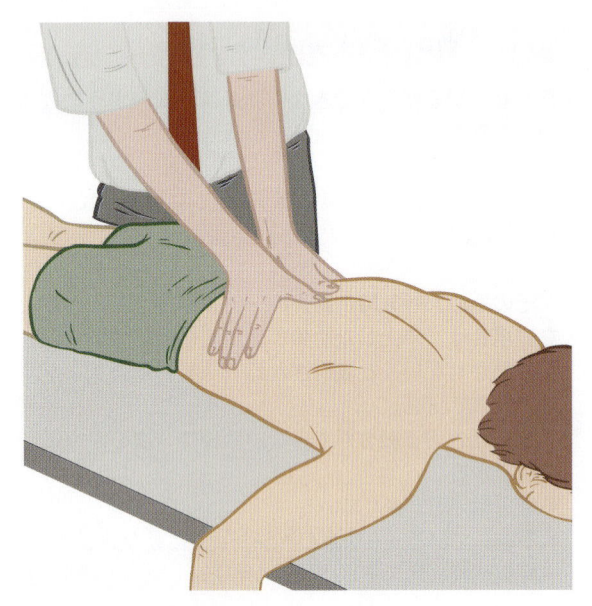

図4.34　肋骨の状態を評価するためのポジション——第11、12肋骨

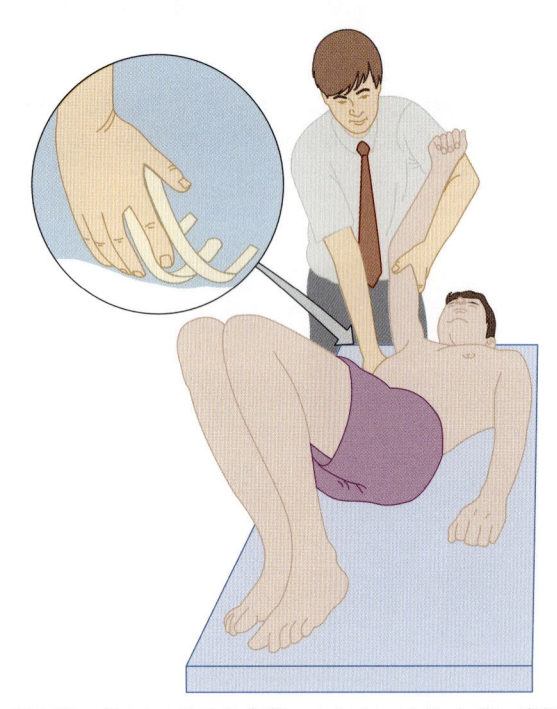

図4.35　挙上した肋骨のポジショナルリリースをしながら、患部の肋骨の上または下の肋間隙の、肋骨角付近にある後表面の圧痛点をモニターする。緩みのポジションでは屈曲した両膝をいずれかの側に倒し、微調整で頭、首および／または腕のポジショニングをする。圧痛点の痛みに対する呼吸機能の影響の評価も利用する

がある場合は「下制」と表し、呼気時に（対の肋骨と比べ）完全に動かせない場合は「挙上」と表す。

肋骨の状態の評価（第2-10肋骨）

- 患者は仰臥位、あるいは坐位、施術者は1対の肋骨上表面に指1本で触れる
- 施術者の効き目を考え、肋骨機能を観察する際に治療台のどちら側からアプローチするかを判断する。利き目が右の場合は、患者の右側に立つ
- 患者が息を吸い切り、吐き切るときに、指を観察する（触診する指の間に注目し、周辺視力で動きの対称性を評価する）
- 吸気時に、対の肋骨の一方が他方ほど挙上しない場合は、肋骨が下制し吸気時に最終可動域まで完全に動けないと表す（「呼気制限」）。Box4.9を参照
- 呼気時に、対の肋骨の一方が他方ほど下がらない場合は、肋骨が挙上し呼気時に最終可動域まで完全に動けないと表す（「吸気制限」）。Box4.9を参照

肋骨の状態の評価（第11、12肋骨）

- 第11、12肋骨の評価は一般に、患者を腹臥位にし、骨後面に触れ、吸気と呼気の可動域を評価する（図4.34）
- 第11、12肋骨は一般に、対で動く。そのため「吸気時に」どちらかで後方への動きが減少した感じがあれば、その対は下制し、完全に吸気できないとみなす（「呼気制限」）。Box4.9を参照
- 「呼気時に」どちらかで前方への動きが減少した感じがあれば、その対は挙上し、完全に呼気できないとみなす（「吸気制限」）。Box4.9を参照
- 下制した肋骨のストレインが胸郭前面の、一般には前腋窩線付近に圧痛点をあらわす一方、挙上した肋骨は後面の、肋骨角付近の肋間隙に圧痛点をあらわす

挙上した肋骨の治療（第2-10肋骨）

(図4.4B、Fを参照)

- 挙上した肋骨は胸郭後面、一般には患部肋骨の上または下の肋間隙、肋骨角の後部に圧痛点をあらわす（図4.4Bを参照）
- 触診または治療のため、それらを見つけるためには、肩甲骨を伸長するか引き上げる
- それには仰臥位にした患者の患側の腕を、胸を持ち上げるように引くか、枕を置いて肩を持ち上げ

る（図4.35）

- 施術者は機能障害の側に立ち、圧痛点を見つけた
  ら、その点の変化に注意しつつ触診を続ける
- 挙上した肋骨の治療中は、患者の両膝を屈曲し、
  機能障害の側に動けるようにする
- これで緩まない場合は（緩みは触感の変化、また
  は触診した圧痛の減少として確認することができ
  る）、膝を反対側に動かし、圧痛や筋緊張に対す
  る効果を評価する
- 原則として、両膝をいずれかの側に倒すと、圧痛
  は50%程度減少するであろう
- 次に頭を患側へ、または患側から離すほうへ回し、
  さらに微調整をして、触診した組織のストレスを
  リリースする
- 挙上した肋骨のさらなる微調整では、ポジショ
  ンのゆがみを強調するように腕または肩を頭方
  に挙げる
- 呼吸機能の影響も利用し、呼吸サイクルのどの
  相で（圧痛点の）不快感が最も減少するかを評
  価する
- それが特定できれば、快適に感じる間、その位置
  を保つよう患者に指示する

下制した肋骨の治療（第2-10肋骨）

- 下制した肋骨の圧痛点は、患部の肋骨の上または
  下の肋間隙、前腋窩線上にある（図4.4A、Hを
  参照）
- 下制した肋骨治療は、患者を仰臥位、または座り
  気味の側臥位で行う
- 仰臥位の場合は、両膝を屈曲し、前腋窩線で触診
  している組織がよりリリースするほうへ倒す
- 組織の反応と、圧痛点の不快感のレベルに応じて、
  頭を患側へ、あるいは患側から離すほうへ向け、
  さらに微調整をして触診した組織のストレスをリ
  リースする
- さらに微調整するには、施術者は機能障害の側
  に立ち、リリースを感じるまで患側の腕を足手
  へ引く
- 場合によってはもう一方の腕を挙上し、さらに牽
  引も行い、圧痛点での不快感のリリースを高める
  （図4.36）
- モニターした圧痛が70%以上減少したら、90秒
  以上これを保持する

あるいは：
- 患者は坐位（図4.37）、施術者の曲げた脚（足を

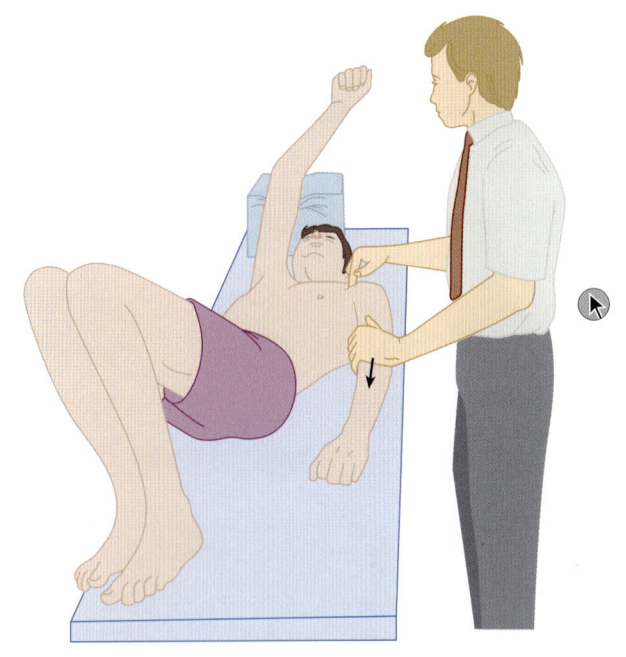

図4.36　下制した肋骨のポジショナルリリースでは、患部の肋骨の上または下の肋間隙にある、前腋窩線上の圧痛点をモニターする。屈曲した脚、頭および／または腕をポジショニングするほか、呼吸サイクルを利用して緩める。触診した痛みが最低70%緩和するか、圧痛点の痛みが消えるまで続ける

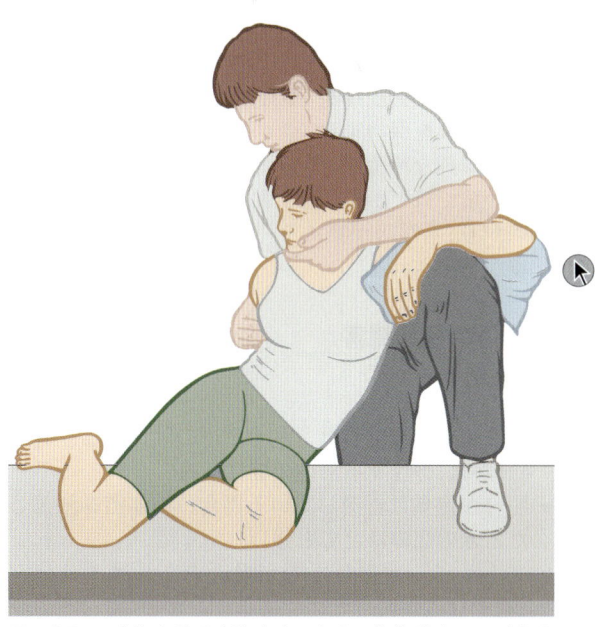

図4.37　下制した肋骨を治療するための代替ポジション（本文を参照）

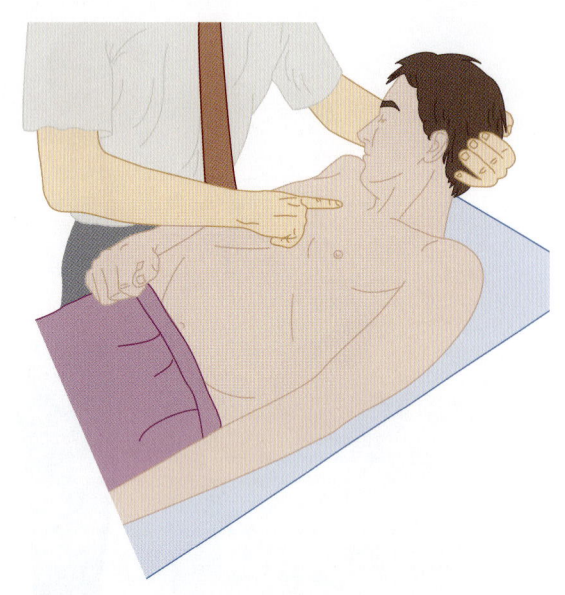

図4.38　肋間隙の治療では、頭と首、そして一般には胸椎を屈曲し、胸骨付近にある触診した圧痛点へ向ける。このポジショニングは坐位でもできる（図はない）

治療台に置いて）と体幹にもたれさせて支える
- 施術者は片手で圧痛点を触診し、もう一方の手で頭を支え、回旋に導いて微調整をする。このとき、支えている脚のポジションを修正して、屈曲と側屈／回旋の組み合わせを調整する
- モニター中の圧痛が70%以上減少したら、90秒以上これを保持する
- この単純な治療法を施術すると、一般には呼吸機能が驚くほど改善する。胸郭の可動域が明らかに広がり、「呼吸が楽になった」という主観的な感覚が報告される

肋間隙の機能障害
（図4.4G、Hを参照）

- 肋間組織の圧痛点は、胸骨付近の隣接する肋骨が肋軟骨に停止する部位の間にある
- 肋骨が過剰に近接している場合、圧痛点を触診したときの痛みはとても強い
- ストレインが生じたのが最近であればあるほど（過剰な咳が続くせいであることが多い）、その圧痛は強いものである
- 浮腫や硬結を触診できるであろう

- 慢性の場合、これら軟部組織に圧をかけると、より最近のストレインによって生じた強い圧痛が再活性化する
- これらのストレインは肋軟骨炎の際に生じ、心臓病患者の場合はしつこい痛みがある
- この点の圧痛は呼吸機能障害との関連が深く、それらをリリースすることは（呼吸パターンのリハビリテーションとともに）その正常化に役立つだろう
- これらの圧痛部位は、喘息患者の場合や、気管支炎の罹患後によく生じる。また、非常に多くみられる上胸部呼吸パターンは、明らかな、あるいは初期の過呼吸に関連し、肋間構造に大きなストレスをかける。そのような圧痛点は触診で見つけやすい（Perri & Halford 2004; Sachse 1995）

肋間の機能障害と不快感の治療
- 治療は患者を仰臥位にし、施術者「または患者」は圧痛点に触れる（図4.38）
- 施術者は機能障害がある側に立ち、患者が手伝わないときは、足方手で圧痛点に触れる
- 頭方手で患者の頭／首を抱いて屈曲し、機能障害の側に緩める。角度は治療台の足側へ約45度向ける
- 十分に微調整ができれば、触診時の痛みは素早く緩む。次に、緩みのポジションを90秒保持する

あるいは：
- 肋間隙の機能障害の圧痛点をリリースするための同じ手順を、坐位でも行うことができる。また、自宅での対処法として患者に教えることもできる
- 圧痛点を特定したら、患者は自分自身で、あるいは誰かに手伝ってもらい、痛みがある側へ優しく屈曲し、痛みが消えるまで続ける
- このポジションを90秒保持し、その後、別の圧痛点を特定し、治療する

これ以上簡単なプロトコルを思いつくのは難しい。

硬結テクニックに関するメモ（SCSから派生した方法）

テキサス州のカイロプラクター、Marsh Morrison（1969）は、脊柱に沿って——引きを使ったきわめて軽いタッチの優しい触診を勧めている（第2章およびその他の章の触診に関する項を参照）。

引いて触診すると、湿度が高まった領域を特定で

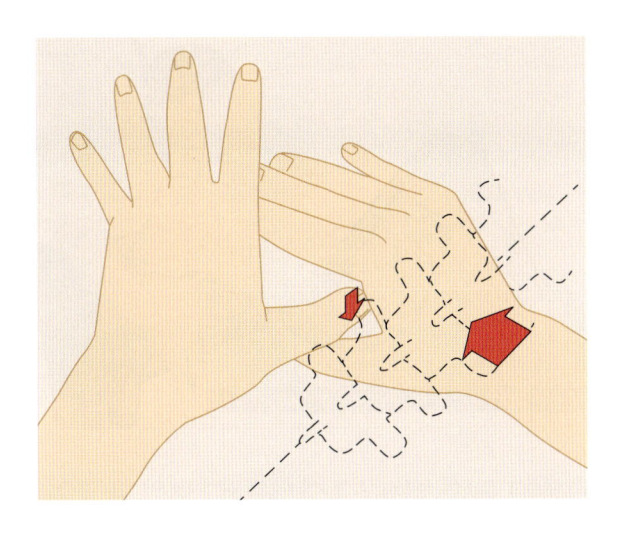

図4.39　傍脊柱の軟部組織の機能障害を治療するための硬結
テクニック。

きる。これは交感神経の高まりに対する生理学的反
応で、トリガーポイントや他の反射のある筋筋膜領
域での避けがたい特徴のようである（「痛覚過敏な
皮膚領域」）（Lewit 1999）。

　引きがあることを感じたら、その組織に圧をかけ
ると、一般には患者が痛みを訴える

- 施術者は患者腹臥位において、傍脊柱領域に痛み
がある側の反対側に立つ
- 圧痛または痛みがある点の位置を特定したら（横
突起先端より外側にはない）、触診して圧に対す
る感受性の程度を調べる
- 圧痛を確認したら、親指でしっかり圧をかけ続け
ながら、もう一方の手の柔らかい母指球で、疼痛
点に最も近い棘突起の先端をごく軽く痛みのほう
へ緩める（数グラム程度の圧）。これにより親指
で圧迫している組織を効率的に緩め、痛みが最低
70% 減るまで続ける（図 4.39）
- 痛みに対してこのように（軽く）直圧すると、組
織の収縮と過敏が減少する
- そうならない場合は、圧痛に向かって棘突起を押
すときの角度をやや変えてみて、半円の範囲内で、
痛みが大きく減少し、組織の緊張が減少する方向
を特定する
- このポジションを 20 秒保持した後、次の点を治
療する
- この極めておだやかなアプローチを使って脊柱を

治療できる。これは SCS やファンクショナルテク
ニックと同じ原則を取り入れており、「緩み」を実
現し、痛みを減らすことを治療目的としている

　本章で述べた脊柱の機能障害に関しては、この方
法にさまざまな SCS 治療を組み合わせることがで
きる。

胸椎屈曲ストレイン

　Jones ら（1995）によると、第 1 胸椎の屈曲ス
トレインの圧痛点は、中心線上の、胸骨柄の上方表
面にある（図 4.4G を参照）

- 第 2-6 胸椎の屈曲ストレインの圧痛点は胸骨上、
1-2cm 間隔である
- T7 前面の点は中心線付近の、剣状突起の下、両
側にある。T7 前面のその他の圧痛点は剣状突起
付近の肋下縁にある
- T8-T11 前面（屈曲ストレイン）の機能障害によっ
て生じる圧痛点は腹壁にあり、中心線の約 2.5cm
外側にある（図 4.4A）
- 臍の 1cm 下に引いた水平線には、第 10 胸椎前
面（屈曲ストレイン）の圧痛点がある
- T10 の 2.5-7.5cm 上には、T9、T8 の点がそれ
ぞれある
- T10 の 3cm 下に T11 がある
- T12 の点は腸骨稜上の、腋窩中線にある（図 4.4A
を参照）

注：中部胸椎領域に回旋ストレインがあるときは、
伸展ストレインと屈曲ストレインも伴う可能性があ
る。たとえば左が屈曲（前面）ストレイン、右が伸
展（後面）ストレインとなる。

胸郭前面の屈曲ストレインの治療
　上胸部の屈曲ストレイン。半坐位または仰臥位：
- 上胸部の屈曲ストレイン（T1-T6）の治療では、
患者を治療台の上で半坐位または仰臥位にする
- 患者の体をクッションで支え、上胸部の屈曲を
大きくする一方、圧痛点を施術者の片手でモニ
ターし、もう一方の手で緩みのポジションまで
微調整を行う（図 4.40A）

または：
- クッションで支えずに治療する場合は、仰臥位の
患者の頭を胸のほうに屈曲させながら、緩みのモ

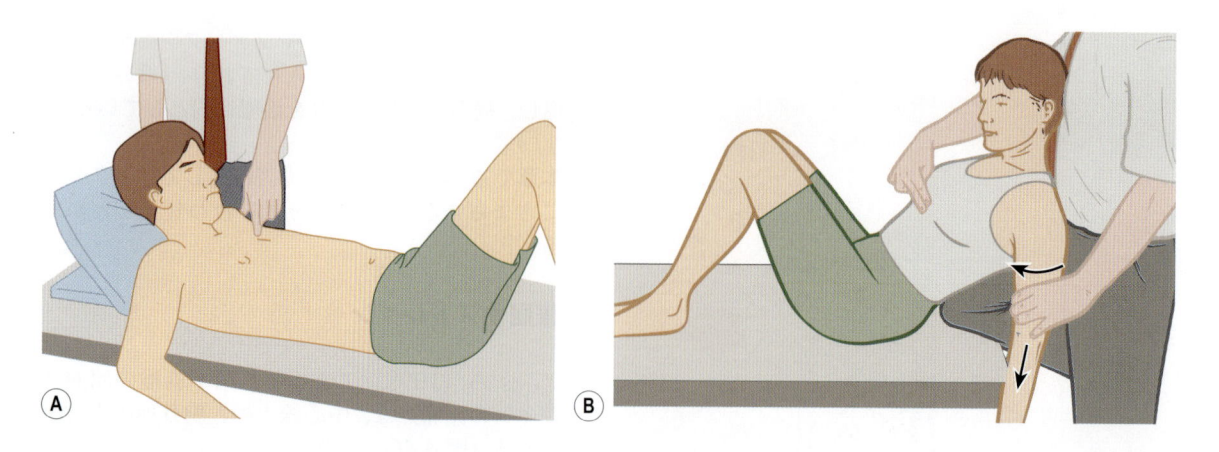

図4.40　上部胸椎の屈曲ストレインの治療（A）微調整では頭から首を屈曲するほか、回旋および／または側屈する（B）T2-T6の屈曲ストレインを評価し、治療するための半坐位のポジション

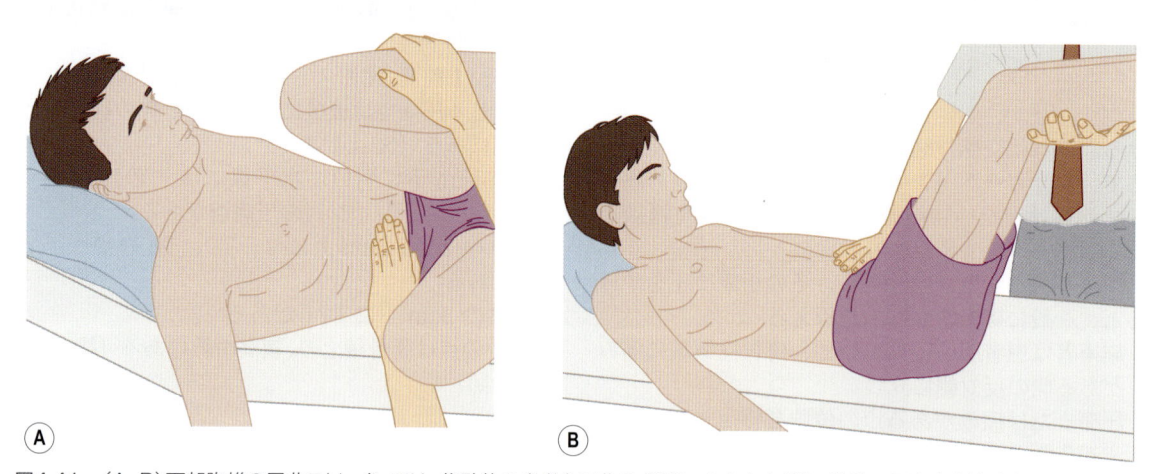

図4.41　（A、B）下部胸椎の屈曲ストレインでは、仰臥位の患者を屈曲のポジションにしながら、腹壁の圧痛点を触診する

ニターとして圧痛点に触れる。（これは肋間隙の機能障害の治療で使ったポジションにとてもよく似ている。図 4.38 を参照）

- 一般に微調整では、頭／首を機能障害の側に、あるいはそこから離す側へ軽く回旋する。必要とされる 90 秒のリリース中、施術者の太腿で屈曲させた頭を支えてもよい

半坐位の場合：

- Jones の方法で、寝たきりではない患者の上部胸椎の屈曲ストレインを治療する際、患者を治療台に座らせ、施術者の胸か腹部に寄りかからせ、図

4.40B のように上体を強制的に楽に屈曲できるようにする

- 次に、微調整の一環として、患者の腕のポジションをさまざまに変え、さまざまな胸椎分節を「緩ませる」
- 施術者は片手で圧痛点を触診し、もう一方の手を使ってさまざまな微調整を加える

下部胸椎の屈曲ストレイン：

- 下部胸椎の屈曲ストレインの治療では（図 4.41）、仰臥位の患者の首と肩の下に枕を入れる
- 圧痛点の過敏を減少させるために役立つのであれ

ば、殿部の下にもう1つ枕を入れ、下部脊椎を屈曲させる。あるいは、患者の両膝を屈曲し、患者の腰の高さに立つ施術者が圧痛点を触診しながら（手または太腿で）支える

- （T8の治療では）微調整時に患者の両脚をレバーとして使い、側屈および／または回旋を一方または他方に行う
- T9-T12の屈曲ストレインでも同じポジションをとる。患者の頭と殿部を枕に載せるか、あるいは患者の両膝を曲げ、それを施術者が支えながら、足方手で腹部の圧痛点を触診する
- 微調整では、軽く側屈を加えるか、あるいは屈曲の程度を軽く変化させる（図4.41）
- 圧痛点を定期的にモニターし、圧痛が最低70%減るようにすること
- T12の治療では、ほかの胸部ストレインより側屈させる必要がある
- 圧痛が70%以上減るポジションを見つけたら、それを90秒保持する

　寝たきりの患者に対するこれらの点の治療についての提案は、第6章を参照すること。
　Jonesら（1995）は、下部胸椎屈曲ストレインの治療について次のように記している：

　　この操作は、このグループに対して常に効果がある。仰臥位の患者の胸腰部を屈曲するには、片側が持ち上がる治療台を使うのが望ましい［図4.41A］。平らな治療台を使う際は、患者の股関節の下に大きな枕を入れ、脊椎の狙った高さまで股関節を屈曲できるようにすること。患者を仰臥位にし、医師は患者の両膝を持ち上げ、自分の太腿を患者の太腿の下に入れる［図4.43を参照］。患者の太腿に頭方向の圧をかけ、患者の胸腰部をしっかり屈曲させる。一般に、圧痛側に両膝をやさしく回旋させると、最良の結果を出すことができる。こうした関節の機能障害は、脊椎後面に圧痛点を伴わない多くの腰痛の原因として説明できる。痛みは、前面の機能障害から下部腰椎、仙骨、殿筋領域に放散する。こうした機能障害では、痛みの原因となる部位ではなく、後面にある疼痛部位を治療すると、残念な結果となる。

まとめると、以下の通りである：

- 第9胸椎から第1腰椎の屈曲ストレインの治療では一般に、仰臥位の患者の上背部にクッションを入れ、膝と股関節を曲げながら体を屈曲させ、一般には機能障害側に回旋する（図4.41、4.42を参照）
- 圧痛点は腹部の中心線付近、またはやや片側寄りに見つかるので（図4.4A）、治療中に触診する
- 施術者は頭方手で圧痛点を触診しながら、圧痛が70%以上減るまで患者のポジションを調整する
- このポジションを90秒保持してから、ニュートラルのポジションへゆっくり戻す
- 緩みのポジションでは一般に、関節を大きく屈曲させ、適度に側屈および回旋させることによって体の前表面にある圧痛を減らす

胸椎伸展ストレイン

- これらのストレインは、頸椎の伸展ストレインと同様に治療する
- 圧痛点は一般に、棘突起上またはその付近の両側で見つかるか、または外側の傍脊柱筋にある
- ストレインが下部で生じているほど、圧痛点は横突起の近くに認められる（図4.4Fを参照）
- 一般に、この領域のSCS治療では、直接伸展（背屈）を使う。患者は側臥位、坐位、仰臥位、または腹臥位にする

腹臥位：
- 図4.42Aは、患者を腹臥位にしたときの、上部胸椎の伸展ストレインのSCS治療を示す

側臥位：
- 患者が側臥位の場合は、患者の腕を枕の上に置き、脊椎の回旋を防ぐ（図4.42B）
- 入院中または寝たきりの患者に対して、これらの圧痛点を治療する際のSchwartz（1986）の提言については、第6章を参照すること
- T5-T8では、一般に、腕を頭よりやや高いところに置き、伸展を増加させる

坐位：
- どの胸椎伸展ストレインも、患者を治療台またはスツールに座らせ、療法士が患者の脇に立つ方法で治療できる（図4.42C）
- 理想的には患者の足を床につけて安定させる

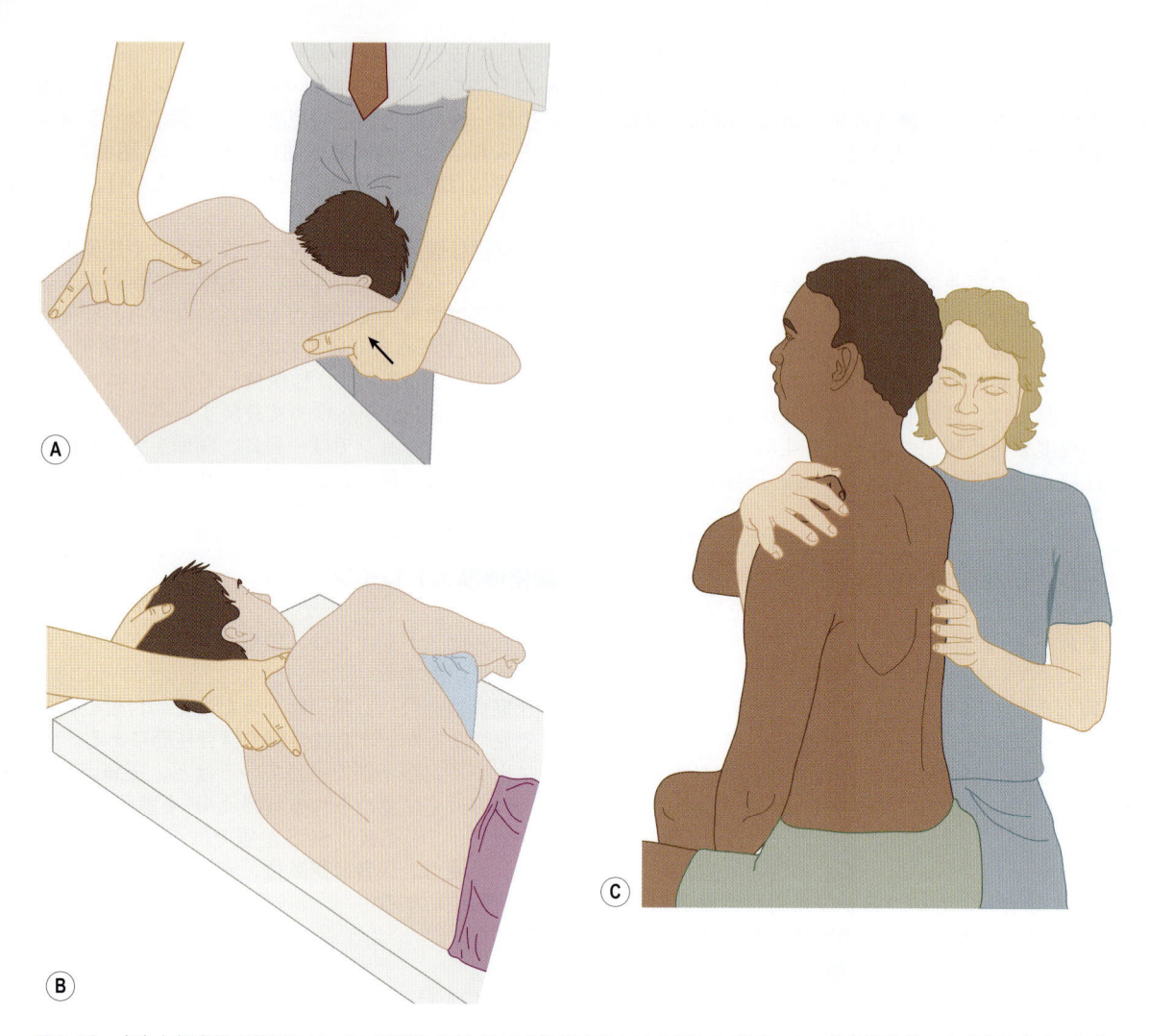

図4.42 （A）上部胸椎の伸展ストレインに関連する圧痛点を治療するための緩みのポジション。（B）腹臥位の患者を治療する場合、胸部伸展ストレインを治療するための側臥位ポジション、（C）患者は座り、施術者は脇に立つ

- 施術者は、分節ストレイン領域に関連する圧痛点を片手で触診しながら、もう一方の手で微調整を行い、患者を「緩む」ポジションに置く。これによって圧痛は最低 70% 減る
- 90 秒後、ニュートラルのポジションにゆっくり戻す

腰椎屈曲ストレイン

- ポジショニングは、胸椎の屈曲ストレインとほとんど同じである。前表面の圧痛点（主に腹部）を使い、緩みのポジションまで患者の体を屈曲させる（これらの点の位置は図 4.4A を参照）
- L1 には圧痛点が 2 か所ある。上前腸骨棘（ASIS）の先端と、腸骨の内側表面、上前腸骨棘のすぐ内側である
- L2 前面のストレインの圧痛点は、下前腸骨棘（AIIS）の外側にある
- L3 の圧痛点は見つけにくいが、AIIS の外側表面を内側に押したところにある
- L4 の圧痛点は、腸骨、鼡径靭帯の停止部にある
- L5 の圧痛点は、下腹部、恥骨結合のすぐ脇に

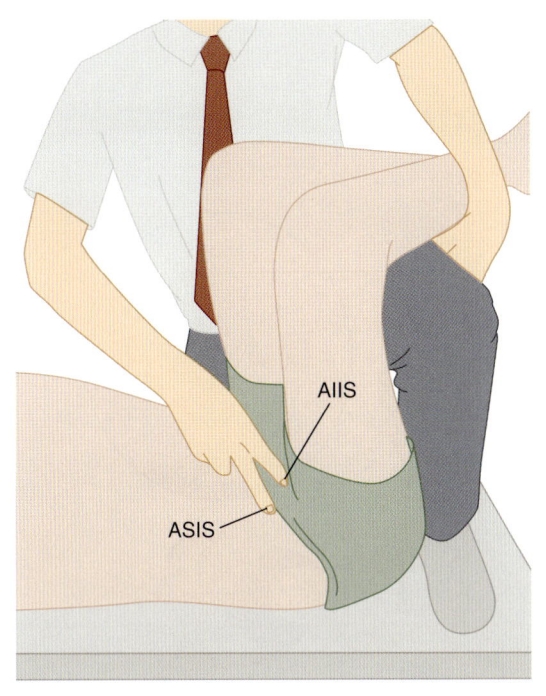

図4.43　T9から下部腰椎における屈曲ストレインの緩みのポジションでは、一般に、屈曲、側屈、回旋を行い、下部腹壁またはASIS周辺にある圧痛点を緩める。AIISは下前腸骨棘、ASISは上前腸骨棘を示す

ある

SCS法

- これらすべての圧痛点治療は、胸椎屈曲ストレインで使った方法と同じである。ただし、患者の両膝をそろえる点が異なる（図4.43）
- 両側にストレインがあるときは両側を治療する
- L3とL4は一般に、微調整のプロセスでさらに側屈させる

腰椎伸展ストレイン

この領域のさまざまな治療オプションについては第6章も参照すること。

L1、L2

- L1とL2の圧痛点は、各椎骨横突起の先端付近にある（図4.4Bを参照）
- これらの関節に関連する伸展ストレインを治療

する際は、患者を腹臥位、坐位、または側臥位にし、圧痛点を使って不快感の変化をモニターしながら、緩みのポジションを探す

腹臥位（図4.44A）：
- 患者が腹臥位の場合、施術者はストレイン側の反対側に立ち、機能障害／圧痛点側の脚、膝の直上をつかみ、その脚を伸展させてから、施術者のほうへ内転させる

側臥位（図4.44B）：
- 患者が側臥位の場合は、機能障害がある側を上にし、上側の脚を伸展し、ストレインがある領域を伸展させながら、脚を軽く内転または外転させて微調整を行う
- 緩みのポジションに達し、触診した圧痛が最低70%減るか、またははっきりと組織の変化が認められれば、このポジションを90秒保持してからゆっくりニュートラルに戻す

寝たきりの患者に対するこの治療に関するSchwartz（1986）の提言は第6章を参照する。側臥位の変法（図4.44C）：
- 伸展ストレインに関係する下部背部の機能障害の症例では、圧痛点が仙骨溝上にある（図4.4Bを参照）
- 股関節を伸展するより（図4.44A、B）、屈曲するほうが緩みやすい（図4.44C）
- 微調整によって緩ませるには、脚を内転または外転するか、上体の回旋を変化させる

L3、L4

- L3の伸展ストレインの圧痛点は、上後腸骨棘の約7.5cm外側の、腸骨稜のすぐ下にある。L4の圧痛点は、このさらに2.5-5cm外側の、腸骨稜の輪郭に沿ったところにある（図4.4Bを参照）
- L3とL4の伸展ストレインの治療では、患者を腹臥位にし、施術者が機能障害がある側に立つか、患者を側臥位にする（図4.44A-C）
- 施術者の膝または太腿を使い患者が挙げた太腿の下に置き、伸展を保持しながら、足を外転・外旋させて微調整をすることが多い
- この手順は、機能障害側を上にして患者を側臥位にして行うこともできる
- 施術者の足を、患者の下側の脚の後面の位置で治療台に載せる

105

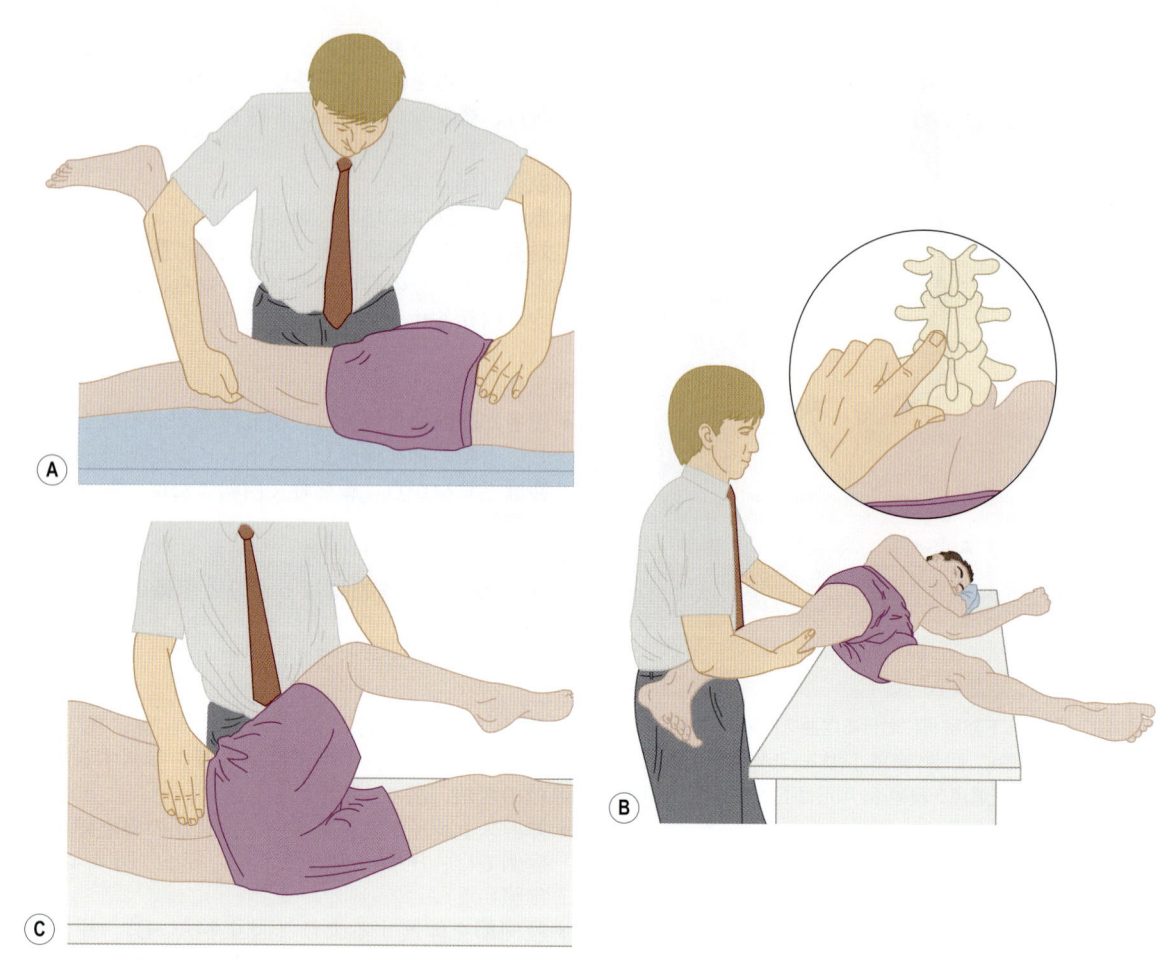

図4.44　（A）腰椎の伸展ストレインに関係する圧痛点の緩みのポジションでは一般に、腹臥位にした患者の両脚を使って伸展と微調整をする、（B）腰椎の伸展ストレインの治療を行う際の側臥位ポジション、（C）たとえば圧痛点が仙骨溝の上にあるような、腰椎伸展ストレインの一部は、図のように側臥位で股関節を屈曲すると緩むだろう

- 患者の上側の脚を挙げ、伸展したその太腿を施術者の太腿で支える
- 足を回旋させ、患者の脚をさらに水平面でポジショニングし、伸展を保つと、微調整のメカニズムが働き、この間に触診した圧痛が減少するか、消失する

L5
- 図 4.4B で示した通り、L5 の伸展ストレインの圧痛点は多い
- これらはすべて、L1 と L2 の伸展ストレイン治療のように（図 4.44A-C）、患者を腹臥位にして、機能障害側の脚を伸展し、さまざまなポジション

で微調整をする（あるいは側臥位で治療する）
- 一部の症例では、反対側の脚を屈曲して（治療台の縁の向こうへ）、圧痛点を緩める
- すべての SCS プロトコルと同様、圧痛が 70% 減少すれば、そのポジションを 90 秒保持してからゆっくりニュートラルに戻す

腸腰筋の機能障害（および再発する仙腸関節障害）に対する SCS

- 腸腰筋の圧痛点は、上前腸骨棘の約 5cm 内側、やや下方にある
- 施術者は治療側の反対側に立つ

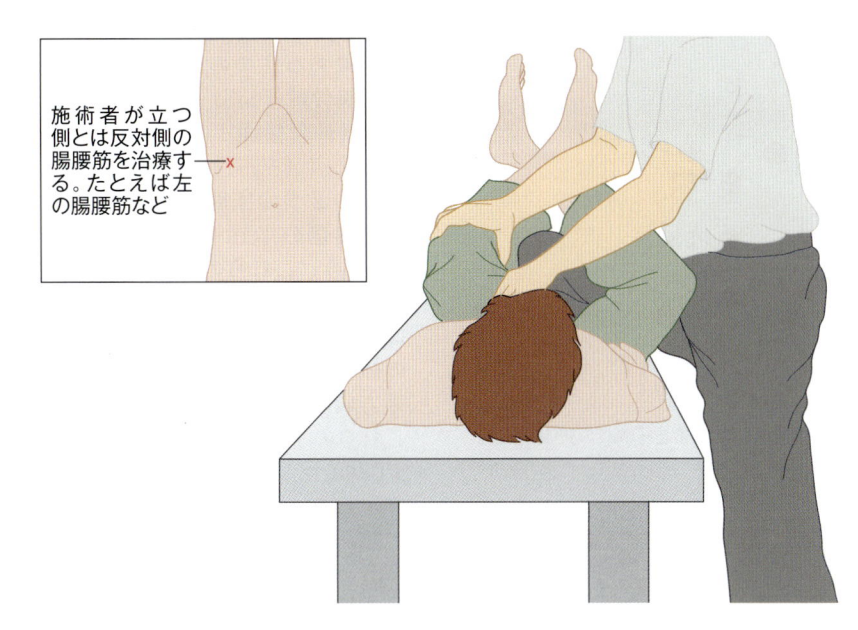

施術者が立つ側とは反対側の腸腰筋を治療する。たとえば左の腸腰筋など──×

図4.45　腸腰筋の機能障害のポジショナルリリース（Vleemingより）

● 患者を仰臥位にし、膝を広く離して屈曲し、足首を交差させ（図4.45）、股関節を屈曲し、脚を挙げ、施術者の脚でそれを支える

● このプロセスでは、股関節をどの程度屈曲したら圧痛が大きく減少するかを見つけ、それから微調整をし、わずかに側屈や回旋を加え、圧痛に対する効果を評価する

● 圧痛が最低70%減少すれば、そのポジションを90秒以上保持し、患者をゆっくりニュートラルに戻す

Jones ら（1995）は次のように報告している：

片膝に不調があるときは常に、同側の足を上にする（脚を交差させる段階で）。これによって大股関節が屈曲し、大きく外旋・外転する。仙腸関節障害が再発する患者に対しては、この機能障害がないかを必ず確認すること。仙腸関節に機能障害がない場合でも、これは起こることが多い。

仙骨の圧痛点と腰痛（下部背部痛）

1989年、オステオパスの Ramirez と同僚たちは「新しい」圧痛点を特定した。これらはまとめて仙骨内側圧痛点として知られている。この圧痛点は腰部と骨盤の機能障害に直接関係し、ごく単純な SCS のリリース法が効果的であった（Ramirez et al. 1989）。

数年後、Cislo ら（1991）は、仙骨孔にさらに圧痛点があると述べ、これらが仙骨のねじれを伴うことを特定した。Cislo らはカウンターストレイン法を使い、仙骨のねじれに関連する腰痛治療にこれが役立つことを明確に示した。

この「新しい」仙骨内側圧痛点が見つかったのは、慢性的な腰痛と骨盤の可動性亢進がある患者の治療中であった（Ramirez et al. 1989）。腰部前面および後面の圧痛点を使ったカウンターストレイン法は効果的であった。しかし、比較的軽快したにもかかわらず「仙骨中央の圧痛点」が残ったままだった。これらは当初は無視されたが、患者の腰痛が再発したとき、それら仙骨の点が再評価され、いくつものリリースポジションが試された。仙骨中央領域では、いつも行うような組織を「密集させたり」「折り重ねる」ことによって圧痛点を緩ませることができないと気づき、研究者たちは仙骨のさまざまな部位に圧をかけて実験を行った。

Ramirez ら（1989）は、その後の展開について

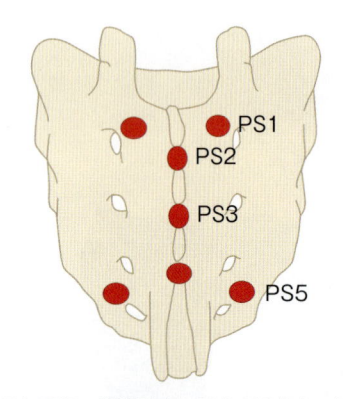

図4.46　仙骨と腰部の機能障害に関する圧痛点の好発部位

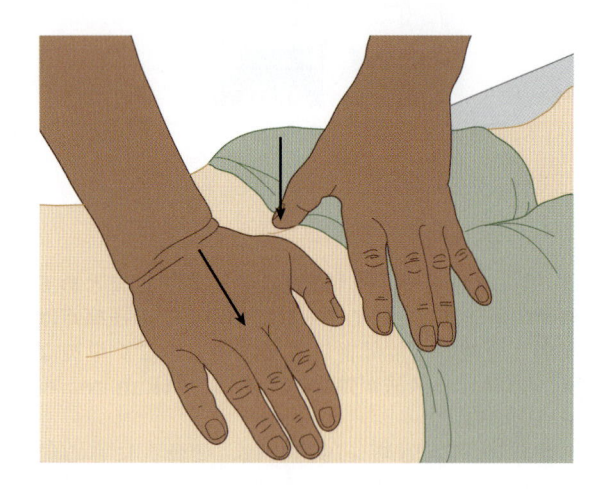

図4.47　仙骨と腰部の機能障害に関する、仙骨内側の圧痛点に対するSCS治療

次のように説明した：

　　初めて、この無名の仙骨の圧痛点群を見つけてから3週間後、腰痛（仙骨または腰椎神経痛の有無にかかわらず）を訴える患者14名の新しい仙骨の圧痛点に圧痛があることがわかった。最終的に、我々は新たな圧痛点を6ヵ所発見した。これらはすべて、仙骨にポジショナルリリースを施すと緩和した。

新たな仙骨内側圧痛点の位置

　これらはまとめて「仙骨内側圧痛点」と呼ばれ、

以下に位置する：

- 頭側にある2つの圧痛点は、中心線のすぐ外側、上後腸骨棘(PSIS)下面の約1.5cm両内側にあり、PS1（仙骨後面1）と呼ばれる。図4.46にこれらの2点（左右）を示した
- 尾側の2つの圧痛点はPS5と呼ばれ、仙骨角の下方外側の1cm内側、1cm上方、両側にある。図4.46にこれらの2点（左右）を示した
- 残りの2つの圧痛点は中心線上にある。1つ(PS2)は仙骨の第1、第2正中仙骨稜の間にあり、仙骨の伸展に関わる。もう1つ（PS4）は仙骨裂孔の頭方縁にあり、仙骨の屈曲に関わる。図4.46にこれらの2点を示した（上下）
- Schwartzは第2、第3正中仙骨稜の間にある7つ目の点を特定した（PS3）。これは仙骨の伸展に関係する。図4.46を参照

仙骨内側圧痛点の見つけ方

　Cisloら（1991）によると、仙骨の圧痛点の正確な位置を初めて特定しようとした時は、本章や第2章で詳述した引く触診を使ったという。

　しかし、彼らは次のように述べている：

　　これらの圧痛点が複数認められるとき、関連して起こる発汗の変化が仙骨中部に集中することに気づいた。そのため、我々は腰痛患者全員に対して、発汗の変化がなくても6つの点すべてを調べた。

　通常の検査を行う場合、骨のランドマークを使えば、この位置はすぐにみつけ出すことができる、と彼らは報告している。

仙骨内側圧痛点の治療

（図4.47）

- 患者を腹臥位にし、治療すべき圧痛点に応じて仙骨に圧をかける
- 圧は常に真下にかけ、仙骨の横軸または斜軸で回旋をかける
- 圧痛点PS1に対しては、「圧痛点がある四分円の反対側」の仙骨の隅に圧をかける。たとえば左PS1の場合は、仙骨の右下外側の角に圧をかける
- 圧痛点PS5に対しては、「反対側の仙骨底付近」に圧をかける。例えば右PS5の場合は仙腸関節のすぐ内側の、左仙骨底へ下向きに（床に向かって）圧をかける

- PS2（仙骨の伸展）をリリースする際は、「仙骨尖の中心線」に下向きの圧をかける（床に向かって）
- 圧痛点 PS4（仙骨の屈曲）の下の点は、「仙骨底の中心線」に圧をかける
- Schwartz の圧痛点 PS3（仙骨の伸展）は、上述した PS2 と同じ治療をする
- すべての例において、圧をかけるのはその点に関する「既存のゆがみを強調する」ためである。これは前述した SCS やポジショナルリリースの概念と一致する

Jones（1995（p.84 を参照））は、Ramirez ら（1989）によって特定された仙骨の圧痛点を使うアプローチについて記録した：

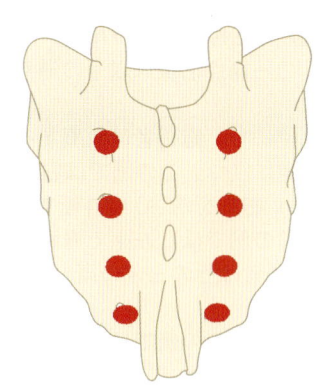

図4.48　本文で解説した仙骨孔の圧痛点

> これを簡単かつ実践的に保つためには、圧痛点を探せばよい。それを見つけたら、仙骨をできるだけ圧痛点から離す方向に押すことである。

仙骨内側圧痛点が過敏な場合は？

仙骨へかける圧が、患者にとって強い痛みになることがある。そのため、（中心線の圧痛点を除く）内側圧痛点のために SCS テクニックを改良した方法が開発された。

- 患者を治療台で腹臥位にし、頭と脚を高くして（調整できるマクマニステーブルを使うか、枕とボルスターを適切に置く）、脊柱を伸展させる。そうすれば触診した痛みが約 40% 緩和することが多い
- いろいろな角度で伸展（ときに屈曲）を行い、圧痛を最も効率よく減らすポジションを探す
- これを終えたら、上体または両脚を体幹から離すように慎重に側屈させ、圧痛点に対する効果を評価する

すべての SCS 同様、圧痛が最低 70% 減少すれば、最終ポジションを 90 秒保持する

仙骨孔の圧痛点の特定

さらなる圧痛点は、「難しい」患者の治療を行った結果から、のちに特定された（Cislo et al. 1991）（図 4.48）。

腰痛があり、仙骨のねじれが再発する患者を SCS 法で治療したが効果がみられなかった。筋エネルギー法も効果的でないことがわかったとき、その部位を詳細に調べてみると、以前は無視していた過敏点が、仙骨孔の 1 つで特定された。

この圧痛点をリリースするためにさまざまなポジションを試みた結果、効果が現れたため、腰痛と仙骨がねじれている他の患者についてもこの部位を調べてみた。

（調査した）すべての患者において、関連する（仙骨の）斜軸と同側で、仙骨孔の 1 つに圧痛が認められた（Cislo et al. 1991）。

これら仙骨孔の圧痛点は解剖学的ポジションに従って命名され、すでに Jones が特定した仙骨縁の圧痛点や、上述した内側圧痛点とは区別されている。

臨床的には、これらの圧痛点は上後腸骨棘との相対的なポジションによって見つける。

- 最も頭方の点（SF1、仙骨孔の圧痛点 1）は PSIS の尖端の 1.5cm 内側にある
- それ以降の仙骨孔の圧痛点（SF2、SF3、SF4）は、1 つ前の圧痛点の約 1cm 下にある

仙骨孔の圧痛点を見つける

仙骨孔の評価は短時間で行うことができる：

- 仙骨のねじれを特定したら、同側の仙骨孔を触診し、最も過敏な部位を以下のように治療する
- 左へのねじれ（前方または後方）では、左側の仙骨孔が関与する
- 皮膚を引く変法は（第 2 章を参照）を用いて仙骨孔を触診する。それによって正確な状態はわからなくても機能障害が明らかになるだろう
- ある仙骨孔上で明らかに皮膚に引くような感覚が認められたり、その仙骨孔に圧をかけると過度の痛みがあったりする場合は、圧痛がある仙骨孔と同側に仙骨がわずかにねじれている可能性がある

仙骨孔の圧痛点の治療プロトコル

左側仙骨孔の圧痛点治療は以下の通りである（図4.49A）：

- 患者を腹臥位にし、施術者は治療する仙骨孔の圧痛側の反対側に立つ。この例では右側である
- （この例では）右脚を約30度外転する
- 施術者は（この例では）左手で過敏である仙骨孔に圧をかけ、患者はそのときの痛みの程度を「10」とする
- 次に、施術者は（この例では）右の前腕または手を使い、患者の右腸骨PSISのやや外側に、前内方へ圧をかける。これにより、圧痛が減少するはずである
- 圧の角度や、右脚のポジションを少し変えることにより、微調整をする
- 触診した仙骨孔の圧痛を70%減らす。緩みのポジションを90秒保持してから、他動的にゆっくりニュートラルに戻す（脚を治療台に戻し、接触をリリースする）
- 仙骨のねじれが前方軸にあっても後方軸にあっても、上記の治療プロトコルに反応するはずである

テンセグリティと骨盤

上述したように、仙骨内側の圧痛点や仙骨孔の圧痛点の治療効果に対する内部の生体力学を考える場合、圧迫と張力とその他のテンセグリティの概念とのバランスを考えるとよい（図4.49B、C）。テンセグリティ構造については図4.49Cを参照すること。

恥骨尾骨筋の機能障害

恥骨尾骨筋の機能障害の圧痛点は恥骨上枝上面、恥骨結合から母指1本分離れた部位にある（図4.50）。

方 法
- 患者を仰臥位にし、同側の脚を屈曲し（図4.51）、触診した点の圧痛を最低70%減らす
- 微調整として、大腿骨に沿って長軸方向への圧を骨盤にかけるとよい

尾骨（「終糸の頭方への」）リフト

Goodheartは、尾骨を使って脊髄硬膜組織を短縮させ、緩ませる方法について述べた。

施術点から離れた領域の機能が改善し、過緊張がリリースされるという驚くべき結果を報告した（Goodheart 1985）。Goodheartはこれを「終糸の頭方へのリフト」と名付けた。本書では、これを短縮して「尾骨リフト」と呼ぶ。

この方法は、脊柱と脊髄間の屈曲／伸展の機能障害の正常化に焦点を当てているが、脊柱は性質上、無理に屈曲させると抵抗する（Illi 1951）。

GoodheartとWaltherの報告によると、この施術後、脊柱が劇的に長くなることが多いという。Goodheartは特に、患者が健康な場合、テープレスメジャーを脊柱に沿って滑らせ、坐位、立位、横臥位で脊柱の長さを測っても1cm以上違いが生じることはないと述べている。

Goodheartは、UpledgerとBreigの業績を引用し、自らが行った生理学的・病理学的な観察の結果を立証している。これは、硬膜の正常自由運動とそれが制限されたとき起こるであろう問題に関するものである（Breig 1978; Upledger &Vredevoogd 1983）。

Breigは、X線撮影、顕微鏡検査、機械－弾性モデルを用いたとき、脊柱の正常運動に関係し、変形させる力が、脳幹から脊髄円錐、脊髄神経に至るまで、脊髄と髄膜に圧迫を起こしていることがわかったと述べている。

Upledgerは、中枢神経系の生理学的運動についての議論の中で次のように回想した。1971年、神経手術を手伝った際、中部頚椎領域にある硬膜管後面から、硬膜外石灰化が取り除かれた。彼の仕事は、手術中に2本の鉗子で硬膜を持っていることだった。ところが、彼は次のように述べている：

> 膜はじっとしていなかった。全身麻酔をされた患者は坐位であった。硬膜の動きはリズミカルで、患者の心臓や呼吸のリズムからは明らかに独立していた。

Goodheartは次のように述べている：

> 張力は、大後頭孔が硬膜に付着している部位や、第1、第2、第3頚椎からかけることができる。もしそれらに固着が認められれば動きは制限される。硬膜管は、第2仙椎前面までは硬膜の付着はなく、最終的に終糸が第1尾骨後面に付着する。尾骨リフトによってリリースされるのは、直線的な縦方向の張力の問題だけではない。身

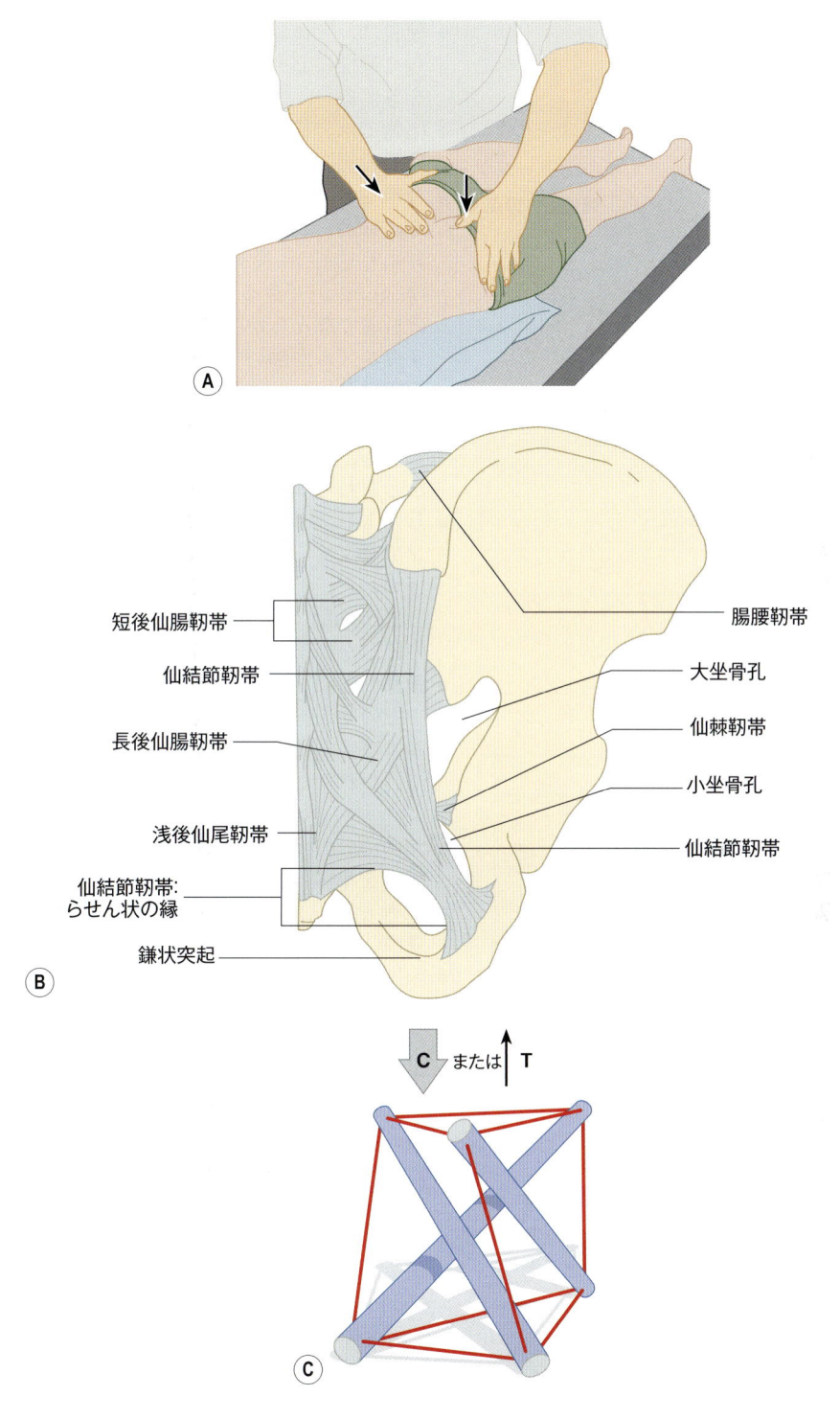

図4.49　（A）仙骨のねじれによる機能障害に関する仙骨孔の圧痛点のSCS治療、（B）骨盤と第5腰椎の右後面半分の関節と靭、（C）テンセグリティ構造の単純モデル。内部の張力「T」と外部からの圧力「C」が、形の適応により、構成要素である硬い構造と弾性構造に吸収される（BはGray's Anatomy、第38版より、CはChaitow 1999より）

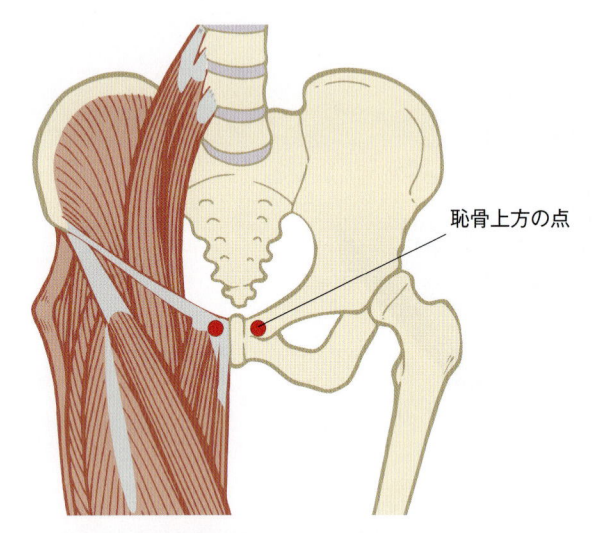

恥骨上方の点

図4.50　恥骨尾骨筋の圧痛点の好発部位

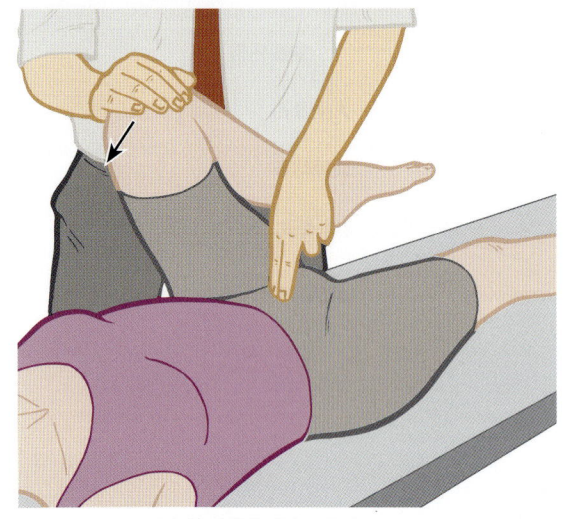

図4.51　恥骨尾骨筋の機能障害の治療

体は複雑で単純であり、単純で複雑である。閉鎖性運動連鎖と硬膜の長さの制限という概念を理解すれば、脊椎矯正により代償が起きることがあるということを理解することができる。

この「リフト」中に何が起きているか？

何が起きているかということの解剖学と、この方法を用いたときのプロセスは、以下のように提言されている（Sutherland 1939; Williams & Warwick 1980）：

- 硬膜は、大後頭孔、軸椎、第3頸椎、そしておそらく環椎にしっかり付着し、髄膜に直接的に影響を与える
- 尾側では、終糸という長い糸により、最初の尾骨分節の背面に付着する
- 脊椎を屈曲すると、椎間の管の長さが変わる一方、脊髄と硬膜の長さには制限がある（硬膜は脊髄より約6cm長く、人が座った時にある程度たゆむことができる）。そのため硬膜の足方と頭方の付着でなんらかの「調整」が必要になり、「縮む」メカニズムが働いて脊髄の適切な張力を維持するのではないかと、Goodheart は推論している
- 外後頭隆起から尾骨の尖端までの距離を測定したところ、立位でも坐位でも横臥位でも長さはほとんど変わらなかった
- しかし、両点の輪郭全体をさまざまなポジションで測定すると、幅広い違いが生じた。違いが大きいほど、脊椎の機能障害がある可能性が高く、Goodheart の仮説によれば、硬膜の制限や髄膜の張力が高まっているためであろう
- 頸部の屈筋または伸筋にある圧痛部位を、尾骨リフトの効果をモニターする手段として使い、圧痛および／あるいは過緊張が緩み、リフトが理想的に行われたかどうかを判断する

Goodheart（1985）によって紹介された方法

施術を単純化した別法は以下の通りである：

- 患者を腹臥位にし、施術者は患者の腰の高さに立つ
- 施術者の頭方手で、頸椎筋で最も不快感および／または感受性が強い圧痛部位を触診し、特定したら、足方手の示指または中指を尾骨の尖端に置き、手と指で尾骨と仙骨の輪郭を正確になぞれるような位置に、足方手の示指を置く（図4.52）
- このように尾骨を持ち上げながら、ゆっくりやさしく、できるだけゆるみを取る。尖端までの全長に沿って、最大7kgまでの力を使い、頸部痛がある部位に直接向ける
- 痛みをモニターしている点が劇的に緩まない場合は、リフトの方向を一方の肩やもう一方の肩にやや変えてみる（数度程度のみ）
- 頸部から痛みが消え、「尾骨にさらなる痛みをもたらすことがない」場合、このポジションを最大1分間保持する
- 制限された、あるいはねじれた硬膜袖をさらに緩めるには、頸椎構造を触診している手で後頭部を

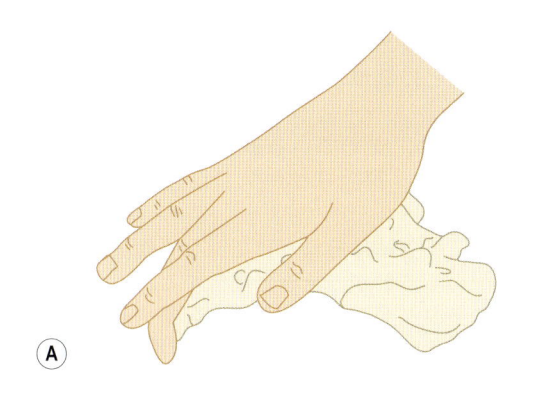
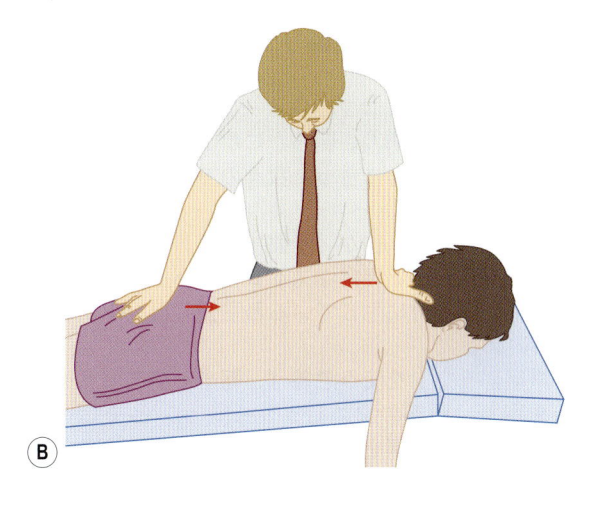

図4.52 （A、B）Goodheartの尾骨リフト。詳細については本文を参照

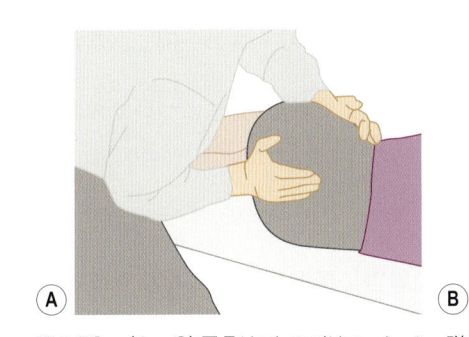
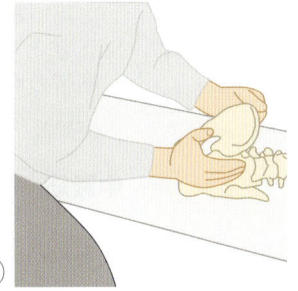
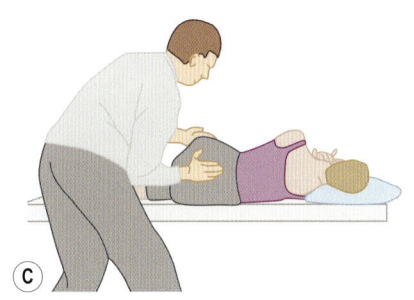

図4.53 （A‐C）尾骨リフトのバリエーション。詳細については本文を参照

軽く押すように保持し、やさしく足方へ牽引しながら、患者が息を吐くとき、それを仙骨のほうへ緩める（上位3つの頸椎を下方に動かす）
● これを4-5回の呼吸サイクルの間、保持する

　Goodheartやその他の研究者たちは、この治療法を用いた後、機能が劇的に変化することを報告した。たとえば脊柱が長くなり全ポジションで同じ長さになる、頸椎の機能障害が軽減する、慢性的な頭痛が消える、腸腰筋や梨状筋の緊張が解消する、などである。

尾骨リフトのバリエーション
　著者は、下記の方法を用いると、尾骨リフトが容易になることに気づいた（図4.53）:
● モニターとして用いる頸椎の圧痛点を特定したら、そこが緩むまで患者に圧痛点に向かって圧をかけてもらうようにする

● これを行えば、施術者は自由になり、ポジショニングや尾骨リフトがやりやすくなる
● 施術者が小柄で、患者の背が高い場合、GoodheartとWaltherが述べたようなポジションはやりにくいだろう
● 患者を側臥位にすれば、施術者は治療が行いやすくなるであろう
● ここでは、患者が頸部痛を例にあげている
● 患者を側臥位にし、施術者は上側の太腿の高さで患者の後ろに立ち、尾骨全体に触れ（尾骨の尖端は母指球で保護する）、自分の股関節／腹部で肘を支える（図4.53A‐Cを参照）
● リフトに必要な力は、施術者が手にもたれかかることでかける。このとき足方手で患者の骨盤前面を固定する
● JonesのSCS法と同様、患者は触診部の痛みが70％減少すれば報告する

113

Morrison の「鼡径部リフト」

アメリカのカイロプラクター、Marsh Morrison は、SCS に似ており、明らかにポジショナルリリース法の基本的概念に合った数々の方法を広めることにに貢献した。

Morrison は、彼が「骨盤すべり」と名づけた骨盤と腰部にかかる異常なストレスがハイヒールを履く女性の大部分に生じていると主張した（Morrison 1969）。

鼡径部リフトを使う意義は、靭帯と筋の緊張の均衡を取り、腰部のマニピュレーションとモビライゼーションの効率を上げることにある（このテーマの別法については第8章を参照）。Morrison は、腰部の問題が、より一般的な方法では効果がないときにこれを使うよう勧めた。骨盤の不均衡は、脊柱機能障害が正常状態に回復することを阻害すると考えたからである。

方法

- 患者を仰臥位にし、両脚をやや離す
- 鼡径部付近、恥骨上縁を触診する
- 「すべり」がある側に痛みが見つかる
- この痛む部位を「患者が」触診し、痛みを数字で表す。この痛みを最大の痛み「10」とする。目的は、施術中に最初のレベルである 10 から最低 70% は痛みを減らすことである
- 患者（男性の場合）には、治療しない側に向かって生殖器を押さえておくよう指示する
- 患者が男性でも女性でも、室内にもう1人同席させること。鼡径部に触れるとき、施術者は弱い立場にいるからである
- 施術者は治療する側、患者のウェストのすぐ下の高さに立つ。治療台側の手を平らにして太腿内側に置き、母指と示指の間（水かきの部分）が坐骨恥骨接合部、薄筋に触れるように置く
- その部位の感受性をできるだけ小さくするためには、薄筋腱に触れる手を固くせず、リラックスさせ「リフト」は手で押すのではなく、全身で伝えるようにコンタクトする
- 次に、軽い圧を上方にかけ、その不快感を評価する
- その圧が受け入れられれば、患側の骨盤半分を同側の肩方向へ「リフト」し、触診した圧痛が十分に減少すれば、そのポジションを 30 秒保持する
- 著者は、「リフト」中、治療台側にないほうの手

で坐骨結節を支えると、触診した点の痛みがより減少することに気づいた

Morrison は、支えている軟部組織の緊張や骨盤の不均等にも「複数リリース」が起こると述べている。

著者は、この方法はそれだけではなく腹部の「緊張」にも用いることができると提言する。

大きなストレスがかかった骨盤内靭帯や軟部組織の緊張を取り除くことにより、ある程度均衡が戻り、正常化するであろう。このとき、SCS の施術時に関与すると考えられているものと同じメカニズムが働くかどうか、あるいは Goodheart の尾骨リフトと直接関係するかどうかについては、さらなる検証が必要である。これは触診した疼痛点をモニターとして用いるポジショナルリリースの一例であるため SCS 法とも合致している。

靭帯の均衡を整える、同様の方法についての議論や図は、第9章を参照すること。

中殿筋

中殿筋の機能障害に最も多くあらわれる圧痛点は、中殿筋外側、上後腸骨棘上にある。

方法

- 腹臥位にした患者の同側の脚を股関節で伸展そして外転し（図 4.54）、報告された痛みが最低 70% 減少するまで続ける

内側ハムストリング（半膜様筋）

内側ハムストリングの圧痛点は、脛骨の後内側表面の、半膜様筋腱の付着部にある（図 4.55）。

方法

- 患者を仰臥位にし、患側の脚を治療台の縁からたらし、太腿を伸展および軽く外転させ、膝を屈曲させる（図 4.56）
- 微調整のために脛骨を内旋させ、報告された圧痛を最低 70% 減らす

外側ハムストリング（大腿二頭筋）

外側ハムストリングの圧痛点は、腓骨頭の後外側表面にある、大腿二頭筋腱の付着部で見つかる（図

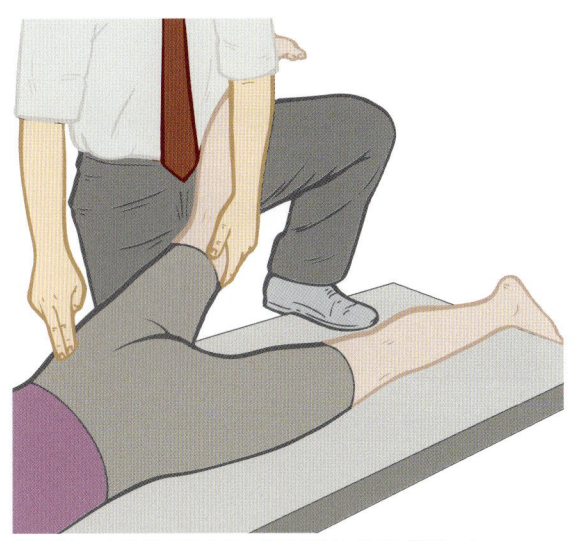

図4.54 中殿筋の圧痛点の好発部位と治療ポジション

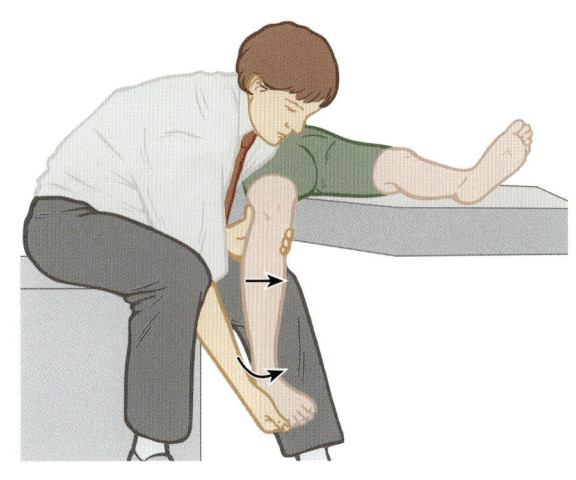

図4.56 圧痛点を不快感のモニターとして使い、内側ハムストリングを治療する

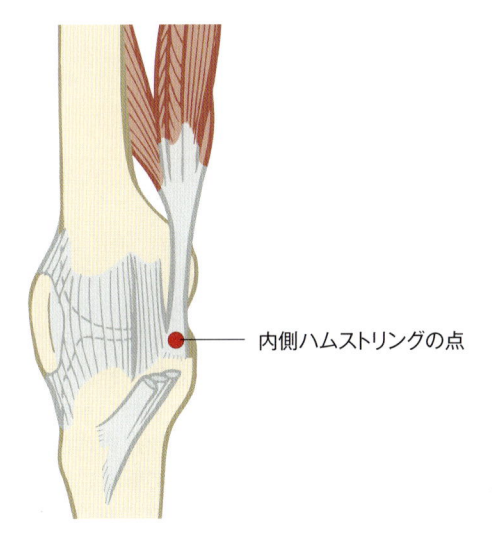

内側ハムストリングの点

図4.55 内側ハムストリングの圧痛点の好発部位

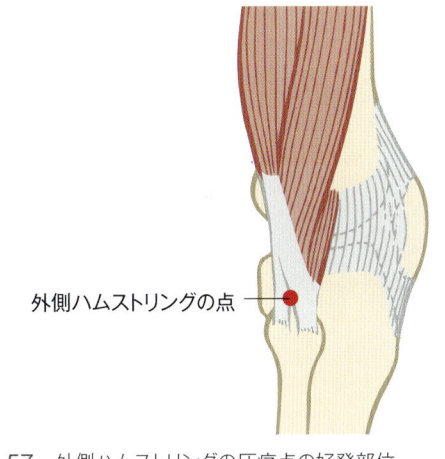

外側ハムストリングの点

図4.57 外側ハムストリングの圧痛点の好発部位

4.57)。

方 法
- 患者を仰臥位にし、患側の脚を治療台の縁からたらし、太腿を伸展および軽く外転させ、膝を屈曲させる（図 4.58）
- 微調整のために脛骨を内転または外転、さらに外旋または内旋させ、報告された圧痛を最低 70% 減らす

前脛骨筋

　前脛骨筋の圧痛点は、距骨のくぼみの、前脛骨筋腱のすぐ内側、内果の前で見つかる（図 4.59）。

方 法
- 腹臥位にした患者の同側の膝を屈曲、足を内がえしし、足首を内旋して微調整を行い（図 4.60）、報告された圧痛が最低 70% 減少するまで続ける

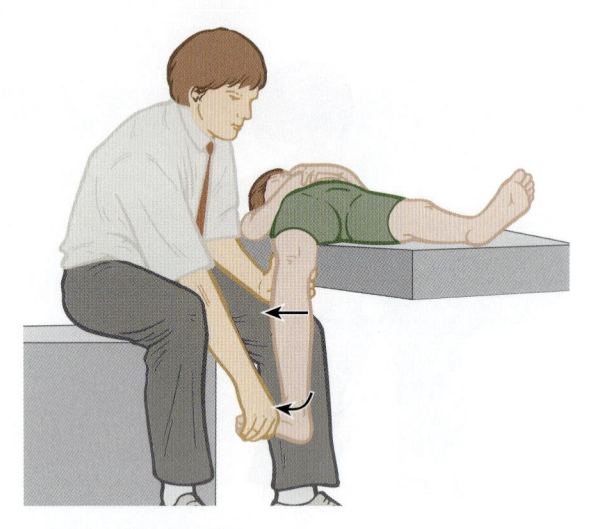

図4.58　圧痛点を不快感のモニターとして使い、外側ハムストリングを治療する

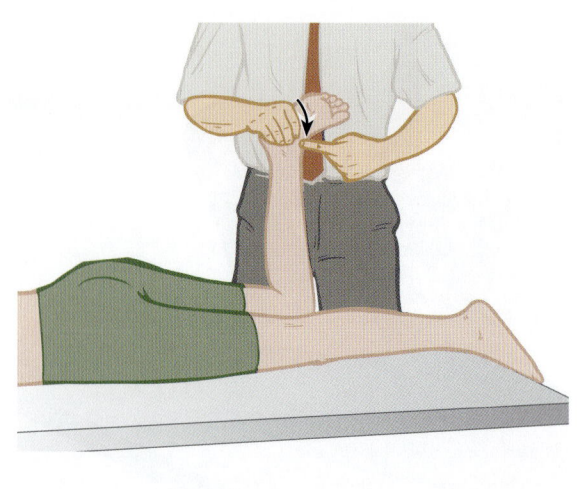

図4.60　圧痛点を不快感のモニターとして使い、前脛骨筋を治療する

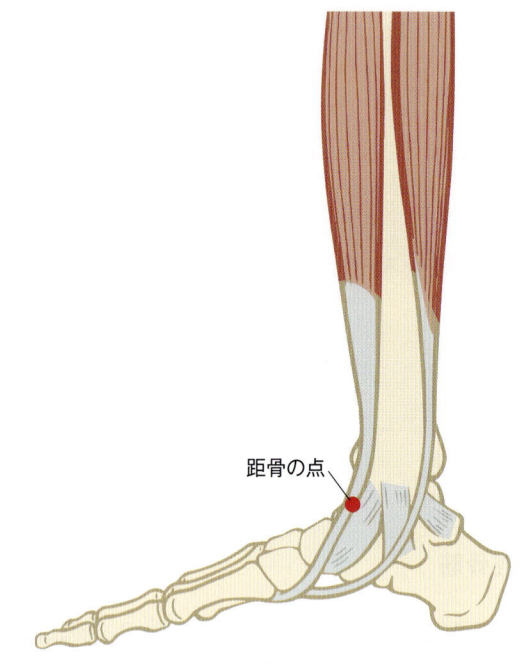

距骨の点

図4.59　前脛骨筋の圧痛点の好発部位

副作用と反応

(McPartland 1996)

　ポジショナルリリース全般、特に SCS の施術では極めて穏やかな方法が使われるものの、患者の約 1/3 にはなんらかの反応があるようで、もっと激しい治療法で生じるようなうずきや疲労を経験する。

　この反応は、治療に対する恒常性の適応プロセスの結果と考えられ、一見とても軽い治療に起こる特徴である。多くのボディワークは哲学的な基礎として、治療そのものは触媒として働き、正常化や治癒プロセスは身体そのものの特権であるという概念があるため、上述した反応は予見されたプロセスの一部である。

　SCS 治療後に生じているであろう緊張の「再設定」を妨害しないために、数時間は過剰な活動は慎むよう患者に伝えておくのが論理的、実践的である。

　McPartland（1996）は、SCS を受けた患者の 1/4 から 1/3 は、これらのアプローチが穏やかであるにも関わらず、何らかの反応があったと報告している。

ごくまれに、広範囲で「筋リリース」反応が生じることがある。これらは一般に、一時的であり、数時間以上続くことは滅多にない。しかし、患者の不安を鎮めるために、その可能性があることは事前に伝えておくべきである。このような反応が生じても治療の必要はない。これ自体は単に適応プロセスが生じている証拠だけであり、すぐに消えるからである。

頭蓋骨に施術するポジショナルリリース法との関係では（第5章を参照）、不適切に行なわれた頭蓋療法による医原性効果についての報告に注目することが重要である（ほとんどはポジショナルリリース法である）（McPartland 1996）。この報告では9つの症例を紹介しており、そのうちの2つは口内治療が含まれていた。どの症例でも、過剰に力を使い過ぎたようであり、頭蓋への施術ではすべて、特に口内で治療する際には、注意深くやさしく行う必要があることがわかる。

臨床推論

本章と続く章を読み、短縮した構造で圧痛部位を特定し、ポジショニングでそれを緩める際の基本原則を使うと、PRT全般、特にSCSがもたらす臨床の可能性について、堅苦しい形式に縛られることなく、親しみを持つことができるであろう。

最も単純なものとして、もし組織が制限されていたり、痛みがあったりし、一部の組織が「硬く」、ほかが「緩んで」いる場合、SCSでは以下の操作を提案する：

- 圧痛点の最も重要な部位は硬くなった組織であると考えられる（第2章を参照）
- 「引く」などの単純な触診を使って、最も大きな圧痛部位を特定する（第2章を参照）
- この点をモニターしながら、組織のポジショニングと微調整を行い、痛みを70%以上減少させる
- 快適／緩みのポジションを最大90秒保持する
- ゆっくりニュートラルに戻し、再評価する
- 機能はすぐに改善し（可動域が広がるなど）、痛み／不快感はある程度減り、一般には、これが数時間から数日続くと思ってよい

本章のBoxに臨床における意思決定のさまざまな側面を網羅したので、ぜひ再読してほしい：

- Box4.1：SCS/PRTの施術の理想的環境
- Box4.2：SCSの施術の指針
- Box4.3：カウンターストレインのポジショニングの指針
- Box4.4：タイミングとSCS
- Box4.5：どの点を最初に治療するか？
- Box4.6：持続圧効果の一部
- Box4.7：SCS：禁忌と注意
- Box4.8：SCSの適用（単体または他の方法と組み合わせて）
- Box4.9：肋骨の機能障害の説明の意味

SCSやその他のポジショナルリリース法は、急性および亜急性の状況に最も適している。また、慢性的な状態にも効果的だが、非侵襲的で、間接的であるため、構造的な変化を修正することはできない（骨粗しょう症など）。

このようなポジショニングを、痛みを伴わず、ゆっくり行い、適切な時間保持した場合（Box4.4）、以下のような結果が生じる：

- 神経構造の感受性が低下する
- これらが再設定され、痛みを伴わず、より正常な安静時の筋の長さをとりもどすことができる
- 侵害受容器の活動が低下する（第1章を参照）
- 過緊張が減り、循環がよくなる

本章の説明を読んで十分に意識を高め、解説した領域でもほかの領域でも、臨床の現場でこれらの原則を実験できるようになってほしい。

ポジショニングと微調整をしながら、さらなる痛みを生み出さずに、触診した圧痛点の痛みを緩和する、という原則から外れない限り、損傷が生じることはなく、かなりの痛みの緩和や機能の改善が見込める。

続章では、さまざまなポジショナルリリースのモデルを探究する。たとえばファンクショナルポジショナルリリースと促通位リリースでは、組織を「緩み」のポジションに導く際に、カウンターストレインのように患者からのフィードバックに頼るのではなく、修正された筋緊張を触診して得た特徴を使う。

本 章

　修正したグッドハートモデルなど、カウンタースト
レインの施術を詳しく概説した。

　メカニズム、指針、そしてエクササイズは、この
多様な方法を安全に臨床で使うための包括的な基礎
となる。

次 章

　ファンクショナルポジショナルリリース法と促通位
リリースを詳しく説明する（頭蓋を含む）。

References

Academy of Traditional Chinese Medicine, 1975. An Outline of Chinese Acupuncture. Foreign Language Press, Peking.

Bailey, M., Dick, L., 1992. Nociceptive considerations in treating with counterstrain. Journal of the American Osteopathic Association 92, 334–341.

Baldry, P., 1993. Acupuncture, Trigger Points and Musculoskeletal Pain. Churchill Livingstone, Edinburgh.

Barnes, M., 1997. The basic science of myofascial release. Journal of Bodywork and Movement Therapies 1, 231–238.

Breig, A., 1978. Adverse Mechanical Tension in the CNS. John Wiley, New York.

Cantu, R., Grodin, A., 1992. Myofascial Manipulation. Aspen Publications, Gaithersburg, MD.

Chaitow, L., 1990. Palpatory Literacy. Thorsons/Harper Collins, London.

Chaitow, L., 1991. Acupuncture Treatment of Pain. Healing Arts Press, Rochester, VT.

Chaitow, L., 1996. Palpation Skills. Churchill Livingstone, Edinburgh.

Chaitow, L., 1999. Cranial Manipulation: Theory and Practice. Churchill Livingstone, Edinburgh.

Chaitow, L., 2003. Palpation and Assessment Skills. Churchill Livingstone, Edinburgh.

Chaitow, L., 2009. Editorial. Journal of Bodywork and Movement Therapies 13, 115–116.

Cislo, S., Ramirez, M., Schwartz, H., 1991. Low back pain: treatment of forward and backward sacral torsion using counterstrain technique. Journal of the American Osteopathic Association 91, 255–259.

D'Ambrogio, K., Roth, G., 1997. Positional Release Therapy. Mosby, St Louis.

Deig, D., 2001. Positional Release Technique. Butterworth Heinemann, Boston.

DiGiovanna, E., 1991. An Osteopathic Approach to Diagnosis and Treatment. Lippincott, Philadelphia.

Dodd, J.G., Good, M., Nguyen, T.L., et al., 2006. In vitro biophysical strain model for understanding mechanisms of osteopathic manipulative treatment. Journal of the American Osteopathic Association 106 (3), 157–166.

Dyhre-Poulsen, P., Krogsgaard, M.R., 2000. Muscular reflexes elicited by electrical stimulation of the anterior cruciate ligament in humans. Journal of Applied Physiology 89, 2191–2195.

Goodheart, G., 1985. Applied Kinesiology. Workshop Procedure Manual, twenty-first ed. Privately published, Detroit.

Goodridge, J., Kuchera, W., 1997. Muscle energy techniques for specific areas. In: Ward, R. (Ed.), Foundations for Osteopathic Medicine. Williams and Wilkins, Baltimore, MD.

Greenman, P., 1996. Principles of Manual Medicine, second ed. Williams and Wilkins, Baltimore, MD.

Howell, J.N., Cabell, K.S., Chila, A.G., et al., 2006. Stretch reflex and Hoffmann reflex responses to osteopathic manipulative treatment in subjects with Achilles tendinitis. Journal of the American Osteopathic Association 106, 537–545.

Illi, F., 1951. The Vertebral Column. National College of Chiropractics, Chicago.

Jacobson, E., Lockwood, M.D., Hoefner, V.C. Jr., et al., 1989. Shoulder pain and repetition strain injury to the supraspinatus muscle: etiology and manipulative treatment. Journal of the American Osteopathic Association 89, 1037–1045.

Jones, L., 1964. Spontaneous release by positioning. The Doctor of Osteopathy 4, 109–116.

Jones, L., 1966. Missed anterior spinal dysfunctions – a preliminary report. The Doctor of Osteopathy 6, 75–79.

Jones, L., 1981. Strain and Counterstrain. Academy of Applied Osteopathy, Colorado Springs.

Jones, L., Kusunose, R., Goering, E., 1995. Jones Strain-Counterstrain. Jones Strain-Counterstrain Inc., Boise, IN.

Jones, L.H., 1995. Strain-counterstrain. Jones Strain-Counterstrain Inc., IN.

Klingler, W., Schleip, R., Zorn, A., 2004. European Fascia Research Project Report. 5th World Congress Low Back and Pelvic Pain, Melbourne.

Knebl, J., 2002. The Spencer sequence. Journal of the American Osteopathic Association 102, 387–400.

Korr, I., 1947. The neural basis of the osteopathic dysfunction. Journal of the American Osteopathic Association 48, 191–198.

Korr, I., 1975. Proprioceptors and somatic dysfunction. Journal of the American Osteopathic Association 74, 638–650.

Korr, I., 1976. Collected Papers of I M Korr. American Academy of Osteopathy, Newark, OH.

Krogsgaard, M.R., Dyhre-Poulsen, P., Fischer-Rasmussen, T., 2002. Cruciate ligament reflexes. Journal of Electromyography and Kinesiology 12, 177–182.

Kuchera, M.L., McPartland, J.M., 1997. Myofascial trigger points: an introduction. In: Ward, R. (Ed.), Foundations for Osteopathic Medicine. Williams and Wilkins, Baltimore, MD.

Lewis, C., Flynn, T., 2001. The use of strain-counterstrain in the treatment of patients with low back pain. Journal of Manual and Manipulative Therapy 9, 92–98.

Lewit, K., 1999. Manipulative Therapy in Rehabilitation of the Locomotor System, third ed. Butterworths, London.

McPartland, J., 1996. Side effects from cranial treatment. Journal of Bodywork and Movement Therapies 1, 2–5.

McPartland, J.M., Klofat, I., 1995. Strain and Counterstrain. Technik Kursunterlagen. Landesverbände der Deutschen Gesellschaft für Manuelle Medizin, Baden, Germany.

Mann, F., 1983. International Conference of Acupuncture and Chronic Pain. September 1983.

New York.

Mathews, P., 1981. Muscle spindles – their messages and their fusimotor supply. In: Brookes, V. (Ed.), Handbook of Physiology. American Physiological Society, Bethesda, MD.

Meltzer, K.R., Cao, T.V., Schad, J.F., et al., 2010. In vitro modeling of repetitive motion injury and myofascial release. Journal of Bodywork and Movement Therapies 14, 162–171.

Melzack, R., Wall, P., 1988. The Challenge of Pain, second ed. Penguin, London.

Morrison, M., 1969. Lecture Notes Presentation/Seminar. Research Society for Naturopathy, British College of Osteopathic Medicine, London.

Northrup, T., 1941. Role of the reflexes in manipulative therapy. Journal of the American Osteopathic Association 40, 521–524.

Owens C. 1982. An Endocrine Interpretation of Chapman's Reflexes. Academy of Applied Osteopathy, Colorado Springs.

Patriquin, D., 1992. Evolution of osteopathic manipulative technique: the Spencer technique. Journal of the American Osteopathic Association 92, 1134–1146.

Perri, M., Halford, E., 2004. Pain and faulty breathing – a pilot study. Journal of Bodywork and Movement Therapies 8, 237–312.

Ramirez, M., Hamen, J., Worth, L., 1989. Low back pain: diagnosis by six newly discovered sacral tender points and treatment with counterstrain. Journal of the American Osteopathic Association 89, 905–913.

Rathbun, J., Macnab, I., 1970. Microvascular pattern at the rotator cuff. Journal of Bone and Joint Surgery 52, 540–553.

Sachse, J., 1995. The thoracic region's pathogenetic relations and increased muscle tension. Manuelle Medizin 33, 163–172.

Schiowitz, S., 1990. Facilitated positional release. Journal of the American Osteopathic Association 90, 145–156.

Schleip, R., Duerselen, L., Vleeming, A., et al., 2012. Strain hardening of fascia: static stretching of dense fibrous connective tissues can induce a temporary stiffness increase accompanied by enhanced matrix hydration. Journal of Bodywork Movement Therapies 16, 94–100.

Schwartz, H., 1986. The use of counterstrain in an acutely ill in-hospital population. Journal of the American Osteopathic Association 86, 433–442.

Simons, D., Travell, J., Simons, L.,

1999. Myofascial Pain and Dysfunction: the Trigger Point Manual, vol. 1, second ed.

Williams and Wilkins,

Baltimore, MD.

Solomonow, M., 2009. Ligaments:

a source of musculoskeletal disorders. Journal of Bodywork

and Movement Therapies 13, 136–154.

Solomonow, M., Lewis, J., 2002. Reflex from the ankle ligaments of the feline. Journal of Electromyography and Kinesiology 12, 193–198.

Spencer, H., 1916. Shoulder technique. Journal of the American Osteopathic Association 15, 2118–2220.

Standley, P., Meltzer, K., 2007. Modeled repetitive motion strain and indirect osteopathic manipulative techniques in regulation of human fibroblast proliferation and interleukin secretion. Journal of the American Osteopathic Association 107, 527–536.

Standley, P., Meltzer, K., 2008. In vitro modeling of repetitive motion strain and manual medicine treatments: potential roles for pro- and anti-inflammatory cytokines. Journal of Bodywork and Movement Therapies 12, 201–203.

Sutherland, W., 1939. The Cranial Bowl. Free Press Co., Mankato, MN.

Travell, J., Simons, D., 1992.

Myofascial Pain and Dysfunction, vol. 2. Williams and Wilkins, Baltimore, MD.

Upledger, J., Vredevoogd, J., 1983. Craniosacral Therapy. Eastland Press, Seattle, WA.

Van Buskirk, R., 1990. Nociceptive reflexes and somatic dysfunction. Journal of the American Osteopathic Association 90, 792–809.

Walther, D., 1988. Applied Kinesiology. SDC Systems, Pueblo, CO.

Ward, R.C. (Ed.), 1997. Foundations for Osteopathic Medicine. Williams and Wilkins, Baltimore.

Weiselfish, S., 1993. Manual Therapy

for the Orthopedic and Neurologic Patient. Regional Physical Therapy, Hertford, CT.

Williams, P., Warwick, R., 1980.

Gray's Anatomy. WB Saunders, Philadelphia, PA.

Woolbright, J., 1991. An alternative method of teaching strain/counterstrain manipulation.

Journal of the American

Osteopathic Association 91, 370–376.

Wong, C.K., Abraham, T., Karimi, P., et al., 2014. Strain counterstrain technique to decrease tender

point palpation pain compared

to a control condition: a

systematic review with

meta-analysis. Journal of

Bodywork Movement

Therapies 18, 165–173.

頭蓋療法を含むファンクショナルポジショナル
リリースと促通位リリースのアプローチ

ファンクショナルテクニックの起源

　徒手療法全般、特にオステオパシーのポジショナルリリース法には長い伝統がある。「バインド」また痛みから離し、「緩み」のほうへ動かすというテーマに対する手法として、オステオパシー以外では、組織の負荷を軽減させる McKenzie のエクササイズプロトコル、Mulligan の「運動併用モビライゼーション」、組織の「負荷を軽減する」キネシオテーピング法、カイロプラクティックの「仙骨後頭骨テクニック」（SOT）などがある。

　Hoover（1969a）は、19 世紀後半のオステオパシーの創始者、Andrew Taylor Still のもとで学んだ 2 人のオステオパスの言葉を引用している。患者の治療中に何をしたのか、という質問に対し、彼らはそれぞれ次のように答えた。「私は体が命じることを行い」、組織を「快適」で「緩んだ」状況に動かします、と。ポジショナルリリース法は、オステオパシーの起源にまでさかのぼることがわかる。Hruby 博士が第 8 章の「均衡の取れた靭帯緊張テクニック」で明らかにするように、そのファンクショナルポジショナルリリースのアプローチを開発した人々は「単に Still の原則を用いただけ」だった。

　世界中の言葉を尽くしても、これらの方法を施術した際に起きる実際の「感覚」は表現できない。そのため、本章で後述するエクササイズを紹介するのは、本質的には最も単純でありながら最も効果的な徒手療法の 1 つを言葉で解説したものが持つ意味と感覚を実感してもらいたい。この方法は、患部の組織に恒常性の動的均衡が生まれる状況を作り出す。また、自己制御的な修復メカニズムが働く機会を高める。

　「ファンクショナルテクニック」という用語は、1950 年代にニューイングランド・アカデミー・オブ・アプライド・オステオパシーにおいて「オステオパシー徒手療法の個別の問題に対するファンクショナルアプローチ」という一般的なタイトルで行われた一連の研究会から派生した（Bowles 1955, 1956, 1957）。

　前述したように、これらの会で研究した方法は 19 世紀のオステオパシーの起源にさかのぼる伝統的な方法に由来するが、これらは一度も形式化されたり科学的に評価されたりしたことがなかった。

　1950 年代から 60 年代になって初めて、Korr（1947）に代表されるさまざまな研究が行われたこ

とと、主には Hoover の臨床・教育活動の結果、これらのアプローチに対する関心が復活したことが相まって、「ファンクショナルテクニックは今日の科学的環境にかなり適合し、実践では合理化され、かなり効果的になった」と言われるようになった（Bowles 1981）。

カウンターストレインとファンクショナル法の本質的な違い

　機能的に適応させる技術の方法論について検討するとき、ほかのポジショナルリリース法、特にストレイン／カウンターストレイン（SCS）と比べ、明らかに違う点が 1 つある。

　ファンクショナルワークでは、「緩みの肢位」を探すために触診する際、ポジショニングをとる過程を通じて組織を緩みへ、ひいては「動的ニュートラル」（第 1 章を参照）の状態へ導くために、主観的に組織を評価する。カウンターストレイン法と完全に対照的なのは、ポジショニングを調整する過程で、痛みの低下に関する患者からのフィードバックに頼らない点である。その代わり、ポジショニングに関する判断はすべて、施術者が知覚した組織の筋張力／筋緊張の変化に基づく。

　理論的には（そして通常は実際にも）、疲労困憊した組織が最大に緩む肢位として触診で見つけたポジションは、痛みを指針とした場合に見つかるポジションとよく似ているはずである。第 4 章で述べた Jones や Goodheart はこのようなアプローチをした。

　同様に、「ゆがみを誇張」あるいは「ストレインがある肢位を複製」という原則を用いるのであれば、ファンクショナル法を使おうがカウンターストレイン法を使おうが、最終ポジション（「動的ニュートラル」）は同じはずである（第 1 章と第 4 章を参照）。

　以下に例を挙げる（Bowles 1956）：

　　ある患者は急性の腰痛があり、歩行時に体が傾く。構造上の診断を行い、最も疲労困憊した領域の組織を指先で触診する。施術者は、できれば坐位で患者に仮のポジショニングを行う。動的ニュートラル反応へ向かうかすかな変化を指先で取り上げる。この変化は大きくはなく、ごくわずかである。わずかでも十分な量であり、もとの分節は、全体の疲労した領域の中ではすでに最も疲労した部位ではなくなっている。次

に、今の段階で最も急性の分節に指を移動させる。ここで、できる限り動的ニュートラルの感触を得る。あちこちが少し改善することでとりあえずよしとし、それ以上の改善を検知できなくなるまでこの手順を続ける。ここがやめ時である。施術者は、組織の反応に治療を導かせることによって段階的に損傷（機能障害の領域）を緩め、構造的な不均衡を矯正し、患者を快方へ向かわせる。

注：第8章の「均衡の取れた靭帯緊張テクニック」ではファンクショナルテクニックの特殊なバリエーションを紹介する。

ファンクショナル法の目的

Hoover（1957）は、診断と治療におけるファンクショナルテクニックの重要な要素を以下のようにまとめた：

- 機能診断では、治療者もしくは患者の活動によって生じる生理学的要求を触診する部位の反応から他動的に評価する
- 機能診断では、さまざまな身体活動（たとえば呼吸、あるいは他動的または自動的な屈曲または伸展）の一部として反応を要求される部位が、正常に活動しているか否かを判断する
- 参加している部位が自由で「楽に」動く場合は正常である。しかし、制限や、動きに「バインド」がある場合は機能障害である
- 運動を要求されたときに機能障害の部位に存在する緩みおよび／またはバインドの程度は、機能障害の重症度を測る公平な指針となる
- 機能障害が最も深刻と観察あるいは知覚された領域を最初に治療する
- 機能障害の部位に緩みをもたらす運動の方向は、最も望ましい運動の経路でもある
- これらの指針を自動的に利用することによって、望ましくない徒手療法を防げる。なぜなら抵抗や緊張、「バインド」が高まるのは、組織にかかるストレスが高まる方向へ動かす結果だからである
- これらの方法を使う治療は、痛みがほとんどなく、患者に歓迎される
- これを施術する際、施術者は意識を集中させなければならず、精神的に疲れるだろう

- ファンクショナル法の施術は重病や極めて急性の症状、最も慢性的な状況に適している

ファンクショナル法のエクササイズ

本章で解説するエクササイズはこれらの方法の先駆者たちの業績に由来する（Johnston（1964、1988a,b）；Johnston, Stiles and colleagues（Johnston et al. 1969）；Greenman（1989）；Hoover（1969b）、Bowles（1955, 1964, 1981））。

Bowles（1981）は、ファンクショナル法を施術できるような触診の接触法を学ぼうとする人々を正確に指導した：

1. 触診する接点（「聴く手」）は動かさない
2. いかなる動きも導いてはいけない
3. 評価／治療中の領域に触れるのは、皮下組織から情報を引き出すためだけである
4. 接触した部位でどんな活動が起きていてもそれに合わせ、ほかの感覚は一時的にすべて無視すること。たとえば「浅層組織の質感、皮膚温度、皮膚の緊張、深層組織の肥厚やたるみ、筋と筋膜の緊張、骨の相対的な位置、可動域」である
5. これらすべての徴候は、機能評価とは別に評価して記録すべきであり、機能評価では運動に対する組織の反応だけに専念する。「ファンクショナルテクニックの特殊性の核をなすのは深層の分節の組織であり、1つの分節の骨を支え、配置するものであり、正常な運動要求に対するそれらの反応である」（Bowles 1981）。

用 語

Bowles（1964）は、よくある言葉の描写を簡素化した使い方について説明している。

　正常な体性機能とは、よく組織された複雑さであり、機能志向の指の下では緩みの活動を伴う。触診した皮膚内からのメッセージは、表現しやすいよう「緩み」の感覚と呼ばれる。それから体性機能障害は組織された機能障害であるとみなされ、指でそっと触診すると、ストレス下の活動、不満を持つ活動、「バインド」の感覚が認識される。

「聴く手」やそれが探る「緩み」や「バインド」

の感覚に加え、「言語武装」するよう Bowles は勧めた。それにより「言語化にとまどう」ことなく、また言葉を使うタイミングや期間といったファンクショナルテクニックを追求できるからである。

　したがって、彼は「動機付けする手」という言葉も理解することを訴えている。これは組織に触れて運動を誘導する手（指や母指、動きを指示する言語でもよい。自動的または補助的）が体の部位の「正常の運動」を導くことを示している。

　運動は屈曲、伸展、側屈、回旋あるいはこれらの組み合わせなど、どのような運動でもよい。それに対する反応は緩みからバインドまでの範囲を「聴く手」によって評価する。

　最も単純化すると、ファンクショナルテクニックは、「要求－反応」の状況ををバインドによって検知し、機能障害を特定するほか、組織の緩みを導くための治療介入としても用いられる。

Bowles によるファンクショナル法のまとめ

　まとめると、聴く手でどの領域、関節、筋を評価するにしても、以下の結果が生じるだろう：

1. 動機付けする手は（正常な可動域内で）一連の運動要求を行い、それには可能な限りすべてのバリエーションが含まれる。聴く手が検知した組織の反応が全方向で「緩い」場合、組織は正常に機能している
2. しかし、要求が正常な生理学的範囲にあるときにどちらかへの動きに「バインド」が生じるときは、組織は機能障害の反応を示している
3. 運動要求に関係するバインド（機能障害）の評価に対応して治療する際は、聴く手からのフィードバックが必要である。バインドを生じた運動では、その運動を修正し、可能な限り最大の緩みを実現する：「治療は聴く手でモニターされ、次にすべきことに関する微調整された情報が、今度は動機付けする手にフィードバックされる。運動要求を選択することにより、緩む反応が高まり、そっと触診する指に従う（Bowles 1964）
4. 驚くような結果が出るだろうと、Bowles（1964）は説明する：「ひとたび緩みの反応が引き出されると、それはすべての正常な運動要求に対して自己持続的に反応する傾向がある。要するに、体性機能障害はもはや機能障害ではない。維持していたパターンを自発的にリリースしていたのである」

1. Bowles のファンクショナル法の自己評価エクササイズ

(Bowles 1964)

- 立ち上がり、指を脊柱傍の首の筋に置き、指で組織を押さないよう、しかし常に組織に軽く「触れている」ようにする。部位としては横突起上あたりである
- 2、3 歩歩き始め、指の下にある皮膚と骨を無視し、歩行時に深層で支え、活動している組織にすべての意識を集中させる
- 数歩後、立ち止まってから後ろに数歩下がる。その間、わずかだが明らかな変化を指先で評価する
- このプロセスを数回繰り返す。一度は一般にに呼吸しながら、一度は息を吸いながら、もう一度は息を吐きながら行う
- 立ち止まり、1 度に片脚ずつ後ろに引いて股関節を伸展し、次にニュートラルに戻してから、もう一方の脚で同じ動作を行う
- これらさまざまな状況で何を感じただろうか？

　このエクササイズは、触診する指の「聴く」役割や、聴きたいものを選択する力を強調するのに役立つ。

　聴く手は「静かに、非侵襲的に、混乱させることなく」接触し、組織の弾力性を観察する。歩く際、交互に踏み出すときやさまざまな環境下で「緩み」や「バインド」の程度が異なるかどうかを評価するためである。

2.Johnston らの「触診リテラシー」エクササイズ

(Johnston et al. 1969)

　エクササイズ 2（a） このエクササイズの所要時間の目安は 3 分である。

- パートナーを座らせ、あなたはその後ろに立ち、手のひらと指をパートナーの僧帽筋上部がある首の付け根と肩の間に置く
- 目的は、パートナーが深く息を吸うときに手の下で何が起きるかを評価することである
- 吸息と呼息を比べるものではなく、吸息に対する触診中の領域の反応を評価する際に役立てる。それらは緩んだままか、それともバインドがあるか？
- 筋緊張や変化した組織の状態に関して、その下にある構造やその状態を定義しようとすべきではな

い。組織に吸息の影響があれば、それを評価するだけでよい

- 組織は抵抗し、制限があり、「バインド」が生じるか、それとも弛緩したままか？
- 吸息中、一方の手の下で起きていることともう一方の手の下で起きていることを比較する

エクササイズ2（b） このエクササイズの所要時間の目安は5-7分である。

- 最初のポジションに戻る。パートナーを座らせ、施術者はその後ろに立って触診する
- 今回の目的は、パートナーが息を吸うときに、胸郭の前面および後面のさまざまな領域で生じる「制限」や「バインド」の地図を作ることである
- このエクササイズでは、バインドがある領域を特定するだけではなく、見つけた領域を「広い」領域（数分節）と「狭い」領域（単分節）に区別する
- 手始めに、片手、主にはその指を（たとえば）左胸郭上部領域の肩甲骨と脊椎の間に置き、パートナーに数回深く息を吸ってもらう。最初は楽に座って両手を膝に置き、次は胸の前で両腕を組んでもらう（肋椎関節の連結がより現れる）
- 数呼吸間、1つのポジションに手を置いた後、手を少し下、あるいは内側または外側に置き直し、このようにして背中全体の「地図」を描く
- このとき、吸息時と呼息時の組織の感覚を比べているのではなく、吸息に反応してさまざまな領域が「互いに」（緩みとバインドに関し）どう違うかを比べていることを忘れないこと
- 背部全体の地図を描き、バインドがある領域を特定する。また、それらの領域の「広さ」も記す
- どこでもよいのでバインドが「広い」領域に戻り、その内部に「狭い」領域を特定できるか確かめる。吸息を自動的な要素としたときと同じように接触する
- 各脊椎分節が吸息に反応する際に順番に評価すると、各脊椎分節の地図も描ける
- この機能の評価を通じて明らかになった情報を、一般にはどのように使うか自問する：
  - 制限があるとわかった部位をなんらかの方法で動かそうとするか？　その場合、どのように動かすか？
  - 制限が広い領域に治療の焦点を当てるか、それとも狭い領域か？

- 制限された領域から離れた領域を治療するか、それとも隣接した領域か？
- 適応のバリアに向かい、そこを越えて力学的に動かすことによって知覚した制限をリリースしようとするか？　それともなんらかの間接的アプローチを使い、制限バリアから離すことによってリリースを試みるか？
- あるいは、さまざまなアプローチを混ぜたり組み合わせたりすることで、注目した領域を自由にしたり、改善したりしたいか？

　これらの問いに対する答えに正しいも正しくないもない。しかし、この項（および本書のほかの項）のさまざまなエクササイズを読めば、ほかの方法も検討する可能性が生じ、解決を強いるのではなく解決策がおのずから現れるようにする方法もあることがわかるだろう。

エクササイズ2（c） このエクササイズの所要時間の目安は5-7分である。

- パートナーを座らせ、胸の前で両手を組んでもらい、あなたはその背後に立つ。聴く手／指先を左胸郭上部の肩甲骨の辺りに置く
- 動機付けの手を頸背接合部に置く。頭と上体を（前頭面で）屈曲するのではなく、頭と上体を前に運ぶように動かすという「要求」を示すためである
- 動機付けの手で、前述したポジションへ繰り返し前に動かし、ニュートラルに戻す運動を導く。その間に、聴く手は胸郭後面のさまざまな領域で、これによって生じた変化を評価する
- 要するに、この正常な（前方への平行移動）運動欲求に対する反応について、触診した領域ごとに比べているのである
- Johnstonとその共著者ら（1969）は次のように述べている。「前方への動きを後方への動きと比べるのではなく、前という構成要素のみへの動きをテストし、1つの領域をその上下の領域などと比べるのである」
- 聴く手は組織に対し、要求される動きに体幹が楽に反応するか、抵抗するかを尋ねている
- このようにして、前方への運動を行う際に「バインド」がある領域を、広いものも狭いものも特定する
- これらの領域を、エクササイズ2（b）で呼吸評価を使って特定した領域と比べる

暗示するもの

エクササイズ2（c） で得た情報を使う方法は様々である：

> このテストで、あなたは肩と股関節の位置関係を変化させてきた。
>
> このようにして制限のある領域で引き出された、肩と股関節の関係に関する手がかりは、テストした個々の機能障害を効率よく変化させるために使いたいテクニックを選ぶ際の基準になる……機能障害の領域を対象とし、屈曲・伸展要素や側屈、回旋を扱うだけではなく、肩が股関節との関係で適切な位置にあるかどうかを検討するテクニックを使えば、「矯正」がうまくいく可能性が高まると感じている。
>
> Johnston et al. 1969

注：エクササイズ2（c）で引き出されたパターンは、あなたが導いた運動である。一方2（a）、2（b）で引き出された情報は、呼吸に導かれた本質的な運動である。Johnston らはこれらの単純なエクササイズの中で、自己主導の運動と外部から引き出された運動に組織がどう反応するかに関する、触診リテラシーの最初の段階を伝えたのである。

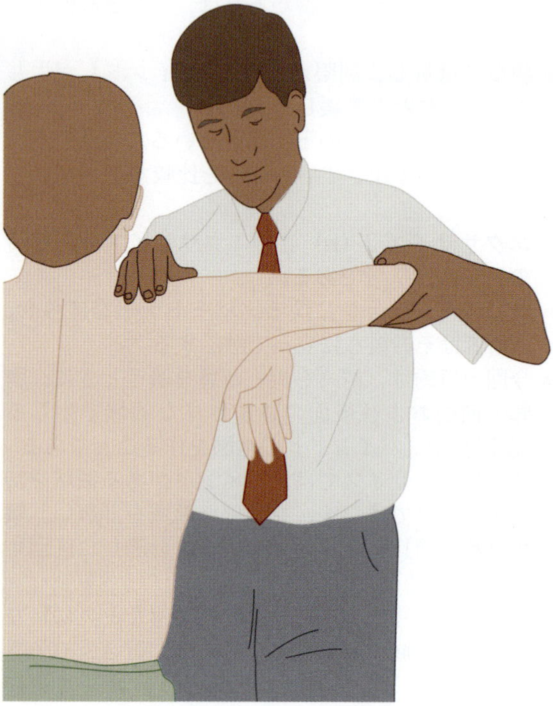

Hoover の実験的エクササイズ

Hoover（1969b）は、以下のエクササイズ（彼は「実験」と呼ぶ）でいくつもの問いを投じており、それぞれの答えは常に「はい」となるはずである。

このエクササイズを終えたときに、すべての答えが本当に「はい」であれば、あなたの触診スキルは十分に敏感であり、臨床現場でファンクショナル・テクニックを効果的に使えるだろう。

3. Hoover のファンクショナル鎖骨エクササイズ

(Hoover 1969a)

エクササイズ3（a） このエクササイズの所要時間の目安は5分である。

エクササイズのこのパートで投じられた問いは、「（健康な）鎖骨ははっきりと予測通りに動くか？」である。

- パートナーと向き合い、右手（聴く手）の指の腹をパートナーの皮膚の、右肩鎖関節上に置く

図5.1　肩鎖関節に緩みまたはバインドをもたらすポジションの評価。腕を完全に支え、さまざまな方向に他動的に動かす（Hoover 1969b）

- 左手で、パートナーの右腕の肘のすぐ下を持つ
- パートナー、そして肩／腕がリラックスし、あなたに腕の重みがすべてかかり、エクササイズ中にいかなる補助も邪魔も入らないようにする。腕を数回挙げたり降ろしたりすると、テストできる（図5.1）
- 腕を中線の後方へゆっくり慎重にもっていき、触診する手で組織の変化を感じたら、ニュートラルに戻す
- 急な動きは避け、触診した感覚を正確に検知するようにする
- この運動を数回繰り返し、この単一の運動の影響を評価できるようにする
- Hoover に提示された問いを思い出しながら、腕を他動運動させる。「（健康な）鎖骨ははっきりと予測通りに動くか？」
- 今度は腕を中線の前方へもっていき、聴く手の指先で組織の変化を感じるまで続ける
- この単一の運動を数回繰り返して、前と後ろと

ニュートラルから前後へもっていき、繰り返しながら評価する

● ニュートラルなポジションから腕を外転してから、ニュートラルに戻す運動を数回繰り返し、その間に評価をする

● 次に内転し、体幹前面をややまたぐように腕を動かしてから、ニュートラルに戻す。これを数回繰り返しながら、評価をする

● 同様に、ニュートラルからゆっくり内旋してから元に戻し、次いで外旋し、「緩み」と「バインド」への影響を評価する。内旋と外旋はそれぞれ別に行う

● 問いに対する個々の生理学的運動の反応はどうだったか？「鎖骨ははっきりと予測通りに動くか？」

これらの問いに対する答えは、運動要求が課されたときに鎖骨は確かにはっきりと予測通りに動く、そしてその結果生じる組織の変化を知覚できる、である。

エクササイズ3（b） このエクササイズの所要時間の目安は5分である。

このエクササイズで投じられた問いは、「鎖骨にさまざまな生理学的運動をさせるとき、動きやすさや触診した感触に違いはあるか？」である。

● エクササイズ3（a）と同じ最初のポジションをとり、患者の腕をごくゆっくり後方へもっていって伸展させ、鎖骨外側端で組織の変化を触診する

● 次に腕を体の前方へもっていって屈曲させ、ゆるみとバインドの感触を比べる

● 次に腕を順番に外転、内転させ、ニュートラルな位置を通過させながら、緩みとバインドの感触を比べる

● 今度は腕を内旋、外旋させながら、緩みとバインドの感触を比べる

● このエクササイズでは、運動要求を個別に評価するのではなく、休みを入れずに順番に逆の運動をさせたときに、触診中の組織で何が起きるかを評価するチャンスがある

● 提示した問いは、組織内に異なる緩みの感触をもたらす運動の方向があったかを、あなたが判断するよう求めている

● 一般には、鎖骨にさまざまな生理学的運動をさせたとき、確かに運動や組織の質感に明らかな違いや異状がある、という答えになるはずである

エクササイズ3（c） このエクササイズの所要時間の目安は5分である。

このエクササイズで投じられた問いは、「鎖骨をある方法で動かすと、動きやすさや組織の質感は変えられるか？」である。

● 導入の段階を繰り返し、まず腕を「屈曲」させ、中線の前にもっていき、鎖骨が動き始め、触診中の組織の質感がバインドへ変化するまで続ける

● 次に屈曲した腕を後方へもっていって「伸展」させ、鎖骨が動き始め、再びバインドの感触を得るまで続ける

● これらの両極の間に、最大に緩むポジションがある。これはこの運動平面において（中線の前後）生理学的な均衡が取れたポジションである

● これが均衡点（緩み）であり、ファンクショナルテクニックを使うときはここを確定する必要がある

● この最初の「緩みの均衡点」から始め、肩鎖関節の組織で最大の「緩み」が検知される点を評価した際と同じ指針を用いて、腕の「外転と内転」の均衡点を探す

● 屈曲／伸展に加え、今度は外転／内転したことで、最大限に緩むポジションの組み合わせを見つけたら、1つの緩みのポジションの上に別のポジションを効率よく「積み重ねた」ことになる

● この組み合わせた緩みのポジションから始め、今度は鎖骨運動が「内旋、外旋」する両極における緩みの点を見つける必要がある

● 3つめの組み合わせた緩みのポジションが確立したら、肩の最もよくある運動パターンを含む、腕と鎖骨の互恵的な均衡を取ったことになる

● これを完成させるには、時間が許せば、圧迫・伸延、吸息・呼息に対する組織の反応テストも加える。それぞれそれまでに積み重ねた／組み合わせた緩みのポジションから始める

● これらの組織／構造内の機能障害を治療している場合、組み合わせた（「積み重ねた」）緩みのポジションを90秒程度保持する

この過程で、エクササイズ3（c）で提示された問いに効率よく答えたはずである。なぜなら、運動や組織の質感／緊張に対する妨害は、鎖骨運動により変えられることが明らかになったからである。

実験は続く

互恵的な均衡のポジションから始め、エクササイ

ズ全体の最初に行ったように、腕を各方向すべてに動かして再評価する（屈曲、外転など）。

エクササイズ3（a）の最初のパートと異なり、腕をたらしたポジションから始めるのではなく、組織が最も弛緩した動的均衡点から始める。

今度はこの均衡の取れたポジションから始め、最も自由度が高く、最もバインド感が低い、腕／鎖骨の単一の運動を探る。

そのような運動を特定できたとき（Hoover 1969a）：

> 感覚をつかさどる手が状況の改善を報告する限り、この1つの運動をゆっくりやさしく続ける。その1方向への運動がバインドを増やし、運動をより楽にしたり組織の質感をさらに正常にしたりすることがない状態に達したら、生理学的運動のシークエンスをもう一度確かめる。

このエクササイズで Hoover（1969a）は、もはや体に活動を強いるのではなく、体に従うという点へと私たちを導く。組織の最も望ましい運動の方向や、ポジションによって実現する緩みへ組織に導いてもらう、ということである。

要するに、ここまで彼の指示通りに行うことができたら、ファンクショナル・テクニックを臨床で使い始めるところまで導かれたのである。

生理学的、動的な均衡を見つけ、次いで組織が最も緩む通り道を探す、という上述したプロセスは、ファンクショナル・テクニックを実演したものである。

（鎖骨エクササイズを用いて）説明したプロセスをさらに進化させると、組織がオペレーターを導くが、それには相当の練習が必要である。

Hoover（1969a）は次のように説明する：

> オペレーターはリラックスして完全に受け身になり、感覚をつかさどる手、すなわち聴く手で、鎖骨とその周囲の組織の変化を検知する。鎖骨とその周囲の組織の変化を感覚／聴く手で感じたら、変化が反射中枢に情報を送り、そこが運動する手に情報を中継し、互恵的な均衡、あるいはニュートラルを保つべく腕を動かすよう指示する。この動きが適切であれば、動きやすいという感覚が高まり、組織の質感がよくなる。このプロセスを1つ以上の運動で続け、最大の緩み、すなわち静かな状態を実現する。

4. Hoover の胸部エクササイズ

(Hoover 1969b)

エクササイズ4（a） エクササイズのこのパートの所要時間の目安は4分である。

- 座って胸の前で腕を組んだパートナーの背後に立つ
- パートナーの胸椎または腰椎は、これまでに触診、観察、検査によって評価したことがあるだろう。今度は、制限がありそうな領域、または組織が特に過緊張している領域に聴く手を置く
- 手が組織に「合わせる」間、何もしないで待つ
- 構造の状態は評価しない
- 最低15秒待つ。Hoover は次のように述べている：「長く待てば待つほど、構造を感じなくなる。情報を受け取る指を長く動かさずにいるほど、運動要求を課すときに、分節の反応の最初のシグナルを受け取りやすくなる」
- もう一方の手や声を使い、パートナー／モデルを軽い屈曲に導き、次いで伸展させる
- 動機付けの手で、運動してほしい方向を示す程度にごく軽く触れる
- 脊椎分節と組織が動いて屈曲、次いで伸展する間、聴く手はじっと待ち、緩みとバインドという組織の機能的反応を感じる
- 触診する分節／領域が脊柱への全体的な運動要求に関与するとき、波状の運動が検知される
- 運動がさまざまな局面で行われるとき、触診中の組織の緊張の変化に気づくこと
- さまざまな脊椎分節の高さや背面領域で評価し、このプロセスのさまざまな局面で触診した組織のいろいろな状態を感じてみる。バインドが始まり、さらに強くなり、幾分緩み、やがてとても緩んでから、バインドらしきものが再び現れ、また強くなる
- 「最大のバインド」を感じる部位と、「最大の緩み」が生じる部位を判断する。これらは、絶えずバインドを避けて緩みに集中する際に、ファンクショナル・テクニックで要求される情報の重要な一片である
- 正常な最終可動域に近い領域の、正常な生理学的な反応であるバインドと、機能障害による制限に反応したバインドも、区別してみよう

エクササイズ4（b） エクササイズのこのパートの所要時間の目安は3分である。

- 4（a）同様の最初のポジションに戻り、制限がある領域や過緊張を触診しながら、片側に純粋に側屈し、次いでもう一方に側屈し、（屈曲と伸展を使った）4（a）とまったく同じ方法で緩みとバインドを評価する

エクササイズ4（c） エクササイズのこのパートの所要時間の目安は3分である。

- 4（a）、4（b）同様の最初のポジションに戻り、制限がある領域や過緊張を触診しながら、片側に回旋し、次いでもう一方に回旋し、4（a）、4（b）とまったく同じ方法で緩みとバインドを評価する

さまざまな反応

このようにさまざまなポジションを取るよう要求を出す間、触診した組織からの反応として感じるであろうバリエーションを、Hoover は次のように描写した。

1. **動的ニュートラル：** 運動に対するこの反応は、正常な生理学的活動を示している。全方向に幅広い運動を行う間、シグナルは最小である。Hoover は次のように表現している：

> これは純粋に、正真正銘の非損傷（たとえば機能障害のない）の分節であり、幅広く、楽な運動要求・反応のやりとりを示している。

2. **境界上の反応：** 正常な運動要求のいくつかに対し、かなり初期の段階で、ある程度のバインドを示すシグナルを発する領域または分節である。バインドの程度は最小であり、たいていは緩み、すなわち動的ニュートラルが検知される。Hoover は「分節の大半はこんな風に活動する」と述べている。これらは完全に「よい」わけでも「病的」なわけでもない
3. **損傷した反応：** ほぼすべての運動要求のほぼ最初からバインドが検知され、動的ニュートラルはほとんど示さない。

注： 用語が変わり、Hoover の時代に「損傷」と呼ばれていたものが、現在では「体性機能障害」と言われている。

Hoover は次のように提案している：

> 全方向への運動を慎重に試すこと。バインド

を増やさず、逆に実際にはバインドを減らし、やや緩みへ導く運動要求を見つけるべく、全力を尽くすこと……これは損傷（機能障害）の重要な特徴である。

実際、制限が深刻であればあるほど、緩みや動的ニュートラルの感覚を生むかすかな運動要求を1つ以上見つけるのは楽になる。なぜなら緩みとバインドの相違がはっきりしているからである。

Hoover のまとめ

この方法に精通するには、機能障害の関節や脊椎分節で練習するとよい。

成功させるには、3つの主な要素が必要である（Hoover 1969b）：

1. 運動要求と運動反応のプロセスに集中しながら、検知したことは何であれ「正常」、「やや機能障害」、「真の、深刻な機能障害」などに分類する
2. 「緩み」と「バインド」に関して、触診した運動反応の変化を常に評価する。このとき、これらがシグナルの発信レベルと組織の反応の増加または減少を表していることを意識する
3. 組織の反応を徹底的に評価するには、運動要求のバリエーションができる限り多く必要なことを意識する。それには運動要求の体系的なシークエンスが必要である

Hoover は、これらを（心の中で）言語化するよう提案した：

> 心の中で緩みを見つけ、仮の運動要求をし、緩みの反応や緩んだ感覚の増加を感じ、屈曲、伸展、側屈、回旋それぞれで、緩みの反応をもたらす運動要求を言語化する。本当にスキルが磨かれるまでこの実験を練習する。あなたは、機能障害が制限される、特定の緩む反応を見つける方法を学んでいるのである。

さらに、評価の中で、外転、内転、前方への平行移動、後方への平行移動、外側や内側への平行移動、上方や下方への平行移動、圧迫と伸延などを、このアプローチの要素に加える必要があるだろう。

以下に紹介する Greenman のファンクショナルエクササイズは、これらの要素の一部を取り入れている。

Bowles が目的を述べる

Bowles（1964）は、このような評価の過程で何を捜しているかについて簡潔にまとめた：

> 分節（または関節）のテストに使われる活動は主に内因性であり、観察の道具はかなり非混乱的であり、集められた情報は我々の構造の分節が問題をいかにうまく解決するか、できないかである。緩みや構造がゆがむことなく従う感覚を見つけたら、その分節は正常だと診断する。いかなる活動の方向であれ、バインドの感覚、緊張、組織のゆがみ、ずれた感触、不満が見つかった場合、その分節が問題を適切に解決できずにいることがわかる。

診断は、機能障害となるだろう。

5. Greenman（1989）の脊椎の「積み重ねる」エクササイズ

このエクササイズの所要時間の目安は10分である。

これまでのエクササイズでは、個々の方向や単純な運動の組み合わせを用いて、緩みやバインドに関して触診した組織の反応を評価した。

このエクササイズでは対の運動要求を出す（たとえば屈曲と伸展）。しかし、最初の評価を行った後の各評価は、前に評価した運動要求との関係で発見した緩みのポイントから始める。

すると最大に緩み、動的ニュートラルとなる究極のポジションはそれまでに達した緩みのポジションの合計と等しくなり、緩みのポジションが文字通り「積み重なる」ことになる。

- 個人／患者は胸の前で腕を交差させて両手を肩に置き、オペレーターはその背後に立つ
- 聴く手を上部胸椎に置き、もう一方の腕を患者の腕の前から回して反対側の肩または胸壁外側に置く
- 運動要求は、言葉で指示するとともに動機付けの手で軽く促す
- 以下の対の方向それぞれに対し、緩んだかどうかを評価する（図5.2）：
  - 屈曲と伸展
  - 左右への側屈
  - 左右への回旋
  - 前後への平行移動
  - 左右外側への平行移動
  - 頭方と足方への平行移動（牽引と圧迫）

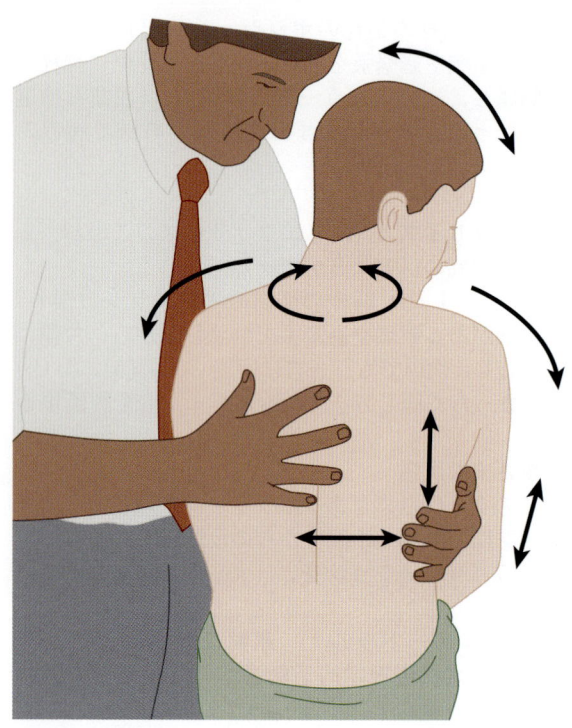

図5.2　脊椎領域／分節の機能的触診（または治療）。その間、触診した組織における「緩みとバインド」の感覚への影響を、可能な限り全方向への運動で評価する。最初の緩みのポジションを特定したら（順番は関係ない）、続く評価は前の評価で特定した緩みのポジション（あるいは組み合わせた緩みのポジション）から始める。この過程を「積み重ね」と言う。

- 完全な吸息と完全な呼息
- 調査の最初の要素は「常に」屈曲と伸展である
- 調査の最後の要素では、呼吸のさまざまな相、完全吸息、完全吸息が「緩み」にもたらす影響を評価する
- しかし、これら2つの要求を除けば、全運動を導入する限り、その順番は問われない。こうしてそれ以前に発見し、組み合わせた緩みのポジションから、続きの運動要求を始める
- 最後の呼吸要求は、呼吸のどの相で組織の最大の緩みが検知されるかを示す。これがはっきりしたら、それまでに特定し、組み合わせた緩みのポジションに「積み重ねる」
- これを約90秒保持し、その後、ニュートラルのポジションにゆっくり戻し、それから積み重ねの全シークエンスをもう一度行い、変化を評価する

6. 頸部平行移動の触診エクササイズ

注：これは Greenman（1989）のエクササイズの修正版である。もともと彼は、平行移動の制限をテストする際は、何であれ特定した制限を筋エネルギー・テクニックで治療するよう勧めた。このバリエーションでは、代わりにポジショナルリリース（ファンクショナル）テクニックを勧める。しかし、エクササイズの基本設計は Greenman が述べた通りである。

側屈と回旋を楽に触診するには、脇から脇へ「平行移動」（「シャント」）する運動を使い、首を中間位、軽度の屈曲、伸展の3つの肢位のどれかにする。

C2 以下の分節を片側へ平行移動すると自動的に側屈になり、解剖学的、生理学的原則に従って「同側への回旋が生じる」（Mimura et al. 1989）。

この脊椎の連結の特徴は、ほとんどの頸椎では予測可能な普遍的な事象のようである（たとえば C2 から C6 では同側へ側屈・回旋する）。しかし、残りの脊椎の連結では、普遍的であってもそれほど予測可能ではない（Gibbons & Tehan 1998）。

この効果を用いて頸椎の機能を評価するために、施術者は脊椎の両脇に、次のように指を置くべきだと Greenman は提案する（図 5.3）：

- 仰臥位の患者の後頭部を施術者の母指球に置く
- 人差し指の腹を C6 の関節柱の、C7 横突起のすぐ上に置く。これは僧帽筋上部のすぐ前で触診できる
- 中指の腹を C6、薬指を C5、小指の腹を C3 に置く

次に：
- これらに触れていると、感受性、骨粗しょう症、過緊張を検査できるほか、頭を中間位、屈曲、伸展にして、頸椎を外側に平行移動できる
- これを効率よく行うには、検査中の分節の上にある分節を固定するとよい
- 手の踵で頭の運動の制御を手伝う
- 頭／首を相対的に中間位とし（屈曲も伸展もしない）、（どの分節でもよいので）右、次いで左へ平行移動し、各方向における運動の自由を評価する（言うまでもないが、側屈と回旋）
- たとえば C5 を指の腹で固定しているときに左へ平行移動すると、首が中間位の時に C5 が C6 の上で自由に側屈・回旋する能力を評価していること

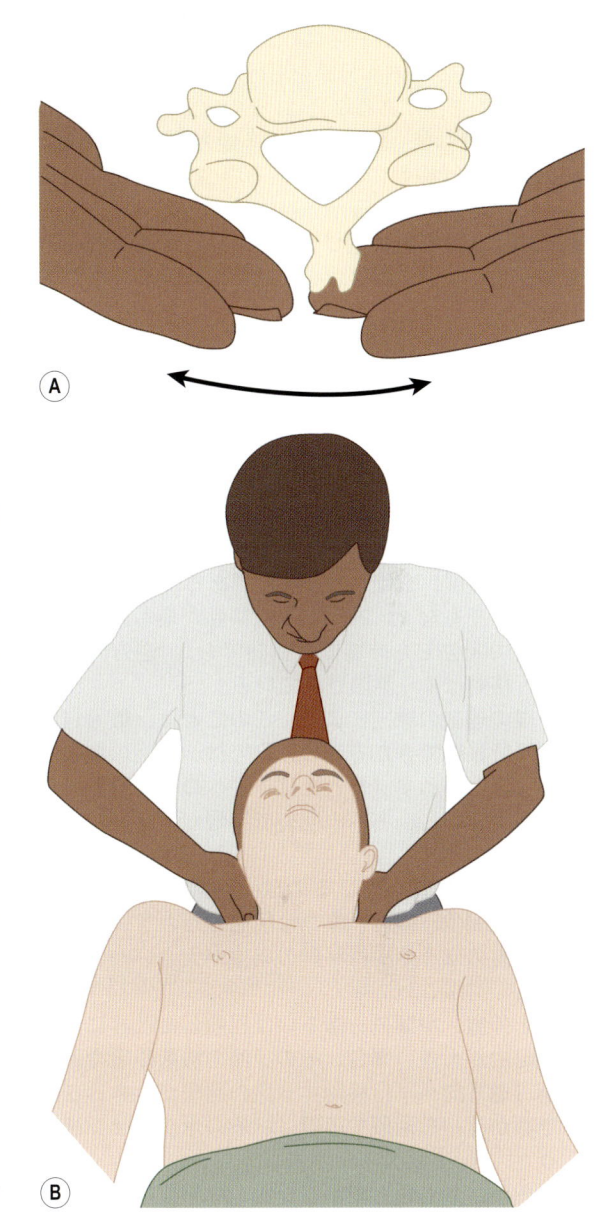

図5.3　（A、B）平行移動／回旋制限がある頸部領域の、機能的（ファンクショナル）評価および／または治療。

になる
- 関節および／または関連する軟部組織が正常であれば、左へ平行移動することにより、左の小関節面に溝ができ、右の小関節面が「閉じ」る。逆の場合も同じである
- 運動にはやわらかい終末域感があり、不快な、あ

- るいは突然のブレーキはかからない
- しかし、左から右へ分節を平行移動するときに抵抗／バインド感がある場合は、その分節は左へ側屈し（言うまでもなく）左へ回旋する能力に制限がある
- 右への平行移動に制限がある場合、（比較的）左への平行移動のほうが「自由」である
- そのような制限に気づいたら、平行移動を繰り返す。しかし、今度は頭を中間位ではなく伸展して行う
- それには、（この例では）C5 に触れている指を天井方向へやや挙げてから、左右への平行移動を再評価する
- 頭と首を軽度屈曲、もう一度左右への平行移動も評価する
- 目的は、どちらへ平行移動するのであれ、最も「緩み」と「バインド」が大きいポジション（中間位、屈曲、伸展）を確かめることである
- 言うまでもなく、左への平行移動が最も自由な場合（中間位でも伸展でも屈曲でも）、逆方向への平行移動はより制限されている
- 脊椎の連結の原則により、このことは、最も自由に平行移動できた方向の逆側では、回旋に制限があることを示す（たとえば、左への平行移動の自由が大きいと、右への回旋で制限が大きいことを示す）
- この評価が問うているのは、（評価中の分節で）首を中間位、伸展、または屈曲したとき、一方より他方のほうが平行移動の自由が大きいか、である
- 首を伸展、中間位、あるいは屈曲したときに運動の自由が大きい場合、その分節の機能障害や不均衡（逆方向へ平行移動する際の制限が大きいことでわかる）を治療する際は、そのポジションを使う
- 明らかに最も緩んだポジションへ平行移動したポジションを 90 秒保持してから、平行移動運動の対称性を再評価する
- 運動は、より均衡が取れているはずである
- C2 までの全分節を、同じ指針に従って評価および／または治療する

膝のファンクショナル治療——ケーススタディ

Johnston (1964) は、ファンクショナル・アプローチを用いて急性の運動を処置する方法について述べている。

彼は、これは検討中の特定の機能障害パターン独自のものであり、治療した膝の急性の不調ごとに、機能障害および治療介入の幅広いパターンがあると強調している。我々は症例ごとに「この特定の患者の、特定の不調」を検討しなければならない。

ある若い男性患者は、3ヵ月前から左膝が痛み、長時間膝をついた後は完全に伸ばすことができなかったという。

検査してみると、左膝がやや屈曲したままで、その周辺組織は正常な右膝に比べて幾分温かく、鬱血していた。膝を伸ばすと痛みがあり、硬い制限と痛みが存在した。

- 施術者は患者の左側に立ち、右の手の平で膝蓋骨に触れ、親指で膝を囲むようにして外側関節裂隙の面に触れ、人差し指で内側関節裂隙に触れる位置に右手を置いた
- この「聴く手」で、組織の状態のかすかな変化に気づく程度の軽い接触を維持しながら（バインドと呼ばれる、組織が緊張して硬い感じ）、もう一方の手で導入する次の運動を支援できるようにした
- 左手で、患者の左足首をしっかりつかんだ（図 5.4A）
- 最初は、関節を伸展方向にもっていって脚を少しまっすぐにすると、極端なバインド感が評価された
- 次に、膝を軽い屈曲のポジションに戻すと、触診した組織で緩みの感覚が検知された
- 次に、さまざまな方向の運動を試し、緩みとバインドの反応を評価した
- 目的は「バインドが減る反応が拡大するパターン」を地図に描くことだった
- 次に、治療台から脚を挙げる場合と、大腿部を治療台の縁からたらす場合の両方で、膝を大きく屈曲した（図 5.4B、C）
- 下腿部の外転および内転、内旋および外旋など、さまざまな運動を評価した
- 聴く手で触診して最も緩みを感じたのは、股関節が屈曲し、膝がしっかり屈曲し、下腿部が内旋および外転したときである

痛みのないアプローチ

Johnston は、痛みがある状態でそのようなアプローチをとることの価値を強調する。

このテストが、潜在的に痛みがある可動域を含んでいるとしても、オペレーターはバインド反応の高まりを指先ですぐ検知でき、徴候が劇的

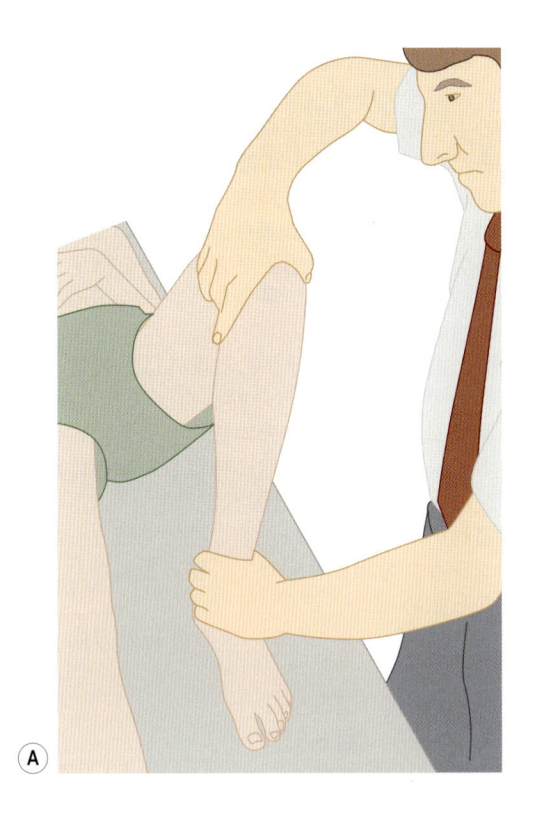

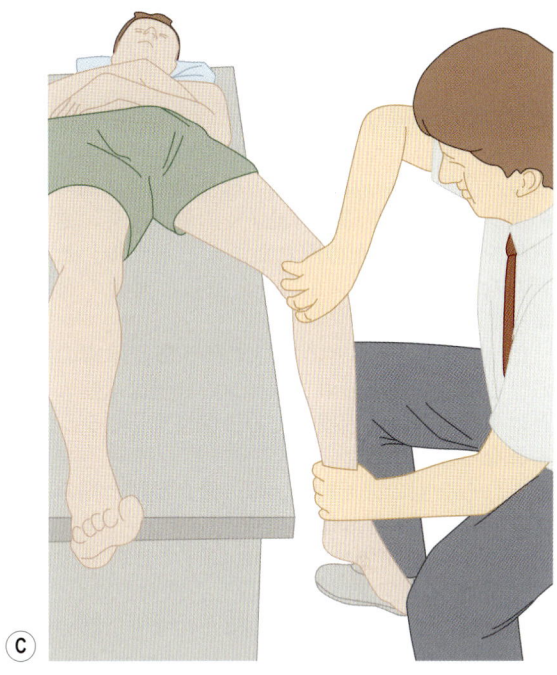

図5.4　（A）「バインドが減る反応が拡大したパターンを地図化」するためのJohnston（1964）のエクササイズ。（B）多くの場合、膝の緩みのポジションは、股関節と膝を屈曲し、下腿部を内旋・外転しながら、膝周囲の組織の状態をモニターすると見つかる（C）ストレインがある膝の別の緩みポジションは、股関節を軽度伸展し、外転しながら、下腿部を屈曲・外転および／または内旋した場合にも見つかる

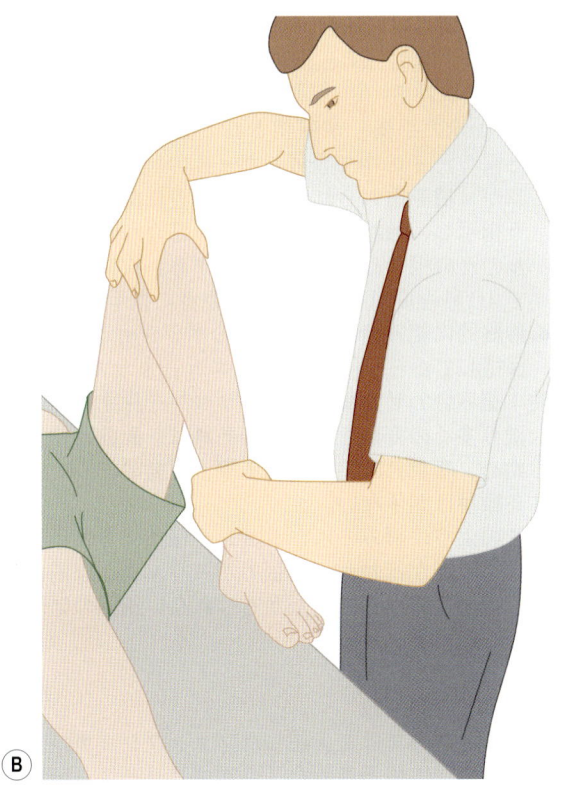

なので、これらの範囲もわずかに含めるべきである。

- この評価シークエンスの後、評価過程で説明したように仰臥位の患者の脚を支え、治療を行った
- 脚を治療台から挙げ、半屈曲にし、オペレーターの左手（足首を持つ）で内旋と外転のねじりの弧を描きながら、右手で膝周辺の組織の反応をモニターしつつ、膝を屈曲位で支えた
- この過程に別の可動域や運動も、ときにテストした。オペレーターの右手にバインドが急増する感触を「思い出させる」ためである
- 膝をしっかり屈曲させ、太腿を軽く外転させ、下腿部を内旋・外転した「緩み」のポジションに保つと、組織の筋張力の「急変」に気づいた。脚を安静時のポジションに戻すと、自由な感覚が生じた

133

- 軽い屈曲は残ったものの、客観的には硬さが減り、重大度は15%程度改善したと評価された

全プロセスを繰り返す

次に、まったく同じ評価と治療のシークエンスをもう一度繰り返した。今回の繰り返しでは前の緩みのポジションを正確に再現するのではなく、さらに評価を行い、「均衡の取れたニュートラル」という新たな理想のポジションを、触診と運動の過程によって判断する。

Johnstonによると、続いて行う機能障害の膝における最大の緩みのポジションの評価は以前のものとはやや異なり、治療のために保持するポジションも異なったという。

これら2回の機能的な治療の後、制限と痛みに関する機能障害の程度は約40%減った。

その後の通院では正常化に向けてこの過程をさらに続け、「4週間に5回通院し、改善が続いた後、脚を快適にまっすぐ伸ばせるようになり、膝のバインドも見分けられなくなった」（Johnston 1964）。

ファンクショナルテクニックを使った人々の経験によると、慢性度が低く、「組織化」の程度が低い機能障害のほうが、上述したように、ストレインがある組織に反応した軟部組織の変化が数ヵ月かけて確立したものより早く反応する。

この機能的な診断および治療過程は、実践より説明に時間がかかる。なぜなら緩みとバインドを聴く手で評価する方法を一度身につけ、オペレーターがあらゆる状況で、さまざまな運動の肢位の評価法を身につけたら、ものの数分で全過程が終わるからである。

環椎後頭関節のファンクショナル治療

最後になるが、純粋に機能的な「エクササイズ」を、ファンクショナルテクニック法を臨床実践に取り入れるために紹介する。これはほぼ普遍的に適用でき、禁忌はなく、本章で紹介したファンクショナル法の基礎的なエクササイズの上に成り立つ。

この方法の施術が難しい、あるいは不可能な状況は、患者がリラックスして数分の手順を終えることができない場合のみだろう。

- 患者を仰臥位にする
- 施術者は治療台の頭方に座り、治療台の角に向き合うようやや片側にずれる
- 片手（尾方の手）で後頭部を抱え、反対の手の人差し指と親指で環椎に隣接する軟部組織を触診する
- もう一方の手を患者の額または頭頂部に置く
- 尾側の手で環椎周囲の組織の「緩み」または「快適」または「リリース」の感触を探りながら、頭に置いた手で1つずつ、複数の運動へ頭を導く
- 各運動を「テスト」しながら、触診中の組織が最もリラックスし、緩む感触がある肢位を特定する
- 頭のこのポジションを、評価シークエンスの次の要素の始点として使う
- （最初に屈曲と伸展を行うこと以外は）順番を問わないので、次の方向への動きをテストする際、常に環椎周辺の組織に最大の緩みを引き出す頭と首のポジションを探り、前に特定した緩みのポジションに「積み重ねる」（図5.5）：

注：各運動の評価は、それ以前の評価で確立した緩みのポジションを組み合わせて「積み重ねた」ポジションから始める：

- 屈曲／伸展（シークエンスの最初の方向：図5.5A、B）
- 左右への側屈（図5.5C）
- 左右への回旋（図5.5D）
- 前後方向の平行移動（シャント、シフト）（図5.5E）
- 横方向の平行移動（図5.5F）
- 圧迫／牽引（図5.5G）
- 吸息／呼息

- 「3次元の平衡」が確認され（動的ニュートラルと言う）、その中で合成した一連の緩みのポジションが「積み重ねられた」ら、患者に深呼吸するよう指示し、触診した「緩み」の感覚が呼吸サイクルのどの相で高まるかを特定する。次に、その相で10秒程度息を止めるよう患者に指示する
- 最終的に組み合わせた緩みのポジションを90秒保持してから、「ゆっくり」ニュートラルに戻す

注：組み合わせた緩みのポジションを探す際に可能な限り多くの変数を使うのであれば、屈曲と伸展から始め、吸息と呼息で終える際、運動の方向を評価する順番は関係ない。

このように緩みのポジションを保持する結果、神経の再設定が行われ、筋張力が減り、また以前は固く、虚血や鬱血していたかもしれない組織の循環や排液も高まる。

タイミングの問題

本章の次項では、上述したファンクショナルアプローチの上に構築された「促通位リリース（FPR）」

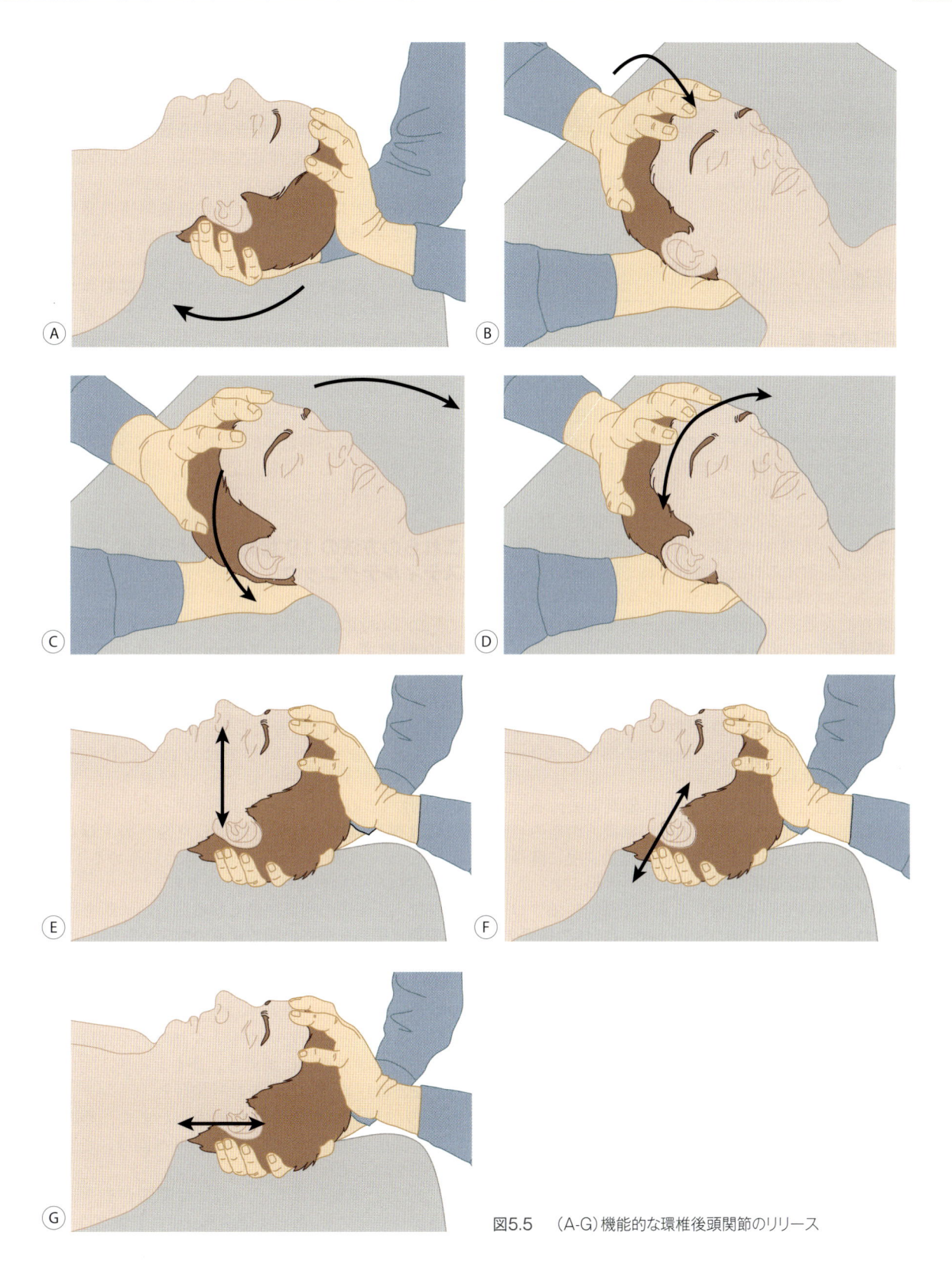

図5.5　（A-G）機能的な環椎後頭関節のリリース

を検討する。

　臨床経験によると、ファンクショナルテクニックでは、有効な変化が現れるよう「緩み」のポジションを最低 90 秒保持する必要があるという。対照的に、以下に説明する促通位リリースでは、促通という特徴を手順に加えることでこの時間を 5 秒以下に減らす。

促通位リリース（FPR）

FPR の性質
(DiGiovanna et al. 2004; Schiowitz 1990, 1991)

　Schiowitz は、「促通位リリース（FPR）」として知られる方法について述べた。これは SCS とファンクショナルテクニック両方の要素を含み、過緊張と機能障害の解決を早めるようである。

　彼の説明によると、FPR はほかの間接法と同じく、動きやすい方向へ、制限バリアから離す方向へポジションを配置する方法を取り入れているという。

1. このアプローチの「特別」な点は、FPR がこの絶対的な要求（制限バリアから離す運動）に、まず矢状面での姿勢を修正する必要性を加えたことである。すると、たとえば脊椎領域では、まず屈曲と伸展の間の平衡が取れる。脊柱に関していえば、領域を伸展と屈曲の間のどこかにあるニュートラルな状態に置くと、関節面の関与をリリースする効果がある
2. 次に、FPR はこれに「促通」要素を加える。これは圧迫またはねじり、あるいは両方の組み合わせを取り入れて、過緊張または運動制限に関係する初期の軟部組織のリリースを引き起こす
3. FPR を用いて筋を治療する部位では、短縮プロセスが必要になる。特に Schiowitz は「体の後面の、広い表層の（触診しやすい）筋を伸展し、同側へ側屈しながら、前面の筋を屈曲する」よう勧めている。これを 5 秒以内で保持してから、ニュートラルなポジションに戻す。筋が回旋機能を持つ場合は、短縮したポジションに置いてから、促通する追加の負荷をかける
4. 手足の筋は、関連する連結が「ニュートラル」で、靭帯が弛緩して自由に動けるようにする。連結のほうへ圧をかけ（長軸方向の圧迫）、患部の筋を短縮してから、外転および／または外旋、「あるいは」内転および／または内旋を加え、治療する

　組織で最大の「緩み」を触知する。それができたら、これを約 5 秒保持する

　FPR の施術中に何が起きるかを説明するために Schiowitz が述べた神経生理学は（DiGiovanna ら 2004）、Korr（1975, 1976）と Bailey（1976）の業績をもとにしており、体性機能障害の発症に関連して本書の前章で言及した、促通および感作メカニズムと相互に関連する。FPR は、筋紡錘の振る舞いに影響する、高まったガンマ運動ニューロンの活動を調整するようである。「これ（ガンマ運動ニューロン活動の低下）により、錘外筋線維が正常な安静時の長さにまで伸びることができる」（Carew 1985）。

　関与する組織または関節を緩みのポジションに置くには、施術者が神経学的なフィードバックプロセスを「微調整」し、弛緩反応がこの問題に関与する筋線維に特有であることを確かめる。

これらの方法の 19 世紀における起源：スティルテクニック

　Van Buskirk（1996）は、オステオパシー医学の創設者、Andrew Taylor Still が 19 世紀後半に教えた方法について述べた。これは Bowles、Johnston、Schiowitz、その他のファンクショナルアプローチの先駆者たちが述べた方法によく似ているが、まったく同じではない。これらの方法は Hazzard（1905）によって記録され、Van Buskirk（2000）によってよみがえった。

　体性機能障害の性質を特定した後（第 1 章を参照）、スティルテクニックは次のように進める：

1. 患者は全手順を通じて受け身である
2. 関節と、周辺の組織が最も張る肢位の診断を行う
3. 関節と組織を全ての面で緩みの方向にもっていく
4. その肢位をやや強調し、患部の筋筋膜要素をさらに弛緩させる
5. レバーとして使う体の部位（たとえば頭や首、腕、脚、体幹）と平行なベクトルを持つ力をかけ、関与する組織をさらに緩める。最もよく使う力は牽引または圧迫で、これを数秒続ける
6. このベクトルを持つ力を維持したまま、その領域や機能障害をバリアのある方向へ向け、さらに制限を超えて戻す
7. この力と運動により、一般には関節が動き、組織がリリースし、ある点で突然「ポン」または「カ

チッ」、あるいは似たような音を伴う突然のリリースが生じる
8. 力をリリースし、領域を中間位に戻し、機能障害を再評価する

右第1肋骨の挙上に対する
スティルテクニックの例

1. 施術者は仰臥位の患者の右側に立ち、左手の親指で右第1肋骨関節面上を特定し、組織の緊張をモニターする
2. 患者の曲げた腕を持ち、それを圧迫・内転して肋骨を連結から切り離す（注：これによりストレインのポジションが再現される。第1章を参照）
3. オプションとしてシークエンスに等尺性収縮を加え、患者の肘を患者の手の抵抗に数秒軽く押し付けてもよい
4. リリースする際、患者の肘がさらに内転するにつれて圧を高めてから、外転に向けて広く上方へ弧を描き、最初のポジションに戻る（映像を参照）
5. このように機能障害を強調すると、肋骨がリリースする

筋が関節の問題を引き起こすのか、逆か？

Janda（1988）は、筋の機能障害が関節の機能障害を引き起こすのか、その逆なのかはわからないと述べた。しかし、彼は、両者は互いに大きな影響を与え、関節のマニピュレーション後に検知する効能の主な要素は、それらの方法（高速スラストやモビライゼーションなど）が関連する軟部組織に及ぼした影響から引き出されるという、疑いようのない事実も指摘している。

Steiner（1994）は特に、椎間板症候群と椎間関節症候群で筋が果たす役割について論じ、ありうる事象のシークエンスを次のように述べている：

● 体のねじれ、急速なストレッチ、均衡の喪失などによるストレインが、たとえば脊柱起立筋群の一部に筋伸張反射反応を引き起こす
● 関節の過剰な運動を防ぐために筋が収縮し、反応が強調された場合はスパズムが生じ、ストレイン後は組織が正常な筋緊張を持てなくなるだろう
● これにより、付着する椎骨の自由な運動が制限され、それらが近接し、圧迫を引き起こし、おそら

く椎間板の膨隆および／または関節面を無理に近づける原因になるだろう
● 膨隆した椎間板は神経根に侵入し、椎間板症候群の症状を生み出すだろう
● 関節面を無理に近づけると関節液に圧がかかり、周囲の関節包にそれを押し付けるため、関節包が伸張して刺激される
● すると椎骨洞神経が刺激され、筋の防御を喚起し、疼痛・スパズム・疼痛という自己永続的なプロセスへ導く

Steinerは次のように続ける：

生理学的観点から言うと、椎間板症候群または椎間関節症候群の矯正または治療では、それらを引き起こしたプロセスを逆にし、筋スパズムを排除し、正常な運動を回復すべきである。

彼は、椎間板切除術や脊椎椎間関節突起神経根切断術を試み、よくある「脊椎手術後疼痛症候群」になる前に、軟部組織と関節の分離に注目し、スパズムの低下に努め、膨隆した椎間板が引っ込み、そして／または関節面が正常な関係性を取り戻すようにすべきだと述べている（手術以外の別の可能性については第10章のマッケンジーアプローチを参照）。

確かに骨のマニピュレーションを行えばこの目的を達成できることが多い。しかし、臨床経験で得たエビデンスは、機能の統合を回復するには軟部組織アプローチも使えることを示している。

たとえば、もし関節の制限が筋緊張の結果だとすると、この高まった筋緊張を完全にリリースすれば、関節はより自由に動けるだろう。

しかし、もし関節内のほかの要因が関節の制限の原因であれば、過緊張を低下させて軟部組織の状態を改善しても、状況は幾分改善するだろうが、基本的な制限は未解決のままである。

FPRを使って軟部組織に焦点を当てるか、関節の制限に焦点を当てるか

Schiowitz（1991）は、FPRは局所的な、触診できる軟部組織の変化に向けることもでき、関節の制限に関与するであろう深層筋を修正する方法としても使えると述べている。

組織の質感の変化と運動制限のどちらが主な体
性機能障害かを、診断で明確に区別するのは難
しいことがある。疑念があれば、触診できる組
織の変化を最初に治療するとよい。運動制限が
続く場合は、個々の運動制限に関わる深層筋を
正常化するためのテクニックを使うべきである。

　FPR を使う方法をよく理解できるよう、施術例
を以下に紹介する。

脊椎領域の軟部組織の変化に対する FPR 治療

　Schiowitz（1991）は Jones の指針に従い、は
じめに体の後面にある軟部組織をの変化を伸展して
治療する。一方 FPR を使うとき、体の前面の軟部
組織は、正常化させる際、ある程度屈曲させる必要
がある。

　しかし、一部の筋が反対側に側屈する機能や、
回旋要素、またはその両方を備えていることにも、
彼は言及している。これらの筋はそれぞれ短縮し
た肢位に置く必要がある。 Schiowitz は、組織の
質感が変化した領域への圧迫、前屈または背屈、
そして側屈／回旋という運動の構成要素を慎重に
局在化すれば、より素早く、正確な結果を得られ
ると述べている。

1. 脊椎関節に影響する 軟部組織の変化に対する FPR

1. 患者をリラックスした中間位にした後、最初に
   行うべきことは矢状面での姿勢を修正し、治療が
   必要な脊椎領域で前後の脊椎カーブを平らにする
   ことである。「すると正常な頸椎や腰椎の前弯と
   胸椎の後弯がやや減った状態が確立し」、患部の
   筋の軟化や短縮を引き起こす
2. これに続き、微調整という要素を追加して、圧
   迫および／またはねじりを行い（図 5.6）、機能
   障害の組織（または関節）が「自由に、あるいは
   痛みなく、あるいはその両方に」なるようにする
3. 次に、この微調整によって得られた緩みのポジ
   ションを 3-4 秒保持してからリリースし、その領
   域を再評価する

注：押力やねじりなどさまざまな促通力を構成する
要素は、どの順で行ってもよい。

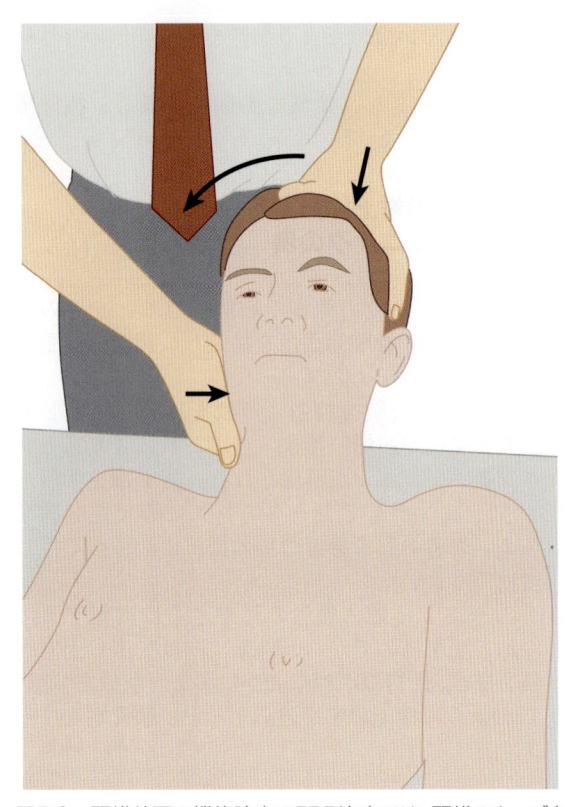

図5.6　頸椎前面の機能障害のFPR治療では、頸椎のカーブを
減らしてから圧迫、側屈し、ややねじり、触診した組織で緩みの感
覚を得る。

2. 頸部の制限 ―― FPR 治療法

　椎間構造（軟部組織）の制限や機能障害を扱う際、
Schiowitz は関連する椎骨を「自由に動ける平面」
に置くよう勧めている。

　「これを成功させるには、ある分節の「緩み」と「バ
インド」の方向を最初に評価すべきである」

　たとえば、頸椎のある椎骨に制限があり、下の
椎骨との関連で楽に伸展、右側屈および右回旋が
できない場合、FPR の第 1 段階として、緩みのポ
ジションを確立するために下の椎骨に対してそれ
を屈曲、左側屈および左回旋にもっていくのは論
理的だろう。

　このような例で、明らかな不快感／痛み、あるい
は組織の変化が頸椎 3 番の関節面の後面で触診でき
た場合、次の手順に従うとよい（組織が体の後面に

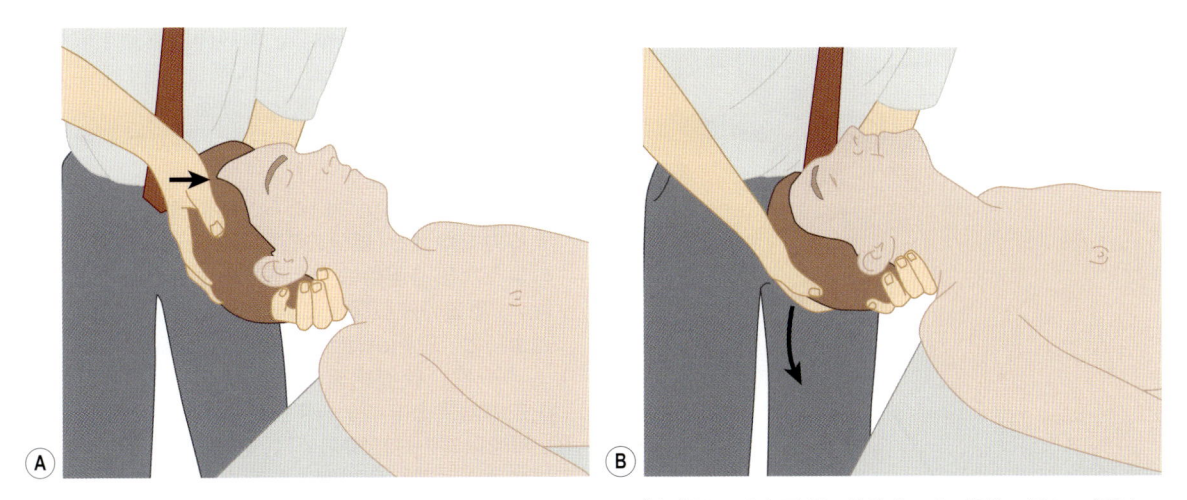

図5.7　(A)頸部後面の機能障害をFPRで治療する際は、頸椎のカーブを減らしてから圧迫し、触診する手で組織の緩みの感触をモニターする。(B)さらに微調整する際は、伸展、側屈、そしてやや回旋を加え、触診した組織で緩みの感触を得たら4-5秒保持する。

あるので、伸展が必要となる）。

1. 患者を治療台で仰臥位にし、施術者は治療台の頭方に立つか、膝にクッションを載せて座る
2. その前に、治療台の縁から頭が出る肢位に患者を移動しておく
3. 施術者の左人差し指の腹で組織の質感が変化した領域に触れ（この例では頸椎3番の右関節面）、同時に頭（後頭部）を施術者の右手でしっかり支える（図5.7A）
4. さらなるポジショニングは主にこの右手の活動を通じて行う
5. 前述したように、FPRで第1に扱うべきは矢状面でのカーブを減らすことであり、これは左手で軽く屈曲することによって行う
6. 次に、脊椎の長軸に沿って足方向に軽い圧をかけることで、第2の要素である圧迫を行う（図5.7A）
7. このようにして引き起こされた組織の筋緊張の変化は、「バインド」感の低下として接触した指（「聴く指」）で簡単に触診できる
8. このように圧迫する際に、0.5kg以上の力はかけないこと
9. FPRの次の要素は、この例では回旋／ねじりである。機能障害の組織に置いた施術者の右人差し指の上で軽く伸展し、右側屈をして行う
10. 頸椎の力学では、同側である程度の回旋が起きなければ、側屈はできない
11. そのため、指の上で首を側屈すると自動的に右回旋も起き、そうやって治療中の組織がさらに緩み、柔らかくなる（図5.7B）
12. この最終ポジションを3-4秒保持してから、首と頭をゆっくりニュートラルに戻し、この手順によって達成された組織の変化／リリースを再評価する

注：密集／長軸方向の圧迫により不快感が生じたときは、牽引または軽くねじる力をかけるとよい。

注：環椎後頭関節に関しては、屈曲は数度程度にすること。また、環椎後頭の力学では反対方向への運動が関わる。たとえば、環椎の側屈と回旋は逆方向に起きるが、ほかの頸椎では側屈と回旋は同側へ向かって起きる。

脊椎関節——FPR治療

FPRを使って脊椎関節に影響しているであろう軟部組織の変化を治療する際と、脊椎関節そのものを治療する際の唯一の違いは、ポジショニングの過程で要求される正確さの程度である。

個々の制限の力学を特定したら、「構成する運動を慎重に局在化させ」、関節を「全3平面で自由に動く」、「緩む」方向にもっていく。言い換えれば、正常な矢状面でのカーブが幾分減るかニュートラルになるポジションから始めるよう気を付けて、屈曲、側屈、回旋させる。

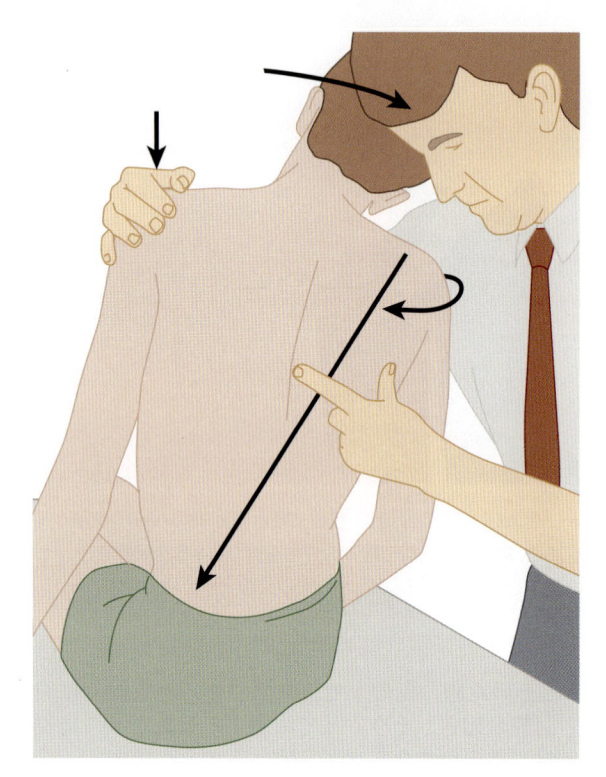

図5.8　胸部領域の機能障害のFPR治療（この例では第6胸椎右側の「組織の緊張」）。片手で組織の状態をモニターし、患者に「背筋を伸ばして座り」、次いでやや脊椎を伸展するよう指示する。次に施術者が右肩から左股関節に向けて圧迫すると、自動的にT6で右側屈と、おそらく左回旋が生じる。ポジションの変化が正確にはどうであれ、触診した組織で緩みを感じたらそのポジションを4-5秒保持する。

3. 胸部領域の機能障害の FPR 治療

1. 胸部の軟部組織の機能障害を治療する際は、患者を座らせる
2. ここで取り上げる例は、第6胸椎右横突起周辺に存在する組織の緊張である
3. 施術者は患者の右後ろに立ち、触診または「聴く」（左人差し）指で治療する領域に触れる（図5.8）
4. 施術者は右手を患者の前に回し、施術者の右手を患者の左肩に置き、施術者の右腋の下で患者の右肩を固定する
5. 次に、前後のカーブを減らすために患者に背筋を伸ばしてもらう
6. 次に、制御しながら、患者に「胸骨を天井のほ

うへ上げる」よう指示し、軽い伸展運動を取り入れ、それを接触している（左人差し）指でモニターし、緊張／バインドの変化を評価する
7. この伸展運動は施術者の右手／腕で軽く補助するが、強制はしない
8. いくらか緩みに気づいたら、施術者は右肩に圧迫する力をかける（自分の右腋の下を経由する）。「このような圧迫運動はできるだけ患者の首の近くで行い、患者の左股関節に向かって下向きに伝える」とよいと、Schiowitz は提案している
9. もう一度、軟部組織が緊張している部位でこの圧迫の効果をモニターする
10. 頸椎以外の脊椎構造では、側屈には一般には（常にではないが）反対側への回旋を伴う
11. この例では、右肩を通じて左股関節に向けてかけた圧により、触診した領域で右側屈と左回旋が生じた
12. これを受けて、それまで緊張していた組織が明らかに触れて柔らかくなり、「緩み」が生じていたら、その肢位を 3-4 秒保持してから中間位に戻し、再評価する

4. 胸部の屈曲制限と FPR

Schiowitz が挙げた例では、第7胸椎に対して自由に動く第6胸椎は、楽に伸展、右側屈、右回旋ができる。

制限がある方向、すなわちバリアに向かう方向は屈曲、左側屈、左回旋であり、直接法（高速スラストなど）を使って右椎間関節が関与するバリアを克服するとしたら、これらの方向へ動かすことになる。

しかし、FPR は間接法なので、リリースするために向かうべきは緩みの方向である。

1. 最初のポジションは、前例（上記）の組織のリリースとまったく同じにする（患者を座らせ、施術者は右第6椎間関節に触診する指を置き、肩に触れる）
2. しかし、今回は、圧迫する力を肩からモニター中の指に向かって、まっすぐ下（下方）にかける
3. 伸展に向かう運動は増やさないほうがよい。こうすると、椎間関節がリリースする可能性が減るからである
4. 圧迫により、この接点でなんらかの緩みを検知したら、右側へねじるような側屈および回旋運動を行い、椎間関節の接点で運動の自由を検知するまで続ける

5. これを 3-4 秒保持してからリリースする
6. ニュートラルに再ポジショニングをした後、それまで制限されていた可動域を再評価する

5. 胸部の屈曲の機能障害に対する腹臥位の FPR 治療

1. 同じ制限がある場合（屈曲と左側屈・回旋が難しい）、患者を腹臥位にして、施術者は機能障害の脊椎の制限とは逆側の、治療台の脇に立つ（図5.9）
2. 腹臥位の肢位は軽度の伸展になりがちであり、薄いクッションを患者の頭／首領域に入れるとさらに伸展を深められる
3. この例では、患者の左側に立った施術者が、（モニターする）左の人差し指を第6と第7の胸椎の間の関節の右側に置く
4. 施術者の右手で肩峰の上あたりの領域を包み、ここを患者の足に向かって、治療台に平行に緩め、組織が望み通りに「柔らかく」なったことを触診する指で検知するまで続ける。このファンクショナル法とカウンターストレイン法を比べるには、図4.42A を参照すること
5. この力を、施術者が後ろにもたれることで維持する。患者の右肩を軽く後ろに動かすよう導き（天井に向かって）、触診する指まで胸椎をさらに伸展させると同時に側屈・回旋させながら、圧迫する力を維持する（軽いが確実に）
6. 触診した領域でさらに緩む感触を得るはずである。このときさまざまなポジションや牽引や圧迫の方向を微調整して、最適なところまで緩みを深める
7. 最終ポジションを 3-4 秒保持した後、ニュートラルに戻してから、機能障害の領域を再評価する

6. 胸部の伸展制限の治療

　前の例では屈曲するのが難しかったため、治療プロトコルには伸展を増大させる部分が含まれた。
　伸展が難しい人の例に置き換える場合（とはいえ屈曲は自由にできる）、同じシークエンスを使う：
1. 前後のカーブを減らす
2. 軽く屈曲を深め、「緩める」
3. 側屈と回旋という別の構成要素を加え、触診した組織を緩ませ、それを増大させる
4. ほかの要素はすべて同じである

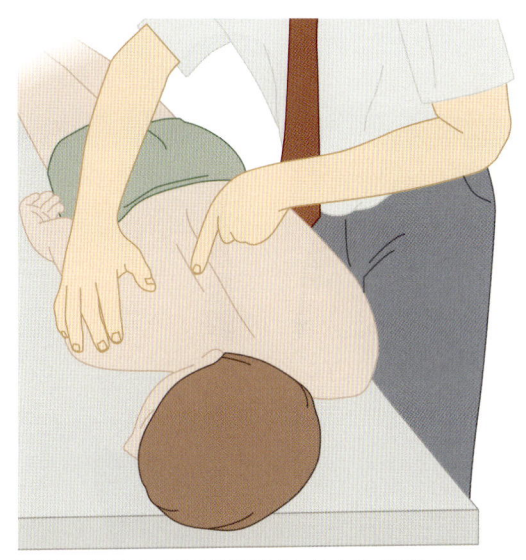

図5.9　胸部の屈曲の機能障害に対するFPR治療

7. 第 3 肋骨の運動制限に対する FPR

　この例では右第3肋骨に制限があり、前突している。吸気制限があり、前面で肋骨が「挙上している」。
1. 患者を座らせ、施術者は患者の前に立ち、できるだけ快適な範囲で前腕を患者の首の近くに置く
2. 施術者は左の中指（「聴く手」）で第3肋骨角を触診する
3. 右前腕（患者の左肩部に置く）でその肩を後ろに軽く緩め、右側（と患部の肋骨）を前に回旋させて、右側の前方性を誇張する。触診する指で、緊張がやや弱まるのを感じる
4. 施術者は左前腕で（患者の右肩部に置く）軽く下方向へ（床へ）圧をかけ、「患部（と触診した）肋骨の高さ」を右側へ側屈させる。触診する指でさらに緊張が弱まるのを感じる
5. 左右の前腕で、下方向の（床への）圧をごくわずかに高め、触診した領域の緊張をさらに減らす
6. これで患者の上体は結果的にやや右へ側屈し、左へ回旋したことになる（図 5.10）
7. 圧迫のベクトルを維持したまま、患者を左側屈および右回旋へもっていき、ニュートラルのポジションへ戻し、このときに圧をリリースする
8. 肋骨の制限を再評価すると、ポジションも機能も改善していることがわかる

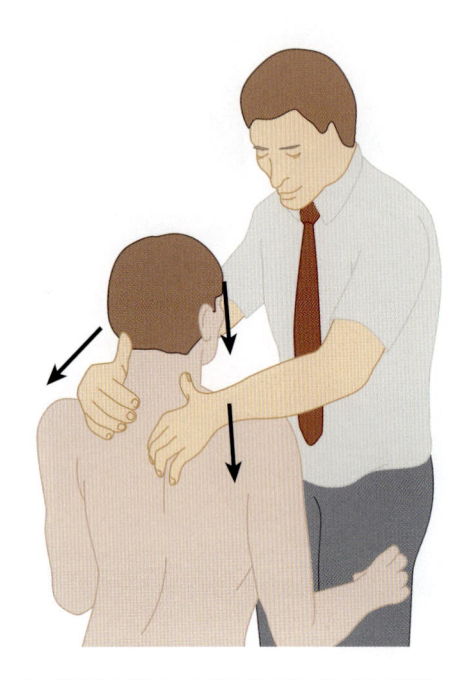

図5.10　第3肋骨前面の制限のFPR治療（吸気制限）。この肋骨の後方の連結を触診しながら、患者を右側屈・左回旋にもっていき（ゆがみを強調する）、同時に触診した組織を圧迫して密集させてから、リリースしてニュートラルに戻す

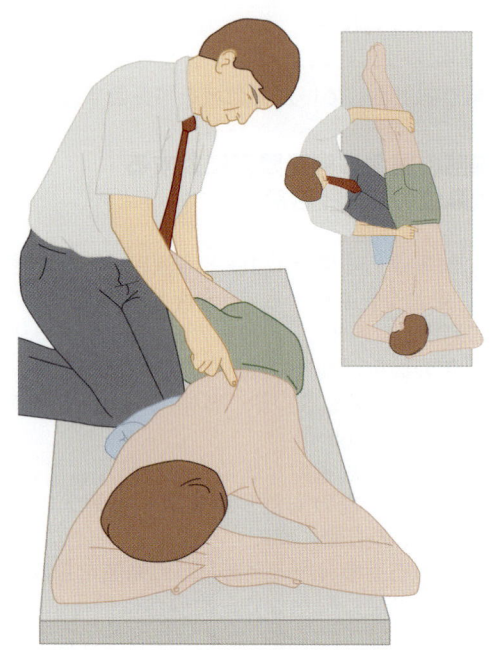

図5.11　腰椎の制限と組織の変化に対するFPR治療。腰椎の前後のカーブを減らすために枕を使いながら、施術者が患者の両脚を伸展、側屈、回旋のポジションにもっていって微調整し、緩みに達したことを触診する手が示すまで続ける。これを3-4秒保持する

8. 腰部の制限と組織の変化に対する FPR

　この例では、第4腰椎の右横突起上にある、組織の緊張が高まった領域を扱う。
1. 患者を腹臥位にし、腹部の下に枕を入れる。腰椎の前方へのカーブを減らすためである
2. 施術者は治療台の右側に立ち、組織が緊張している領域を右人差し指で示す
3. 施術者は片膝または両膝を、患者の右股関節の高さで治療台に載せ、患者の体を右に側屈させるための支点にする（図5.11）
4. 施術者は左手で患者の両脚を治療台の右側に引き寄せ、実質的に患者を右に側屈させる
5. この運動をゆっくり続け、人差し指で組織の変化（柔らかくなる）をモニターするまで続ける
6. ここで、施術者は左手のポジションを変え、太腿の前面をつかみ、持ち上げて伸展させながら同時に外旋させ、触診したモニター点でより大きな「緩み」を検知するまで続ける
7. これを3-4秒保持してから、中間位に戻し、再

評価する

バリエーション

　個々の脊椎制限の性質に応じて、同じ一般原則を適用する。基本的な要求は以下の通りである：
1. 前後のカーブを減らす
2. 押力の程度（ときには分散する）
3. さらに脊椎関節（またはほかの関節）を、自由に動く組み合わせの肢位にもっていき、バインドの方向から遠ざけ、緩む方向に向ける

　FPRを使って胸椎と頸椎を正常化する例を見ると、一般原則がはっきりわかる。

FPRを使って筋を矯正する：梨状筋の例

　Schiowitz は、梨状筋と殿筋の機能障害の治療にFPRを用いる方法について述べた。
1.FPR の独自の特徴を最初に取り入れる──患者を

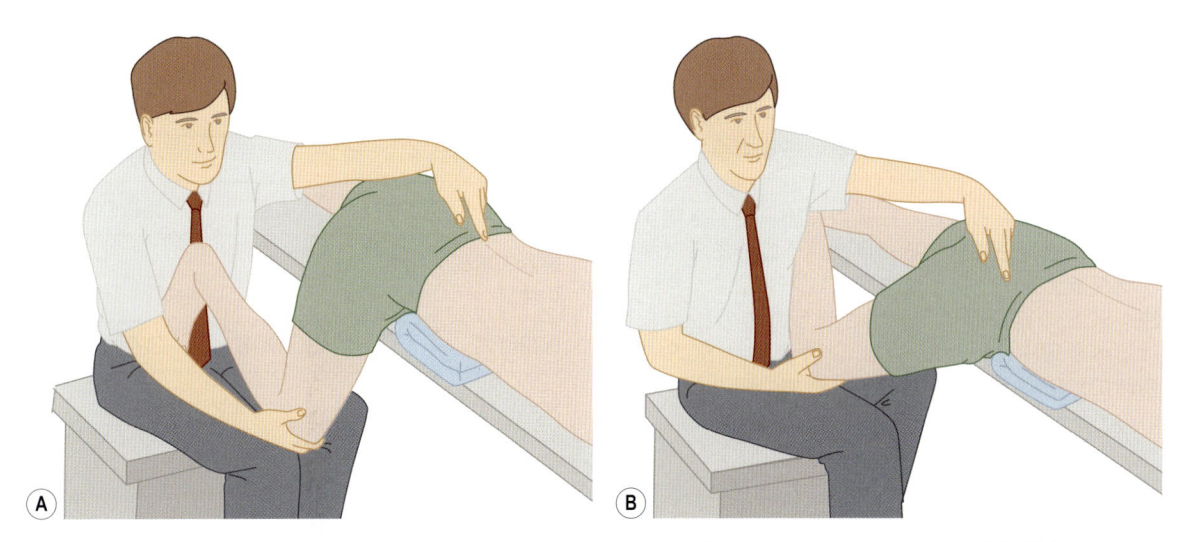

図5.12 　（A、B）梨状筋と殿筋の機能障害のFPRでは、患者を腹臥位にして腹部の下にクッションを入れる。右側に機能障害がある場合は、右脚を股関節と膝で曲げ、治療台の縁からたらすように外転する一方、緩みのポジションを微調整するために太腿を内旋または外旋する（触診した組織でより大きな「緩み」を生み出すほうでよい）。大腿骨の長軸に沿って軽く圧をかけると、緩みを促通する。

腹臥位にして腹部の下にクッションを入れ、腰部のカーブを中間位にする

2. 施術者は機能障害がある側（この例では右側）に行き（できれば座る）、頭方を向く

3. 施術者の左手で、組織の機能障害がある重要な領域をモニターするか、SCS のように圧痛点をモニターする

4. 患者の右膝と右太腿を屈曲して治療台の縁からたらし、施術者の右手で膝を支える

5. 施術者は患者の股関節と膝を屈曲させ、触診した組織で緩みを感じるか、痛みが減るまで続ける

6. 次に、患者の太腿を治療台に向けて外転または内転し、触診した組織でさらなる緩みを検知するまで続ける

7. 患者の膝をレバーとして使い、触診する手／指の下で最も緊張が減るよう、股関節を内旋または外旋させる（図 5.12A）

8. 最大の緩みに達したら、あるいは痛みが70％減ったら、大腿の長軸に沿ってモニターする手に向かって軽い圧をかけると、組織の緊張がかなり減るだろう。**注：** 付属の実演映像には圧迫する部分は映っていない

9. 促通を使う場合はこれを 3-4 秒保持する。使わない場合は最大 90 秒保持してから、中間位に戻して再評価する（図 5.12B）

ファンクショナルテクニックと FPRの効果に対する臨床エビデンス

● カウンターストレインも FPR もともに、梨状筋症候群の治療（DiGiovanna et al. 2004 ； Grant 1987）で効果があると報告された（Boyajian-O 'Neill et al. 2008）

● McSweeney ら（2012）は、S 字結腸にファンクショナルテクニックを施術した後、腰椎で疼痛閾値が急速に高まったことを示した。「この新しい研究により、内臓に徒手療法を行うと、モビライゼーションを行った器官に分節として関係する体性構造が、即座に痛感鈍麻したことを示す新たな実験エビデンスがもたらされた」

● Kain ら（2011）は、ランダム化した臨床研究を行ったところ、FPR（彼らは「3 平面の間接筋筋膜リリース」と述べている）が肩関節の「屈曲、伸展、外転の……可動域をかなり高めた」と報告している

FPRとSCSの類似点と相違点

FPR（本章）と SCS（第 2、3 章）を比べたとき

の類似点と相違点は、もうはっきりわかったはずである（表5.1のまとめを参照）。

FPRの大きな利点の1つは、緩みのポジションを保持する時間を減らしたことにあるようだ（すなわち「促通」）。

もう1つはもちろん、圧痛点に痛みを引き出すことなく、緩みを触診するだけという点である（ファンクショナル・テクニック同様）。

注：SCSの施術時に、促通させるための圧迫を避けるべき理由は見当たらない。著者は、（SCSの施術時に）圧痛点の痛みが減り、追加の痛みが生じないのであれば、圧迫することを強く推奨する。

禁　忌

他のポジショナルリリース方法と同程度の、慢性化した組織を修正する機能を抑制して制限する急性期の問題を除いてはFPRに禁忌はない。

ポジショナルリリースと頭蓋の可動性

乳児の頭蓋の柔軟性と可逆性に関する議論はほとんどない。

しかし、現時点で教育・実践されている大人の頭蓋マニピュレーションが、頭蓋骨間を動かせるという証拠を明らかにする必要がある。

Sutherland（1939）は、頭蓋の連結の多くで、わずかに明らかな動きがあると述べた。彼はまた、頭蓋内の靭帯と筋膜が頭蓋の運動にもたらす影響について述べ、それが頭蓋骨内の運動の均衡を保っているという（それらには少なくとも部分的には別の機能がある）。

互恵的に緊張した膜（主に小脳テントと小脳鎌）は、それ自体がほかの隣接し連続する硬膜構造とともに髄膜の延長であり、運動シークエンスに参加している、とSutherlandは述べた。それらは（硬膜と脊髄を経由して）後頭と仙骨に直接つながっているため、後頭仙骨運動シークエンスを生み出し、その中で力が硬膜経由で仙骨に伝わり、不随意の運動を生み出したのである。

Sutherland（1939）が提案した、頭蓋仮説の5つの重要な要素は以下である：
1. 脳と脊髄に固有の運動性
2. CSF（脳脊髄液）の波動

3. 頭蓋内と脊髄膜の運動性
4. 頭蓋骨の可動性
5. 腸骨間の仙骨の不随意運動

これらの提案は検査に耐えうるか？

エビデンスによると、脳の運動性は証明されているという（Frymann 1971）。頭蓋運動は、頭蓋へのリズミカルな衝撃法（CRI）と呼ばれる力／パルスによって合成されていると言われている（Greenman 1989; McPartland & Mein 1997; Magoun 1976）。

脳脊髄液は変動するが、これが頭蓋の運動に果たす役割はまだ不明である。観察された脳の運動を起こす際に役立っているのか、あるいはこの運動は頭蓋（そして脳）の運動の副産物なのかは、まだ不明なのである。

頭蓋内の膜構造（小脳鎌など）は頭蓋骨内部に付着し、強膜静脈洞に形を与える。頭蓋骨が関与する機能障害は、これらの軟部組織構造の状態に影響する。それらが仙骨の運動にどの程度影響するかは疑問である。

頭蓋骨は、縫合においてわずかに運動の可能性がある（Zanakis 1996）。これは、頭蓋内外の力への順応を許すただの可塑性なのか、あるいは一定のリズミカルな運動であるCRIが、顕著な頭蓋の動きを導びいているのかは、議論の余地がある。

報告された頭蓋の連結の制限に関する臨床的な意義は、今もまさに議論されている。

腸骨の間にある仙骨で不随意の運動があるが、この運動が頭蓋の力学に関して重要かどうかも明らかではない（少なくとも証明されていない）。

表5.1　SCSとFPRの類似点と相違点

	SCS	FPR
間接アプローチ	はい	はい
モニター用の接触	疼痛点	組織の緊張
緩みのポジションの発見	はい	はい
保持時間	30-90秒	3-4秒
促通に使う押力	オプション	はい

成人では、知覚された制限を正常化したり機能に影響を与えたりしようとする頭蓋治療の大半は、間接的なポジショナルリリース型のテクニックを使う。

頭蓋構造の治療

Upledger と Vredevoogd（1983）は、頭蓋の構造を十分に、安全に治療するには「間接」アプローチが最善だと提案している。

制限がある構造を、緩みが、強いられない限界まで、最も楽に動く方向へ追うと（「固有の運動の最大可動域を示す方向へ」）、組織が極端なポジションから「押し戻す」感覚を検知するだろう。このとき施術者は「動かず」、抵抗バリアに組織を強いて近づけたり、より大きな「緩み」に促したりせず、単に動かないようにするとよい。

頭蓋の概念を完全に追究するのは本書の範囲を超えているものの、一部は動物や人間を対象とした研究で証明されている。しかし、頭蓋構造へのポジショナルリリース法を臨床で使う上で理解してもらうためには、簡単にまとめておく必要がある（Chaitow 2005; Marmarou et al. 1975; Moskalenko 1961; Upledger & Vredevoogd 1983）。

Greenman（1989）は、頭蓋の柔軟性を次のようにまとめている：

頭蓋仙骨運動は、連結の可動性と（頭蓋内の）膜の緊張の変化の組み合わせである。頭蓋と仙骨が同調した運動が生じるのは、この膜の付着を通じてである。

頭蓋運動について、彼は次のように説明している：

縫合は、頭蓋骨間のある種の運動を許し、導くよう組織されているようである。これらは硬膜にぴたりと付着しており、縫合には血管・神経系要素が含まれている。縫合内の線維には方向性があり、これがある種の運動を許し、生じさせるようである。

頭蓋理論の1つのモデルでは、頭蓋要素の運動は、少なくとも部分的にはコイル巻きとそれをほどく過程に由来するといわれている。その中で、いわゆる頭蓋の屈曲中に大脳半球が上方へ揺れ、次いで頭蓋の伸展中に再び下降するという。

屈曲相になると、頭部の対になった骨と対になっていない骨が対称的に反応すると考えられ、どちらも触診でき、制限を評価することができる。

頭蓋運動を説明する理論はほかにもいろいろある（Chaitow 2005; Heisey & Adams 1993）。生体力学的な説明では、呼吸と筋活動が主導となり、循環モデルでは静脈運動と脳脊髄液の波動が原因であり、また複合的な「失神」理論まであり、その中では体内の複数の振動や拍動が組み合わさって調和的な影響を与えるとしている（McPartland & Mein 1997）。真実として、わずかであれ疑いようがない自動運動性（自発的な運動）と可動性（外的特徴に引き起こされる運動）が頭蓋の縫合で示されたとしても（Lewandoski et al. 1996）、関与するメカニズムに対する説明の大半はいまだに仮説である。

蝶形後頭底結合で検知される運動

Upledger と Vredevoogd（1983）やその他の人々により、以下の運動が同時に起きていると言われてきた（頭蓋の運動は可塑性であり、目立つ運動を伴わないことを理解することが重要である）：

- 頭蓋骨の垂直方向の直径が小さくなる
- 前後の直径が小さくなる
- 頭蓋の横方向の直径が大きくなる

これらの「運動」は極めて微小で、矢状縫合では0.25mm（250ミクロン）の範囲である（Zanakis 1996）。

簡単に言うと、頭蓋骨は前後で「平らに」、細くなり、横幅が広くなるという意味である。これは、後頭部が底で前に緩んだことにより、蝶形骨が軟骨結合で上がるために生じると言われている（図5.13）。

独特の構造のため、蝶形骨大翼が前方回旋し、前頭骨と顔面骨がそれに続く。側頭骨とその他の頭蓋の骨が外旋して、この運動に合わせるという。

2つの頭蓋エクササイズ

以下に紹介する2つのエクササイズを行うと、読者は頭蓋法の微妙さや、変化を起こすにあたって「ポジショニングが与える影響」がわかるだろう。

警告

D'Ambrogio と Roth（1997）は次のように警告している；

どんな頭蓋治療でも、ある種の予防措置を講じ

145

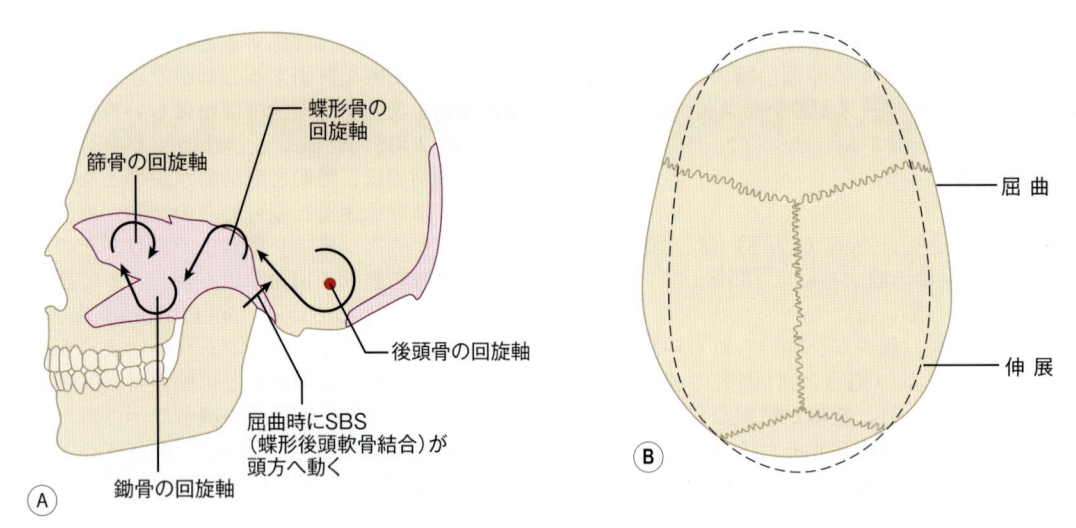

図5.13　（A）理論化された頭蓋運動の図式。屈曲中、後頭は前後に動くと考えられ、それにより蝶形骨が軟骨結合で上がる。図で示すように、前頭骨、顔面骨、鼻骨が同時に動く。この運動の伸展相ではニュートラルなポジションに戻る。（B）頭蓋運動の屈曲相で（「吸息相」）、頭蓋骨全体がわずかに広がり、平らになる。

ること。占拠性病変の症状や徴候、急性頭部外傷は明らかに禁忌である。発作歴や脳血管障害がある場合は、慎重に取り組むこと。

1. 蝶形後頭底の評価と治療のエクササイズ

便利なエクササイズがあり、モデル／患者を仰臥位にし、施術者は治療台の頭方付近の左または右に座る。

1. 足方の手を治療台に置いて後頭部をつかみ、施術者に最も近い後頭鱗を母指球に載せ、指先で反対側の後頭角を支える（図5.14）
2. 頭方の手を前頭骨の上に載せ、親指を一方の蝶形骨大翼に載せ、ほかの指の先をもう一方の大翼に載せ、前頭骨との接触は最小限にする
3. 手が小さい場合、前頭骨外側角に触れてもよい
4. このポジションで数分静かに座り、頭蓋の運動を触診してみる
5. 蝶形後頭底の屈曲が始まると（触診する手で「充満」感を検知する）、足方および前方方向への後頭部の明らかな動きを検知できる。同時に、蝶形骨大翼が横軸に沿って前方、足方に回旋するように見えるだろう
6. これらの運動を助長して、既存の制限を評価し

てもよい
7. それにはごく軽い圧（数グラム程度）を適切な方向にかけて、前述した運動を妨害する
8. 蝶形後頭底の伸展中（触診する手の充満感が減る）、ニュートラルへ戻るのが感じられ、頭蓋運動が最初のポジションに戻るだろう
9. 次に、制限が「最小」と評価された運動（屈曲、伸展）をどちらでもよいので助長する
10. それが済んだら、可動域の最終域でごくわずかに「譲る」運動が検知されるだろう
11. 最も緩むこの方向に組織を保持し、組織がニュートラルなポジションへ「押し戻す」感触を得るまで続ける
12. これを成功させるには、かなりの感受性が必要である

注：ここで著者の考えを強調しておきたい。上述した頭蓋運動は、感受性が高い人には触診し、知覚できるだろうが、正確に何が動いているのか、何がそれを動かしているのか、そして臨床との関連性は今も曖昧である。上述した頭蓋運動の説明は、何が起きているかについてのUpledger（1984）の提案（頭蓋仙骨の業界では広く受け入れられている見解）を述べているが、証拠は十分ではない（Chaitow 2005）。

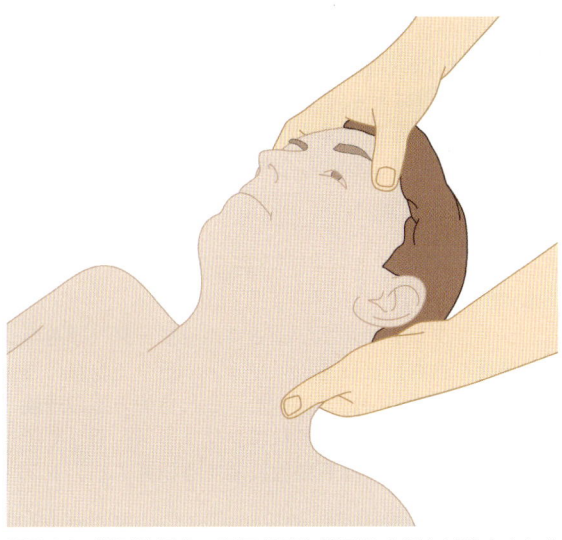

図5.14　蝶形後頭底の評価:後頭と蝶形骨大翼を触診するための手のポジション

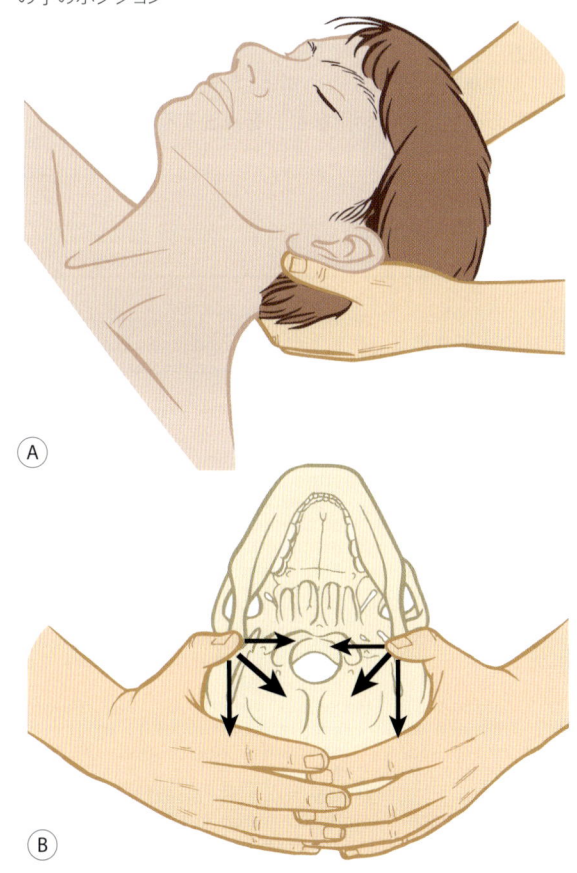

Ⓐ

Ⓑ

図5.15　（A）側頭骨を自由にするエクササイズのための手と親指のポジション。（B）側頭骨の屈曲を助長する、乳様突起の運動の方向

2. 側頭骨の運動の自由を触診する エクササイズ

（図5.15）

　モデル／患者を仰臥位にし、施術者は頭部付近に座る。

1. 指を組み（あるいは両手を包みこむようにして重ね）、頭を支える。親指を乳様突起の前表面上に載せ、それと平行にし、母指球で側頭骨の乳様突起部分を支える（図5.15A）
2. 両手の人差し指を交差させ、直接触れるようにする
3. 片側の屈曲の自由を評価してから、もう一方を評価する
4. それには片側ずつ、親指の接点に集中する
5. 側頭骨が屈曲相に入ると、乳様突起は後方、内側へごくわずかに緩むように見える（図5.15B）
6. 実際の運動というより「譲る」感じ、あるいは可塑性である
7. 片側を評価してからもう一方を評価する作業を数回繰り返す。接点にかける圧はごく軽く、開いた眼にかけても快適に感じる程度の圧にする
8. 人差し指の中央の関節を中心に、頭蓋の屈曲と伸展に合わせて（屈曲相でごく軽い充満感を掌に感じる）互いにリズミカルに回旋させると、実際に手や親指の力を使わずに済む
9. 乳様突起にかける圧は数グラム程度のみとし、各側への楽な動きに対称性があるかどうかを評価するためだけに使う
10. 図5.15Bに示すように、圧をかける方向をやや変えてテストしてみる（数グラムのみ！）
11. 片側がより自由に屈曲へ「動き」、より弾性があり、より可塑性があり、より譲る感触がある場合、相対的に運動が自由なのはこちら側である
12. よりよい均衡へ修正できるかどうかを評価するには（両側で同程度の運動の自由がある）、「自由」な側を動きやすい方向（後方内側）へ緩めてそこで保持し、同時に親指を反対側の乳様突起の後方に置いて、前方外側へ緩める
13. 吸息／呼息を4-5サイクル行う間、あるいは触診する親指に圧がかかる感覚を検知するまで続ける
14. そうなったら、圧（数グラムのみ！）をリリースして再評価し、エクササイズにより運動や可塑性の均衡が取れた感覚が生じたかどうかを調べる

頭蓋治療の効果に対する臨床エビデンス

- Berkowitz（2014）は次のように報告している：「これはオステオパシー徒手医療クリニックを受診した患者の症例である。その人は、髄膜腫を切除するために開頭術を受けた5週間後に、突然、痛みもなく視野が失われた……この患者の視野の喪失は、頭蓋部にオステオパシーを施術すると、すぐに完全に解消した。2つの事象が同時に発生したことは、なんらかのつながりを示すかもしれないが、オステオパシー介入のおかげでこのような効果が生まれたと結論付けるには、さらなる臨床エビデンスが必要である」

- ほかの報告では、視覚の機能障害に対して頭蓋治療（ファンクショナル）が潜在的に効果的であると述べている（Sandhouse et al. 2010; Wolf 1997）

- Hayden と Mulligan（2009）は、オープンの比較試験の結果を報告している。疝痛がある28人の乳児を、頭蓋法の治療を4週間にわたって週に1度受ける群と、治療を受けない群に分けた。結果は次のようになった。「全体に泣きの減少はそれぞれ63%（治療群）と23%（未治療群）だった。睡眠の改善はそれぞれ11%と2%だった。また、治療を受けた乳児は治療を受けない群よりも、両親の関心を引こうとしなかった」

本 章

ファンクショナルポジショナルリリース（頭蓋への施術も含む）と促通位リリース・テクニックのさまざまな側面について述べた。これらの方法の理論的基礎の一部や、実践的なエクササイズ、そしてこれらの臨床における有効性に関する研究エビデンスを紹介した。

次 章

さらなるエビデンスを紹介し、これらの方法およびカウンターストレインの、特に臨床現場での利用（入院患者／臥床状態の患者に対する利用や、慢性痛がある状況での利用など）を概説する。

References

Bailey, H., 1976. Some problems in making osteopathic spinal manipulative therapy appropriate and specific. Journal of the American Osteopathic Association 75, 486–499.

Berkowitz, M.R., 2014. Application of osteopathy in the cranial field to treat left superior homonymous hemianopsia. International Journal of Osteopathic Medicine 17, 119–122.

Bowles, C., 1955. A Functional Orientation for Technic: Part 1. Academy of Applied Osteopathy Year Book, Colorado Springs.

Bowles, C., 1956. A Functional Orientation for Technic: Part 2. Academy of Applied Osteopathy Year Book, Colorado Springs.

Bowles, C., 1957. A Functional Orientation for Technic: Part 3. Academy of Applied Osteopathy Year Book, Colorado Springs.

Bowles, C., 1964. The Musculoskeletal Segment as a Problem-Solving Machine. Academy of Applied Osteopathy Yearbook, Colorado Springs.

Bowles, C., 1981. Functional technique – a modern perspective. Journal of the American Osteopathic Association 80,

326–331.

Boyajian-O'Neill, L.A., McClain, R.L., Coleman, M.K., et al., 2008. Diagnosis and management of piriformis syndrome: an osteopathic approach. Journal of the American Osteopathic Association 108, 657–664.

Carew, T., 1985. The control of reflex action. In: Kandel. E. (Ed.), Principles of Neural Science, second ed. Elsevier Science, New York.

Chaitow, L., 2005. Cranial Manipulation: Theory and Practice. Churchill Livingstone, Edinburgh.

D'Ambrogio, K., Roth, G., 1997. Positional Release Therapy. Mosby,

St Louis, MO.

DiGiovanna, E., Schiowitz, S., Dowling, D., 2004. An Osteopathic Approach to Diagnosis and Treatment, third revised ed. Lippincott Williams and Wilkins, Philadelphia, PA.

Frymann, V., 1971. A study of the rhythmic motions of the living cranium. Journal of the American Osteopathic Association 70, 828–945.

Gibbons, P., Tehan, P., 1998. Muscle energy concepts and coupled motion of the spine. Manual Therapy 3, 95–101.

Grant, J.H., 1987. Leg length inequality in piriformis syndrome. Journal of the American Osteopathic Association 87, 456.

Greenman, P., 1989. Principles of Manual Medicine. Williams & Wilkins, Baltimore, MD.

Hayden, C., Mulligan, B., 2009. A preliminary assessment of the impact of cranial osteopathy for the relief of infantile colic. Complementary Therapies in Clinical Practice 15, 198–203.

Hazzard, C., 1905. The Practice and Applied Therapeutics of Osteopathy, third ed. Journal Printing Co, Kirksville, MO.

Heisey, S., Adams, T., 1993. Role of cranial bone mobility in cranial compliance. Neurosurgery 33, 869–877.

Hoover, H.V., 1957. Functional Technique. Academy of Applied Osteopathy Yearbook, Colorado Springs.

Hoover, H.V., 1969a. Collected

Papers. Academy of Applied Osteopathy Yearbook, Colorado Springs.

Hoover, H.V., 1969b. A Method for Teaching Functional Technic. Academy of Applied Osteopathy

Yearbook, Colorado Springs.

Janda, V., 1988. In: Grant, R. (Ed.), Physical Therapy of the Cervical and Thoracic Spine. Churchill Livingstone, New York.

Johnston, W., 1964. Strategy of a Functional Approach in Acute Knee Problems. Academy of Applied Osteopathy Yearbook, Colorado Springs.

Johnston, W.L., 1988a. Segmental definition: Part I. A focal point for diagnosis of somatic dysfunction. Journal of the American Osteopathic Association 88, 99–105.

Johnston, W.L., 1988b. Segmental definition: Part II. Application of an indirect method in osteopathic manipulative treatment. Journal of the American Osteopathic Association 88, 211–217.

Johnston, W., Robertson, A., Stiles, E., 1969. Finding a Common Denominator. Academy of Applied Osteopathy Yearbook, Colorado Springs.

Kain, J., Martorello, L., Swanson, E., et al., 2011. Comparison of an indirect tri-planar myofascial release (MFR) technique and a hot pack for increasing range of motion. Journal of Bodywork and Movement Therapies 15, 63–67.

Korr, I., 1947. The neural basis for the osteopathic lesion. Journal of the American Osteopathic Association 47, 191.

Korr, I., 1975. Proprioceptors and somatic dysfunction. Journal of the American Osteopathic Association 74, 638–650.

Korr, I., 1976. Spinal Cord as Organizer of the Disease Process. Academy of Applied Osteopathy Yearbook, Colorado Springs.

Lewandoski, M., Drasby, E., Morgan, M., et al., 1996. Kinematic system demonstrates cranial bone movement about the cranial sutures. Journal of the American Osteopathic Association 96, 551.

McPartland, J.M., Mein, J., 1997. Entrainment and the cranial rhythmic impulse. Alternative Therapies in Health and Medicine 3, 40–45.

McSweeney, T.P., Thomson, O.P., Johnston, R., 2012. The immediate effects of sigmoid colon manipulation on pressure pain thresholds in the lumbar spine. Journal of Bodywork and Movement Therapies 16, 416–423.

Magoun, H., 1976. Osteopathy in the Cranial Field. Journal Printing Co, Kirksville, MO.

Marmarou, A., Shulman, K., LaMorgese, J., 1975. Compartmental analysis of compliance and outflow resistance of CSF system. Journal of Neurosurgery 43, 523–534.

Mimura, M., Moriya, H., Watanabe, T., et al., 1989. Three-dimensional motion analysis of the cervical spine with special reference to the axial rotation. Spine 14, 1135–1139.

Moskalenko, Y., 1961. Cerebral pulsation in the closed cranial cavity. Izvestiia Academii Nauk Biologicheskaia 4, 620–629.

Sandhouse, M.E., Shechtman, D., Sorkin, R., et al., 2010. Effect of osteopathy in the cranial field on visual function – a pilot study. Journal of the American Osteopathic Association 110, 239–243.

Schiowitz, S., 1990. Facilitated positional release. Journal of the American Osteopathic Association 90, 145–156.

Schiowitz, S., 1991. Facilitated positional release. In: DiGiovanna, E. (Ed.), An Osteopathic Approach to Diagnosis and Treatment. Lippincott, Philadelphia, PA.

Steiner, C., 1994. Osteopathic manipulative treatment – what does it really do? Journal of the American Osteopathic Association 94, 85–87.

Sutherland, W., 1939. The Cranial Bowl. Privately published, Mankato, MN.

Upledger, J., 1984. Cranial Sacral Therapy. Eastland Press, Seattle.

Upledger, J., Vredevoogd, J., 1983. Craniosacral Therapy. Eastland Press, Seattle, WA.

Van Buskirk, R.L., 1996. A manipulative technique of Andrew Taylor Still as reported by Charles Hazzard, DO, in 1905. Journal of the American Osteopathic Association 96, 597–602.

Van Buskirk, R.L., 2000. The Still Technique Manual. Applications of a Rediscovered Technique of Andrew Taylor Still. American Academy of Osteopathy, Indianapolis, IN.

Wolf, A.H., 1997. Osteopathic manipulative procedure in disorders of the eye. Journal of the American Osteopathic Association 7, 31.

Zanakis, N., 1996. Studies of CRI in man using a tilt table. Journal of the American Osteopathic Association 96, 552.

特別な症例におけるポジショナルリリース

この章では、以前の章で述べられた方法を基に、以下のような状態に適したアプローチについて説明する。

特殊な状態、状況：
● 筋筋膜痛（Box6.1 を参照）
● 線維筋痛症（Box6.1 を参照）。

特殊な環境：
● 臥床状態
● 手術後

略 語：
● TrPs －筋筋膜トリガーポイント（急性または慢性の筋筋膜痛の特徴）
● TePs －圧痛点；線維筋痛症の診断で用いられる明確な領域（この章の後半を参照）
● CMP －慢性的な筋筋膜痛（以前は「筋筋膜痛症候群」として知られていたが、もはや症候群としてはみなされていない）
● FM －線維筋痛症（以前は「筋筋膜痛症候群」として知られていたが、もはや症候群としてはみなされていない）

筋筋膜痛 トリガーポイントと
中枢性感作（CS）

痛みは、先進工業国の医療の現場において最も頻繁にみられる主症状であり、その中でも筋骨格の痛みが大部分を占めている。

この分野における先行研究者である Wall と Melzack (1990) によると、筋筋膜トリガーポイントはすべての慢性疼痛の鍵となる要素であり、また、多くの場合はその疼痛が持続する最も大きな原因となる。

筋筋膜痛のような局所症状と線維筋痛症（FM）のような慢性症候群の進行には直接的な関連がある（Baldry 2010）。

- Fernández-de-las-Peñas ら（2005）もまた、筋筋膜トリガーポイントの活性と広範囲にわたる痛みの問題と交感神経系の異常との明確な繋がりについて報告している。
- トリガーポイントが中枢性感作発生の一因となり、それ自体がさらに様々な慢性疼痛症候群の主因あるいは一因となりうるということを裏付ける根拠が次々に発表されている。（Cuadrado et al. 2008 ; Giamberardino et al. 2007）

Ge ら（2009）は、次のように指摘している。「上部僧帽筋における両側性の活発なトリガーポイントから誘発される局所痛および関連痛のパターンは、線維筋痛症で頸部から肩にかけて進行する痛みのパターンと類似している。活発な圧痛点は、線維筋痛症における脊髄および脊髄より上位の痛覚伝達路の感作を引き起こす有害な原因の１つとして働く可能性がある。」

Ge(2010)はさらに次のように報告している。「研究により、線維筋痛症患者における活発なトリガーポイントの重要性について明らかになってきた。線維筋痛症における大部分の圧痛点は、トリガーポイントと一致する。線維筋痛症において活発なトリガーポイントが末梢からの痛みの要因となる可能性があるため、これを不活化することは線維筋痛症の治療として利用できる」。

- Niddam ら（2008）は、慢性的な筋筋膜痛（CMP）をもつ人では体性感覚および辺縁領域の脳活動が亢進、海馬の活動が低下することで中枢神経系の処理に異常が起こり、トリガーポイントへの電気

刺激や圧迫に対して痛覚過敏となることを発見した。トリガーポイントの治療は、そのような痛みに対する異常な処理を改善することであると考えられる（Dommerholt et al. 2006 ）。

明らかに重要なことは、施術者が筋膜痛や線維筋痛症（FM）などの他の慢性疼痛に対して十分に安全かつ有効な方法を有していることである（Wolfe et al. 1990）。

Mense(1993, 2008) は、次のように報告している。

> 「臨床検査では、圧痛点（TePs）に軽い圧を加えることで、触診に対して過剰に感応する部位を明らかにする。多くの圧痛点は、トリガーポイントが発見されやすい筋腹付近よりも、筋腱移行部位に存在することが多い。」

トリガーポイント（と他の関連痛でない痛み）は一般的に、以下に述べるような様々な条件下で緊張する筋に存在する：

- アンバランスな姿勢（Harden 2007 ; Lewit 1999）
- 先天的因子－下肢短縮または軽度の不全片麻痺（Simons et al. 1999）
- 職業や余暇なでの過用パターン（Bron&Dommerholt 2012）
- 感情面の影響を受けている軟部組織（McNulty et al. 1994）
- 内臓の病変に起因するか反射が起こることで脊椎近傍が促通（神経学的に反応が亢進した状態）される（Beal 1985 ; Hong 1994 ; Simons 1999）。
- 過剰運動性（Muller 2003）
- 外傷（順応を経た機能障害の進行に関する議論については、第 2 章参照）（図 6.1）。

筋筋膜トリガーポイントの不活性化による中枢性感作の軽減

Affaitati（2011）らは、線維筋痛症と慢性筋筋膜痛を患う女性 56 名と線維筋痛症による関節痛を患う女性 56 名について研究を行った。対象者全員を積極的な治療群(リドカイン注×２／電解水×２)とプラセボ群に無作為に分類した。

治療群では、筋膜および関節痛の出現回数と強度、

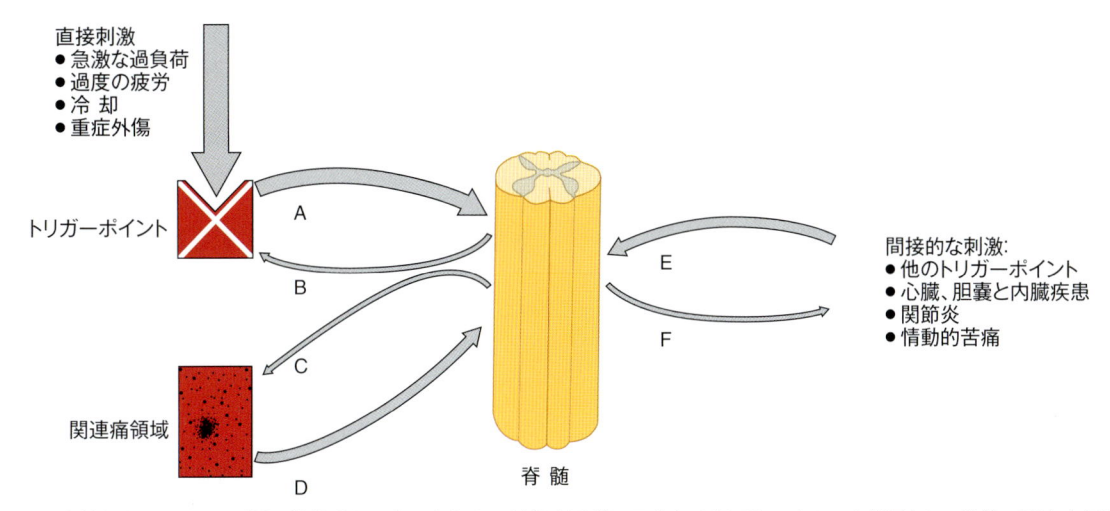

図6.1　直接的なストレスの影響は筋筋膜トリガーポイントの神経を過剰に反応させ（A,B）、ストレスを背景として帯状の関連痛領域（C,D）の感覚（疼痛、異常感覚、交感神経活動）を亢進させる。
他の刺激は、トリガーポイントから離れた領域に達し、さらに機能障害の領域（E, F）が発生する。

鎮痛剤の消費は減少し、関節におけるトリガーポイントの圧閾値は上昇した（p ＜ 0.001）。また線維筋痛症の痛みの強度は減少し、すべての閾値は徐々に上昇した（p ＜ 0.0001）。3週間の追跡調査でも、線維筋痛症の痛みは減少したままであった。

結 論

　線維筋痛症では、限局性の筋痛や関節痛が、おそらく末梢刺激によって中枢性感作を増強させることで、病状に大きな影響を与える。そして、それらを系統的に鑑別し治療することが望ましい。

要 約

　ローカルマッスルや関節の痛みはどちらも、中枢性感作を直接的に増強させる。そしてこれらに対する治療が奏功することで、中枢性感作を減少させることができる。

トリガーポイントの特性

● トリガーポイントに関する先行研究者であるSimonsら（1999）によると、「トリガーポイント」は以下のように定義されている。筋の緊張した帯状の部分にある、刺激に対して過剰な感受性をもつ点であり、圧痛があり、離れた部位（「標的領域」）に痛みや他の症状を引き起こす。

● 初期のトリガーポイントは標的領域に存在するトリガーポイントの「衛星」として発達する傾向があり、それらはやがて自分自身の衛星を生成するようになる。

● WallとMelzack（1990）によると、トリガーポイントのほぼ80％は、伝統的な中国医学で用いられる経穴とちょうど一致する。遠隔部位に症状を呈さない疼痛点（「圧痛点」）は、しばしば潜在的なトリガーポイントであり、それは、さらに圧迫されることで著しく促通され、活性したトリガーポイントに変化する。

● トリガーポイントが位置する緊張した一帯は、指で横断するように触ると痛み、硬くはなるが通常は線維化しない。そのため適切な治療が行われると柔らかくなり弛緩する（線維性組織ではそのようにはならない）（Hong 1994）。

● トリガーポイントを有する筋は、収縮（すなわち筋の活動）時にしばしば痛みを生じ、伸張させるとほぼ必ず痛みが生じる。トリガーポイントは、局所循環が不十分で酸素が十分に供給されない部分に存在する。このような筋肉は急速に疲労するだろう（Shah & Phillips 2003）。

● トリガーポイントを有する筋は、ほぼ常に短縮した状態で保持されていて、通常の静止長に達することができない。つまりさらに短縮させることは容易であり、伸張に対しては抵抗するた

- め、ポジショナルリリースを行う上で理想的な対象となる。
- Simons（1999）らは、トリガーポイントのある筋が痛みや過負荷なくその正常な静止長を獲得するまでは、トリガーポイントを不活性化しようと試みても一時的な変化を得るのみで治療後にはまた再発するということを立証した。
- 自動あるいは他動のどちらの方法でも、トリガーポイントを有する筋を伸張することは、その部位の循環を改善させることで緊張した帯状の部分の収縮を軽減することに繋がるため、トリガーポイントと同様に短縮に対しても有効な治療となる。SCS のようなポジショナルリリースでも効果がある（Vernon & Schneider 2009）。
- トリガーポイントの治療には、鍼、プロカイン注射、徒手（母指など）での直接的な圧迫、筋の伸張、アイシングなど、様々な方法があるが、効果も様々である。たとえ何をしても、筋がその正常な静止長に達することができなければ、それらの治療の価値は不十分である。
- このうち一部の方法（指圧、鍼）は、天然の鎮痛物質であるエンドルフィンとカンナビノイドが身体と脳に放出されるため、痛みの緩和が期待される方法である（McPartland 2008）。元々あった痛みは、指圧や針による刺激によって置換され、軽減する。
- このように、痛み信号は、部分的または全体的に遮断される。言い換えると、脳に到達したり記録されたりすることが部分的に妨げられる。虚血組織を含む部分の循環を改善させることは、トリガーポイントに影響を及ぼし、それらを不活性化するようである（Gerwin 2005；Hong 1994）。
- トリガーポイントからの関連痛は、誰でも同じ部位に出現するが、分布のパターンは、既知の神経経路とは関連がないようである。
- トリガーポイントでは、痛みのため緊張が強まり、それがまた痛みにつながるという悪循環が起こり、適切に治療されなければトリガーポイントの不活性化は起こらない。トリガーポイントが遠隔部位の痛みに影響する仕組みは神経学的な関与があるようであるが、トリガーポイントがどのように症候に影響しているのかについては明らかになっていない。
- Langevin と Yandow（2002）による注目すべき研究により、感覚が筋膜によって伝達される可能性について、大きな光明が投じられた。
- トリガーポイントは筋の中でもっとも機械的ストレスを受けやすい部位に存在し、ほとんどの場合起始や停止の付近にある。そしてまた多くの場合、それらは筋膜の分割面に位置する。（Langevin & Yandow 2002）

トリガーポイントが悪化する原因は何か

Simons（1999）は、トリガーポイントに関する第一人者の医師である。彼らはトリガーポイントの進行について以下のように述べている：

> トリガーポイントの核には、何らかの理由で問題を抱えている筋紡錘が存在する。編まれたセーターの、編み糸の線維の様な紡錘体を思い浮かべてほしい。代謝性危機によってトリガーポイントの局所的な温度上昇が起こり、筋の微小な一部分（サルコメア）がセーターのほつれのように短縮することで、トリガーポイントへの酸素と栄養分の供給が減少する。この不安定な症状が発現している間、カルシウムが流入するが、筋紡錘にはカルシウムを細胞の外側に送り出すための十分なエネルギーがない。このように悪循環が続くため、筋紡錘はゆるむことができず、影響を受ける筋は弛緩することができない。

Simons は彼の発想を検証し、トリガーポイントの中心部では、その周辺の筋組織と比較して酸素不足が起きていることを発見した。Travell と Simons は、以下の要因は全てトリガーポイントの活性の維持および増強に影響していることを確証した（1992）。
- 栄養不足（特にビタミン C、B 複合体、鉄分）
- ホルモンバランスの不均衡（甲状腺機能低下や、閉経期および月経前）
- 感染症（細菌、ウイルスまたは酵母）
- アレルギー（特に小麦と乳製品）
- 組織の低酸素状態（緊張、ストレス、活動不足、不十分な呼吸によって悪化する）

Bron と Dommerholt（2012）は病原学的な特徴を単純化して主張している。

> 一般的に、いずれの筋についても過用や直接的な外傷によって、トリガーポイントの発現につながりうるとされている。筋への過負荷は、持

続的または繰り返される低強度の筋収縮、遠心性収縮、最大あるいは最大に近い強度での求心性収縮の結果として起こるものと考えられる。

筋痛と呼吸機能障害

トリガーポイントの活性は、一般的に呼吸補助筋として働く頸肩部の筋（特に斜角筋）に起こりやすい（Gerwin 1991 ; Sachse 1995）。

不安の増強や慢性疲労によって、境界型あるいは明らかな過呼吸の発生率は高くなり、さらにはパニック発作や恐怖症における不安関連症状のような頭痛、頸肩腕の痛み、眩暈、動悸、失神、脊柱や腹部の不快感、横隔膜の弱化やストレスに関連した消化器症状など多岐にわたる続発症状も関連して起こる可能性がある（Bass & Gardner 1985 ; Njoo et al. 1995 ; Perri & Halford 2004）。

臨床的に、上胸部での呼吸が特徴である場合、肩上部の固定筋群と肋間筋や胸筋、胸椎の傍脊柱筋を触診すると緊張しており、一般的に活発なトリガーポイントが存在する（しばしば線維性）（Chaitow et al. 2014 ; Roll & Theorell 1987）。

効果的な呼吸法の再訓練とエネルギー準位の正常化は、このような場合において、直接または間接的に呼吸に関係する筋肉（広背筋、腰筋、腰方形筋）の機能的な健全性の最初の正常化に続いて加速、強化されるようである（Lum 1984）。

骨盤の痛みと筋筋膜トリガーポイント

Slocumb（1984）と Weiss(2001) と Fitzgerald ら (2009) は、慢性の骨盤痛に対し外科的処置を予定している女性の大半において、症状の根本的な原因が下腹部、会陰、大腿内側、さらには膣壁のトリガーポイントの活動に関係しているということを示した。

彼らは、これらのトリガーポイントを適切に鎮静化することにより、間質性膀胱炎と慢性骨盤痛の両方の症状を取り除く、あるいは緩和することができるということも証明した。

ストレイン／カウンターストレイン（SCS）とトリガーポイント

Simons ら（1999）はトリガーポイントの治療に関し、SCS について考察した。ほとんどのトリガーポイントは Jones（1981）の原書にリスト化

して示されており、またそれらの多くはポジショナルリリースの教科書（第 2 版）(D'Ambrogio & Roth 1997) で解説されている。これらはトリガーポイントの位置についての結論を示している。

しかしながらこれは一般的な事実ではない：

> 65 の圧痛点（Jones の原書より）のうち、9 つは特定可能な筋の付着部領域にて確認された。44 の圧痛点も、筋の付着部領域に位置し、トリガーポイントが特定できた、または、ときに、筋腹に中心性トリガーポイントが発見された。

Jones の圧痛点の少なくとも一部、あるいはおそらく大多数が、Simons と Travell のトリガーポイントと同じ症状として発現するようである。論理的には、圧痛点を効果的に不活性化する治療的なアプローチが、トリガーポイントに有意に影響を及ぼすことが示唆される。

トリガーポイントと圧痛点の類似点及び相違点に関する考察については、第 2 章 (図 2.4) を参照せよ。

ポジショナルリリース法を用いたトリガーポイントの治療

数多くの研究でポジショナルリリース法の意義が確認されているが、独自のカウンターストレイン（Dardzinski et al. 2000 ; Ibáñez-García et al. 2009 ; Meseguer et al. 2006）あるいは、神経筋抑制法 (INIT：下記で説明する) を統合したカウンターストレインとの組み合わせ（Chaitow 1994 ; Nagrale et al. 2010）のどちらかがほとんどである。

神経筋抑制法のトリガーポイントに対する治療プロトコールの一部としてのポジショナルリリースについて述べる前に、トリガーポイントを特定する方法を理解することが必要である。

触 診

圧痛点とトリガーポイントに対する触診検査

1992 年、2 つの先行結果に基づいてトリガーポイントの触診の正確性を評価することを目的とした筋膜痛の研究が行われた。この研究は線維筋痛症 (FM) や慢性的な筋筋膜痛 (CMP) の診断において

信頼ある専門家によって進められた（Wolfe et al. 1992）。

- ボランティアを被験者として、線維筋膜症患者、慢性筋痛症患者、そして疼痛やその他の症状がない３つのグループに分けた。
- 線維筋膜症患者のグループでは、38％に活発なトリガーポイントが存在することが容易に確認された。慢性筋膜痛患者のグループでは、わずか23.4％のみにトリガーポイントが確認され、何の症状もないグループでは2％以下であった。
- 大多数の慢性筋膜痛患者は、多くが線維筋膜症において検証される部位に圧痛点を持っており、この診断にも技能が求められる。

トリガーポイントの望ましい触診方法

トリガーポイントや圧痛点を瞬時に確認できる様々な触診法が存在する。その中でももっとも簡単でおそらくもっとも効率的である方法は「ドラッグパルペーション（引く触診）」と呼ばれるもので、第2章で詳細に述べられている（Chaitow 1991）。

- 皮膚が周囲の皮膚よりも高い含水量を持つ場合、皮膚上を母指あるいは一指で軽くなぞること（フェザーライトタッチ）で、違和感や硬さが顕在化される。
- 多汗状態は交感神経作用と関係しているとされ、特に一般的な局組織機能障害とトリガーポイントの活動を伴う（Lewit 1999）。

Lewit（1999）は、表層にトリガーポイントが存在する皮膚は、周囲の皮膚と比べ、局所的な軽い伸長に対する弾性が低いということをさらに提起している。

ルーイはその領域を「痛覚過敏皮膚帯」と称して、皮下にある筋膜上で皮膚の運動がどれだけ減少しているかは、皮膚を滑らせるか、「転がす」ことで触知可能であるという特徴を明らかにした。

皮膚変化における以下の３つの特徴により、根底にある機能障害に関して簡潔で有効な手掛かりが得られる：

- 筋膜上にある皮膚の滑走運動の低下
- 局所的な弾力の低下
- 多汗

トリガーポイントの位置を記録し、それらを非活性化するという系統的アプローチは、神経筋テ

クニック（NMT）でも提唱されている。これは、Simonsら（1999）によって「トリガーポイント地図」に基づく触診の系統的な流れによる探索として発表された。

深部にあるトリガーポイントの触診を試みる場合、単に皮膚の徴候に着目するのではなく、心がけておくべき次のような実用的なフレーズが、Stanley Lief DC（NMTの共同開発者）によって提唱された（Chaitow 1996）。

トリガーポイントのような局所的変化を発見するには、組織の緊張に応じて触診圧を絶えず変化させることが必要である。

D'AmbrogioとRoth（1997）は、次のような異なる見解を述べている。

> 組織には穏やかに進入しなければならず、圧力は、層をなしている組織をとおして触診するために必要な力だけでよい。

注：第4章で詳述されるようにカウンターストレインは、トリガーポイントの有効な治療として単独で使われるものではあるが、他の方法と組み合わせることで、治療がより有効で、効果はより長続きする。

統合化神経筋抑制法（INIT）
(Chaitow 1994)

カウンターストレインは、統合化神経筋抑制法（INIT）のような、他の手技と組み合わせて使われることがある。INITの方法について以下に解説する：

- Pyszoraら（2010）は、INITとキネジオ・テープの組み合わせ合せが、合併症と疾患の影響を最小化して、患者の状態を最適化することで、重症患者の緩和ケアに効果があることが判明したと報告した。
- Abha(2010)は、INITに関して以下のように証明した：上部僧帽筋のトリガーポイントの痛みの治療として極めて効果が高い。
- Nagraleら(2010年)が報告した、筋膜のトリガーポイントから生じている頸痛に関する研究結果は類似したものであった。
- 研究はインド・バンガロールにあるラジブ・ガンジー健康科学大学で行われ（Nayak 2013）、上部僧帽筋で筋筋膜トリガーポイントに対して、急性頸痛の治療である超音波（プラセボ）とINITの組み合わせを比較し、超音波治療（US）と組み合わせたINITの有効性を確立することを目的とし

ていた。本研究は、超音波と併用した INIT、プラセボの超音波と併用した INIT のどちらも、頸部の痛みと機能障害の改善、可動域の改善に効果的であったと結論を下した。ただし、INIT と超音波治療を施行された人々では、INIT とプラセボの超音波を施行された人々よりも顕著な改善がみられた。

INIT の方法

1. トリガーポイントが手指または母指で圧迫されているときや、トリガーポイントが存在する組織が痛みのない肢位に置かれているとき（全体あるいは少なくともある程度広い範囲）、もっとも侵害されている（されていない）線維において、トリガーポイントは比較的緩んだ位置に存在すると仮定し触診することは妥当である。(INIT の方法論は、この章の図6.2で概説)

2. 同時に、トリガーポイントには直接的に抑制する圧（軽度あるいは間欠的）がかけられており、トリガーポイントが存在する組織は相対的あるい完全に弛緩する位置にある。

3. 20〜30 秒間隔の弛緩と抑制性の圧をかけた後に、患者に7〜10 秒の等尺性収縮を行わせる。このとき、ストレイン／カウンターストレインリリースを行うために動かされる線維がまさにその線維でなければならない。

4. この等尺性収縮によって、対象の組織は収縮後にある程度緊張が低下することが期待される（等尺性収縮後の弛緩）。

5. 特に、目標とする繊維が伸長される筋エネルギーテクニックの場合でも、過緊張や収縮した組織が、最長 30 秒の間は緩やかに伸張される可能性

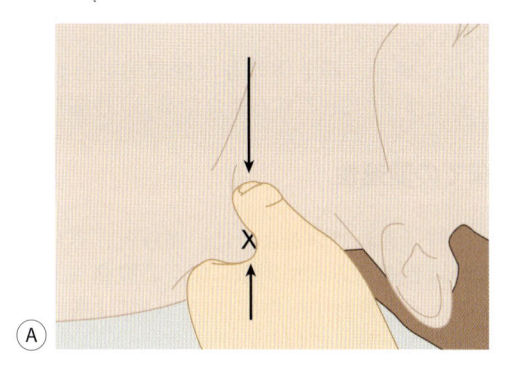

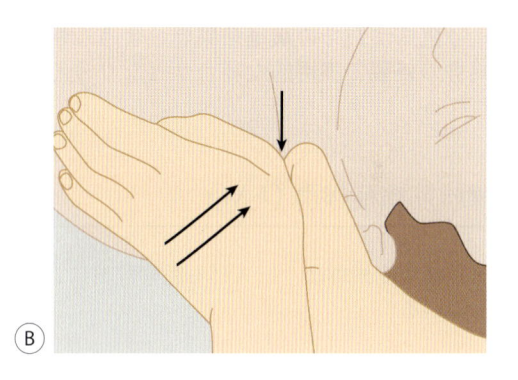

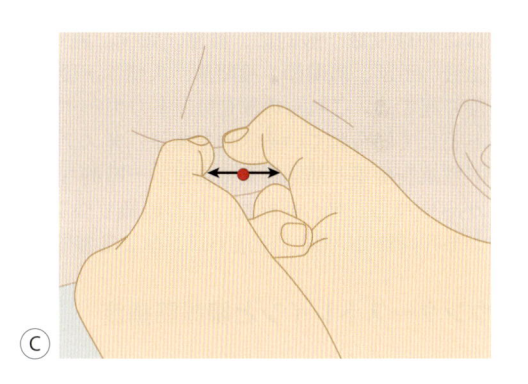

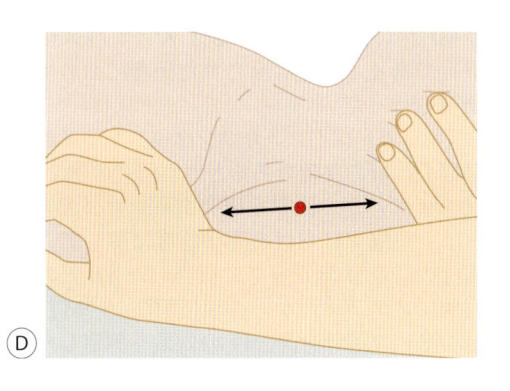

図6.2　(A)INITの初期には上部僧帽筋に圧痛/疼痛/発痛点が位置する。そして断続的あるいは持続的に化学的に圧縮される。(B)疼痛は軽減の位置を見つけることによって圧痛/疼痛/発痛点から除去される。そして、それは少なくとも20秒の間保持する。そして、その後、等尺性収縮がその点が存在する局所組織を含んで発生する。

(C)5-7秒の間等尺性収縮を保持した後に、それらの点がある局所筋肉組織は収縮する。

(D)筋全体は、更なる等尺性収縮の後に収縮する。

これでINIT連鎖を完了する。

が高い。
6. これに続き、筋全体の等尺性収縮を行い、さらに筋全体の伸張（これもまた最高 30 秒間）を行う。

臨床での関連性

　上で詳述されているように、痛みと、それを誘発あるいは促進する末梢刺激、局所筋膜痛（トリガーポイント）を含む中枢性感作については多くの研究者の意見が一致している。
　これを考慮して、非侵襲性かつ効果的な方法（例えばカウンターストレインや他の筋膜リリース法）は臨床実践での繊維筋膜症のような慢性疼痛症候群の処置で実用的な組合せとなりうるように思われる。

線維筋痛症候群（FM）

　線維筋痛症候群は、モズビー医学辞典にこう定義されている：

> 筋骨格痛、痙攣、剛性、疲労と重篤な睡眠障害を特徴とする関節外リウマチの一型。痛みまたはこわばりは一般的に、腰部、頸部、肩甲帯、上肢、手部、膝関節、股関節、大腿、下肢、足部に起こる。これらの部位は、トリガーポイントとして知られている。理学療法、非ステロイド性抗炎症薬と筋弛緩薬により、一時的な効果がみられる。結合組織炎（軟部組織リウマチ）とも呼ばれている。（Box 6.1、6.2 を参照）

カウンターストレインと線維筋痛症

　オステオパシー法だけでなく、ストレイン／カウンターストレイン（SCS）や筋エネルギーテクニック（MET）を使用しているオステオパスは、線維筋痛症であると確定診断された患者において数多くの研究を行った。
　以下は、ストレイン／カウンターストレインが線維筋痛症の治療の主幹であるという研究の例である：
1. オステオパシー医学を研究するシカゴ大学の医師らは、圧痛点における疼痛感度に関して、線維筋痛症の診断基準の全てに該当した 18 人の患者を対象にオステオパシーの手技療法（OMT — SCS と MET の両者を含む））の効果を測定した。各々

Box6.1　米国リウマチ学会線維筋痛の診断の基準
　　　（Wolfe他　1990）

1. 広範囲にわたる疼痛の既往歴
以下の全てが存在するとき、疼痛は広範囲にわたるとみなされる：
- 体左側の疼痛。
- 体右側の疼痛。
- ウエストより上の疼痛。
- ウエストの下の疼痛。

加えて、患者は脊椎または頸部または胸または胸部前面または腰において疼痛を訴えなければならない。

2. 触診された部位のうち18部位中11の疼痛
疼痛が圧力（およそ4kgの圧力最大）を加えた部位のうち、少なくとも11において出現しなければならない。
- 後頭下筋が挿入する頭蓋底の両側。
- 第5〜7頸椎間の頸部の両側
- （技術的に、『横突起間の前面』の間で確認される）。
- 頸から肩までに走行する、筋肉の中間点両側。（上部僧帽筋）。
- 肩甲骨の上縁に沿って走行する棘上筋起始の両側。
- 胸筋において、肋骨表面、第2肋骨と胸骨の接触点の両側。
- 突出部（上顆）の下の両側肘関節外側。
- 両側筋肉（中殿筋）前方に重なる上外側側面の大きな殿部の筋肉。
- 両側梨状筋付着部の大転子後部。
- 両側膝関節の内側面上部の脂肪パッド。

の患者は 6 回に及ぶ訪問と治療を受けた。そして、一年の試験期間で、12 人の患者には圧痛点の感受性低下化による OMT の有効性が確認された。感受性が 14％減少した 12 人の患者がいる一方で、6 人の患者では感受性が 34％増加し OMT の有効性が確認されなかった。SCS と MET を受け、効果が見られた者と見られなかった者の大部分は、圧痛点が以前より左右対称に広がるということがサーモグラフィー画像診断を使用することで示される。日常生活動作は有意に改善され、そして、一般的な疼痛症状は減少した（Stoltz 1993）。

Box6.2 線維筋痛（FM）と慢性的な筋筋膜痛（CMP）との類似点と相違点

FMとCMPは類似している：

- 寒冷な気候に影響を受ける。
- 増加した交感神経活動を含む可能性があり、レイノー現象のような状態を含む可能性がある。
- 大きな関連する症状として緊張性頭痛と感覚異常を呈する。
- コルチゾン型または標準製剤にかかわらず、抗炎症、鎮痛の薬物に影響を受けない。
- 以下において、FMとCMPは異なる
- CMPは、等しく男性と女性に影響を及ぼす；
- 線維筋痛は、主に女性に影響を及ぼす。
- 線維筋痛が全般的な問題である間、それが同時に体の多くの部分に影響を及ぼすことができるにもかかわらず、CMPは通常局所（例えば頸部と肩または低い背部と脚）である。そして、しばしば同時に体の全4つの『末梢』を含む。
- CMPのある人々のおよそ30%とFMをもつ人々の60%以上で『堅いゴムバンドのように』感じる筋領域が存在する。
- FMをもつ人々は、CMPのある人々より筋持久力が低い。
- CMPは時々、高度の睡眠障害があり得る。
- 線維筋痛で、睡眠障害は原因となる役割があり、病状の顕著な特徴である
- CMPを有する患者は通常朝のこわばりで苦しまないが、線維筋痛を持つ人々には存在する。
- それが線維筋痛でみられている間、疲労は通常CMPと関係していない。
- CMPは鬱病（反応性の）と不安に時々至ることがあるが、線維筋痛症例（一部の主要な研究者がのべる）の数%において、これらの状態は原因である。
- 状態（例えば過敏性腸症候群、月経困難症と『はれた関節』と感じる主観的な感覚）は、線維筋痛にみられるが、CMPであまりない。
- 低投薬量の三環系抗うつ病薬は、線維筋痛の症状の多くに存在するFMと関連した睡眠問題を扱うのに有効であるがCMPでは見られない。
- 専門家によると、運動プログラム（心血管フィットネス）は一部の線維筋痛患者に有効である；
- しかし、これはCMPの役立つアプローチでない。

2. オステオパシー医学について研究するカークスヴィル大学のオステオパスらは、線維筋痛症と診断された患者19人に対して、SCSとMETを週に1治療法ずつ交互に4週間行うアプローチを展開した。患者の約84.2%では睡眠パターンの改善が示され、そして、94.7%には、この短期間の治療後に痛みの著しい軽減がみられた。(Lo et al. 1992)

3. オステオパシー医学の研究をするテキサス大学の医師らは、研究対象の繊維筋痛症患者を3つのグループに分け、1つ目のグループにはSCSを含むOMTを、2つ目のグループには自主学習を指導したOMT（状態の確認法と自助法）を、3つ目のグループには温熱治療のみを受けさせた。6ヵ月の治療の後、報告された痛みのレベルがもっとも低かったのは、OMTを受けたグループであった。一方で、自己学習のグループでも有益性が示された（Gamber et al. 1993）。

4. テキサスの医師らによる他のグループ（Rubin et al. 1990）は、繊維筋痛症を患う37人の患者を対象に研究を行い、以下の治療法における効果の違いを調べた。薬物治療のみ（イブプロフェン、アルプラゾラム）、オステオパシー治療（SCSを含む）＋薬物治療、オステオパシー治療＋ダミー薬物（プラセボ）、プラセボのみ。結果は、次のようになった。

  - 薬物治療のみ行ったグループが、薬物治療とオステオパシー治療の組み合わせ、プラセボとオステオパシー治療の組み合わせ、プラセボ単独の3つよりも、圧痛を軽減させているということがわかった。
  - プラセボとオステオパシー治療法を受けた患者は、他のグループよりも疲労が軽減されたと報告された。
  - 軟部組織の緊張に対するオステオパシー治療を受けているグループは、生活の質（QOL）において最も大きな改善が示された。

5. Gamberら（2002）は、病態や湿熱、医学的治療に関する基礎知識の教育を受けた患者、受けていない患者を対象として、SCSを含むオステオパシー治療法の相対的な有益性を評価した。4つの治療グループで、「痛み閾値」「知覚される痛み」「治療への態度」「日常生活の活動性」「知覚される機能的能力」の4項目における有意義な結果が得られた。これら全ての発見はオステオパシー治療法（SCS）の有用性を支持するものである。医学的

Box6.3　線維筋痛症の素因となる、または、線維筋痛症を併発する関連症状

これらは、以下を含む
(Block1993;Duna&Wilke1993;Fishbain1989;Goldenberg1993;Jacobsen1992;Kalik1989;Rothschild1991):

- FMをもつ人々のうち、100％で筋肉痛、痛み、および／またはこわばり（特に朝に）が認められる。
- ほとんど全て、疲労で苦しみ、成長ホルモンの産生減少を伴い、ひどく睡眠を妨げる。
- 症状は、寒冷であるか湿った天気においてよりひどい。
- 症状が始まる前に、FMをもつ大多数の人々には1年以内に損傷－まれに重症であるが、多くは軽度－の既往歴がある。
- 70-100％（異なる研究では、変数を示す）では、鬱病（これが原因としてよりもむしろ筋肉痛の結果）が認められる。
- 34-73％で、過敏性腸症候群が認められる
- 44-56％は、重篤な頭痛がする
- 30-50％で、レイノー現象が認められる
- 24％は、不安に苦しむ
- 18％は、乾燥性角結膜炎および／または口の乾燥症候群がある
- 12％で、骨関節炎が認められる
- 7％で、関節リウマチが認められる
- いままでのところ、FMをもつ未確認の数の人々がシリコーン豊胸手術をうけたことがあり、そして新式と確認されたシリコーン豊胸手術症候群（SBIS）が、現在明確にされている、
- 3％と6％の間に、薬／アルコールの乱用問題があるとわかる。

治療の基礎と組み合わされたオステオパシー治療は基本的な治療単独よりも線維筋痛症の治療に効果があるということが分かった。

線維筋痛症の素因となる、あるいは一因となる主な病態については Box 6.3 で要約している。

根底にある原因に対する注意

臨床経験からわかるように、常識として線維筋痛

症と筋筋膜症に対する処置は姿勢や呼吸法、弛緩などについての再教育も含めなければならない。痛みの増悪を促す要因を排除しその状態を維持することもまた然りである。これは、姿勢の専門的応用、運動、さらに呼吸法の再教育だけではなく、家庭や職場での人間工学的な評価も含みうる。

軟部組織及びその他の変化が正確に同定されて対処されない限り、治療効果は短期間のみとなる。

筋骨格系における制限や不均衡、不整合が十分に対処されるためには、筋肉の使い方の改善を身につけるだけではなく、可逆性と個々のニーズの適切な処理を行わねばならない。

適切な治療が提供されるためには、次のような、評価方法の同一化と適宜修正が率先して行われるべきである：

- 誤用、過用などのパターン
- 姿勢の不均衡
- 慢性的に短縮した姿勢保持筋
- 慢性的な筋の弱化
- 機能障害と不均衡のパターン
- トリガーポイントを含む等の筋や、筋膜などの他の軟部組織の局所変化
- 関節可動域制限
- 歩行、呼吸などの機能的不均衡

入院患者

病院における徒手治療提供の問題

急性期の患者に対し徒手による治療を適用しようとするとき、きわめて特別な問題とニーズがある。患者の動く能力に大いに関係することであるが、徒手による治療について協同することが困難な理由は、おそらく複数の静脈および鎖骨下穿刺、モニターやさまざまなカテーテルなどが装着してあることや、疾患や術前か術後かでその脆弱性がさまざまであることにある（Schwartz 1986）。

メイン州にあるウォータービルオステオパシー病院におけるオステオパス療の権威である Edward Stiles(1976 年) は、入院患者に対するオステオパシー治療の有用性について評価した（Stiles 1976）。彼は、特に最大の換気能力を確立するための適切な胸郭の可動域に関し、一般的なオステオパシー治療が術前と術後の患者の治療に有効であることを明らかにした：

特に上部消化管あるいは胸部外科を受ける患者にとって重要であり、胸郭の可動域の減少が、患者胸郭の副子固定部の感染性を上昇させ、換気能力を妨げる可能性がある。

Stiles は、ポジショナルリリースの変法以外の方法では、この目的を達成しないことを発見した。そしてそれは特に痛みのある場合で重要であり、この章の後半で、寝たきり状態の患者で、体位変換が困難な場合にについて述べる。

Box 6.4 では、入院患者におけるポジショナルリリース法の使用で起こりうる主な有益性の例を一覧にしている。

手術後
術後のポジショナルリリースの適用

Dickey（1989）は、数千人の人が毎年受ける胸骨正中切開（心臓やその他の胸部臓器に到達するために胸郭前方を切開する）を経た人の特定のニーズに対する治療に焦点を当てた。毎年 250,000 人の患者が冠状動脈バイパス移植手術を受ける（米国のみで）。この手術は、広く受け入れられている方法である正中切開を経て達成される。

- この型の手術では、頸切痕から剣状突起の下で切開される。
- 皮下の軟部組織はジアテルミーで止血され、胸骨は電動骨鋸で分断され、露出した端部は骨ろう（パッド止血剤）で覆われる。
- 胸骨は、第二肋骨より上の位置に置かれる。
- どのような外科的治療を行っても、胸骨縁は元の位置に戻され、ステンレス鋼縫合によって固定される。
- しばしば術後に、剣状突起軟骨の下からドレナージ管が挿入されることがある。

とりわけ開胸の状態が長時間維持されることを考慮すると、その部分の全ての組織が受けるストレスや侵害は明らかに大きい。この損傷の結果として起こることは、Dickey(1989) が説明するように多種多様であり、次の事柄を含む：

> 裂開、胸骨下および心膜の感染、胸骨の偽関節、心膜の緊張、横隔膜神経損傷、肋骨骨折と腕神経叢損傷。

これらの処置を受けている患者の少なくとも 3.5％ は、腕神経叢損傷を発症する。

Dickey は、10 遺体（そのうち 7 体は第一肋骨

Box6.4　病院における間接的な方法（SCSを含む）の有効性の3つの例

1. 手術後の入院日数の減少期間は、オステオパシー治療（SCSとファンクショナルテクニックを含む）により容易に実行される。そして、急性疼痛の有効な治療は病院滞在を短縮する観点から対費用効果的がある。

術前にモルヒネとオステオパシーを受けた患者では、手術後に、術後痛が少なく、静脈内に投与されるモルヒネが少ないという傾向がある。

加えて、オステオパシーを受けている患者、早期離床と早い体運動を示し、ならびに手術後の罹患率と死亡率を低下させ、患者満足度（Noll et al. 2000）を増加させた。

2. 膵臓炎患者のためのより短い入院

アウトカムの研究において、Radjieski et al.（1998）は、6例の膵臓炎患者を入院期間の間、標準的ケア＋日々のオステオパシーの手技療法（筋筋膜リリース、軟部組織とストレイン/カウンターストレイン）を受ける群と標準的ケア（8例の患者）だけを受ける群に無作為割付けをした。

オステオパシー治療は、群の振り分けを隠された治療下によって、標準化されたプロトコルの1日10-20分を行った。

結果はオステオパシー治療を受けた患者が対象被験者にたいし有意に退院日数の減少（平均3.5日）を示した、しかし、期間内の食物摂取または、疼痛薬物の使用については有意差は示さなかった。

3. 高齢の肺炎患者のためのより短い入院と抗生物質注射の期間

急性肺炎の高齢の入院患者は、ランダムに2つの群に分けられた：

治療群28と対照群30。

対照群がライトタッチプロトコルを受ける間、治療群は標準化されたオステオパシー治療（SCSとファンクショナル法を含む）を実施した。

年齢、性または簡単な急性の生理学スコアでは有意差はなかった。

治療群は、静脈内抗菌薬療法と入院期間においてより短い入院期間を有意に示した(Noll et al. 2000)。

骨折の既往があり、骨折端で腕神経叢の下神経管を損傷している）を用いて実験的に行われている外科的手技について報告した。そのような陰性の作用は大抵手術直後にみられるが、多くの問題はさらに時間をおかないと現れず、そしてこれらは、数週間や数ヵ月経たないと確認することができない胸部力学における構造および機能的な変化も起こってくる。多くは、筋膜および横隔膜の変化、胸椎及び胸郭の運動制限が出現する。

Dickey(1989) は、回復を促すための、多くの適切な徒手療法を概説した。これにはポジショナルリリース療法も含まれる。彼は、さまざまな方法での術前術後における構造評価と治療の重要性を強調している。ただし、彼が提唱するこれらのポジショナルリリースは、本書において詳細に考察する。広範囲における牽引が行われるため、上部肋骨ではより安定した付着の維持ために大きな力が加わる。骨間の圧縮、筋膜の緊張と横隔膜機能障害は、すべて触診可能であり、治癒できる可能性がある。

この術式を受ける患者は多くが中年であり、一般的に筋骨格系における制限と機能障害がある程度

の存在している。ゆえに完全に回復するための通常の機能が制限される可能性がある。（Nicholas & Oleski 2002 ; O-Yurvati 2005）

外科的に外傷を受けた組織のファンクショナル治療

これは、ファンクショナルテクニックの方法論の一部であり、圧痛点のモニタリングを行うというよりはむしろ、運動の自由化や制限の軽減という目標に対して治療している組織に関する評価を行うこと、あるいは自然治癒へと向かうまで、目標を維持することである（図6.3）。

- 患者は背臥位でなければならない。
- 施術者は、片手を胸骨の正中線の表面に緩やかに接触し、両肩甲骨間にもう一方の手を配置する。（図6.3）
- 両手をそれぞれ時計回りに動かして組織の選定を試み、その後、反時計回りに行うことで、皮膚と浅在筋膜に関する組織のパターンにおける優先度を評価することができる。
- 換言すれば、組織の上に置いている手により「組織が最も容易に移動するのはどの方向か」を前後から評価するのである。
- 一度評価・同定されれば、組織は、現状において動きやすい方向へ、（前後同時に）それぞれの方向に動く。
- 最も容易な回旋方向でも、緊張が軽減されるまで、前方・後方同時に求める方向に維持しなければならない（最低 90 秒）。
- これは、一般的に筋膜において最近発生した後天性のストレスパターンを開放する。そしておそらく、対処すべきこれまでのストレスパターンをも明らかにする。
- このアプローチは、障害された筋膜が改善するまで、あるいは変化に伴うアプローチを終了するまで、少なくとも週単位で施術されなければならない。おそらく状態は強固に固定される。

正常では、組織が緊張していない状態では、回旋可動域は両側で同程度であるが、成人ではたとえ外科的外傷がなくても同程度の可動域を示すことはまれである（Lewit 1999 ; Zink & Lawson 1979）。この方法を、第 1 章で述べられているファンクショナルテクニックの変動の坐位バージョンと比較するべきである。

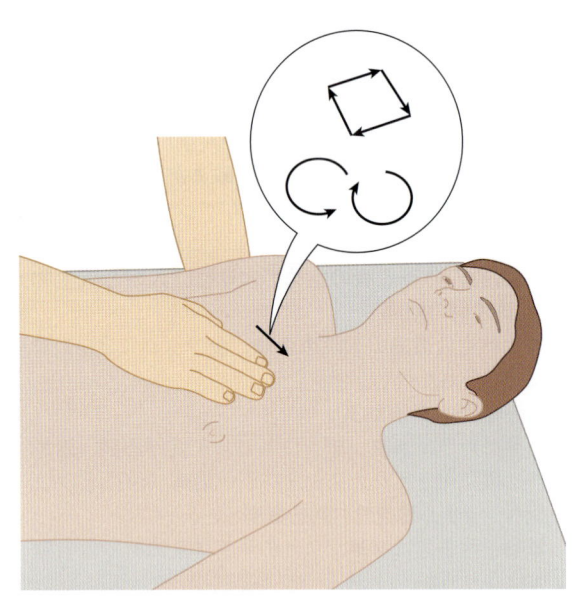

図6.3　外傷をうけた筋膜構造のリリース。
この図において、施術者の右手は胸骨、左手は患者の肩甲骨の間にある。手は、「組織の優先度パターン」(Dickey 1989)をそれぞれ評価する。これらの「軽減の位置」を、90秒間保持する。この刺激でゆがんだ筋膜パターンを改善し正常化する。

研究確証

　この方法における心血流動態に対する効果を同定するために、O-Yurvati（2005）は機能的ポジショナルリリース（FuPR）の効果を記録した。そして、より幅広いオステオパシーの一部として、冠動脈バイパス術（CABG）で手術的外傷を受けた胸部組織に対して介入した。

● CABG を受けた 10 人の被験者を処置前後で比較し、胸インピーダンス（混合性静脈酸素飽和度と心臓指数）の測定を行った。
● CABG 手術後すぐに、FuPR は、胸郭における解剖学的機能障害（胸骨正中切開が要因）を軽減するため、また、呼吸機能を改善するために、麻酔下のおよび薬理学的に麻痺している患者に提供した。

　肩甲骨間の組織を弛緩／触診するため、このアプローチでは、実践者は背臥位患者の背部に一側の手を置くことが必要である。同時に、一方の手は外科的損傷を受けた組織の上に直接配置する。適切な圧力とは、表皮と筋膜が検査する方向に動かせられる程度である。（図 6.3）
● それぞれの手は組織の優先されうる方向を評価する
● 優性か劣性か
● 左側面か右側面か
● 時計回りか反時計回りか

　各評価は、前回評価より得られた「軽減された」位置より始まる。それぞれの手によって、最終的な軽減位置が一旦同定されたならば、組織は元の位置へ戻す前に 90 秒間その位置を維持する。

結 果：

　改善された末梢循環と混合性静脈酸素飽和度は、治療後の心係数の有意な改善の証拠となった。
統合された神経筋リリースについて述べられている第 1 章と図 1.3 も参照。

横隔膜付着部分のファンクショナルリリース
● 患者を背臥位にし、術者は頭方向を向いて腰の位置に立ち、手は胸郭部の中央〜下部に、指は肋骨軸に沿わせて置く（図 6.4）。
● 触診されている部分を円柱のように捉え、手はこの円柱が中心軸に沿って回転しやすい方向を、一方向、そして多方向へと動かし、確認する。胸郭下部が、より軽い力で左右どちらにより大きく回転するだろうか。

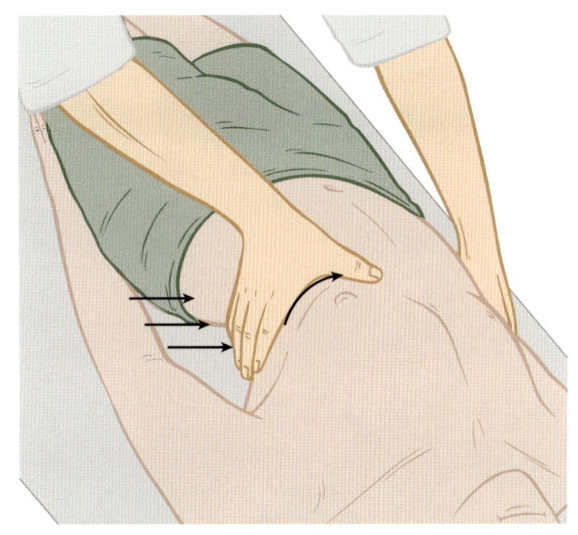

図6.4　このファンクショナルアプローチでは、胸郭下部を保持し、そして回転と側屈方向を誘導する。ここで、横隔膜付着領域を弛緩させるため90秒間保持する。
図1.2およびその章で説明されているファンクショナルエクササイズを参照。

● 一旦、回転が最も軽減される方向が確立され、胸郭下部がこの方向に回転するならば、側屈方向が評価できる：回転の軽減が進んだ場合、胸郭下部は左右どちらにより容易に側屈するだろうか。
● 一度これら 2 つの情報が確認されれば、軽減する複合的な位置は各々「積み重なる」、すなわち、胸郭下部はその最も容易な方向へと回転し、最も容易な方向へ側屈も先導されるのである。
● これらの位置は最大 90 秒間保持され、ゆっくりと解放される。
● この時に、横隔膜に結合している軟部組織が緩み、正常な機能が回復される。そして制限されていた対称性の回旋と側屈が可能になることがわかる。

間接的な肋骨治療

　第 5 章の SCS における肋骨治療についての説明を参照。

　上記（図 6.3）の非特異的な筋膜リリース療法に続いて、呼吸周期において可動域が非対称となっている肋骨を特定するため、標準肋骨機能検査を行うべきであると Dickey は提唱している。そのため治療が、制限されている部分を正常化するために先行して行われる。

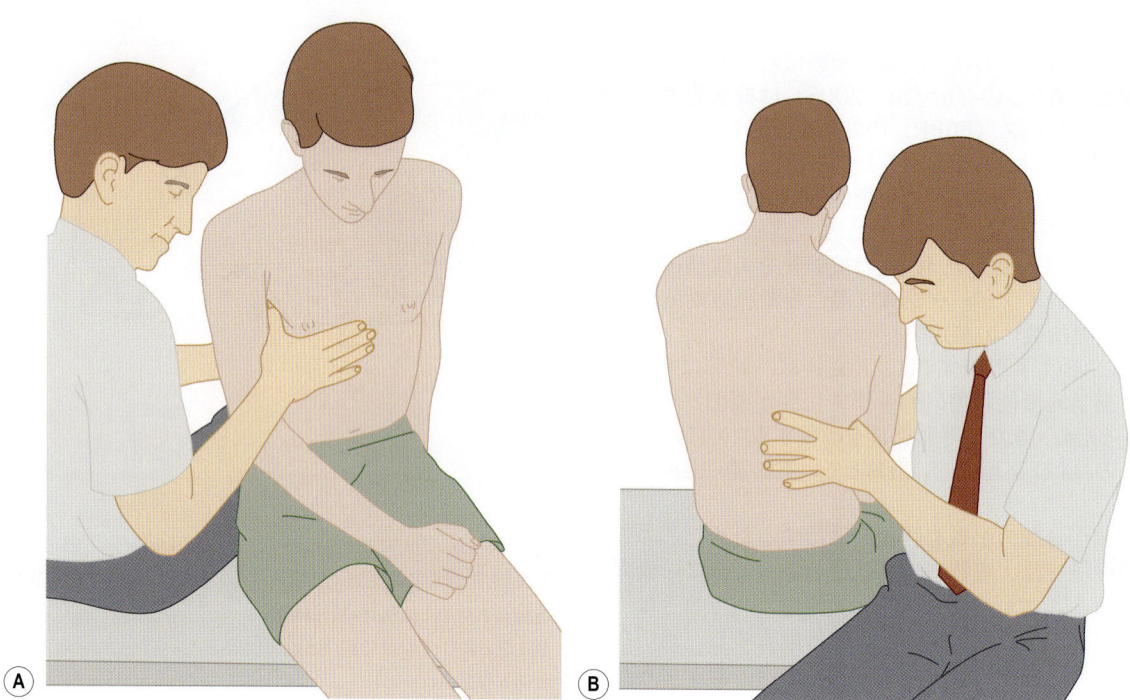

図6.5 （A,B）施術者は、機能障害となっている肋骨（挙上している、下制している、動きが制限された）を特定し、柔らかく触知する。患者が施術者の方へ身体を傾けることによって、手の圧力の強さを制御するそして、わずかに反対側に向くことで半身をリリースする治療となる。患者に呼吸を行わせ、施術者は肋骨が最も緩む相を評価する。機能の改善が認められるまで、患者は1回または数回、できる限り長くその肢位を維持する（Dickey 1989）。患者はどの治療期間においても、制限された肋骨運動を改善させるため、呼吸を数回繰り返す必要があるかもしれない。

術後初期では、古典的なオステオパシーのポジショナルリリースアプローチが提唱される（Kimberly 1980）。

方法

- 患者は診療台の端に座り、施術者は、他方の端に患者に背を向けて座る。
- このように、身体を半分ひねらせて患者の方を向くことによって、外側胸壁へ容易にアプローチすることができる。
- あらかじめ、第3章で述べている標準評価法を用いて可動域に制限のある肋骨を特定しておく。そして、肋骨の前面に沿うように、片手の示指と中指を治療する肋骨の上に置き、一方で、肋骨の後面に沿うよう、手の示指と中指は同じ肋骨に向けて背中側からアプローチする（図6.5）。
- 両側の母指は、中腋窩線上で互いに先端を合わせて静止させる。

- 患者に、直立位で座っている位置から、ゆっくりと施術者の方へ向くように指示する。
- そうすることによって、肋骨と指がより接触する。
- このように、施術者は肋骨に対して力はまったくかけず、患者が、確実な接触を保ちながら加わる圧力の大きさをコントロールする。
- この時、患者に、体幹をゆっくりと治療を受けている側の反対側にわずかに回旋させるよう指示する。そうすることによって肋骨窩から肋骨を効果的に引き離すことができる。
- この運動が達成されたと施術者が確認すると、患者に小さく息を吸い、吐くように指示する。
- これにより、呼吸周期の相を評価し、触診の感覚を高める。
- この評価は、快適だと感じられ、最大限の軽減が誘発される呼吸の段階で患者に伝えられ、これを維持するよう求める。
- 施術者は、最大の軽減を成し遂げるために、肋骨

へのアプローチを維持していなければならない。

● 緊張の「結合」が再び感じられるどんな感覚でも、肋骨が保持されている方向における少しの修正（微調整）を必要とする。

患者は、どんな治療期間でも制限された肋骨の動作開放を成し遂げるために、この呼吸段階を数回繰り返す必要があるだろう。そして、可能な限り肋骨が開放されるまで、少なくとも週単位で繰り返さなければならない。

第4章で概説されるように、肋骨機能障害矯正におけるSCSの手技は、この方法を支持するために用いられ得る。

リンパ排液の改善

手術を受けた患者において、後腋窩ひだ領域の腫脹／浮腫として現れる、リンパのうっ滞がある。

Dickey（1989）は、施術者は次のようにしなければならないと示唆する：上腕と前腕それぞれの好ましい組織パターンを評価する。肘と肩への少しの圧縮で好ましい組織の方向に両部位を持っていけるよう定着させなければならず、患者自身が緊張の弛緩に気づくまで続けねばならない。

組織ドレナージが正常となるまで、このアプローチは繰り返される。

数々の他書でも述べられているように、Dickeyによって提示された術後方法と、SCSおよびファンクショナルテクニックの概念に類似点を見いだすことは容易である。第4章で述べられているSpencerの様々な側面と、第5章で述べられているHooverによる鎖骨部と胸部の運動を特に参照せよ。

治療を受けている組織が骨（肋骨や肩関節、鎖骨）か軟部組織（筋膜・筋肉）かどうかにかかわらず、回復期に入るまでの組織の状態維持としての支持性・非侵襲性ともに、組織軽減の方向における感知が共通点として挙げられる。

SCSとは異なりこれらの方法は、触診評価によって完全に達成されている最大軽減の位置を用いての痛みモニタリングは行われない。

臥床状態の入院患者における
ストレイン／カウンターストレインの方法

Schwartz（1986）は、整骨病院で通常用いられ初期の操作方法の1つであるSCSが、横隔膜をはじめとする、鎖骨、肋骨、胸骨と前部・後部椎骨部分を含む呼吸の力学的状態の可動化という価値を有しているということを指摘した。

手術が予定されている患者は、術後腸閉塞の治療を受けることと同様に、呼吸機能を正常化するための治療も通常行われる。

非侵襲性であり、臥床状態の患者、あるいは、相当の痛みや困難を抱える患者に容易に適応する方法の潜在的価値と重要性は明白である。

述べられている方法は、外科、産科および小児科の医学的患者に関係しており、術前術後の外科患者も含む。その中には膀胱切開、胃切開等の大手術を受けた者も含まれる。

Schwartz（1986）は、全てのカウンターストレイン部位が修正されて、臥床状態の患者にうまく適応することができるというJonesの主張を確認した。そして、例外なく、この見解が有効であるとわかったと主張した。（SCSの使用に関する更なる詳細については、第3章および第4章を参照せよ。）

注：Schwartz（1986）によるこの章の説明は、Jonesが起源とされる規定通りのSCSモデルに基づいている。

第4章で記述されるように、治療を受ける臥床状態の患者や入院患者が個々に完全なグッドハート・アプローチを利用する場合、それは不可能な場合がある。その場合、個人は痛みを伴うか制限された運動を訴えるのだが、それは施術者を理想的な「圧痛点」の部位へ誘導する。

圧痛点に関するSchwartzの説明

Schwartz（1986）は、SCSの施術した被験者における圧痛点について次のように述べている：

筋膜、筋、結合組織、神経線維、血管などによるエンドウ豆サイズの束あるいは腫脹。

興味深いことに、多くの他の著者とは異なり、彼は以下のことに注目している：

必ずではないものの、通常、圧痛点を圧迫すると、圧痛点自体から離れた部位でも痛みを生じさせる。

この説明は当然、圧痛点と同様にトリガーポイントのような点についても定義する。彼も、次の点についても認識している：

165

圧痛点は、Chapman の神経リンパ反射と Travell の筋筋膜トリガーポイントの両方に類似している（Owens 1982；Travell & Simons 1983）。

Schwartz は、各点の治療に用いられる SCS と他の方法の相違点について次のように強調している：

他の方法は各点そのものを侵害する。例えば鍼灸の針によるもの、リドカイン注射、圧痛点を破壊する程の圧力、超音波を使うことなどである。

注：統合したトリガーポイントの非活性化順序（統合化神経筋阻害法、INIT）の説明はこの章の序盤を参照。

触診の変更

SCS を使用するとき、軽減の位置が確認され、触診された点から圧痛が消えた場合、多くの感覚の 1 つが「突然の開放、揺らぎ、寄与、融解」といった感覚として施術者に伝わり、明らかとなる可能性がある。また、施術者によってもたらされた肢位の変化に反応した組織反応の変化として示されるということも示唆している。

ポジショニングの過程において 2 つの相が強調される。1 つ目は「全体運動」であり、部位または患者自身の状態を軽減に向けるものであり、2 つ目は「微調整」として、触診された圧痛点から痛みを更に和らげるものである。

臥床状態の患者に対するカウンターストレインの使用についてのガイドライン

臥床状態の患者への対応の概要において、臥床状態では特定の点について修正の必要性が高まる。より詳細な説明は第 4 章を参照。

次の点を覚えておくこと：

- 異常に敏感な局所領域（圧痛点）は、局所機能障害の一面を表す。
- 圧痛点は通常、過度の緊張や短縮した軟部組織で見つかる。
- 個人にとって、それらの組織の活動性収縮またはそれらを伸長する運動は、制限される・不快であると感じるか、率直に痛みを伴う。
- 緊張の軽減を触診している間、短縮を増加させるポジショニングに組織を配置することは、自然発生

的な開放を起こらせる可能性がある軽減の位置へと導き、軽減された「圧痛の評価」と組み合わさる。

注：臥床状態におけるこれらの方法の実例の多数は、前章（特に第 3 章・第 4 章）を参照。

1. 臥床状態の患者における頸椎前部の機能障害

- 横突起の先端周辺に位置する頸部前方の圧痛点は、臥床の患者においてアプローチしやすく、軽減させやすい位置である（図 4.12A を参照）。そしてそれらのほぼ全ては、側屈方向及び圧痛点の反対方向への回旋、ある程度の屈曲が必要である。

2. 臥床状態の患者における頸椎後部の機能障害

- 頸部後方の圧痛点は棘突起の先端あるいは周辺にあって、頸部上端や頸部全体の伸展を必要とする（図 4.16A を参照）。側臥位で臥床状態の患者において上記のことを成し遂げることは容易で、Schwartz のガイドラインによると、疼痛が一番強い時期には楽に屈曲、回旋できる健側が、患者の動かすことの困難である疼痛側より重要となってくる。
- C3 後方の圧痛点は軽減をもたらすための伸展または屈曲が必要である。また、痛みの感覚軽減が最大限に成し遂げられるまで、両方向への運動を緩やかに試みる必要がある。

3. 臥床状態の患者における胸椎後部の機能障害

- 胸椎後方および腰部脊髄の圧痛点は胸椎上部領域の棘突起付近にあり、次第に側面方向、胸郭下部および腰椎の横突起付近に移動する。
- 第 4 胸椎より上の区域では、多くは側臥位にて上腕を安静にした肢位で治療が行われる。可能であれば、腕を肩の高さに位置し（図 4.42 参照）、回旋を回避するために上肢を枕で支えることが望ましい。
- 上部脊椎では、触診による圧痛の緩和・除去のために圧痛点の位置まであげなければならない。
- 中間の胸椎では、後方部位においては前述同様に側臥位で行われる。しかしその際には、患者の伸

展に伴い、腕は頭部より上に静置される。

- 下位4つの胸椎では、患者は背臥位、施術者は触診する部位の下に手を置いた状態で機能障害の側に立ち、後方圧痛点（伸展方向のストレイン）の治療を行う。
- 患者の痛みがない肢の手を握り、胸部を横断し治療者の方向へ腕を引っぱる。このとき、肩をベッドから30-45°持ち上げるようにし、時間をかけて痛みを除去する。
- 患者が側方へ回転することができない場合、下位胸椎に対して実施される方法は上記の側臥位姿勢である。

4. 臥床状態の患者における腰椎後部の　機能障害

- 本章で記述・例示されているように、一般的に患者を腹臥位状態にして治療を行う腰背部の圧痛点は、側臥位でも効率的に治療することができる。
- L1～L4の患者は側臥位が望ましい（機能障害側を上とする）。
- どの組合せがより大きな軽減をもたらすにしても、L1とL2の治療では下肢を伸展し内転あるいは外転（下肢の回旋を加えることもある）を一側か他側で必要とする（図4.44Bを参照）。
- L3とL4の治療において、L5棘突起の柱（第5腰棘突起と第1仙骨棘突起の間に存在（図4.4B参照））とL5下端部位（仙骨体中間点の位置（図4.4B参照））と同様に、脚の外転と伸展は誘発される。また、脚の内外旋、牽引の度合いによっても微調整がなされる。
- L5棘突起柱の中央の圧痛点（仙骨の上溝）の治療として知られているものでは、患者を側臥位とし、大腿（機能障害側）の股関節と膝関節を屈曲させ、施術者の大腿上で固定する。
- これは、股関節屈曲のより大きい、あるいはより小さい脚の動き（図4.44Cを参照）、そして外転または内転によって、軽減を生じるために必要な微調整をおこなう。
- ベッドの端から手を上げたり下ろしたりする事で、患者の同側上肢を微調整する。

5. 臥床状態の患者における胸椎前部の　機能障害

前胸部の圧痛点は約1～2cm（0.5インチ）の間

隔で両側性に胸郭の前方または表面に位置し、正中線上にはじめの6個が、そこから少し側面にそれより下部のものがある。そのため圧痛点は、T8前方の腹部筋群にある。

- これらの点は呼吸機能障害に直接関係するものであって、急速かつ劇的にSCS方法に反応する。
- 呼吸機能の改善は一般的に、患者本人に即座に出現し明白なものである。
- 臥床状態の患者において、患者を背臥にし、屈曲を誘発されるように枕等の支えが必要とされる場合が一般的である（図4.40Aを参照）。
- 最初に第6胸椎前方の圧痛点（胸骨に存在する）に対し、患者の腕を身体からわずかに離し静止する。そして、膝と股関節部は屈曲し、足をベッド上にのせる。通常、圧痛を和らげるために必要な唯一の運動は、胸部（屈曲の程度は下部ほど大きい大きい）方向への頭頸部屈曲である。
- 微調整では、触診された痛点の方、あるいは理解する方向へのわずかな頭部の動きを必要とする。
- T7前部の圧痛点治療の際、患者の臀部は枕の上に乗せる。よって、関係する部分は支持されず、自然と屈曲する。
- 代わりに施術者は屈曲する膝を支持し、頭部方向へとそれらを向かわせ、そして腰および脊柱胸部（図4.41Bを参照）を屈曲する。
- どちらの組合せがより感度を減らしたとしても、触診された圧痛は、患者の足首関節の交差、側屈、離開の微調整が必要である。

6. 臥床状態の患者における腰椎前部の　機能障害

腰部腹側の圧痛点（図4.4A参照）は、胸郭の圧痛点と同一肢位となる。

肋骨機能障害と肋間機能障害の適切な治療は、この章で記述されており、修正を加えることなく臥床状態の患者に適応する。

Schwartz（1986）は、次のように報告した：

> 肋間機能障害は、肋軟骨炎、急性心筋梗塞や異型狭心症、前胸壁症候群を患う患者の持続性の胸痛に関係する。これらは、胸隔の動きを制限する因子の屈曲や挙上に強く関係する。したがって、多くの呼吸疾患の病因と病的状態の一因となる。

本 章

特定の臨床環境（入院／臥床状態を含む）における筋膜リリース法の使用および線維筋痛症のような慢性疼痛状況について詳細を述べた。

次 章

筋膜の機能障害に関連するポジショナルリリース法について述べる。

References

Abha, S., Angusamy, R., Sumit, K., et al., 2010. Efficacy of post-isometric relaxation versus integrated neuromuscular ischaemic technique in the treatment of upper trapezius trigger points. Indian Journal of Physiotherapy and Occupational Therapy 4, 1–5.

Affaitati, G., Costantini, R., Fabrizio, A., et al., 2011. Effects of treatment of peripheral pain generators in fibromyalgia patients. European Journal of Pain 15, 61–69.

Baldry, P., 2010. Myofascial Pain and Fibromyalgia Syndromes. Churchill Livingstone, Edinburgh.

Bass, C., Gardner, W., 1985. Respiratory abnormalities in chronic symptomatic hyperventilation. British Medical Journal 290, 1387–1390.

Beal, M., 1985. Viscerosomatic reflexes review. Journal of the American Osteopathic Association 85, 786–800.

Block, S., 1993. Fibromyalgia and the rheumatisms. Controversies in Rheumatology 19, 61–78.

Bron, C., Dommerholt, J., 2012. Etiology of myofascial trigger points. Current Pain and Headache Reports 16, 439–444.

Chaitow, L., 1991. Palpatory Literacy. HarperCollins, London.

Chaitow, L., 1994. INIT in treatment of pain and trigger points. British Journal of Osteopathy XIII, 17–21.

Chaitow, L., 1996. Modern Neuromuscular Techniques. Churchill Livingstone, Edinburgh.

Chaitow, L., Bradley, D., Gilbert, C., 2014. Recognizing and Treating Breathing Disorders: A Multidisciplinary Approach, second ed. Churchill Livingstone, Edinburgh.

Cuadrado, M., Young, W.B., Fernández-de-las-Peñas, C., et al., 2008. Migrainous colpalgia: body pain and allodynia associated with migraine attacks. Cephalalgia: An International Journal of Headache 28, 87–91.

D'Ambrogio, K., Roth, G., 1997. Positional Release Therapy. Mosby, St. Louis, MO.

Dardzinski, J.A., Ostrov, B.E., Hamann, L.S., 2000. Myofascial pain unresponsive to standard treatment. Successful use of a strain and counterstrain technique with physical therapy. Journal of Clinical Rheumatology 6, 169–174.

Dickey, J., 1989. Postoperative osteopathic manipulative management of median sternotomy patients. Journal of the American Osteopathic Association 89, 1309–1322.

Dommerholt, J., Bron, C., Franssen, J., et al., 2006. Myofascial trigger points; an evidence-informed review. Journal of Manual and Manipulative Therapy 14, 203–221.

Duna, G., Wilke, W., 1993. Diagnosis, etiology and therapy of fibromyalgia. Comprehensive Therapy 19, 60–63.

Fernández-de-las-Peñas, C., Sohrbeck Campo, M., Fernandez Carnero, J., et al., 2005. Manual therapies in myofascial trigger point treatment: a systematic review. Journal of Bodywork and Movement Therapies 9, 27–34.

Fishbain, D., 1989. Diagnosis of patients with myofascial pain syndrome. Archives of Physical and Medical Rehabilitation 70, 433–438.

Fitzgerald, M.P., Anderson, R.U., Potts, J., et al., 2009. Randomized multicenter feasibility trial of myofascial physical therapy for the treatment of urological chronic pelvic pain syndromes. Journal of Urology 182, 570–580.

Gamber, R.G., Rubin, B.R., Jiminez, C.A., 1993. Treatment of fibromyalgia with OMT and self-learned techniques [abstract]. Journal of the American Osteopathic Association 93, 870.

Gamber, R.G., Shores, J.H., Russo, D.P., et al., 2002. Osteopathic manipulative treatment in conjunction with medication relieves pain associated with fibromyalgia syndrome: results of a randomized clinical pilot project. Journal of the American Osteopathic Association 102, 321–325.

Ge, H.-Y., Nie, H., Madeleine, P., et al., 2009. Contribution of the local and referred pain from active myofascial trigger points in fibromyalgia syndrome. Pain 147, 233–240.

Ge, H.-Y., Wang, Y., Danneskiold-Samsøe, B., et al., 2010. Predetermined sites of examination for tender points in fibromyalgia syndrome are frequently associated with myofascial trigger points. Journal of Pain 11, 644–651.

Gerwin, R., 1991. Neurobiology of the myofascial trigger point. Bailliere's Clinical Rheumatology 88, 747–762.

Gerwin, R.D., 2005. A review of myofascial pain and fibromyalgia – factors that promote their persistence. Acupuncture in Medicine 23, 121–134.

Giamberardino, M., Tafuri, E., Savini, A., et al., 2007. Contribution of myofascial trigger points to migraine symptoms. Journal of Pain 8, 869–878.

Goldenberg, D.L., 1993. Fibromyalgia, chronic fatigue syndrome, and myofascial pain syndrome. Current Opinion in Rheumatology 5, 199–208.

Harden, R., 2007. Muscle pain syndromes. American Journal of Physical Medicine and Rehabilitation 86, S47–S58.

Hong, C.Z., 1994. Lidocaine injection versus dry needling to myofascial trigger point. The importance of the local twitch response. American Journal of Physical Medicine and Rehabilitation 73, 256–263.

Ibáñez-García, J., Alburquerque-Sendín, F., Rodríguez-Blanco, C., et al., 2009. Changes in masseter muscle trigger points following strain-counterstrain or neuro-muscular technique. Journal of Bodywork and Movement Therapies 13, 2–10.

Jacobsen, S., 1992. Dynamic muscular endurance in primary fibromyalgia compared with chronic myofascial pain syndrome. Archives of Physical and Medical Rehabilitation 73, 170–173.

Jones, L., 1981. Strain/Counterstrain. Academy of Applied Osteopathy, Colorado Springs.

Kalik, J., 1989. Fibromyalgia: diagnosis and treatment of an important rheumatologic condition. Journal of Osteopathic Medicine 90, 10–19.

Kimberly, P. (Ed.), 1980. Outline of Osteopathic Manipulative Procedures. Kirksville College of Osteopathic

Medicine, Kirksville, MO.

Langevin, H., Yandow, J., 2002. Relationship of acupuncture points and meridians to connective tissue planes. Anatomical Record (New Anat.) 269, 257–265.

Lewit, K., 1999. Manipulative Therapy in Rehabilitation of the Locomotor System. Butterworths, London.

Lo, K., Kuchera, M.L., Preston, S.C., et al., 1992. Osteopathic manipulative treatment in fibromyalgia syndrome. Journal of the American Osteopathic Association 92, 1177.

Lum, L., 1984. Editorial: Hyperventilation and anxiety state. Journal of the Royal Society of Medicine Jan, 1–4.

McNulty, W., Gervirtz, R., Hubbard, D., et al., 1994. Needle electromyographic evaluation of trigger point response to a psychological stressor. Psychophysiology 31, 313–316.

McPartland, J.M., 2008. Expression of the endocannabinoid system in fibroblasts and myofascial tissues. Journal of Bodywork and Movement Therapies 12, 169–182.

Mense, S., 1993. Nociception from skeletal muscle in relation to clinical muscle pain. Pain 54, 241–290.

Mense, S., 2008. Muscle pain: mechanisms and clinical significance. Deutsches Ärzteblatt International 105, 214–219.

Meseguer, A., Fernández-de-las-Peñas, C., Navarro-Poza, J.L., et al., 2006. Immediate effects of the strain/counterstrain technique in local pain evoked by tender points in the upper trapezius muscle. Clinical Chiropractic 9, 112–118.

Mosby's Medical Dictionary. 2009. eighth ed. Elsevier, St. Louis, Missouri.

Muller, K., Kreutzfeldt, A., Schwesig, R., et al., 2003. Hypermobility and chronic back pain. Manuelle Medizin 41, 105–109.

Nagrale, A., 2010. The efficacy of an integrated neuromuscular inhibition technique on upper trapezius trigger points in subjects with non-specific neck pain: a randomized controlled trial. Journal of Manual and Manipulative Therapy 18, 3743.

Nayak, P.P., 2013. A Study to Establish the Efficacy of INIT Combined with Therapeutic Ultrasound, Compared with INIT with Placebo Ultrasound in the Treatment of Acute Myofascial Trigger Point in Upper Trapezius. Dissertation. The Oxford College of Physiotherapy, Hongasandra, Bangalore.

Nicholas, A., Oleski, S., 2002. Osteopathic manipulative treatment for postoperative pain. Journal of the American Osteopathic Association 102, S5–S8.

Niddam, D.M., Chan, R.C., Lee, S.H., et al., 2008. Central representation of hyperalgesia from myofascial trigger point. Neuroimage 39, 1299–1306.

Njoo, K.H., Van der Does, E., 1995. The occurrence and inter-rater reliability of myofascial trigger points on quadratus lumborum and gluteus medius. Pain 61, 159.

Noll, D., Shores, J., Gamber, R., 2000. Benefits of osteopathic manipulative treatment for hospitalized elderly patients with pneumonia. Journal of the American Osteopathic Association 100, 776–782.

Owens, C., 1982. An Endocrine Interpretation of Chapman's Reflexes. Academy of Applied Osteopathy, Colorado Springs.

O-Yurvati, A.H., Carnes, M.S., Clearfield, M.B., et al., 2005. Hemodynamic effects of osteopathic manipulative treatment immediately after coronary artery bypass graft surgery. Journal of the American Osteopathic Association 105, 475–481.

Perri, M., Halford, E., 2004. Pain and faulty breathing – a pilot study. Journal of Bodywork and Movement Therapies 8, 237–312.

Pyszora, A., Wójcik, A., Krajnik, M., 2010. Are soft tissue therapies and Kinesio Taping useful for symptom management in palliative care? Advances in Palliative Medicine 9, 87–92.

Radjieski, J.M., Lumley, M.A., Cantieri, M.S., 1998. Effect of osteopathic manipulative treatment of length of stay for pancreatitis: a randomized pilot study. Journal of the American Osteopathic Association 98, 264–272.

Roll, M., Theorell, T., 1987. Acute chest pain without obvious cause before age 40 – personality and recent life events. Journal of Psychosomatic Research 31, 215–221.

Rothschild, B., 1991. Fibromyalgia: an explanation for the aches and pains of the nineties. Comprehensive Therapy 17, 9–14.

Rubin, B.R., Gamber, R.G., Cortez, C.A., et al., 1990. Treatment options in fibromyalgia syndrome. Journal of the American Osteopathic Association 90, 844–845.

Sachse, J., 1995. The thoracic region region's pathogenetic relations and increased muscle tension. Manuelle Medizin 33, 163–172.

Schwartz, H., 1986. The use of counterstrain in an acutely ill in-hospital population. Journal of the American Osteopathic Association 86, 433–442.

Shah, J., Phillips, T., 2003. A novel microanalytical technique for assaying soft tissue demonstrates significant quantitative biomechanical differences in 3 clinically distinct groups: normal, latent and active. Archives of Physical Medicine and Rehabilitation 84, A4.

Simons, D., Travell, J., Simons, L., 1999. Myofascial Pain and Dysfunction – the Trigger Point Manual. Williams & Wilkins, Baltimore, MD.

Slocumb, J., 1984. Neurological factors in chronic pelvic pain trigger points and abdominal pelvic pain. American Journal of Obstetrics and Gynecology 49, 536.

Stiles, E.G., 1976. Osteopathic manipulation in a hospital environment. Journal of the American Osteopathic Association 76, 243–258.

Stoltz, A., 1993. Effects of OMT on the tender points of FM. Journal of the American Osteopathic Association 93, 866.

Travell, J., Simons, D., 1983. Myofascial Pain and Dysfunction, vol. 1. Williams & Wilkins, Baltimore, MD.

Travell, J., Simons, D., 1992. Trigger Point Manual. Williams & Wilkins, Baltimore, MD.

Vernon, H., Schneider, M., 2009. Chiropractic management of myofascial trigger points and myofascial pain syndrome: a systematic review of the literature. Journal of Manipulative and Physiological Therapeutics 32, 14–24.

Wall, P., Melzack, R., 1990. The Textbook of Pain. Churchill Livingstone, Edinburgh.

Weiss, J., 2001. Pelvic floor myofascial trigger points: manual therapy for interstitial cystitis and the urgency-frequency syndrome. Journal of Urology 166, 2226–2231.

Wolfe, F., Simons, D., Fricton, J., et al., 1992. The fibromyalgia and myofascial pain syndromes: a preliminary study of tender points and trigger points in persons with fibromyalgia, myofascial pain syndrome and no disease. Journal of Rheumatology 19, 944–951.

Wolfe, F., Smythe, H., Yunus, M., et al., 1990. American College of Rheumatology. 1990. Criteria for classification of fibromyalgia. Arthritis and Rheumatism 33, 160–172.

Zink, G., Lawson, W., 1979. Osteopathic structural examination and functional interpretation of the soma. Osteopathic Annals 7, 433–440.

ポジショナルリリースと筋膜

本章では、特に筋膜に関する治療を行う際に、ポジショナルリリーステクニック（PRT）を使用するための背景となる情報を提供する。加えて、例えば力学的形質変換（メカノトランスダクション）のような筋膜機能に関する研究は、臨床的効果を説明するための洞察を与える。本章の一部の情報は、すでに以前の章で述べたものである。しかし、関連情報を一緒に考察することにより、特定の臨床的状況では、読者が PRT 法の応用を考える際の助けとなるであろう。

結合組織と筋膜の概念

筋膜は、足底から脳を取り巻く髄膜に至るまで、文字通り「すべてを一緒に結びつける」構造であり、統一的な媒体である。

この偏在する筋膜は、他のすべての軟部組織を分離、構造化することを助けるため、機能障害が生じた際には離れた場所に影響をもたらす (Schleip et al. 2012 ; Swanson 2013)。

Levin（1986）は筋膜を、二十面体（二十面構造）として形成される無数の建造ブロックから成ると述べ、それらは実質的に身体のあらゆる部分に対し、一部分は静水圧によって、張力が伝達される運動連鎖を生成すると述べている（図 7.1）。

数年前、Deane Juhan（1998）は、筋膜のテンセグリティー機能について考えた；

静水圧（外側を覆う筋膜だけでなく、あらゆる筋膜区画によって発揮される）に加えて、結合組織の枠組みは、活動的な筋肉と関連して骨格の直立型構造にとって重要な別の種類の緊張力を与える。我々は積み重ねられた構造ブロックを互いにしっかりと据え付けてできているのではない。むしろ、安定性が平らに積み重ねられた表面に依存するのではなく、ポールの適度な角度や、ワイヤーによる緊張のつり合いに依存する、ポールと張り綱（ワイヤー）の関係で成り立っている。

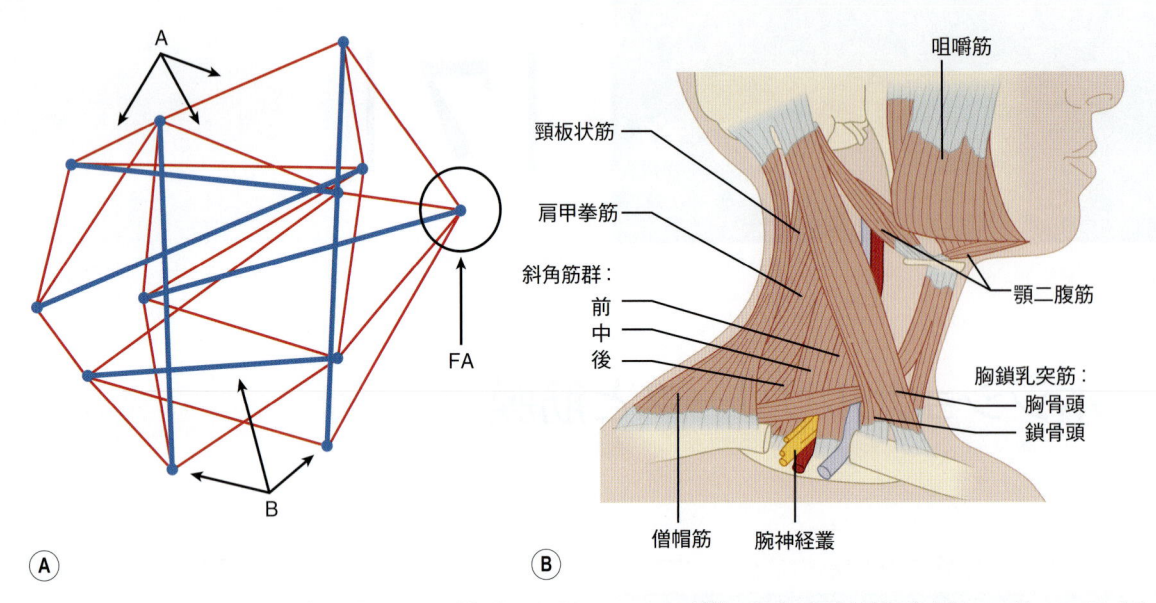

図7.1 (A) Biotensegrity モデル (Swanson 2013)。A：Biotensegrity構造の張力の要素は以下を含む：マイクロフィラメント、筋、腱、靭帯など。B：Biotensegrityの圧縮要素はDNA螺旋、微小管、肋骨、骨、筋膜を含む。FA：細胞骨格と細胞外マトリックスを繋ぐ細胞内の焦点接着複合体。（B）頸部の筋と靭帯。体全体を通じてみられるmacro-tensegrity様のパターンを示す。

Buckminster Fullerは、この構造の原理を説明する'テンセグリティ'という用語を作り出した。そして彼の工夫に富んだ実験は、最小限の素材で最大限の安定性を提供するための、自然界に良く見られるデバイスの一つを明らかにした。

Juhan はさらに以下のことを述べている：

テンセグリティの原理は、正確に結合組織、筋および骨格の関係を説明する。骨格のどこにも、何かを積み重ねるための安定した基盤となる水平面はない。我々の身体デザインは、石工によって考案されたものではない。骨をあるべき場所に保持し、回転を制御する張力バランスなしには、骨はかけられた重さによって関節から滑り落ちるだろう。単純なテンセグリティ構造の柱のように、我々の骨は、圧縮される器官としてよりは間隔を保つ器官として作用する。実際のところ、ほとんどの重さは、骨の柱よりもケーブルを結合するシステムによって支えられる。

これらのモデルを念頭において、積み重ねられ圧縮された二十面体は（容易に圧縮および張力に対応するテンセグリティ構造や、結合組織固有の可塑性および弾性特性と同様に）、吸収できる力や、様々な力に適応する構造を可視化することができる。ストレスを受けたときに容易に組織を保持する有益な効果も出現する。

D'Ambrogio と Roth (1997) は以下のように説明している；

身体のある領域に認められた症状は、別の領域が引き金となって起こっていることがあり、その発生源の治療によって、症状発現部位を含むすべての二次的な領域に即時的な効果がでるだろう。それは〔自然発生的な〕リリース現象を生じさせる、生理的効果の一つかもしれない。

筋膜「経絡」

Langevin と Yandow (2002) は、筋膜構造が痛みを含む感覚伝達の媒体となることを示唆している (Box 7.1)。これは一見関連のない様々な要素について説明するのに大いに役立つ。例えば；

Box7.1　　筋膜信号

鍼治療理論の重要な特徴の一つは、適切に選択された経穴に鍼を打つことで、針挿入部位から離れた場所へ予測できる作用があり、これらの作用は経絡によって媒介される。

LangevinとYandow（2002)は次のように述べている。今日まで、これらの遠位への効果を説明しようとする生理的なモデルは、神経系を含む組織的メカニズムの働きによるものである(Pomeranz 2001)。

LangevinとYandowはシグナル伝達が、おそらく感覚の機械的刺激受容器を含む結合組織を介して生じるようであると報告している。

彼らは、経穴と経絡のネットワークが、間質結合組織によって形成されるネットワークであると見なすことができると仮定した。この仮説は、ヒトにおいて最も伝統的な経穴で、超音波画像により結合組織断の切断面を示すことで裏付けられている。

彼らは、図示された経穴の優に80%が、筋間または筋内の結合組織面のすぐ近くに位置することを発見した。彼らは経穴を、結合組織面の収束点であり「身体エネルギー現象（例えば代謝、運動、シグナル伝達、情報交換）の全体」に関与しているとみなしている。

影響

ポジショナルリリースに関連するこれらの概念の影響は明瞭である――結合組織機能障害の正常化または機能改善がこの「シグナル伝達」機構を潜在的に修正する可能性があるため、なぜポジショナルリリースが効果を及ぼすかを説明する。

手で圧を加えることによって、過敏で傷んだ組織の疼痛が知覚されるという考えは（カウンターストレインのような）、ポジショニングによって和らげられ、「緩み」のポジショニングは妨げられた信号を正常化することを示唆している可能性がある

- 経穴とトリガーポイントの類似点
- 経穴に関連する疼痛パターンの意味
- 経穴への刺激（針または手）によって、遠位への効果がどの程度達成されるか
- 鍼治療経絡の性質

- 組織のポジショニングによって、トリガーポイントを変化させることができる

連鎖、トレイン、ポジショナルリリース

Myers（1997）は、臨床的に有用ないくつかの筋膜連鎖のセット、すなわち「アナトミートレイン」と称する異なる構造間の接続（「長い機能的連続性」）を説明した。

これらは、テンセグリティ機能と区別されるものではないが、いくつかのポジショナルリリーステクニックを行う際に異なる構造間の接続をしている可能性がある、より特殊な連鎖である。特に、肋骨制限を改善するためのSCS法は、身体全体をややアンバランスに配置し、顕著な効果をもたらす（第4章、98,99頁参照）。

これらの図は、Myersの筋膜「trains」の例である（詳細についてはマイヤース著『アナトミー・トレイン』（医学書院）参照）。

スーパーフィシャルフロントライン(図7.2A)
- 下腿前方区画と脛骨の骨膜は、足趾の背面と脛骨粗面に連結する。
- 大腿直筋は、脛骨粗面を下前腸骨棘と恥骨結節に連結する。
- 腹直筋、胸筋、胸骨筋膜は、恥骨結節と下前腸骨棘を胸骨柄へ連結し、胸鎖乳突筋で側頭骨の乳頭突起と胸骨柄に連結する。

バックアームライン (図 7.2B)
- 僧帽筋の幅広いひろがりは、外後頭隆起と頸椎棘突起を肩甲棘と鎖骨に連結する。
- 三角筋は外側上腕筋間中隔と共に、肩甲骨と鎖骨を外側上顆に連結する。
- 外側上顆は、一般的な伸筋腱によって手と指に連結される。
- バックアームラインのもう一つの路線は、菱形筋から生じ、胸椎横突起から肩甲骨の内側縁に連結する。
- 肩甲骨は棘下筋と上腕三頭筋によって、尺骨の肘頭に連結される。
- 尺骨の肘頭は,尺骨の骨膜によって小指に連結する。
- バックアームラインの「安定化」機能は、下肢に連結する広背筋と胸腰筋膜が関与する。

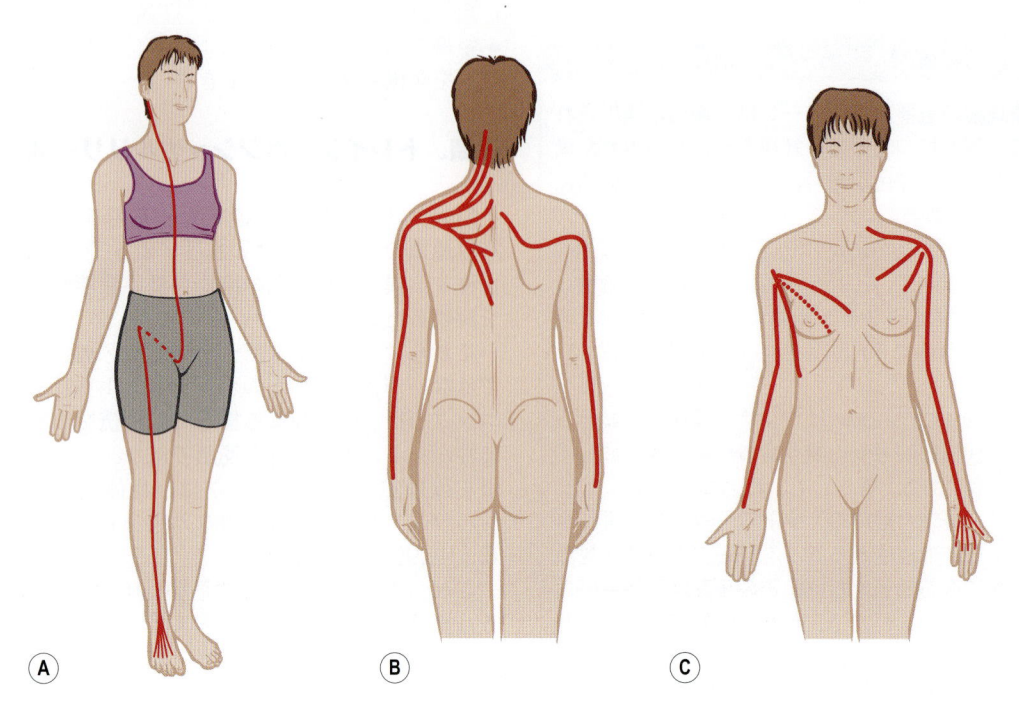

図7.2　(A)スーパーフィシャルフロントライン　(B)バックアームライン　(C)フロントアームライン

フロントアームライン (図 7.2C)
- 広背筋、大円筋、大胸筋は上腕骨と内側筋間中隔 (MIS) の近くに付着し、体幹背部に連結する。
- MIS は上腕骨を内側上顆に連結し、手掌と手指を一般的な屈筋腱によって連結する。
- フロントアームラインに追加されたラインには、小胸筋、肋軟骨靭帯、上腕神経血管束、大胸筋鎖骨頭の筋膜が関与し、烏口突起に付着する。
- 烏口突起もまた、前腕の屈筋区画によって、橈骨と母指に連結している上腕二頭筋のために付着部を提供する。
- フロントアームライン上の「安定化」ラインは、肋骨に付着する大胸筋、恥骨結節に向かって走行する外腹斜筋を含む。そして、恥骨結合ではさらに対側の長内転筋、薄筋、鵞足、脛骨骨間膜が付着する。

実際には、痛められ緊張した（慢性または急性の）筋または関節を、痛みを伴わず関与する組織の緊張を緩和する肢位にすることで、局所的な循環だけでなく神経の伝達も改善されるだろう（この研究ついては第 2 章参照）。その上、いかなる緊張の変化も、緊張した組織が属する筋膜連鎖に反映される可能性が高い。

D'Ambrogio Roth（1997）は、PRT によって筋膜に起こると思われることを以下のようにまとめている。

> PRT は、筋膜の緊張を軽減することによって、機能障害の筋膜構成要素にも関与すると仮定されている。膠原性架橋の張力低下は、電気化学的結合の脱離を誘発し、ゲル状からゾル（solate）状態への変換を誘発すると思われる。

一般的な代償−筋膜−パターン

第 2 章では、「一般的な代償パターン」について述べ、例示した（Box2.2, 図 2.1 参照）。

Zink と Lawson（1979）および Pope（2003）の研究によれば、ほとんどの人の変化した筋膜状態は、十分に代償されたパターンを示すようである。

パターンが十分に代償されていない場合（第 2 章を参照）、人は最適な健康状態ではないように見え、

徒手療法によって必然的に与えられるストレスに対して予測できない反応を示すことがある。

前章で概説したように、約20％の人が非侵襲性の間接的なポジショナルリリースアプローチの理想的な候補であることが示されている。

これは、「十分に代償された」残りの80％（およそ）にはポジショナルリリースが役に立たないという意味ではない。

細胞筋膜の研究とカウンターストレイン

多くの実験研究は、「細胞にストレスがかかった」場合、線維芽細胞（結合組織の主要な活性細胞）がその遺伝子の働きを修正し、炎症性物質を排出することを示している。

メカノトランスダクションと呼ばれる過程を含むこれらの変化は、細胞への負荷を変えることによってこの作用を逆転することができる。これらの作用はカウンターストレインまたは筋膜リリースと似ている。

細胞の構造上の形態は重要である。これは、負荷レベルによって変化し、その機能も同様に変化する。本書に特に関連するのは、ポジショナルリリースで生じるような負荷の減少により細胞形態が変化することである。

また、本章の後半で述べるように、これらの所見は、足底筋膜炎（Urse 2012）や軟部組織密度（Barnes et al. 2013）などの臨床研究にも反映されている。

研究論文

- Dodd ら（2006）は以下を報告している。

  「ヒトの繊維芽細胞は、炎症性のサイトカインを分泌し、過形成をうけて細胞形態と配列を変えることによって緊張に反応する。そしてその生物物理学的な［組織変化］は——損傷から生じるか、身体機能障害から生じるか、または［軟部組織マニピュレーション（例えばSCSのような）］で生じるかに関わらず——関節可動域、疼痛、局所炎症に影響を及ぼす」。

- 2007年にStandleyとMeltzerは、「線維芽細胞の増殖と炎症誘発性および抗炎症性インターロイキンの発現/分泌が間接的なオステオパシーテクニックの臨床効果に寄与する可能性がある」こ

とを実証した。

- Standley と Meltzer（2008）は、身体機能障害を治療するために筋膜緊張に対して臨床的に使用されるカウンターストレイン、筋膜リリースについて報告した。これらの方法は、疼痛の軽減、鎮痛薬の使用の減少、および関節可動域の改善などの良好な臨床的成果をもたらした。彼らは、「疼痛や炎症、関節可動域を媒介することが知られている重要な線維芽細胞の生理的機能に、緊張の方向・頻度・持続時間が影響することは明らかである」と指摘する。

- Meltzer ら（2010）は、外傷を負った筋膜は、身体の正常な生体力学を乱し、身体に作用する緊張を増加させ、筋膜痛および運動範囲の減少を引き起こすと述べている。彼らは、繊維芽細胞による炎症反応が、カウンターストレインまたは筋膜リリースのいずれかにより提供される組織への負荷の変化によって逆転が可能であり、そのような変化はわずか60秒しかからないことを発見した。

カウンターストレインの鎮痛および抗炎症効果

上記に列挙した研究の根拠に基づき、多くの研究および報告は、疼痛軽減および抗炎症効果を含む臨床的利点を示している。

- カウンターストレインは、足底筋膜炎に有益な影響を及ぼすことが示されている。「ストレイン／カウンターストレイン治療［SCS］により、足底筋膜炎の被験者では臨床的改善が生じる。臨床反応は、腓腹筋の反射的な反応における機械的変化（電気的ではない）を伴う」（Wynne et al. 2006）。

- Urse（2012）は、足底筋膜炎治療のためのカウンターストレイン法を以下のように説明している。「患者を背臥位、同側の膝を屈曲した状態で、踵骨と足底筋膜移行部で足底の圧痛点（局所過敏性の部位）が確認される。母指は圧痛点を探るために使用され…（間）…反対の手は圧痛点周囲にカーブしている足趾と足関節を底屈する。母指の下にある圧痛症状が軽減するまで、緊張に対するさらなる調整は、足部の回内あるいは回外によって成されるかもしれない」この緩みの肢位を90秒間保持し、その後ゆっくりと中間位へ戻し再評価を行う。

- アキレス腱炎の治療において Howel（2006）は、

カウンターストレインを含む治療後に報告された疼痛の変化を指摘した。「被験者は、痛み、硬さ、腫脹における有意な臨床的改善を示した…被験者の痛みも治療直後に減少したので、ことによると伸展反射の許容度を変えることによって低下した侵害受容器活動は、身体機能障害においてさらなる役割を果たす可能性がある」。

- Dardzinski ら（2000）は、以下を報告した。「SCS 手技は、筋膜性疼痛症候群の標準的な治療に対して反応が鈍い患者の補助的療法として考慮されなければならない」「腸脛靭帯摩擦症候群（ITBFS）を有する 30 歳の長距離ランナーの症状は、OMT、特に SCS の治療を受けて減少した。この手技は、罹患した身体部分を最も楽な肢位に動かすことによって圧痛点での痛みの軽減を可能にし、固有受容体活動を低下させる。圧痛点は、大腿骨外側上顆から近位 2㎝に位置した。この特定の圧痛点に対するオステオパシーマニピュレーションの先行文献はない。したがって、この症例報告は、遠位腸脛靭帯圧痛点の最初の証明であり、ITBFS の新たな治療法を反映している」（Pedowitz 2005）。

カウンターストレイン、靭帯張力バランスおよび筋膜の硬さ

「組織の硬さ」の変化と同様に、両方の症状に対してカウンターストレイン（第 3、4 章参照）と靭帯緊張バランス（第 8 章参照）の特定の治療効果は、Barnes ら（2013）の研究により明らかになった。

徒手療法の前後で測定された「組織の硬さ」の変化は、使用された方法の効果を評価する 1 つの方法である。

組織の硬さの増大または減少に関わらず、変化はヒステリシスとして知られている。Barnes らによって行われた 2013 年の研究では、異なる徒手療法の後に筋膜の硬度の変化（すなわち、履歴効果）を測定した。

実験要項は以下の通りである。

1. 慎重に制御された触診法を用いて、240 人の患者において頸椎関節の身体機能障害が同定された。
2. 機能障害（例えば、制限または疼痛）が確認され、治療（または偽治療）が適用される前に、その目的のために設計された器具である硬度計を用いて、機能障害組織における硬さの程度を測定した。

3. 硬度計は、単一の一貫した圧電インパルスを用いて、頸椎上の各筋膜組織の密度 / 硬さを測定した。これにより、固定性、可動性、頻度および運動性（「セグメントの全体的な変化の度合い」と評される）の 4 つの異なる組織特性（「抵抗性」および運動範囲を含む）が同定された。

簡単に言えば、この測定は可動性と硬さの相対的な程度を特定した。

4. 4 つの異なる手技が使用された――第 8 章で説明される靭帯張力バランス（BLT）、筋エネルギーテクニック（INIT の要素であることを除いてこの本では触れられていない。第 6 章参照）、高速の矯正（High velocity manipulation：本書では述べられていない）、そしてカウンターストレイン（第 3、4、9 章参照）。これらの 4 つの方法のうち 1 つの適用だけでなく、偽の手技も同様に、すべての参加者の頸部組織で機能障害が最も重篤な領域に無作為に適用された。
5. 一回の治療の 10 分後、硬度計を用いて、組織の硬さの変化（すなわち、履歴効果）を再度測定した。
6. 上記 4 つの方法（偽の手技を含む）の 1 つを単独で使用し、その前後の制限 / 硬さの程度を示した結果、他の方法と比較してカウンターストレイン（第 3 章および第 4 章参照）が最も大きな変化を生じることが明らかとなった。

この研究の結果は、制限された関節（この場合頸部）に関連する軟部組織が、実施された 4 つの方法のいずれでも迅速に修正（硬さが減少）され、カウンターストレインの後で最大の効果が観察されることを示唆している。

この研究の研究者の結論は以下のとおりである：

- 「多くの事例で、一つの特定された鍵となる機能障害を治療することにより、時には他の隠れた、または隣接する身体機能障害が修正されることが明らかになった」
- その結果は、「異なる頸椎レベルが特定の治療法に、より良好に反応することを示唆するようであった」
- 「急性」（多くの体液を組織の表面上に含む）または「慢性」（組織の表面上がより硬直している）の機能障害の分類は、副次的分析およびより良い解釈…変化につながる可能性がある。

緊張および脱緊張（例えばモデル化されたカウンターストレインによって）時の繊維芽細胞の反応に

関する実験研究、そして筋膜炎の研究、Barnes と同僚による「硬さ」の実験研究は、筋膜構造がカウンターストレインや靭帯緊張バランス（BLT）の負荷軽減アプローチ（第8章参照）のような「脱緊張」を行う方法にうまく反応するようであると明らかにした。

靭帯反射に対する変更された負荷の影響

Goodheart の改良したカウンターストレイン手技は（第4章ですでに述べたように）、圧迫または牽引の負荷を加えることにより「緩みの肢位」を得る。

Schiowitz らの促通位リリース：FPR（第5章で述べた）は、付加的な「促通」する力を加えることによって機能的な緩みの肢位を得る。

靭帯機能の主要研究者である Solomonow（2009）は、力を促通する「負荷」の効果に関して1つの可能性を提供した。彼は、靭帯は一つの感覚器であり、筋の反射的／共同的活性化に対し有意な入力を有すると述べている。例えば、前十字靭帯の反射に関連する筋活動は、関節の牽引を防止すると同時に、靭帯の緊張を減少させるように作用する。

また、靭帯筋反射が関連する関節の筋に対して抑制効果を有し、関節を不安定にする筋を抑制、または拮抗筋の同時収縮を活性化させ、関節の安定性を助けるというエビデンスもある。この靭帯機能を使った治療は、手順の一部として密集（圧迫）を含むいくつかのポジショナルリリーステクニックに認められる。

靭帯の「密集」

Solomonow は靭帯の機能に関する研究に多くの年月を費やし、その結果、感覚の可能性と関連する筋に抑制作用を持つ主要な靭帯筋反射の多くが確認された。

もし関節に60〜90秒間だけ弛緩させるための圧迫を加えた場合…筋が弛緩している時間が一定時間増える可能性がある。これは、靭帯だけでなく、関節包や腱から発生する可能性がある。

そのような影響は一時的（20〜30分）であるが、これは制限された構造を動員または運動する能力を高めるのに十分であろう。

Wong（2012）は、靭帯筋反射および SCS に関する現在の考えを要約している。

靭帯の緊張は、靭帯を保護するために緊張を増加させる筋の収縮を抑制、または緊張をゆるめる筋の刺激を行う（Krogsgaard et al. 2002）。例えば、前十字靭帯の緊張は、大腿四頭筋を抑制し、ハムストリングスの収縮を刺激して、脛骨の前方への牽引を減少させる（Dyhre-Poulsen and Krogsgaard 2000）。

また靭帯反射の活性化は、関節に二次的に影響する局所的な筋反応も誘発する（Solornonow and Lewis 2002）。

カウンターストレインが、保護靭帯 - 筋反射を変更し、関節靭帯を短縮させ共同筋を収縮させることによって機能障害を緩和する可能性があるかどうか、調査する必要がある（Chaitow 2009）。

流体効果

同時に、軟組織の密集（圧迫）は筋膜の水分含量に影響を与え、一時的な筋膜構造の硬さの低下（20〜30分）を引き起こし、一時的に運動性を改善する。

本 章
抗炎症効果、可能な「シグナル伝達」機能、「筋—連鎖反応」の影響、可能な反射的要素およびカウンターストレインによる硬さ／密度の変化（おそらく流体効果と関係した）を示唆する細胞研究を含む、ポジショナルリリースアプローチを用いた様々な筋膜関係の情報とエビデンスを提供した。

次 章
靭帯張力バランス（BLT）の詳細を述べる。

References

Barnes, P., Laboy, F., Noto-Bell, L., et al., 2013. A comparative study of cervical hysteresis characteristics after various osteopathic manipulative treatment (OMT) modalities. Journal of Bodywork and Movement Therapies 17, 89–94.

D'Ambrogio, K., Roth, G., 1997. Positional Release Therapy. Mosby, St Louis.

Dardzinski, J.A., Ostrov, B.E., Hamann, L.S., 2000. Myofascial pain unresponsive to standard, treatment: successful use of a strain/counterstrain technique with physical therapy. Journal of Clinical Rheumatology 6, 169–174.

Dodd, J.G., Good, M.M., Nguyen, T.L., et al., 2006. In-vitro biophysical strain model for understanding mechanisms of osteopathic manipulative treatment. Journal of the American Osteopathic Association 106, 157–166.

Howell, J.N., Cabell, K.S., Chila, A.G., et al., 2006. Stretch reflex and Hoffmann reflex responses to osteopathic manipulative treatment in subjects with Achilles tendinitis. Journal of the American Osteopathic Association 106, 537–545.

Juhan, D., 1998. Job's Body, second ed. Station Hill Press, Barrytown, NY.

Langevin, H., Yandow, J., 2002. Relationship of acupuncture points and meridians to connective tissue planes. The Anatomical Record (New Anat.) 269, 257–265.

Levin, S., 1986. The Icosahedron as the Three-Dimensional Finite Element in Biomechanical Support. Proceedings of the Society of General Systems Research on Mental Images, Values and Reality, May. Society of Systems Research, Philadelphia, PA.

Meltzer, K.R., Cao, T.V., Schad, J.F., et al., 2010. In vitro modeling of repetitive motion injury and myofascial release. Journal of Bodywork and Movement Therapies 14, 162.

Myers, T., 1997. Anatomy trains. Journal of Bodywork and Movement Therapies 1, 91–101.

Myers, T., 2013. Anatomy Trains: Myofascial Meridians for Manual and Movement Therapists, third ed. Churchill Livingstone, Edinburgh.

Pedowitz, R., 2005. Use of osteopathic manipulative treatment for iliotibial band friction syndrome. Journal of the American Osteopathic Association 105, 563–567.

Pomeranz, B., 2001. Acupuncture analgesia basic research. In: Stux, G., Hammerschlag, R. (Eds.), Clinical Acupuncture Scientific Basis. Springer-Verlag, Berlin.

Pope, R.E., 2003. The common compensatory pattern: its origin and relationship to the postural model. American Academy of Osteopathy Journal 14, 19–40.

Schleip, R., Findley, T., Chaitow, L., et al., 2012. Fascia: The Tensional Network of the Human Body. Elsevier Churchill Livingstone, Edinburgh.

Standley, P., Meltzer, K., 2007. Modeled repetitive motion strain and indirect osteopathic manipulative techniques in regulation of human fibroblast proliferation and interleukin secretion. Journal of the American Osteopathic Association 107, 527–536.

Standley, P., Meltzer, K., 2008. In vitro modeling of repetitive motion strain and manual medicine treatments: potential roles for pro- and anti-inflammatory cytokines. Journal of Bodywork and Movement Therapies 12, 201–203.

Solomonow, M., 2009. Ligaments: a source of musculoskeletal disorders. Journal of Bodywork and Movement Therapies 13, 136–154.

Swanson, R.L., 2013. Biotensegrity: a unifying theory of biological architecture. Journal of the American Osteopathic Association 113, 34–52.

Urse, G.N., 2012. Plantar fasciitis: a review. Osteopathic Family Physician 4, 68–71.

Wong, C.K., 2012. Strain counterstrain: current concepts and clinical evidence. Manual Therapy 17, 2–8.

Wynne, M.M., Burns, J.M., Eland, D.C., et al., 2006. Effect of counterstrain on stretch reflexes, Hoffmann reflexes, and clinical outcomes in subjects with plantar fasciitis. Journal of the American Osteopathic Association 106, 547–556.

Zink, G., Lawson, W., 1979. Osteopathic structural examination and functional interpretation of the soma. Osteopathic Annals 7, 433–440.

靭帯張力バランス

Raymond J Hruby　レイモンド・J・ハルビー

背 景

　靭帯張力バランス（BLT）、膜性張力バランス（BMT）と関連するオステオパシー操作の治療技術の概念は、William G. Sutherland, DOによって、最初に述べられた、（DiGiovanna et al. 2005；Magoun 1976；Speece & Crow 2001）。Sutherland は、American School of Osteopathy の卒業生であり、オステオパシーの創設者である Andrew Taylor Still, MD, DO の生徒であった。Sutherlandは、頭蓋領域のオステオパシーの発見者と開発者として有名である。一般に「頭蓋のテクニック」と呼ばれているが、Sutherland自身はこの用語を受けいれなかった。この技術は人体の他の部分にも適用されることから、オステオパシーとは異なることを意味しているように感じていたためである。Sutherlandは、彼自身が単にStillの最初の原理を頭部に適用しているだけであると確固として信じ、常にそのように述べていた。Sutherlandは、彼自身の主張を証明するために、1947年に、彼の支持者にコースを開講したが、頭蓋の手技を全く検討したり実証することをせず、全ての時間を全身に対しどのようにアプローチするかを教えることに費やした。このコースでSutherlandによって教えられた概念と技術は、彼の生徒の一人である、Howard A. Lippincott, DOによって記録され、「The Osteopathic Technique of Wm. G. Sutherland, D.O.」というタイトルでAmerican

Academy of Osteopathyの1949年の年報で発表した（Lippincott 1949）。

基本的な概念

　BLTの原理は、靭帯性関節メカニズムの理解に関連して発展している。靭帯は、身体のすべての関節の構造で、運動を調整し、誘導している。ほとんどの関節で、靭帯は筋の随意運動に対する抑止力として作用する。関節まわりの靭帯への配置は、骨が複雑に運動するとき多様な支点を生み出し、これを制御する。Sutherlandは、これを靭帯性関節メカニズムと呼んだ。さらに知られている概念として、骨の位置が変化しても、対照的なアライメントであれば靭帯の総合的な緊張は維持されるということがある。換言すれば、関節運動がその正常可動域の範囲内で行われる限り、関連する靭帯の緊張は平衡状態を保つ。Sutherlandは、これを「均衡のとれた靭帯性関節メカニズム」と呼んだ。彼のモデルにおいて、体の関節は、均衡のとれた靭帯性関節メカニズムとして見られる。靭帯は固有受容性の情報を提供することで、筋の反応を関節運動へつなげ関節の構成運動を誘導する。

　靭帯の構造におけるこの張力バランスの概念を説明するために、Sutherlandは用語「相互の靭帯張力」と「相互の張力メカニズム」を靭帯性関節メカニズムの補足事項として紹介した（Magoun 1976）。

　鍵となる概念は、関節の正常可動域の中では、靭帯の緊張が一定のままであるということである。

　靭帯は、伸張も弛緩もしない。

　関節の力学的な運動は、関節周囲の靭帯の張力の総和が変化するのではなく、関節腔が変化することによって起こる（Carriero 2003）。

定　義

　上記の概念を考慮して、Sutherlandは彼の治療モデルの一部として以下の条件を紹介した（Magoun 1976）：

1. 靭帯張力バランス（BLT）：正常で、生理的な可動関節において、関連する靭帯の緊張が全体的に対称性であるかバランスのよい概念。
2. 靭帯性関節ストレイン（LAS）：外傷、炎症または他の異常な状態の結果として生じる関節の一部もしくは全体の靭帯構造における異常な緊張（ストレイン）によって特徴づけられる身体機能障害のタイプ。

　読者は、Sutherlandの頭蓋領域のオステオパシーモデルにおいて、硬膜が頭蓋における靭帯性関節メカニズムと考えられる点に注意しなければならない。したがって、用語「膜性張力バランス」と「膜性関節ストレイン」は、Sutherlandによってこれらの原則を頭蓋に応用して説明するために用いられた。

　これらの頭蓋への適用に関しては、この章ではこれ以上言及しない。

靭帯性関節ストレイン

　前述のように、靭帯関節ストレイン（LAS）はBLTテクニックに関連した体幹の機能障害の特異的な種類に示される名称である。このような体幹の機能障害はどのような性質であるのか（第2章を参照）、どのようにして起こるのだろうか？ LASを単純に定義すると、あらゆる身体機能障害は異常な靭帯の張力またはストレインに帰着するということである。Lippincottは、Sutherlandの最初の概念を以下のように説明した（1949）：

> オステオパシーにおける外傷とは、身体の組織のストレインである。それが関節に生じるとき、主に影響を受けるのは靭帯であるため、Sutherlandは「靭帯性関節ストレイン」という用語を好んで使用した。関節の靭帯は通常、相互的にバランスのとれた張力がかかっており、運動の正常範囲の全体にわたって完全に弛緩することはほぼない。正常可動範囲を越えた運動が起こると、張力のバランスは崩れ、その方向の運動を制限していた靭帯構造には大きな負荷がかかり、弱くなる。損傷は負荷がかかっていない構成要素によってバランスがとられることで維持される。これにより関節メカニズムが固定されたり、自由で正常な運動が妨げられる。張力バランスの不均衡によって、骨が正常よりもストレインが生じるような肢位をとる原因になり、靭帯の作用が弱められることにより、その部分では損傷が生じる方向への過剰な運動が可能になる。反対方向の運動の範囲は、ストレ

インを受けていない靭帯要素によるより堅固で拮抗する力のない張力によって制限される。

LASはまた、最初に生理的関節運動に関連した特徴を考察することで理解され、特定の不都合な条件によって運動がどのように変わるかを論証可能な場合がある。Carrieroは、以下の見解を示している（2003）：

いかなる関節においても、その関節で起こる運動のタイプは、関節面の形状、靭帯の位置、関節に作用している筋の力によって決定される。靭帯は筋のように伸張や収縮をしないため、靭帯による張力は、ごくわずかに変動するのみである。

いかなる関節でも靭帯の全体に分散される張力は、釣り合っている。正常運動では、関節が肢位を変えるにつれて、関節における靭帯の関係は変化するが、関節内の張力の総和は変化しない。しかしながら、関節が外傷や炎症および／または力学的な力によって影響が与えられるとき、靭帯間における張力の分布は変化する。これが、身体の機能障害で起こっていることである。いかなる靭帯でも可動範囲内における張力の分布とベクトルは、関節のストレインの位置によって変化する。しかし、どんな関節でも靭帯性関節メカニズムにおいて分布された張力は、靭帯が損傷を受けない限り、一定の張力を維持する。これは、相互の張力メカニズムと呼ばれている。もちろん、関節がその正常可動域を越えて不適切に動かされる場合、靭帯性関節メカニズムの中でも靭帯に過剰な張力がかかることがある。前者の場合、それは張力のバランスに歪みが生じている。後者の場合、靭帯線維は、伸張され 微細な断裂が起こっている。この（後者の）場合はほぼ間違いなく関節の靭帯バランスの歪みにつながるが、靭帯のバランスが崩れても断裂がおこるとは限らない。平衡状態の歪みは力学的なストレインによるものであるが、解剖学的なストレインは関わることも、関わらないこともある。いかなる身体機能障害においても、必ず関節の靭帯張力バランスにおける歪みが存在する。

提唱されたBLTのメカニズム

BLTの原則を適用するには、靭帯による関節ストレインに変化を与える支点とてこを設ける必要がある。原則は、施術者が支点をつくり、患者が運動を起こす力を生み出すということである。例えば、運動を起こす力とは呼吸、姿勢変化、流体圧の変化に誘発される力などである。施術者は治療する関節において靭帯構造によるすべての力のバランスをとるように支点をつくる。それから、運動を起こす力によって身体機能障害が矯正される（Carriero 2003; Crow 2011; Speece et al. 2001）。

BLTを適用することで生理的運動が回復する際の正確なメカニズムは解明されていない。一般的に考えられている学説は、当該関節を関節周囲の靭帯の緊張が最小となる肢位（すなわち、靭帯の緊張のバランスが取れた肢位）にすることで、その関節構造から中枢神経系への求心性インパルスが減少するためとされている。これにより、中枢神経系が関節の運動制御を生理学的な状態に再確立することにつながる。患者の体位、姿勢調整や呼吸など運動を起こす力は、正常な運動制御の再確立を促進し、より治療効果を高めると考えられている（Van Buskirk 1990）。

BLTと他のポジショナルリリース技術

BLTは、ポジショナルリリース技術に分類される多くの手技療法の中の1つである。一般的に、ポジショナルリリース手技は、類似した治療原則をすべて利用する：関節や組織は施術者によって、筋、筋膜、靭帯および腱が明らかに弛緩する、より中間位に近い肢位に置かれる。当該組織が完全に弛緩するまで、患者はその姿勢を保つ（Seffinger & Hmby 2007）。臨床的に、患者は中間位で疼痛や不快感が著しく減少するか消失することを認め、その状態が持続すると、治療が完了する。一般的に知られているポジショナルリリースの一部の概念について、表8.1で定義と短い説明をまとめているため、参照し類似点や相違点を理解すると良い。

（第1章、ポジショナルリリースのバリエーションに関する説明も参照。）

診断の原則

BLTに特有な診断評価方法の記述はない。まずオステオパシーの組織構造的な検査を行い、特定の関節機能障害の存在を確定することでLASの診断に至る。身体機能障害が見られる場合、施術者は患者の呼吸と協調しながら最大の安静肢位が特定できるまで、機能障害を起こしている関節の全ての運動面で検査を行う。施術者はまた、可動域測定の最終域で組織の反応をどのように感じるかについて注意する（「end feel」とも呼ばれる）。end feelの質が、関節性、筋性、筋膜性、浮腫性、靭帯性など存在する運動制限の最も適当な種類を示す。LASに関するend feelは固く、急に組織伸縮性が乏しくなる。したがって、そのような状態を発見した場合は、問題のある関節に関連するLASを治療するためのBLTという優れた手技を選択する（Ehrenfeuchter 2011）。

治療の原則

BLTを使用している治療の第1の（そして、最も重要な）方法は、施術者が問題のある関節と、その関節の全ての靭帯の張力が最小になるような肢位に置くことである。この位置は、靭帯張力バランスのポイントと呼ばれる（Carriero 2003）。その肢位が確認されると、施術者は当該関節に前述した力の1つまたは複数を適用することによってLASを治療することができる。BLTの治療原則は、以下の通りLippincott (1949)によって最初に述べられた：

> 関節を外傷から擁護する主な役割は筋のてこの作用ではなく、主に負荷を減少させる靭帯である。
> 関節は、外傷の方向に導かれ、外傷を悪化させる緊張していなかったそれらの張力に等しいか、わずかに上回る靭帯構造の弱められた要素の張力を引き起こすのに必要である。
> これは、張力バランスの良好なポイントである。関節をそのポイントを越えて強制的に動かすことで、すでにみられている緊張が増大する。関節を痛みのある方向から強制的に押し戻すことは、正常および問題がない靭帯を痛め、スラストや反射が加わると靭帯線維を骨付着部から分

離させる恐れがある。適切な張力によりバランスが保たれていると、患者の呼吸あるいは筋の共同収縮による力は、身体の防衛メカニズムへの抵抗を解消するために使用される。もし患者が吸気でも呼気でも可能な限り息を止めた後、解放すると、無意識の努力により呼吸が再開する。四肢の損傷では、患者が誇張の位置で関節を保持すると、筋が弛緩するとき、またはその直前に、靭帯の作用により解放が起こる。

最近の新たなオステオパシーに関する著者たちはこれらの原則を臨床的な経験に基づき詳しく述べた。例えば、Speece と Crow (2001) は、BLTの原則を以下のように説明している：

> 機能障害の部位を特定したら、関節や筋膜を圧縮したり減圧したりして損傷から離し、ずれた骨が動けるようにする。これは、車のギアチェンジのためにクラッチを踏むことと似ている。そして、損傷された部分を抵抗が最小となる肢位に動かした後、損傷を受けた元の肢位に動戻す。動く方向に動かすことが間接的な治療であり、機能障害を引き起こす方向でもある。初期損傷の直後に、元の状態に戻ろうとするが不安定な状態となる（損傷肢位と正常肢位の間で）。その為損傷を修復するには正確な損傷肢位に戻し、そして機能障害を起こしている周囲の結合組織すべてがバランスを取り戻すまで維持し、正常な機能的生理的肢位に戻す。これらは直接的な手技と間接的な手技、または直接的及び間接的手技の組み合わせである。

BLTの施術者 (Crow 2011; DiCiovanna et al. 2005; Speece & Crow 2001) は、手技の適用において以下の3つの原則を確認した。

1. **解放**：施術者は機能障害の関節または筋膜にゆるやかな圧縮または牽引を加える。そして、抵抗のない範囲で最大限動かす。
2. **誇張**：施術者は抵抗不全の部位を安楽な肢位または損傷を受けた元の肢位に向かって、靭帯張力バランスがとれるまで動かす。
3. **バランス**：リリースが起こるまで、施術者は、この安楽の肢位を保持する。前述の力を適用することもある。

表8.1　一部の代表的なポジショナルリリース手技

手技	定義	説明
カウンターストレイン	機能障害継続に対する診断と治療のシステムは、不適当な張力反射作用、それは反射作用の反対側への正確な方向で穏やかな張力の位置を応用することによって抑制される；これは、望ましい治療的な反応を達成するための圧痛点について、特定の誘導されたポジショニングによって達成される。	施術者は、筋腱や筋膜組織と関連して、関節構造が身体機能障害にかかわると考えられ、通常、特定のカウンターストレインポイント、「圧痛点」の位置を決定する。施術者は圧痛点をモニタリングしている間、触診によりカウンターストレインポイントの柔軟性が改善される患者の肢位を調査する。施術者は90秒間この位置で患者を保持し、そして、ゆっくり、受動的に、基本肢位に患者を戻す。圧痛点は、治療の成功を決定するために再評価される。
促通位リリース	間接的な筋膜リリース治療システム。すべての平面の組織と関節張力を減少し、身体の構成部位をニュートラルな位置にする。そして、活性化している力（圧縮または捻転）が加えられる。	現状の組織間張力を減少するための基本肢位に当該関節あるいは領域は位置づけられる。賦活化している力、例えば圧縮や捻転が適用、維持される、そして、相対的な3つの平面に身体機能障害の更なる位置づけが続く。このポイントまでの全ての過程に、数秒がかかるだけである。そして、機能障害は再評価される。
ファンクショナルポジショナルリリース	動的なバランスポイントと以下の一つを見つけることを必要とする間接的治療アプローチ：間接的な誘導力を適用するか、肢位を保つか、悪化させる肢位に力を働かせ、自然発生的な再調整を誘導するか。オステオパシーを行う施術者は、機能障害領域が誘導運動に対し生理反応の連続フィードバックを得るために触診している間に手技を実施する。オステオパシーの施術者は、機能障害性部分を発生させる組織の抵抗が低下する感覚を感じる（増加した対応性）。	施術者は機能障害が最大に軽減する肢位に誘導し、この位置を維持する。一側の手は機能障害を監視し（感覚手）、そして、もう一方の手を患者に配置する（運動手）。感覚手は組織がリリースを開始するのを感知しながら、運動手はその方向に体を動かし、患部が以前の位置に戻らないようにする。機能障害が改善されるまで、施術者はこの過程を続ける。
筋筋膜リリース（MFR）	初めてAndrew Taylor Stillと彼の初期の学生によって述べられた診断と治療システムでは、筋膜組織のリリースを達成するため、継続的な触診のフィードバックが関与した。直接のMFRでは、筋膜組織制限の障壁が、筋膜組織と関与し、そして、組織リリースが起こるまで、組織は恒常的な力を加えた。間接的なMFRでは、自由運動が達成されるまで、機能障害の組織は最少抵抗の軌跡に沿って導かれる。	MFRの直接的な形式は、影響を受けた筋膜組織の限定的な支障に関与する。リリースが起こるまで、組織への一定の力は維持される。直接的なMFRは、筋膜のストレッチまたは伸長によって筋膜構造の変化をもたらそうとする。深層に達するまで、施術者は筋膜のさまざまな層を通してゆるやかな運動を適用する。間接的な方法は、ゆるやかな伸展を適用し、筋膜の自然発生的なリリースを誘導する時に、「解ける」と呼ばれる。制限された組織は、自由運動に結び付くまで軽減肢位を保持する。

表8.1 続き

手技	定義	説明
頭蓋領域の オステオパシー	施術者が使用しているオステオパシー療法と原発性の呼吸メカニズムと安定した膜性張力を用いる診断システムと治療。	この手技は、頭蓋および仙骨部にBLT原則を適用する。硬膜は緊張した「靭帯」構造と考えられ、そして、「膜性張力バランス」という用語はこの典型で適用されるストレインメカニズムと手技を指す時に用いられる。
内蔵	診断と治療システムは、内臓の生理的機能を高めるように導く。	上記で述べられる筋膜リリース原則を使用し、影響を受けた臓器は、筋膜付着に関連して、張力を最小化する方向、軽減肢位の方へ動かされる。リリースが起こるとき、施術者は筋膜組織の正常な生理学的機構の存在そして／または影響を受けた器官の本来の機構の回復に気づく。

引用：Chila A G(Executive Ed.). 2011.骨不全性用語の用語集。
In: Foundations of Osteopathic Medicine, 2nd edn. Lippincott Williams&Wiikins, Philadelphia, PA.

施術者は、機能障害の関節を常にモニタリングして、治療プロセスの全体を通じて靭帯張力バランスを維持するため、必要に応じて定期的に再配置を行う。

誇張から靭帯張力バランスのポイントに段階的に移行する。

リリースが起こると、当該関節は正常な生理的肢位へゆっくり戻る。

適応と禁忌

BLT特有の適応は、以下の通りである（Nicholas & Nicholas 2012）：

1.関節構造の急性または慢性体性機能障害
2.靭帯の捻挫またはストレイン
3.筋膜構造の体性機能障害
4.リンパのうっ滞または局所浮腫の領域。

BLTにはほとんど禁忌がない。そして、大部分の著者は以下について相対的な禁忌であると考えている。

1.対象領域の骨折、脱臼または著しい不安定性
2.悪性腫瘍、感染または重篤な骨粗鬆症。

安全性および有効性

BLTの施術者（Nicholas & Nicholas 2012；Seffinger & Hruby 2007）は、技術が安全かつ有効であると考える。LASの処置のためにBLT利用から生じている損傷、副作用または重篤な合併症は明らかにされていない。

代表的な技術

頸椎
下部頸椎（C3-C7）*(図8.1、8.2)*

1.患者は仰臥位とする。
2.施術者は、診療台の頭側に座る。
3.施術者は、両手の母指球と小指球を上項線に当て、当該頸椎の関節柱に中指の指腹を当て患者の後頭を抱きかかえる。
4.次に、施術者は制限されている部位に置いた中指の指腹を下方へスライドさせる。
5.施術者は中指指腹で前方および上方へ可動させる。そして、BLTの点に達するまで、母指球と小指球の方へ中指を引きこむ。
6.施術者は、2本の手により組織間緊張をモニタリングしながらBLTの点を維持する。

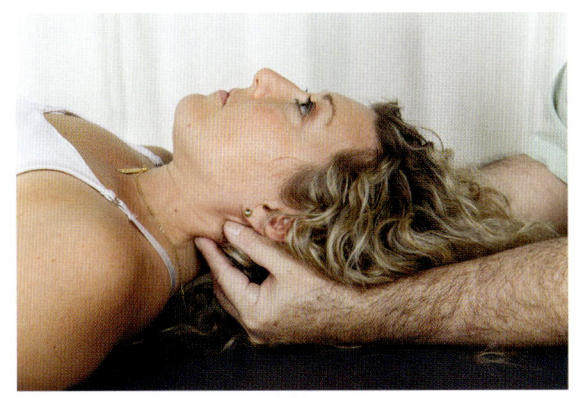

図8.1　下部頸椎のための治療位置。

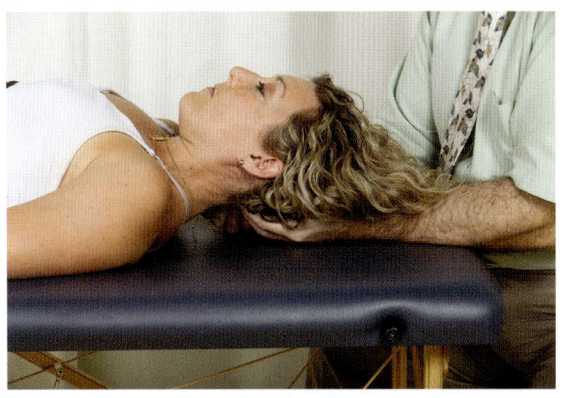

図8.3　環椎後頭関節のための治療肢位。

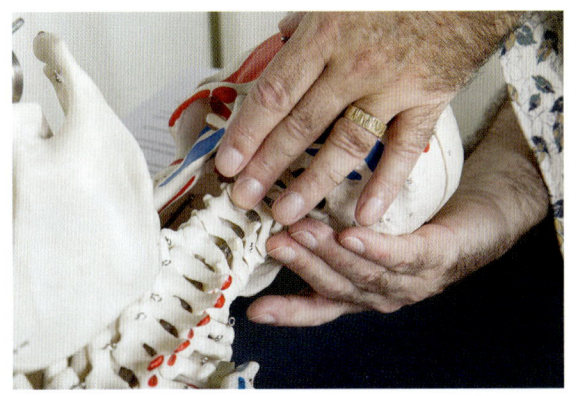

図8.2　骨模型において下部頸椎治療のための手配置を示している。

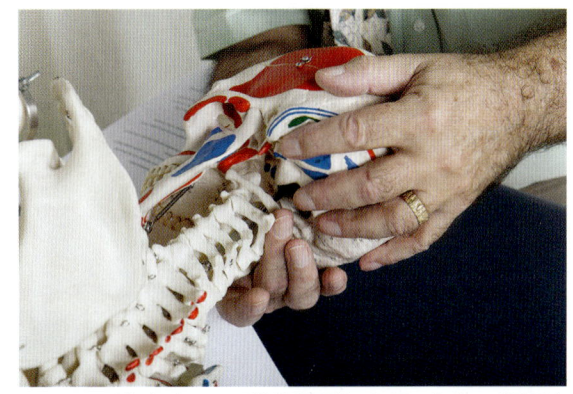

図8.4　骨模型において環椎後頭関節の処置のための手配置を示している。

7. 施術者はBLTのポイントを維持しやすくするため、患者に呼吸を止めさせる（呼気でも吸気でも良い）。
8. 患者が呼吸を保つことができなくなるとき、または直前に靱帯張力のリリースを感じることができる。

▶ 環軸関節（AA）関節 *（図8.1、8.2）*
1. AA関節は下位頸椎と同様の手の位置を使用して治療されるが、当該関節柱に適切に接触する。

▶ 環椎後頭関節 *（図8.3、8.4）*
1. 患者は仰臥位とする。
2. 施術者は、診療台の頭側に座る。
3. 施術者は、上項線と正中線の交点に中指を当て、オピスチオン後頭点（大後頭孔の後面の点の中央）の位置に配置した母指球と小指球で、患者の後頭を1本の手で抱きかかえる。
4. 示指と薬指は、正中線側面で、ほぼ後頭関節丘の

平面に置く。
5. C2棘突起の真上の正中線に中指指腹を置き、他側の手は上部頸椎に配置する。
6. 患者に、下部頸椎を伸展させるよう指示する。
7. 頭部が施術者の手により安静を保ち、BLTの点が成し遂げられるまで、患者に胸部の方へゆっくりあごを押し込ませる。
8. このとき、施術者はC2上の指腹が大きく移動し、C1の結節に接触するのを感じる。
9. 施術者は、2本の手で組織間緊張をモニタリングしながら、C1と後頭の間でBLTの点を維持する。
10. 施術者はBLTのポイントを維持しやすくするため、患者に呼吸を止めさせる（呼気でも吸気でも良い）。
11. 患者が呼吸を保つことができなくなるとき、または直前に靱帯張力のリリースを感じることができる。

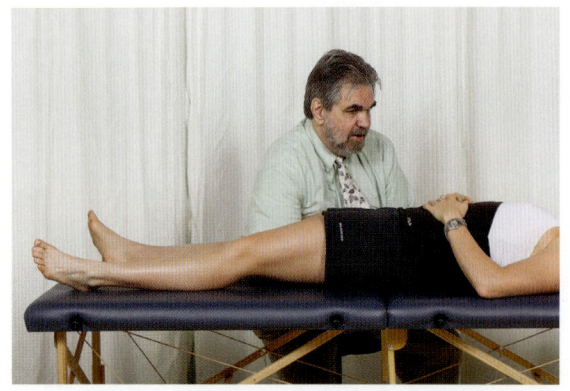

図8.5　下部胸椎または腰椎処置のための施術者と患者の体位。

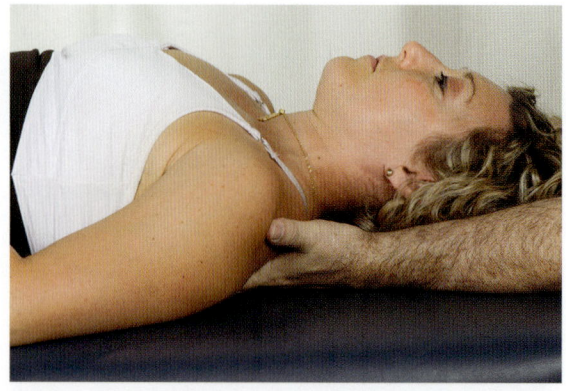

図8.8　上部胸椎（治療）のための治療肢位。

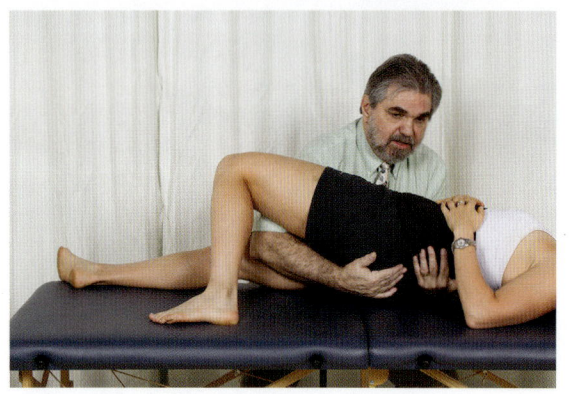

図8.6　胸郭下部あるいは腰椎治療の手の配置。

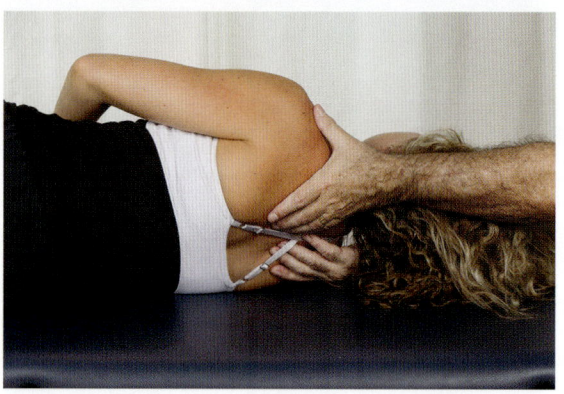

図8.9　上部胸椎治療の手の配置を示している側面像。

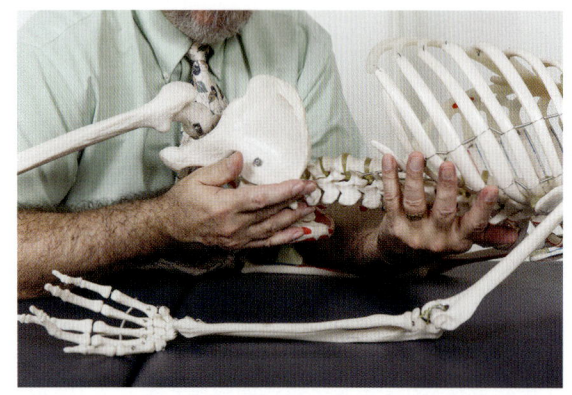

図8.7　（骨模型において）胸郭下部あるいは腰椎治療のための手配置を示している。

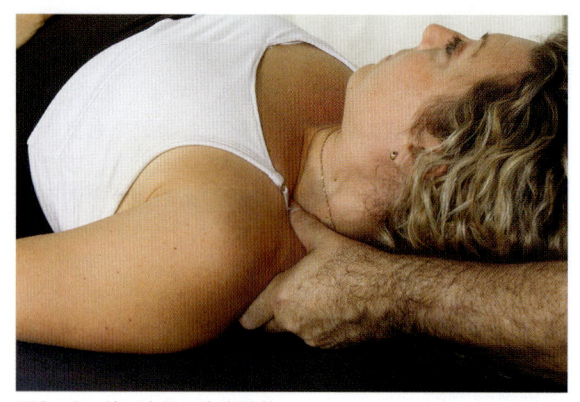

図8.10　第1肋骨の治療肢位。

胸椎および腰椎

下部の胸椎および腰椎 *(図8.5-8.7)*

1. 患者は仰臥位とする。
2. 施術者は治療台横に座る。
3. 施術者の一方の手を仙骨面におき、腰仙接合部に指先を配置、手掌で仙骨を保持し安静を保つ。
4. 棘突起は手掌面、施術者から指腹は遠位の傍脊柱筋、母指球と小指球は近位傍脊柱筋に置き、治療当該椎骨を取り囲むように配置する。
5. 仙骨をその位置に保ち、BLTの点が成し遂げられるまで、施術者は前方および上方へ対象の脊椎骨を移動する。
6. 施術者はBLTのポイントを維持しやすくするため、患者に呼吸を止めさせる (呼気でも吸気でも良い)。
7. 患者が呼吸を保つことができなくなるとき、または直前に靭帯張力のリリースを感じることができる。

上部胸椎 *(図8.8、8.9)*

1. 患者は仰臥位とする。
2. 施術者は、診療台の頭側に座る。
3. 手掌を上向きにし、胸郭下の制限された椎骨の位置に手をスライドさせる。
4. 示指と中指の指腹は、制限された椎骨の両側に配置 (棘突起の外側、ほぼ1.5インチ)。
5. 施術者は、BLTのポイントを達成するまで、腹側および上部方向に示指と中指の両側指肢を動かし、この位置を維持する。
6. 施術者はBLTのポイントを維持しやすくするため、患者に呼吸を止めさせる (呼気でも吸気でも良い)。
7. 患者が呼吸を保つことができなくなるとき、または直前に靭帯張力のリリースを感じることができる。

胸郭

第1肋骨 *(図8.10)*

1. 患者は坐位または背臥位とする。
2. 施術者は、肋横突関節外側に母指を置き、第一肋骨上の表面を触診する。
3. 第1肋骨を観察しながら、施術者はBLTが達成されるポイントまで他側の手を用い、屈曲、伸展、左右回旋、左右側屈を誘導する。そして施術者はその位置を維持する。
4. 施術者はBLTのポイントを維持しやすくするため、患者に呼吸を止めさせる (呼気でも吸気でも良い)。
5. 患者が呼吸を保つことができなくなるとき、または直前に靭帯張力のリリースを感じることができる。

第2-12肋骨 *(図8.11-8.13)*

1. 患者は背臥位とする。
2. 施術者は、治療台の頭側に座る。
3. 施術者は、患者の制限のある肋骨レベルに手掌を滑り込ませる。
4. 施術者は、一側の示指、中指、環指を、制限された肋骨に沿うように配置する。
5. BLTのポイントが達成するまで、施術者は制限された肋骨を前方に押す。 そして、施術者はこの位置を維持する。
6. 施術者はBLTのポイントを維持しやすくするため、患者に呼吸を止めさせる (呼気でも吸気でも良い)。
7. 患者が呼吸を保つことができなくなるとき、または直前に靭帯張力のリリースを感じることができる。

骨　盤

腰仙減圧法 *(図8.14-8.16)*

1. 患者は背臥位とする。
2. 施術者は、患者の骨盤の位置に座る。
3. 施術者は、仙骨部を手掌面で固定し、もう一方の手指を腰椎仙骨接合部に配置する。
4. 施術者は、腰椎に対し直角に手を配置し、下部腰椎に手掌面、尺側手指を仙骨に配置する。
5. 施術者は次に、L5と仙骨を引き離す、また、近づくようにゆるやかに圧縮をかける—いずれもBLTのポイント成果が見込める—
   　　そして、施術者はこの位置を維持する。
6. 施術者はBLTのポイントを維持しやすくするため、患者に呼吸を止めさせる（呼気でも吸気でも良い）。
7. 患者が呼吸を保つことができなくなるとき、または直前に靱帯張力のリリースを感じることができる。

仙腸関節の減圧法 *(図8.17-8.19)*

1. 患者は背臥位とする。
2. 施術者は、治療台側面に立つ。
3. 患者に、臀部を治療台から持ち上げるように指示する。
4. 施術者は患者骨盤を包むように手を伸ばし、両側の仙骨溝に手指を当てる。次に、手の位置を固定したまま、患者の骨盤を回転させる。
5. 施術者は各々の手で側方と下方にゆるやかな牽引を加える。そして、BLTのポイントが達成されるまで、仙骨から寛骨を遠ざける。
   　　そして、施術者はこの位置を維持する。
6. 施術者はBLTのポイントを維持しやすくするため、患者に呼吸を止めさせる（呼気でも吸気でも良い）。
7. 患者が呼吸を保つことができなくなるとき、または直前に靱帯張力のリリースを感じることができる。

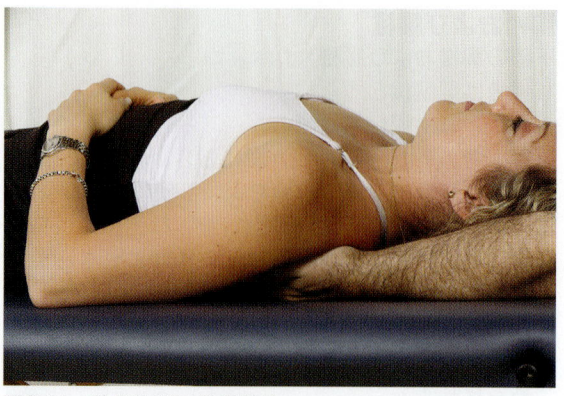

図8.11　肋骨2-12の治療肢位

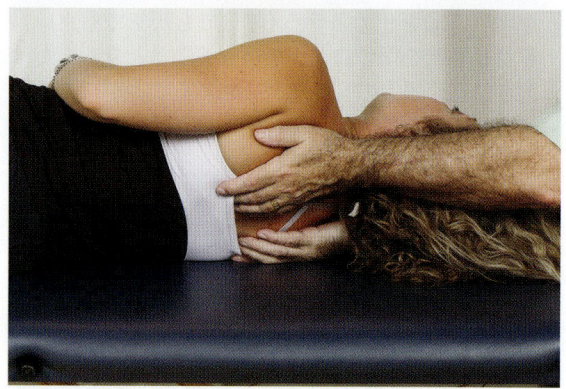

図8.12　側方から、第2-12肋骨の治療のための手の配置を示す。

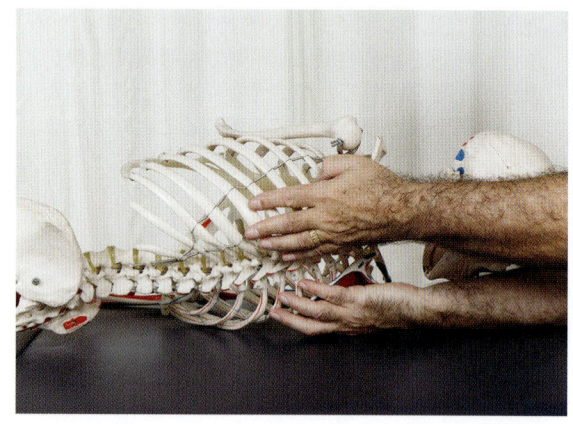

図8.13　第2-12肋骨の治療における手の位置を骨模型で示す。

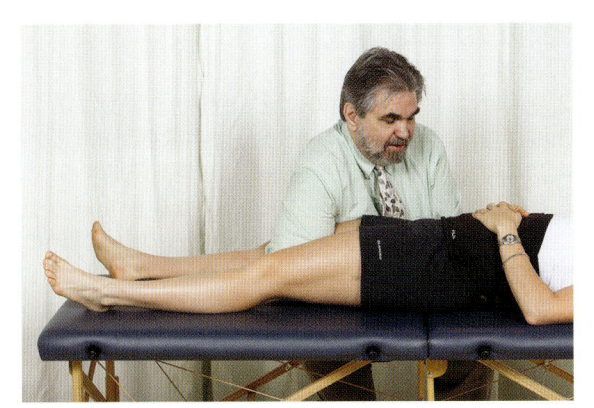

図8.14 腰仙減圧法における施術者と患者体位を示す。

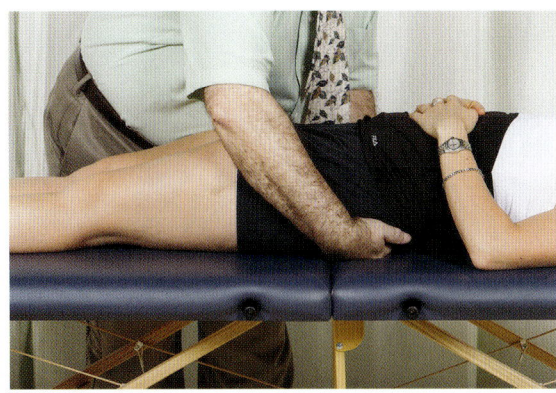

図8.17 仙腸関節減圧法における患者体位を示す。

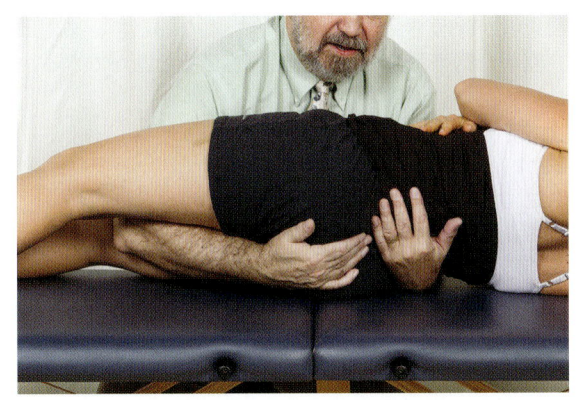

図8.15 側方から腰仙減圧法における手の配置を示す。

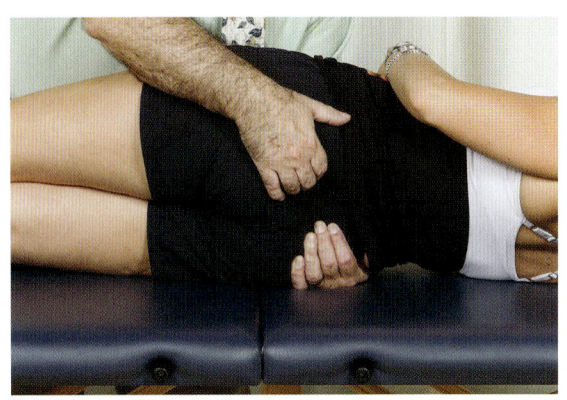

図8.18 側方から仙腸関節減圧法における手の配置を示す。

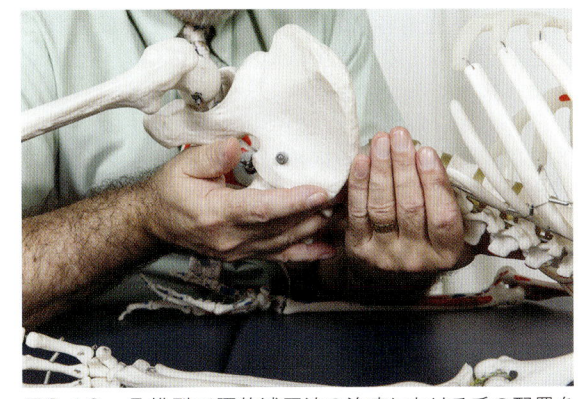

図8.16 骨模型で腰仙減圧法の治療における手の配置を示す。

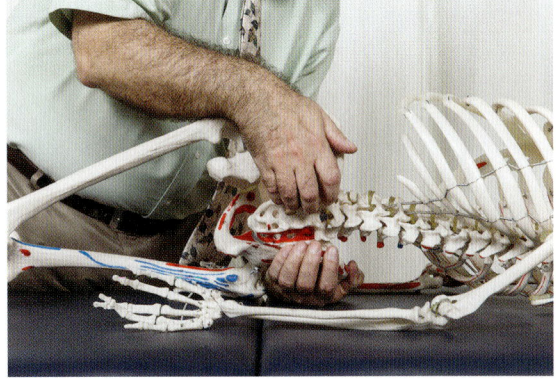

図8.19 骨模型で仙腸関節減圧法における手の配置を示す。

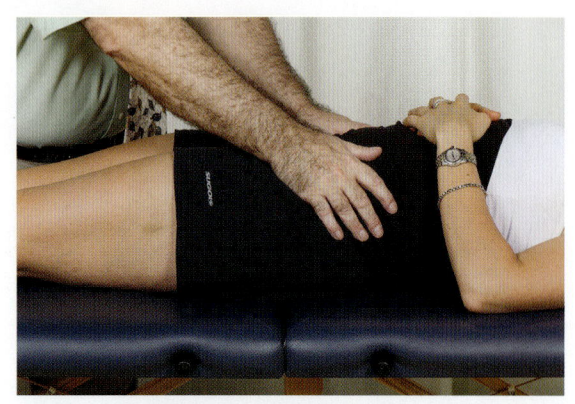

図8.20　寛骨のリリースの治療肢位。

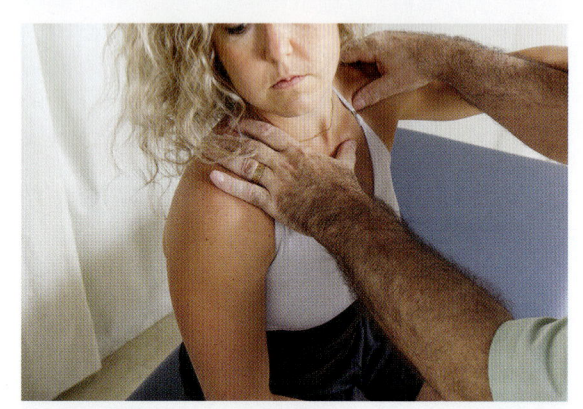

図8.21　鎖骨のリリースの治療肢位。

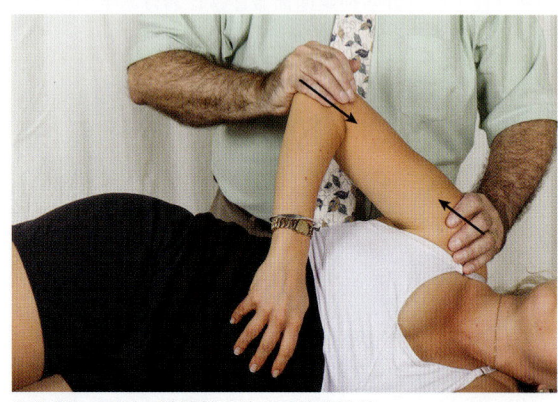

図8.22　肩甲上腕関節の治療の治療肢位。

寛骨のリリース *(図8.20)*
1. 患者は背臥位とする。
2. 施術者は、患者の骨盤の位置で治療台の側面に立つ。
3. 施術者は、上前腸骨棘（ASISs）に手掌を配置する。
4. 次に、施術者はASISsを徐々に内側へ圧縮する。
5. 施術者は寛骨に前後方向への回転運動を繰り返し、どの方向へスムーズに移動するのかを同時に判断する。
6. 施術者は、BLTのポイントが達成されるまで、抵抗が小さい（軽減の方向）方向に寛骨を回転させる。
　　そして、施術者はこの位置を維持する。
7. 施術者はBLTのポイントを維持しやすくするため、患者に呼吸を止めさせる（呼気でも吸気でも良い）。
8. 患者が呼吸を保つことができなくなるとき、または直前に靱帯張力のリリースを感じることができる。

上 肢
鎖 骨 *(図8.21)*
1. 患者は坐位姿勢とする。
2. 施術者は患者と向き合い坐位または立位とする。
3. 施術者は胸鎖関節の外側、鎖骨の下内側側面に一側母指を配置する。
4. 施術者はもう一方の親指を、肩鎖関節の内下方、鎖骨の下内側縁に配置する。
5. 施術者が両母指でゆるやかな圧力を加える間、患者にわずかに前方に乗り出すように指示し、鎖骨を側方、上方、そして、ゆるやかに後方に誘導する。
6. 同時に、施術者がBLTのポイントが達成されたと断定するまで、患者はゆっくり健側の方を向くよう指示する。
　　そして、施術者はこの位置を維持する。
7. 施術者はBLTのポイントを維持しやすくするため、患者に呼吸を止めさせる（呼気でも吸気でも良い）。
8. 患者が呼吸を保つことができなくなるとき、または直前に靱帯張力のリリースを感じることができる。

肩甲上腕関節 *(図8.22)*
1. 患者は、患側を上にし側臥位とする。
2. 施術者は、患者の後方に立つ。

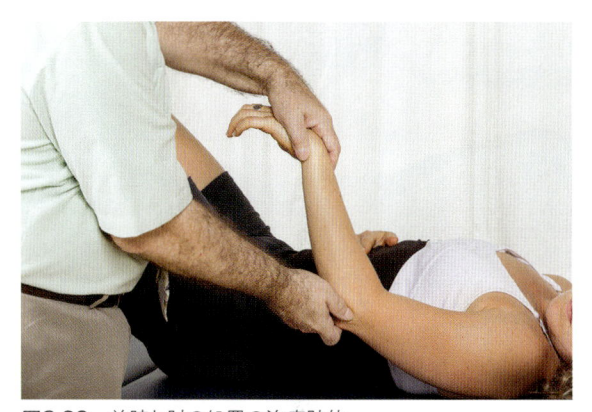

図8.23　前腕と肘の処置の治療肢位。

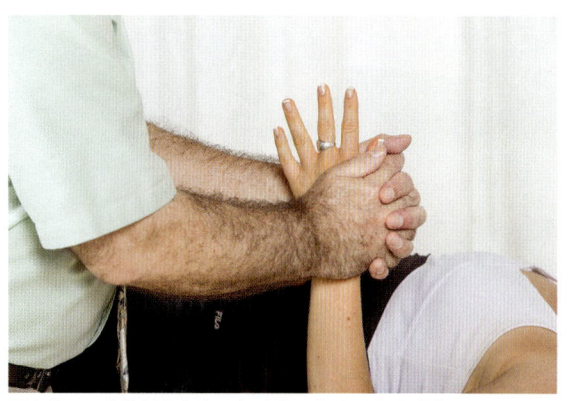

図8.24　手根骨部または中手骨のための治療肢位。

3.施術者は、一側手掌面を上腕骨骨頭部に配置する。
　　患者の肘は屈曲位、上肢は弛緩させ、施術者はもう一方の手で肘関節部を把持する。
4.手掌で肘を固定したまま、施術者はわずかに側方へ上腕骨を動かし、そして、肩甲上腕関節の方へゆるやかな圧縮をを与える。
　　同時に、もう一方の肩甲上腕関節部上に配置している手は、患者の肘の方へ向かいゆるやかに下方への圧縮を与える。
5.BLTのポイントが達成されるまで、施術者はゆるやかな腹側および背側への動きを出す。
　　そして、施術者はこの位置を維持する。
7.施術者はBLTのポイントを維持しやすくするため、患者に呼吸を止めさせる（呼気でも吸気でも良い）。
8.患者が呼吸を保つことができなくなるとき、または直前に靭帯張力のリリースを感じることができる。

前腕と肘 (図8.23)
1.患者は仰臥位とする。
2.施術者は坐位あるいは治療台（不全側上肢と同じ側）の側に立つ。
3.施術者は、一側の母指と示指で患者の肘頭をつかむ。
　　もう一方の手で、施術者は患者の手首を握り、90°（または、患者の状態によってはできるだけ90°に近い角度）まで患者の肘を屈曲させ、可能な範囲で患者の手首を掌屈させる。
4.施術者はBLTのポイントが達成するまで患者の前腕を回内し、その後肘を伸ばす。
　　そしてこの位置を維持する。
7.施術者はBLTのポイントを維持しやすくするため、患者に呼吸を止めさせる（呼気でも吸気でも良い）。
8.患者が呼吸を保つことができなくなるとき、または直前に靭帯張力のリリースを感じることができる。

手根骨と中手骨 (図8.24)
1.患者は坐位か仰臥位とする。
2.施術者は立位あるいは患者と対峙した坐位とする。
3.施術者は患者の手を握り、手根骨から中手骨の領域上（治療当該関節）に配置する。そして、患者の手の掌背側に母指球を配置する。
4.次に施術者は、患者の母指球と対象領域に対し緩やかに圧迫し、患者のBLTのポイントが達成されるまで、緩やかに指の屈曲あるいは伸展を行わせる。
5.施術者はBLTのポイントを維持しやすくするため、患者に呼吸を止めさせる（呼気でも吸気でも良い）。
6.患者が呼吸を保つことができなくなるとき、または直前に靭帯張力のリリースを感じることができる。

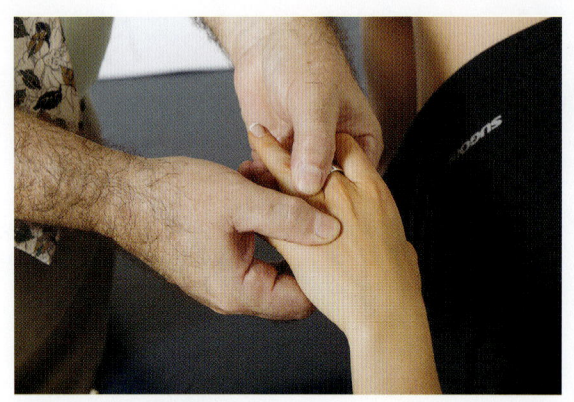
図8.25　指骨の治療肢位。

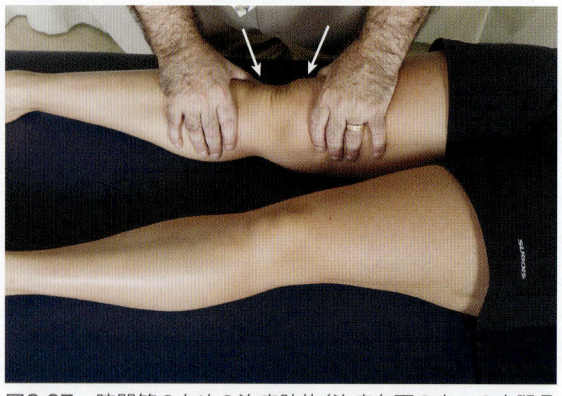
図8.27　膝関節のための治療肢位（治療台面の方への大腿骨と脛骨の圧迫）。

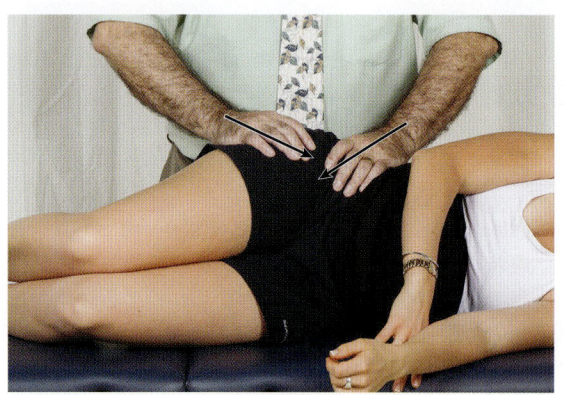
図8.26　股関節のための治療肢位。

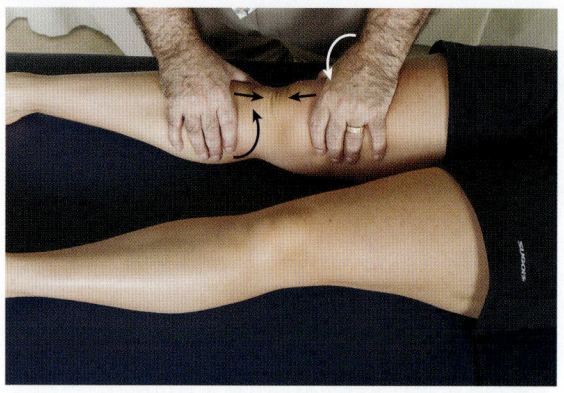
図8.28　膝関節のための治療肢位（各々の脛骨と大腿骨の圧迫と内外旋外部が靱帯張力バランスの最終的な位置を成し遂げる）。

指 骨 *(図8.25)*

1. 患者は坐位あるいは仰臥位とする。
2. 施術者は立位あるいは患者と対峙した坐位とする。
3. 施術者は患者の手を握り、回内で固定する。
4. 施術者はもう一方の手の母指と示指で治療対象の指節骨の指腹、中手指節関節あるいは指節間関節の遠位指節骨を握る。
5. 施術者は関節に緩やかな圧縮を施行し、BLTのポイントが達成されるまで緩やかに内側・側方に指節骨を動かす。
6. 施術者はBLTのポイントを維持しやすくするため、患者に呼吸を止めさせる（呼気でも吸気でも良い）。
7. 患者が呼吸を保つことができなくなるとき、または直前に靱帯張力のリリースを感じることができる。

下 肢

股関節 *(図26)*

1. 患者は、治療側を上として股関節を閉じた状態の横側臥位。
2. 施術者は、患者後方に立つ。
3. 施術者は、一側の手で寛骨を固定する。
4. もう一方の手を大転子の上に配置し、大腿骨頸部の軸に沿って内側およびわずかに上方へ、緩やかな圧縮を導入する。
5. 同時に、施術者は寛骨を安定させている方の手で、緩やかな圧縮を内側かつ下方へ加える。
6. BLTのポイントが達成された時、施術者はこの位置を維持する。
6. 施術者はBLTのポイントを維持しやすくするため、患者に呼吸を止めさせる（呼気でも吸気でも良い）。

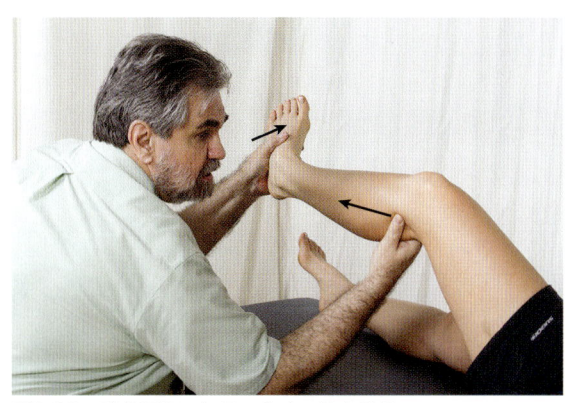

図8.29　腓骨頭部の処置のための治療肢位。

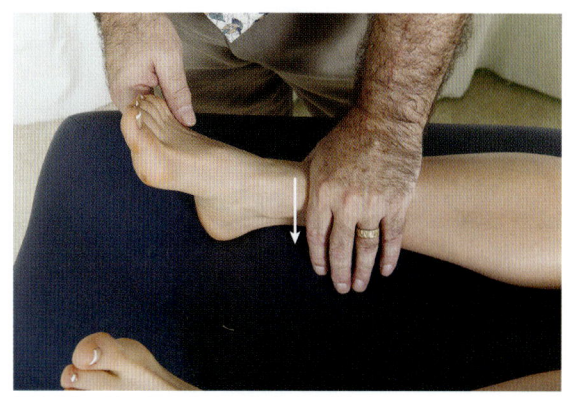

図8.30　前距骨のための治療肢位（治療台面の方の脛骨の圧縮）。

7.患者が呼吸を保つことができなくなるとき、または直前に靭帯張力のリリースを感じることができる。

膝 (図8.27、8.28)
1.患者は仰臥位とする。
2.施術者は、治療側の膝側に立つ。
3.施術者は、一側の手掌で、大腿骨の前面末端部に配置し、もう一方の手を脛骨の前面近端部（脛骨粗面を包み）配置する。
4.そして、施術者は両手で治療台方向へ向けて緩やかな圧力を加えながら大腿骨と脛骨を動かす。
5.次に、施術者は両手で緩やかな圧縮を加えながら大腿骨と脛骨を接合する。
6.この位置で大腿骨を安定させ、BLTのポイントが達成されるまで脛骨の緩やかな内旋および外旋を加える。
　　そして、施術者はこの位置を維持する。
7.施術者はBLTのポイントを維持しやすくするため、患者に呼吸を止めさせる（呼気でも吸気でも良い）。
8.患者が呼吸を保つことができなくなるとき、または直前に靭帯張力のリリースを感じることができる。

腓骨頭部 (図8.29)
1.患者は仰臥位とする。
2.施術者は、治療側下肢側に座る。
3.施術者は、患者の股関節及び膝関節をそれぞれ約90°屈曲させる。
4.脚を支持するために、肘を治療台の上におき、手掌とみずかき部で患者の膝窩を把持する。

　　この手の母指は、近位腓骨頭部上に配置する。
　　下方に腓骨頭部を動かすように、施術者は母指で緩やかな圧力を加える。
5.もう一方の手で、施術者は足部の内反、わずかな内転を行う。
6.BLTのポイントが達成されたとき、施術者はこの位置を維持する。
7.施術者はBLTのポイントを維持しやすくするため、患者に呼吸を止めさせる（呼気でも吸気でも良い）。
8.患者が呼吸を保つことができなくなるとき、または直前に靭帯張力のリリースを感じることができる。

足首関節
前距骨 (図8.30、8.31)
1.患者は仰臥位とする。
2.施術者は、治療側の足関節の側に立つ。
3.施術者は遠位脛骨前面に一側の手の手掌を配置し、圧迫を行う。そして、治療台の方へ脛骨を動かす。
　　施術者は、必要に応じて付加的な圧力を加えるために、他の手を使用する場合がある。
4.BLTのポイントが達成されるまで、脛骨の内外旋を加える。
　　そして、施術者はこの位置を維持する。
5.施術者はBLTのポイントを維持しやすくするため、患者に呼吸を止めさせる（呼気でも吸気でも良い）。
6.患者が呼吸を保つことができなくなるとき、または直前に靭帯張力のリリースを感じることができる。

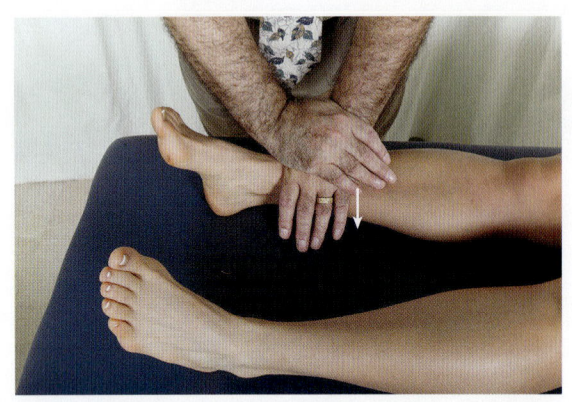

図8.31　前距骨のための治療肢位（両手を使用して治療台面の方へ脛骨の圧迫）。

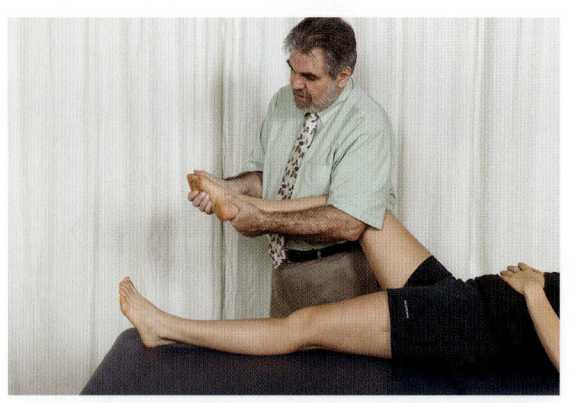

図8.33　踵骨の治療肢位（不全された踵骨に対し、均衡の取れた膜性緊張の段階を成し遂げるように向かう、緩やかな牽引を示す）。

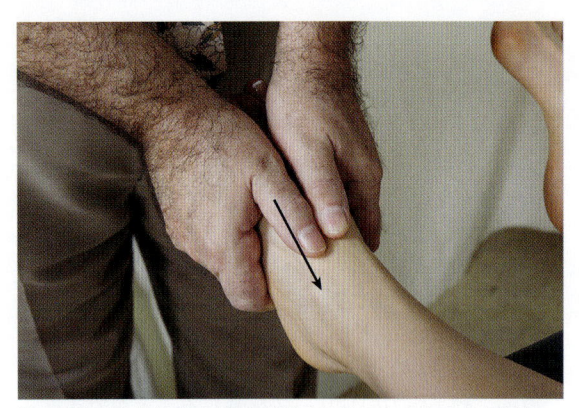

図8.32　距骨後方の治療肢位（足部の床方向への圧迫）。

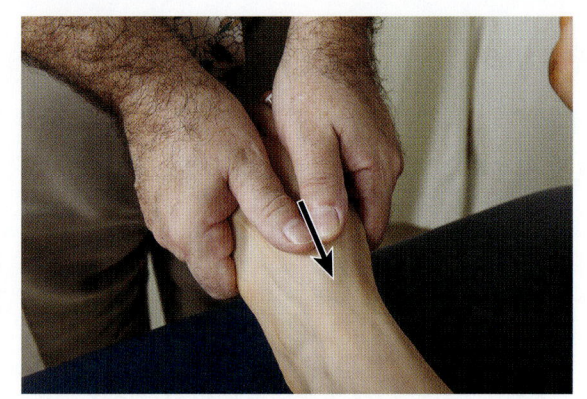

図8.34　足根骨、中足骨または趾骨のための治療肢位（床面への足の穏やかな圧迫の適用が、膜性張力バランスの段階を成し遂げる）。

距骨後方 (図8.32)

1. 治療側の踵を、治療台の端から約1インチだした状態での仰臥位とする。
2. 施術者は治療台から出した足の尾側に立ち、治療台面に向き合う。
3. 施術者は中足骨と趾骨に手掌面を、母指を足部背面に配置し把持する。
   施術者の手指は、指腹を近位および足底に置き、接触足の側方周辺に巻き付ける。
4. 施術者は、緩やかな底屈に足を行う。
5. 施術者は、次に足部全体に緩やかな圧迫を施し、BLTのポイントが達成されるまで床方向に加える。
   そして、施術者はこの位置を維持する。

6. 施術者はBLTのポイントを維持しやすくするため、患者に呼吸を止めさせる（呼気でも吸気でも良い）。
7. 患者が呼吸を保つことができなくなるとき、または直前に靱帯張力のリリースを感じることができる。

踵 骨 (図8.33)

1. 患者は仰臥位とする。
2. 施術者は治療側の足に立ち、治療台上の足に向きあう。
3. 施術者は患者の股関節と膝を屈曲させ、肘を患者の膝窩にあてて前腕で固定する。
4. 同側の手の母指と人さし指で患者の踵骨を握る。
5. もう一方の手で、施術者は遠位中足骨側面で患者の足を保持し、踵骨の方へ向かいながらわずかに

足を屈曲させる。

6.BLTのポイントが達成されるまで、施術者は踵骨を下方に穏やかに動かす。

7.施術者はBLTのポイントを維持しやすくするため、患者に呼吸を止めさせる（呼気でも吸気でも良い）。

8.患者が呼吸を保つことができなくなるとき、または直前に靭帯張力のリリースを感じることができる。

足根骨、中足骨と趾骨 (図8.34)

1.患者は、踵を治療台に乗せた仰臥位とする。

2.施術者は治療台の下方に立ち患者に向く。

3.施術者は足の背側に母指を配置し、中足骨遠位と足指の領域の上に両手を配置し、患者の足を握る。そして、手指は、指腹を近位部および足底に置き、足の側方周辺に巻き付ける。

4.次に、足に軽微な底屈を入れる。

5.BLTのポイントが達成されるまで、施術者は、治療台面の方向にむけて緩やかな圧迫を趾骨、中足骨と足根骨に加える。

そして、施術者はこの位置を維持する。

6.施術者はBLTのポイントを維持しやすくするため、患者に呼吸を止めさせる（呼気でも吸気でも良い）。

7.患者が呼吸を保つことができなくなるとき、または直前に靭帯張力のリリースを感じることができる。

本 章

靭帯張力バランス（BLT）の原則を述べた。この技術は体性機能障害の治療に使用される。

BLTは、生理的に正常な関節で、動きが発生するにつれて、関節の靭帯との関係が変化するという考えに基づくコンセプトである、しかし、靭帯構造の範囲内において全体の緊張は等しく分布されたままである。

次 章

内臓機能障害に適用される場合のカウンターストレインの利用について述べる。

References

Carriero, J.E., 2003. Balanced ligamentous tension techniques. In: Ward, R.C. (Executive Ed.), Foundations of Osteopathic Medicine, second ed. Lippincott Williams & Wilkins, Philadelphia, PA.

Crow, W.T., 2011. Balanced ligamentous tension and ligamentous articular strain. In: Chila, A.G. (Executive Ed.), Foundations of Osteopathic Medicine, third ed. Lippincott Williams & Wilkins, Philadelphia, PA.

DiGiovanna, E.L., Schiowitz, S., Dowling, D.J., 2005. An Osteopathic Approach to Diagnosis and Treatment. Lippincott Williams & Wilkins, Philadelphia, PA.

Ehrenfeuchter, W.C., 2011. Screening osteopathic structural examination. In: Chila, A.G. (Executive Ed.), Foundations of Osteopathic Medicine, third ed. Lippincott Williams & Wilkins, Philadelphia, PA.

Lippincott, H.A., 1949. The Osteopathic Technique of Wm. G. Sutherland, DO. Yearbook of the Academy of Applied Osteopathy. Reprint. American Academy of Osteopathy, Indianapolis, IN.

Magoun, H.I. Sr., 1976. Osteopathy in the Cranial Field. The Journal Printing Company, Kirksville, MO.

Nicholas, A.S., Nicholas, E.A., 2012. Atlas of Osteopathic Techniques, second ed. Wolters Kluwer/Lippincott Williams & Wilkins, Philadelphia, PA.

Seffinger, M.A., Hruby, R.J., 2007. Evidence-Based Manual Medicine: A Problem-Oriented Approach. Saunders Elsevier, Philadelphia.

Speece, C.A., Crow, W.T., 2001. Ligamentous Articular Strain: Osteopathic Manipulative Techniques for the Body. Eastland Press, Seattle, WA.

Van Buskirk, R., 1990. Nociceptive reflexes and somatic dysfunction. Journal of the American Osteopathic Association 90, 792–809.

第9章 | 9 |

内臓のポジショナルリリース：カウンターストレインモデル

Edward Goering　エドワード・ゲーリング

は観察および触知が可能な身体徴候である。身体機能障害に関連して触診される組織特性の変化は、交感神経および副交感神経の自律神経系の作用が影響する。局所サイトカイン因子は、機能障害の領域から、含水量と血流を変化させる。運動制限と解剖学的指標の非対称性は、末梢または中枢神経系の作用が影響する。圧痛は、末梢および中枢神経、自律神経系の感受性が高まった状態である。我々の解剖学的所見では圧痛点がそれらの原発性疾患に直接関与していたことから、身体機能障害は圧痛点として反映されると考えられる。

　ポジショナルリリース技術は、間接的で受動的な技術である。その技術は圧痛を軽減される組織の位置を探し、そして、機能障害を刺激することによって引き起こされる非対称性を取り除く。単純な腸間膜の引き上げは、正常な機能化として緩和と回復が起こるまで残存する腹部痛に適用され、機能障害による圧痛関連領域の認識の有無にかかわらない治療的手技である。時には、直達外力が適用される。

　例えば、剪断力は、内臓や脈管構造を刺激し、回復推進のための生理的機序の活性化に必要となる可能性がある（Gashev 2002）。これらの活性化の機序は、内臓または脈管構造の正常な生理的作用に関連している。

　内臓の内側には、多くの内臓および脈管器官の収縮に影響すると考えられているカハール介在細胞がある（Huang & Xu 2010）。徒手により適切な活性化エネルギーを与えることが手技の目的である。

内臓のポジショナルリリースの導入と定義

　内臓へのポジショナルリリース治療は、多くの方法によりに発展してきた。徒手治療を行う施術者は、内臓の機能障害と関連した圧痛点に対し、ポジショナルリリースを治療として使用し、疼痛の軽減を計る。圧痛を症状として認める身体および内臓機能障害は、さまざまな技術で効果的に治療されてきた。この経過を理解することにより、内臓の機能および筋骨格機能に対する訴えに適用することができる。まず、組織特性の変化、解剖学的ランドマークの非対称、動作の制限と圧痛（TART、第2章を参照）

歴 史

Dr Still は、内臓に対する手技が非常に効果的であることに気づいた (Still 1911)。Dr Still によって使用された技術のほとんどは解説がなく、彼の初期の学生である McDonnell (1994) と Barber (1898) や、Riggs (1901)、Hazzard (1905)、Woodall (1926))、Goetz (1909)、Smith (1912)、Gaddis (1922)、Teal (1922)、Murray (1925)、Young (1947, 1948)、Hoover (1947, 1948, 1950)、Sutherland (1990) らが彼の技術のいくつかを解説した。Hoover はそれを腹部への治療手技と呼び、腹部だけを対象とした。Sutherland は、骨盤と腹部の手技を使用した。Woodall は婦人科においてその手技を応用した。

近年、徒手医学の臨床診療における科学的な根拠が解明されるにつれ、内臓のポジショナルリリースアプローチは発展し拡大している。Barral は内臓処置に関するの多くの書の著者であり、先駆者とされている。ポジショナルリリース治療の施術者によって実施される技術の多くは、Barral の教義に基づいている (Barral 1995)。これらの治療技術を正しい既往歴、検査と丁寧な治療と結合することは、多くの特異的な圧痛点位置の識別に結びついた（カウンターストレインモデル、第 3 章を参照）。これらの技術は、臨床的理解により成果が増大した。

Dr Lawrence Jones によって開発されたストレイン／カウンターストレインのように、基本的で科学的な見解は、進化を続けている。現在、内臓に関する手技の著者や教育者として以下の者が挙げられる：Bensky (1995), Barral (1988, 1989, 1993, 1996, 1991, 1999), Lossing (1997), Finet Willame (2000), Davidson (1992) および Blackman (2001)。

これらのアプローチの多くは、痛みの減少と圧痛点の位置との関係性ではなく、各々の内臓における自然な活動機能を回復することが重要とされている。靱帯張力バランス（BLT）アプローチが、多くの場合使われる（このアプローチに関する詳しい論考は第 8 章の BLT を参照。）単純明解にするため、本章では身体のポジショナルリリース（カウンターストレイン）手技における身体の圧痛点と、内臓機能障害の減少との関連性について焦点を当てた。

ポジショナルリリースを長年調査するにつれ、そ

れは圧痛点と関連することが明らかとなり、Jones らは、圧痛点と身体の機能障害は、組織の「緩み」肢位を 90 秒保持することによって急速に回復することを確認し推奨した (1995)。この治療手技を行っている施術者の多くは困惑した。過去 10 年以上、この分野の主要な教育者である、Edward Goering (DO、DVM)、Brian Tuckey (PT)、Tim Hodges (LMT) や Randy Kusonose (PT) はこの問題をより正しく解釈し、多くの効果を与えた。時間調整に関する問題の解決は、機能障害の種類、原因、そして、関係する生理的過程の変動に関するものであるため注意が必要である。筋骨格系の訴えでは多くの場合、改善するまでに治療（「緩み」）肢位で一定時間（90 秒）を必要とする。しかしながら、内臓の治療時間は、一般的にかなり短い。これは、身体または内臓いずれの由来であっても、内臓機能障害の徴候である圧痛点を発生させ継続させる侵害受容器および固有感覚受容器への入力の解剖学的構造と生理的病因によるためと考えられる (Baily & Dick 1992)。臨床的な背景から、治療時間、症状の寛解と圧痛点に関連がある身体システムを説明することは、比較的容易である。

理 論

外傷、疾病と姿勢、構造的な障害は、内臓構造に加えられる強制的なベクトルとエネルギーにより起こる。それぞれの内臓は、異なった病理的作用を呈する。治療では、各器官と関係している異なる構造と機能を理解する必要がある。内臓の治療では、具体的に施術者が身体組織に対する固有の治療効果を認識するのに役立つ。

内臓を治療する際には、実際にどの部位が治療を受けているのかを理解することが重要である。実質臓器の多くは特に治療対象ではなく、それよりも支えとなる懸垂構造が治療の対象となる。Barral は肝臓の処置を紹介し、原発巣がしばしば提靱帯構造にあると述べている。腎臓の治療においては、上方あるいは下方への変位に焦点を当てるが、尿管の治療の際には牽引構造を利用することで症状の寛解に結びつくことがある。

内臓体性反射を適切に理解するには、施術者が技術についての十分な実用的知識を身につける必要がある。ある特定構造の処置に必要とされる時間は、15 秒から 90 秒と変動する可能性がある。

この変動は、治療を受けている構造と賦活化されている生理的機序に依存している。間接的操作の技術は非常に効果的であり、そして、圧痛店を指標とすることで有効性が高まる。身体で同様のプロセスを他の系に応用することで、治療効果を高めることが明らかになった（Jones et al. 1995）。

リンパ系は、内皮亜酸化窒素シンテターゼ（ENOS）系に影響を受けることが知られている。リンパ管弁領域の上方への牽引または圧迫により、亜酸化窒素が放出され、筋層の弛緩が誘発される。この弛緩による反応として、血管壁の強い収縮を引き起こす（Ribera et al. 2013）。

内臓システムでは、内皮細胞の中で、亜酸化窒素シンテターゼ活性化レベルの変化により、管状構造物もまた影響を受ける。このさらなる活性化は亜酸化窒素の増加につながり、内臓構造の緊張と収縮性に影響を及ぼすカハール介在細胞に影響を及ぼす。内臓壁の筋構成要素は、亜酸化窒素にも直接影響を受ける（Huang & Xu 2010）。この変化は侵害受容器の活動を軽減させ、交感神経の緊張と内臓機能障害徴候を減少させ、圧痛点および触知されたTART変化の減少または除去に結びつく（第2章を参照）。

「関連痛」という用語は、その起点の部位で限局されない痛みを表現するために使われるが、隣接している場合、またはその部位から少し離れている場合もあり、通常同じ体節から成る。痛みは、身体深部または内臓構造に起因する。筋筋膜痛症候群は、身体深部構造からの関連痛によって特徴づけられる典型的症候群である（第7章を参照）。内臓からの関連痛は、臨床的観点から最も重要である。さまざまな内臓から生じている関連痛のパターンは、正しい診断のために重要である。異なる病原性メカニズムは、関連痛の発症に関係している可能性がある：中枢神経系のインパルスの収束と筋収縮を誘発している反射、求心神経線維の交感神経活性化と逆方向性活性化、いずれも、いわゆる「11神経原性炎症」を誘発する（Procacci & Maresca 1999）。

一貫した痛みパターンがさまざまな内臓構造で発生するという認識は、十分に認知されている現象である。内臓痛のこの特性に気づき、治療手技に役立てることは、結果の改善に役立つ。内臓痛パターンは、一貫したパターンと特徴を示した（Gebhart & Bielefeldt 2008）。研究では、内臓器の痛覚過敏と一致する皮膚痛覚パターンを示した。例えば、Tozzi(2012) は、腎臓への処置が腰痛を和らげた

ことを証明した。身体組織のTART変化の認識は、一般に容認されているオステオパシー概念と生理的プロセスであり、それの記載は第2章で更に詳細に示されている。これらの変化は、特定の器官系統への治療により発見される圧痛点の臨床応用の基本的な基礎を築く。

適応、禁忌と合併症

1. 内臓機能障害は、内科的診断と関係している。内臓のほとんどすべての内科的診断は、内臓構造またはその付着部の範囲内で、機能的な構成要素を有している。これらの変化は多くの場合、それぞれの機能障害により身体徴候が異なる。
2. 内臓機能障害は、二次性の身体機能障害で現れることがある。これは、より典型的な筋骨格系手技で治療を行う。

禁忌

腹部大動脈瘤、内出血、抑制できない感染症、活動性炎症性腸疾患や激痛を含む場合には、評価や治療ができない。緊急時の医学的評価のための医療適用は、内臓手技もまた禁忌である。妊娠は、相対的な禁忌である。

触診と評価

内臓機能障害の構成要素の鑑別は、既往歴と慎重な身体的な評価、触診検査により得られる。これは評価される特定の内臓構造の運動性と運動能、付着部の評価を含む。Barral (1995) は、詳細な運動能の適切な評価と器官の支えとなる構造の運動性を解説している。

所見では、浮腫、温度変化、筋骨格変性との関連が認められることがある。初期の内臓診断に続き身体を注意深く評価することで、圧痛点を識別することができる。経時的調査により、これらは一貫した位置にあることが示された。

内臓機能障害は一般に深部の多分節の制限として身体構造に現れた時、それらの領域に関連した圧痛点は多くの場合、典型的なポジショナルリリース治療に反応しない。そのような点が内臓機能障害の徴候を示す可能性があると認めることは重要であり、

Box9.1　病歴：胃食道逆流性疾患（GERD）

36歳の男性は、1年前胃食道逆流性疾患（GERD）と医師によって診断されたが、腹部不快感継続していることに不満があり、外来患者としてクリニックに訪れた。彼はまた、胸椎中央後面の鈍痛を訴えた。彼は、持続性の胸焼け、朝に起こる口腔内の苦味と咳による時折目を覚ますことを訴えた。主治医によって処方された、プロトンポンプ阻害薬（PPI）とヒスタミン受容体拮抗剤（H2ブロッカー）を6ヵ月以上服薬したにもかかわらず、彼の症状は持続した。彼には、体重減少、胃や腸からの出血をなどの症状は出現しなかった。彼は保存的な処置として、例えばアルコールやカフェイン、チョコレートを夜午後6時以後に摂食しないよう努力したが、その全ては下部の食道括約筋の緊張を低下させ、GERD症状を悪化させた。彼は、次にベッド上で頭部を持ち上げることを考えた。

理学的検査

その患者のバイタルサインは正常だった。彼は肥満ではなく、腹部に膨張はなく、腹部全体において活発な腸音があり、心肺検査も正常であった。打診や触診による肝脾腫大や圧痛はなかった。患者に前傾した座位をとらせ、筋骨格およびオステオパシーでの骨構造を、観察と触診により検査した。

急性圧痛が、左第6肋骨の前面の下方で前腋窩線上（胃食道括約筋のカウンターストレインの点）にあり、胸骨の前下方（第6胸椎前方のカウンターストレインの点）、第7肋骨が胸骨に付着する部分の中央（第7胸椎の左前方のカウンターストレインの点）に認められた。圧痛点は左第2、3肋骨の後面（胃のカウンターストレイン圧痛点）にもあった。そして、T8からT5の上に認める広汎性のTART（組織のテクスチャー変化、非対称性、可動域の変化と圧痛）が脊椎傍領域に残存した。

評 価

1. 胃食道逆流性疾患
2. 胸郭領域、胸郭と腹部の身体機能障害。

治療計画

オステオパシー治療では、腹側の第6、第7肋骨の胸郭圧痛点のストレイン/カウンターストレインを使用し、身体症状の訴えが激減した。腹側の第6肋骨カウンターストレインの治療も、食道から生じる痛みが部分的に軽減した。これらの二次性の身体機能障害（内臓刺激から）の消炎は、体性痛覚の低下につながったが、ある特定の器官構造に関連する圧痛は残存した。臓器の治療では、後半で述べられているように、食道、胃食道括約筋、胃が間接的手技と関係し、患者の著しい改善につながったことが推測された。彼は立位保持が効果的で、胸焼けが激減したことに気づいた。断続的な治療から6週間後、症状は完全に寛解し、すべての投薬を中止した。

それにより、適切に選定された体位操作の応用が実行される場合される。

　内臓圧痛点は同一部位で絶えず見つかり、多くの場合急速な反応を患者から引き出す。それらはより速く、そして、十分に特有の身体圧痛点を解決する傾向がある。Box 9.1に示したケーススタディーで、内臓ポジショナルリリースモデルの適用の実例を示す。

気管支

(図9.1)

　これらの患者には、既往歴として反応性気道疾患または肺感染症の可能性がある。彼らは、息切れと胸郭可動域の減少を呈する；圧痛を伴うポイントは、影響を受けた気管支の腹側の腋窩線で、第6肋骨の下位側面であった。治療は、患者を仰臥位にして実施する。手は間接的方法として、肺組織を圧縮している同側肩方向から、胸骨遠位3分の1下に配置し、ゆるやかな圧縮と筋膜滑走を行った。

食 道

(図 9.2)

　これらの患者には、既往歴として投薬に反応しない胃食道逆流性疾患の可能性がある。これらの患者は一般的にAT6（剣突胸骨接合部の正中線）と左のAT7（正中線あるいは剣状突起の先端下外側）に圧痛点が見られる。しかし、胸骨柄結合部上方の圧痛点も認められる。この機能障害に対する治療は、

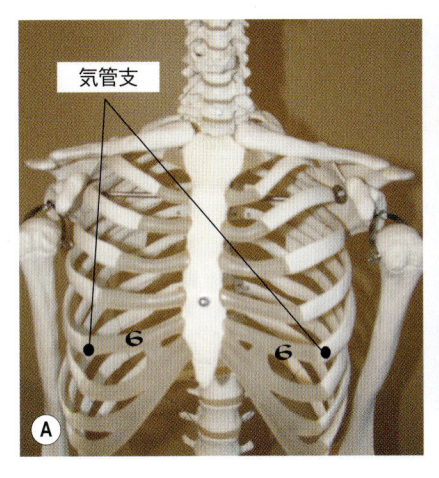
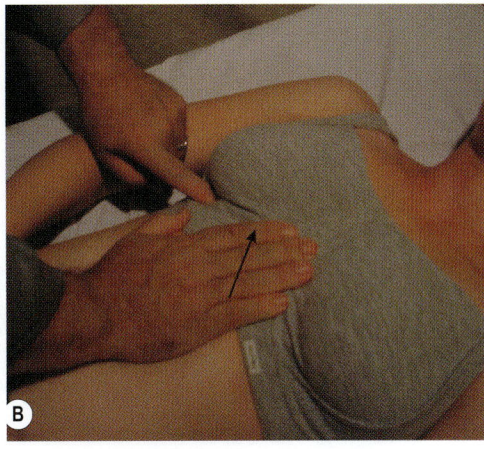

図9.1　(A) 気管支。
(B) ストレイン/カウンターストレイン内臓治療手技の例。

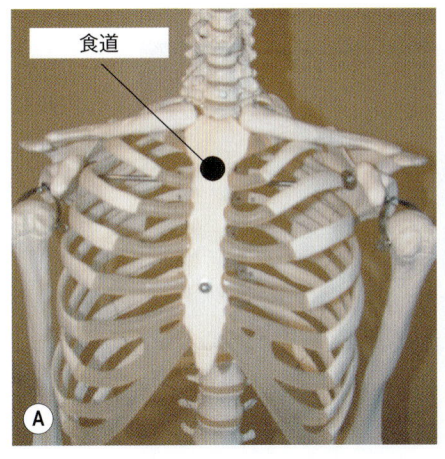
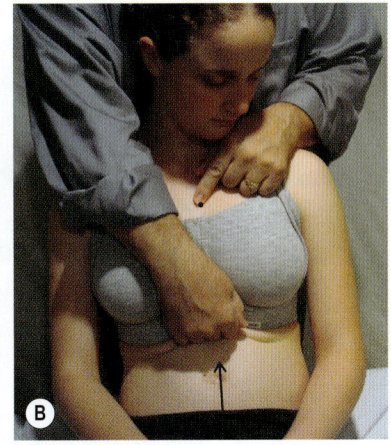

図9.2　(A) 腹部内臓-食道。
(B) ストレイン/カウンターストレイン内臓治療手技の例。

施術者の前で患者を屈曲位で着席させ、剣状突起の左下位側面から、食道の穏やかな筋膜滑走をつくることから開始される。これは、間接的なポジショナルリリースである。

　2番目の圧痛点が、左第2肋骨上、食道の遠位にもある。筋膜滑走が行われる時、患者を仰背臥位とすることは、治療上は基本的に同じである。

膵 臓
(図 9.3)

　これらの患者には、既往歴として力学的外傷による重篤な胃の不調などの可能性がある。この機能障害にかかわる圧痛点は、肩甲骨下角、第9肋骨外側にある。

　治療は、患者を座位とし、患側の上肢は、逆の上肢の下に配置し胸部全体を内転させる。

　上部体幹の回転により、圧痛点が患側から離開し、圧痛側へ軽度側屈する。このポジショニングは、後方の被膜の上で緊張を間接的に低下させる。筋筋膜リリースを利用している検査において、1日に20分間の軟部組織へのストレイン/カウンターストレイン治療は、膵炎患者において入院期間の有意な減少に結びついた（Radjieski 1998）。

尿 管
(図 9.4)

　この問題を有する患者は、深腹部の不快感を呈する。彼らには、既往歴として尿管に影響を及ぼしている結石症または他の尿路問題、腎臓の感染症の可能性がある。この臓器に影響する圧痛点は PSIS の

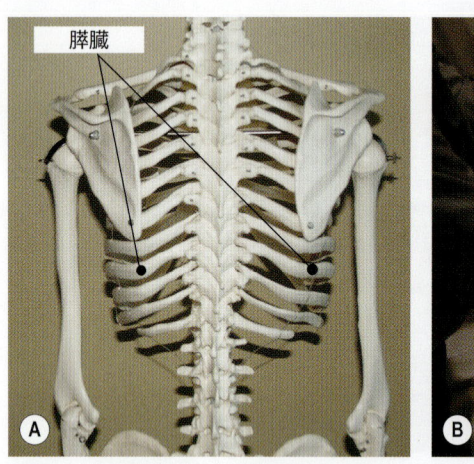
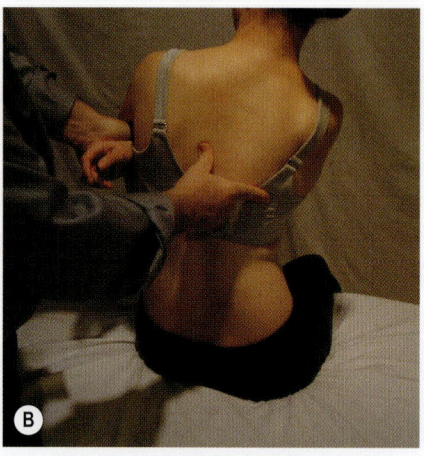

図9.3　(A) 腹部内臓 −膵臓。(B) ストレイン/カウンターストレイン内臓治療手技の例。

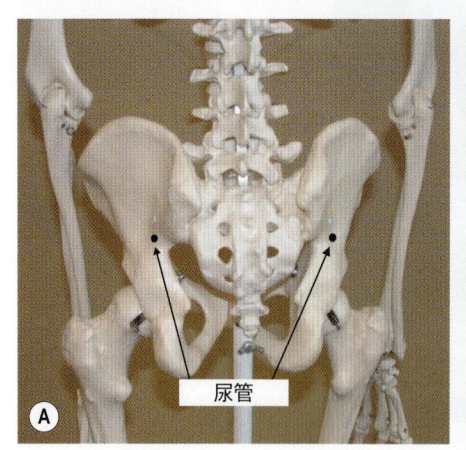
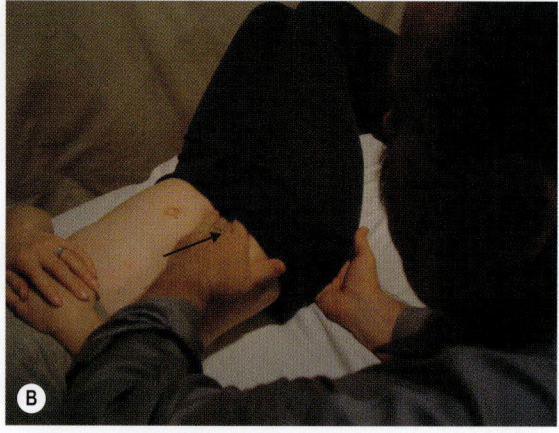

図9.4　(A) 泌尿器システム−尿管。(B) ストレイン/カウンターストレイン内臓治療手技の例。

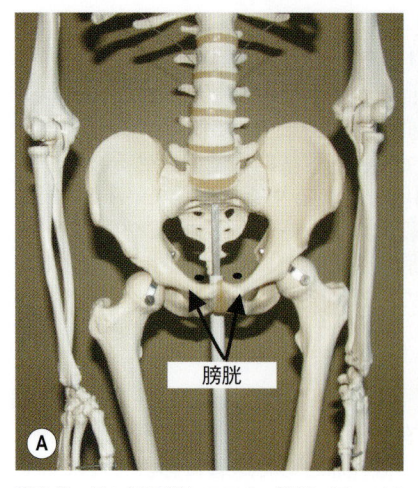
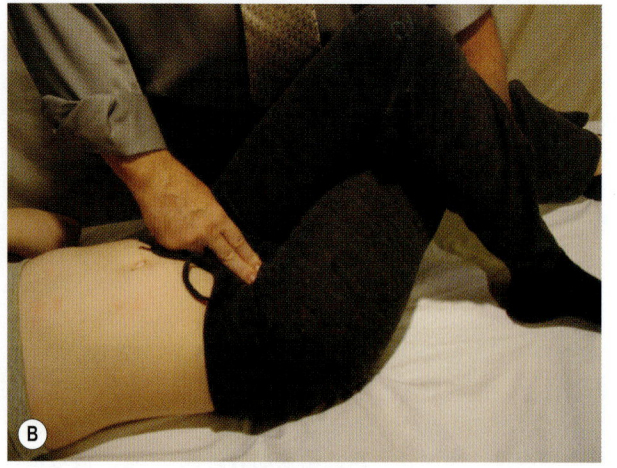

図9.5　(A) 泌尿器システム−膀胱。(B) ストレイン/カウンターストレイン内臓治療手技の例。

下外側約 2cm の場所にあり、両側に存在する。この問題に対する治療肢位は背臥位であり、圧痛点は体幹下部の外側に存在する。

　施術者は、同側の腎臓領域（臍の上部外側）の上に手を広げ配置する。安定した下方への圧力を尾側に行うことで、わずかに外側への方向に筋膜滑走が経過観察される。

膀 胱
(図 9.5)

　これらの患者には、無菌性の尿路症状を既往にもつ可能性がある。圧痛点は、多くの場合仙骨下方に隣接する。恥骨の後上方側面に圧痛がみられる。

　以下のケーススタディー（Box 9.2 および 9.3）では、臨床で実際に手技を治療として適用した例を示す。

本 章

　内臓治療が多くの内臓機能低下に伴う訴えに対する治療法を確立したことを示した。身体と内臓の関係性は、十分に証明された。圧痛点を結びつけるために内臓と身体の関係を利用しているこのアプローチは、ストレイン/カウンターストレインモデルの慣習で、やや直観的になる。内臓機能障害の結果として発現する、ある特定の圧痛点の位置を理解することは、回復の速度と治療の正確さにおいて有効である。

　手技の多くは、内臓を治療する施術者に、十分に知られている。これら各々の徴候の関係性を理解することは、患者によって提示される症状のより正確な理解、ならびにより有効な治療につながる。

Box9.2　病歴：尿路感染症後の膀胱痛

32歳の白人女性は、最近、尿路感染症を発症し、抗生物質を用いた治療により回復していたが、排尿障害、尿意促迫と鈍い腰痛が再発した。理学検査では、圧痛点はPSISの右外側、下外側象限でちょうど恥骨結節の上方で確認された。これらは、尿管と膀胱内臓機能障害にかかわる圧痛点と特定された。治療の実施後、患者の訴えは解決した。

Box9.3　病歴：反応性気道疾患

18歳の白人男性が、喘息の重篤な増悪のために、最近入院した。投薬は以下の通りで、全身性コルチコステロイド、アルブテロール吸入器とコルチコステロイドであった。彼は、第4、5肋骨と第6肋骨の直上に圧痛と呼吸制限を繰り返していた。彼の腹側肋骨機能障害の治療実施後、圧痛は右の第6肋骨下方の外側面の上方に残存した。右側気管支への治療手順を応用し、身体機能障害と内臓機能障害の完全寛解に結びついた。それらは、仙骨下方への治療では反応しなかった。この機能障害では、患側下肢伸展位で、健側膝屈曲、患側下肢に重ねた肢位で治療を行う。施術者は、健側に立ち、患側膝の後方、膝窩を把持し、患側脚のわずかな股関節屈曲と内旋を誘導し、徐々にそれを持ち上げる。患側下肢の内転には注意をしなければならない。

次 章

　マッケンジー法で用いられるリハビリテーションの概要ならびに詳細な実施要項と評価を述べる。

203

References

Baily, M., Dick, L., 1992. Nociceptive considerations in treating with counterstrain. Journal of the American Osteopathic Association 92, 334–341.

Barber, E., 1898. Osteopathy Complete. Hudson-Kimberly, Kansas City, MO.

Barral, J., 1989. Visceral Manipulation II. Eastland Press, Vista, CA.

Barral, J., 1991. The Thorax. Eastland Press, Vista, CA.

Barral, J., 1993. Urogenital Manipulation. Eastland Press, Vista, CA.

Barral, J., 1996. Manual Thermal Diagnosis. Eastland Press, Vista, CA.

Barral, J., Mercier, P., 1988. Viscera Manipulation. Eastland Press, Vista, CA.

Barral, J.P., 1995. Visceral Manipulation. Eastland Press, Vista, CA.

Barral, J.P., Croibier, A., 1999. Trauma: An Osteopathic Approach. Eastland Press, Vista, CA.

Bensky, D., 1995. Asthma treated by visceral manipulation. American Academy of Osteopathy Journal 5, 15–17.

Blackman, E., 2001. Posterior Midline. Port Richmond, CA.

Davidson, S.M., 1992. Vitalize the Viscera. Seminar, Phoenix, AZ, 12 January.

Finet, G., Willame, C., 2000. Treating Visceral Dysfunction. Stillness Press, Portland, OR.

Gaddis, C.J., 1922. Bedside technique. Journal of the American Osteopathic Association 21, 691.

Gashev, A., 2002. Physiologic aspects of lymphatic contractile function: current perspectives. Annals of the New York Academy of Sciences 979, 178–187.

Gebhart, G.F., Bielefeldt, K., 2008. Visceral pain. In: Bushnell, M.C., Basbaum, A.I. (Eds.), The Senses: A Comprehensive Reference. Academic Press, San Diego, CA, pp. 543–570. Online. Available: <http://rfi.fmrp.usp.br/pg/fisio/cursao2012/viscelpainp1.pdf>.

Goetz, E., 1909. A Manual of Osteopathy (with the Application of Physical Culture, Baths and Diet), second ed. Nature's Cure Company, Cincinnati, OH.

Hazzard, C., 1905. The Practice and Applied Therapeutics of Osteopathy. Journal Printing Press, Kirksville, MO.

Hoover, H.V., 1947. Liver and Gall Bladder Technique. American Academy of Osteopathy Yearbook, Indianapolis, IN.

Hoover, H.V., 1948. A Consideration of an Osteopathic Lesion of the Whole Liver and Its Effects on Hepatic Dysfunction. American Academy of Osteopathy Yearbook, Indianapolis, IN.

Hoover, H.V., 1950. Technique for Removing Still Lesion Usually Found in Gall Bladder Disease. American Academy of Osteopathy Yearbook, Indianapolis, IN.

Huang, X., Xu, W.X., 2010. The pacemaker functions of visceral interstitial cells of Cajal. Acta Physiologica Sinica 62, 387–397.

Jones, L.H., Kusunose, R.S., Goering, E.K., 1995. Jones Strain-CounterStrain. Jones Strain Counterstrain Inc., Carlsbad, CA.

Lossing, K.J., 1997. An Osteopathic Approach to Gastroesophageal Reflux Disease. Residency Thesis, Ohio University, Athens, OH.

McDonnell, C.P., 1994. Selected Writings of Carl Philip McConnell, DO. Squirrel's Tail Press, Columbus, OH.

Murray, C., 1925. Practice of Osteopathy: Its Practical Application to the Various Diseases of the Human Body, sixth ed. Charles Henry Murray, Elgin, IL.

Procacci, P., Maresca, M., 1999. Referred pain from somatic and visceral structures. Current Review of Pain 3, 96–99.

Radjieski, J.M., Lumley, M.A., Cantieri, M.S., 1998. Effect of osteopathic manipulative treatment of length of stay for pancreatitis: a randomized pilot study. Journal of the American Osteopathic Association 98, 264–272.

Ribera, J., Paula, M., Melgar-Lesmes, P., et al., 2013. Increased nitric oxide production in lymphatic endothelial cells causes impairment of lymphatic drainage in cirrhotic rats. Gut 62, 138–145.

Riggs, W.L., 1901. A Manual of Osteopathic Manipulations and Treatment. New Science, Elkhart, IN.

Smith, R.K., 1912. Mechanical principles of the human body. Journal of the American Osteopathic Association 12, 210.

Still, A.T., 1911. Research and Practice of Osteopathy. Andrew Taylor Still, Kirksville, MO.

Sutherland, W.G., 1990. Teachings in the Science of Osteopathy. Rudra Press, Portland, OR.

Teal, C.C., 1922. Palpation of the colon with special reference to the cecum. Journal of the American Osteopathic Association 21, 492.

Tozzi, P., Bongiorno, D., Vitturini, C., 2012. Low back pain and kidney mobility: local osteopathic fascial manipulation decreases pain perception and improves renal mobility. Journal of Bodywork and Movement Therapies 16, 381–391.

Woodall, P.H., 1926. Intra-Pelvic Technic; or, Manipulative Surgery of the Pelvic Organs. Williams, Kansas City, MO.

Young, M.D., 1947. Head's Law and Its Relation to the Treatment of the Viscera. Year book. Academy of Applied Osteopathy, pp. 65–69.

マッケンジー法の概要

Anthony J. Lisi　アンソニー・J・リジー

序文

　筋骨格系の症状を治療するために徒手療法を用いる施術者は、我々が使用する多くの診断・治療方法が重要な外的根拠に裏付けられていないことに気づく。臨床現場での治療の多くは臨床訓練の延長であり、自身の指導者の治療法が、現場での治療の基盤である。そしてこの技術は自身の臨床経験などにより広がる可能性が高い。知識由来のこれらの方法は、統合的（積み重ねられた）プロセスである。このプロセスそのものも有効ではあるが、このプロセスだけでなく、臨床科学や研究結果（臨床テスト、システマティックレビューなど）によるデータの体系的な収集などと合成したプロセスが必要である。事実、両方のタイプのプロセスを組み合わせた臨床実践へのアプローチは、いずれか単独よりも完璧な患者に対する知識ベースのアプローチと言われてきた（Errico 2005）。

　統合（積み重ねられた）プロセス（指導や個人的な経験など）に基づいた徒手的アプローチはたくさん存在するが、合成プロセスのデータによって支持される方法はほとんどない。注目すべき例外の1つは、マッケンジー法（1981）としても知られている脊柱の機械的診断・治療である。マッケンジー法によって、患者ケアを改善するため、妥当な公表データによって裏付けられた方法を採用し、臨床経験と統合する機会を得ることができる。

　マッケンジー法は、脊柱の伸展エクササイズのみと誤解されることがよくある。これらの練習は確かにテクニックの重要な要素だが、マッケンジー法は機械的検査に対する予測可能な反応に基づいた診断と治療のシステムとしてより正確に理解される。マッケンジー法の診断要素は、このシステムに精通していない人には見過ごされがちである。

　おそらく、マッケンジー法の診断アプローチの最も重要な要素は、患者の反応に与える中心的な役割である。患者がおかれる一連の位置および反復的な動きからの反応が評価される。動きの範囲は増減するか？疼痛の強さは増減するか？疼痛の場所は変化するのか？これらの知見は、触診による評価よりも重要であると考えられている。実際、多くの場合、医療提供者が患者に触れることなく、成功したマッケンジー法の検査を行うことができる。

最初は、このアプローチは徒手療法施術者にとって不自然に思えるかもしれない。確かに、「触診がすべて」と言う徒手療法施術者は、「触診はよくない」と言うマッケンジー法の施術者とは決して調和しないかもしれない。しかしながら、広大な海域を快適に航行する治療家はこれらの極端な位置の間で、特定の患者の利益に最も適した方法の組み合わせを見つけることができる。

この章では、マッケンジー法の概要について説明する。このシステムに精通していない治療家に対し、使用されている原理およびアプローチを紹介することを目的とする。この章を読んだ後、治療家は機械的診断と治療の要素を臨床的アプローチに組み込むことができる。さらなる教育のために、読者にはMcKenzieのテキストとMcKenzie Institute（www.mckenziemdt.org）をお勧めする。

検 査

マッケンジー法の評価手順の中心は機械的検査である（McKenzie 1981; Taylor 1996）。評価には患者の病歴と姿勢の分析も含まれるが、この章では機械的な検査のみに焦点を当てる。さらに、首や背部の疼痛を伴う患者の適切な診断には、整形外科的および神経学的評価、ならびに画像分析、他の検査を含む徹底的な身体検査が必要である（Chou et al. 2007 ; Nordin et al. 2008）。患者によって機械的検査は適応ではないか、または禁忌の場合がある。したがって、読者自身の臨床トレーニングおよび資格に応じて、機械的検査を行う前に、まず機械的な頸部または背部痛の適切な診断を行うか、患者が適切な医療関係者により診断されたことを確認する必要がある。

この章では、腰椎および頸椎の機械的評価に関する見聞を示す。マッケンジー法は、四肢の状態の治療にも適用されるが、それはこのテキストの範囲ではない。実際、McKenzie理論の実施の支持を公表した根拠の多くは、腰椎に関係している。

機械的検査は、最終域での負荷（力の適用）に対する患者応答の評価である。負荷は、単独で、持続的あるいは反復的に実施できる。この方法は患者主導という点で他の多くの筋骨格検査とは異なる。すなわち患者に多くの検査を行わせ（自動運動範囲で）、その検査に対する患者の反応は、施術者が触診によって感知することよりも重要であると考

| Box10.1　腰椎の機械的検査 |

静的検査（最終可動域での持続姿勢）
- 背中を丸めた坐位、背筋を伸ばした坐位
- 背中を丸めた立位、背筋を伸ばした立位
- 伸展位での腹臥位、屈曲位での仰臥位

動的検査（反復した最終可動域運動）
- 自動運動
  - 立位での体幹屈曲、立位での体幹伸展
  - 仰臥位での体幹屈曲（膝を胸にくっつけるように）、腹臥位での体幹伸展運動（腕でベッドを押すように）
  - 側方滑り、右か左か、立位か腹臥位か
- 他動運動
  - 体幹屈曲位、伸展位、回旋位でのモビリゼーション（グレード3から4）

えられる。検査の過程で、患者はどの位置や動きが有益か有害であるかを知る。したがって、プロセス全体に患者教育と自主練習とが混在している。McKenzieは、患者を可能な限り自立させ、施術者に依存する機会を最小限に抑えることを主張している。そしてこのプロセスは検査から始まる。

腰 椎

腰椎の機械的検査のプロセスは、Box10.1および図10.1 〜 10.13に概説されている。

最初、患者は最終可動域で一連の静的な持続姿勢をとるように指示される。この姿勢に対する患者の反応の重要性は後述する。しかしこの時点では、各姿勢間における屈曲－伸展動作による脊椎構成の変化から患者の症状を変化させることを試み、考察することは注目に値する。これらは、背中を丸くして座る（図10.1）、背中を伸ばして座る（図10.2）、背中を丸くして立つ（図10.3）、背中を伸ばして立つ（図10.4）姿勢である。背中を丸くした姿勢では、腰椎は相対的な屈曲位置になり、背中を伸ばした姿勢は脊椎に相対的な伸展となることに注意する。次に患者は仰臥位となり、次に腹臥位になる。それぞれ相対的な屈曲および伸展を誘導する。脊柱伸展を増強させるため、患者は前腕支持の状態で腹臥位となることもある（図10.5）。屈曲量を増やすために、患者は膝と胸をつける（図10.6）。検査中の患者の

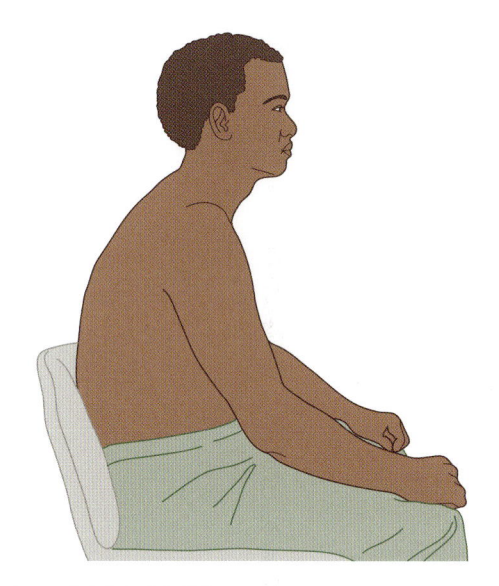

図10.1　背中を丸めた坐位

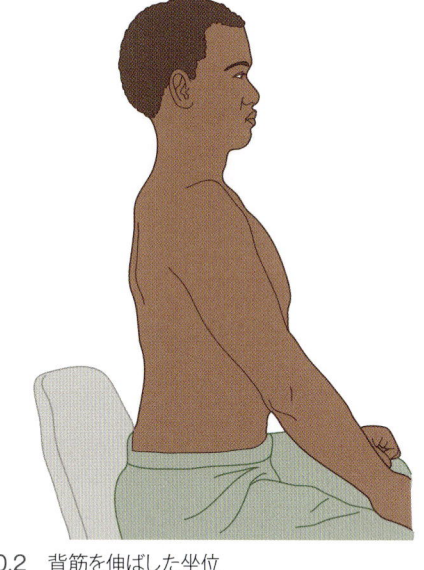

図10.2　背筋を伸ばした坐位

反応（以下に説明する）が示された場合は、屈曲または伸展量をさらに増加させる必要はない。例えば、仰臥位で症状が変化した場合、胸部への膝を持ってくる動作は追加しない。

　検査の動的な部分は、反復的な最終的可動域の動きの効果を評価している。これには、能動的動作と受動的動作の両方が含まれる。能動的な動きは、立位からの脊柱屈曲（図10.7）、伸展（図10.8）、腹臥位からの脊柱伸展（図10.5のような腹臥位の圧迫）、仰臥位での脊柱屈曲（図10.6のように胸部へ膝を持ってくる動き）である。患者はこれらの動きを10回ずつ順番に実行し、各反復の後に反応を評価する。

　この時点までのすべての機械的検査は、患者に触れることなく、または患者に姿位および動きを誘導する最小の接触のみで実施することに留意する。患者の適切な反応が生じた場合（以下に説明する）、検査は完了する。しかし、患者が期待される臨床的変化を示さない場合、さらなる評価が必要であり、検査者は他動的な動的運動に移行する。それは基本的には3〜4のグレードのモビリゼーションとなる。これらは仰臥位での体幹屈曲（図10.10）、腹臥位での体幹伸展（図10.11）、側臥位での左右への体幹回旋（図10.13）である。

　上述されていない1つの変数として、側方滑り（図10.9）または水平（x軸）体幹偏移がある。マッケン

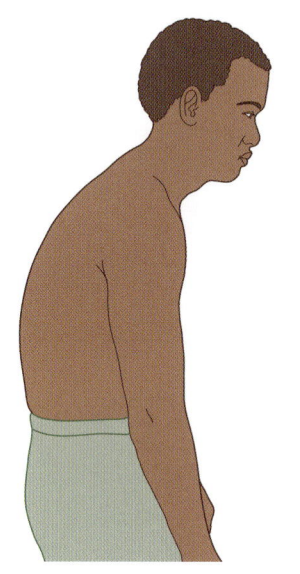
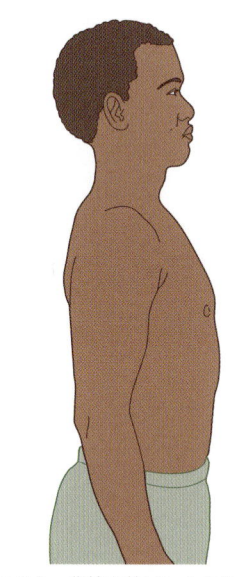

図10.3　背中を丸めた立位　　図 10.4　背筋を伸ばした立位

ジー法では、疼痛回避性の傾斜を呈している患者に対し、立位および腹臥位での能動的・受動的な側方偏移に対する反応を評価する（図10.12）。 この評価は、一般的に疼痛回避性傾斜を持つ患者にのみ、傾斜を中立化する方向に実施する。

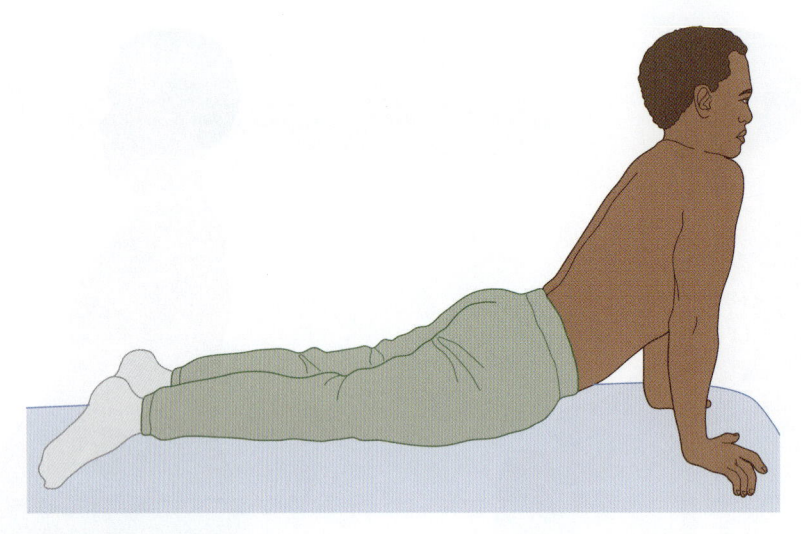

図10.5　伸展位での腹臥位（腕による支持）

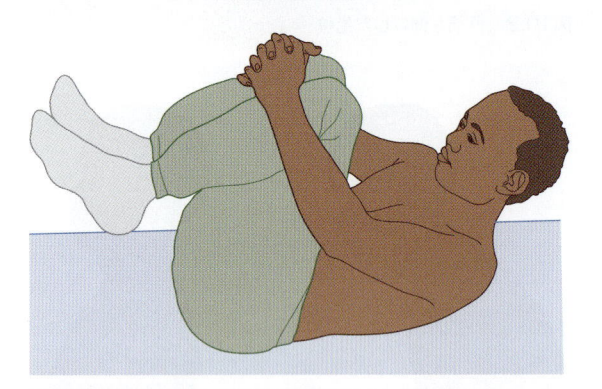

図10.6　屈曲位での仰臥位（膝を胸にくっつける）

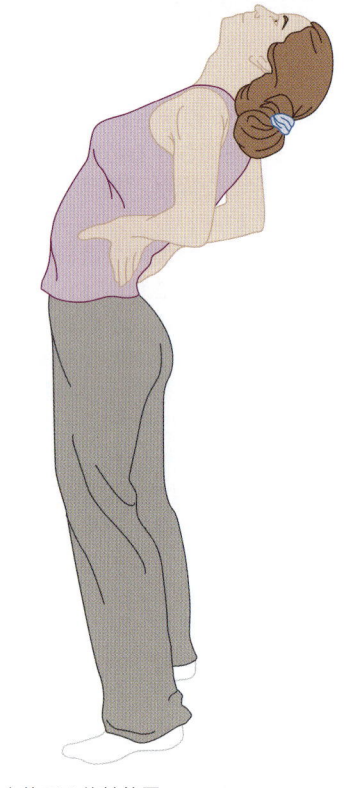

図10.8　立位での体幹伸展

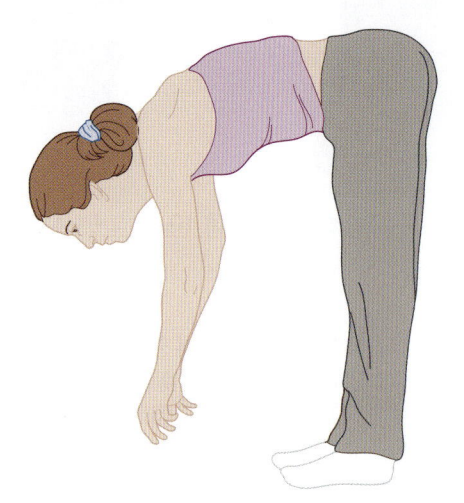

図10.7　立位での体幹屈曲

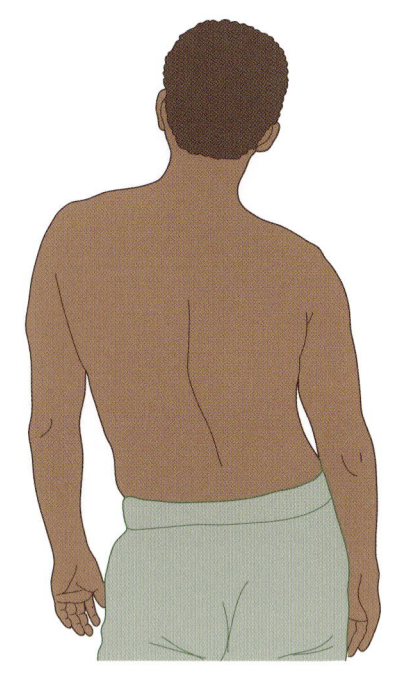

図10.9　側方滑り

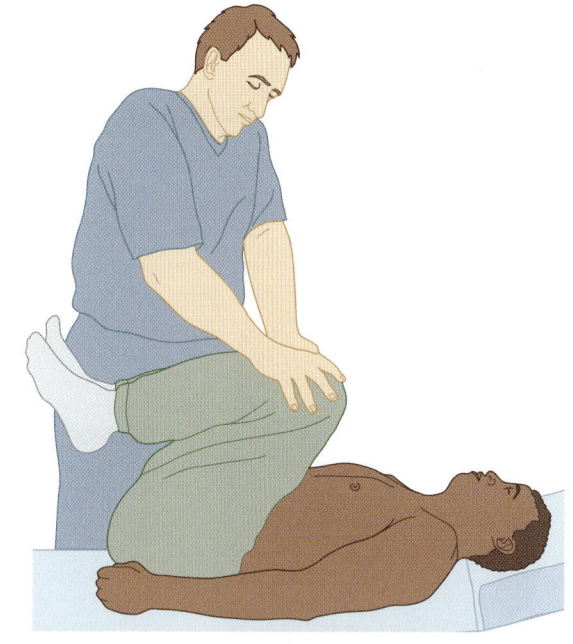

図10.10　仰臥位での体幹屈曲

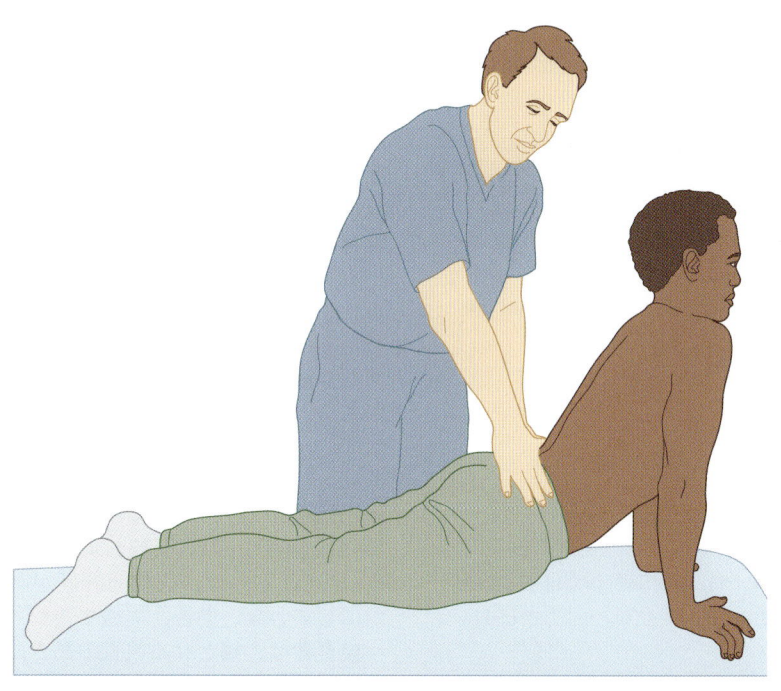

図10.11　腹臥位での体幹伸展

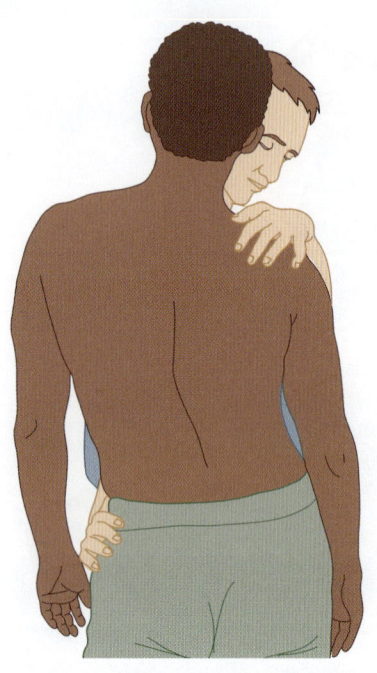

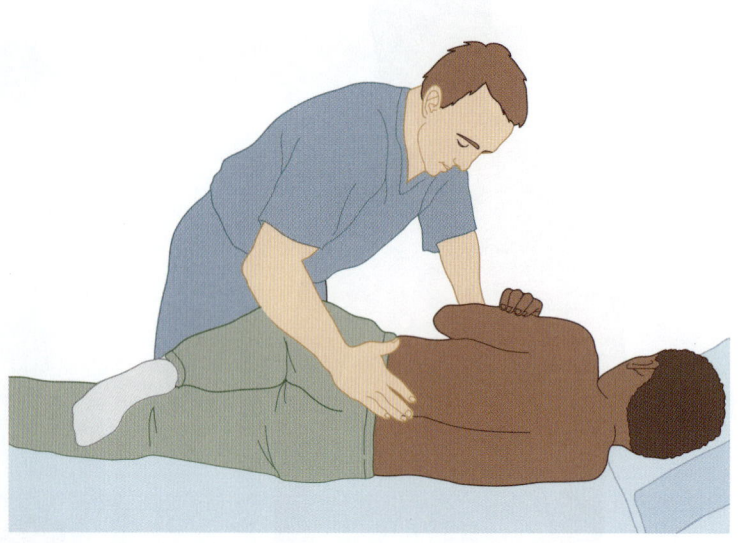

図10.13　側臥位での体幹回旋

図10.12　負荷を加えた側方滑り

Box10.2　頸椎の機械的検査

静的検査（最終可動域での持続姿勢）
- 前方突出、引き込み
- 屈曲、引き込み＋伸展
- 引き込み＋左側屈、伸展＋右側屈
- 引き込み＋左回旋、引き込み＋右回旋

動的検査（反復した最終可動域運動）
- 自動運動
  - 前方突出
  - 引き込み
  - 引き込み＋伸展
  - 屈曲
  - 側屈
  - 回旋
- 他動運動
  - 引き込み＋伸展、右/左回旋もしくは右/左側屈位でのモビリゼーション（グレード3から4）

頸 椎

　頸椎の機械的検査のプロセスは、Box 10.2および図10.14-10.22に概説する。腰椎の場合と同様に、患者は一連の静的な持続的最終可動域姿勢、次いで反復的で最終可動域までの自動運動、および必要な場合には、反復的で他動的な最終可動域までの運動（すなわち、施術者による徒手的な評価）が行われる。頸椎検査は、腰椎検査よりも多くの修正が必要であるため、熟練したマッケンジー法の施術者の間でも、検査操作の順序と関連性に関して大きな相違があるようである。初心者のための基本的な紹介として、一般的には、矢状面の動き（突出、リトラクション（引き込み）、屈曲とリトラクションを伴う伸展）が最初に行われ、より大きなウエイトを占める（図10.14-10.17）。回転および/または側屈運動（図10.18-10.21）は、矢状面評価が有意な所見を明らかにしていない場合、実施する。

　検査者は、鍵となる検査の動きにおける複合する脊柱の運動力学を考慮する必要がある。最初に、突出は上部頸椎領域では伸展の最終可動域に出現し、下部頸椎領域では屈曲の中間位に出現する。引き込みは、上部頸椎領域では屈曲の最終域で起こり、下部頸椎領域では伸展の可動域の中間位に出現する。

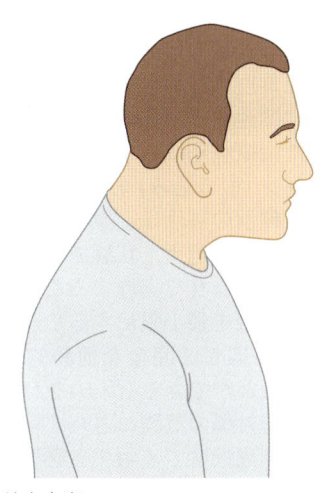

図10.14　前方突出

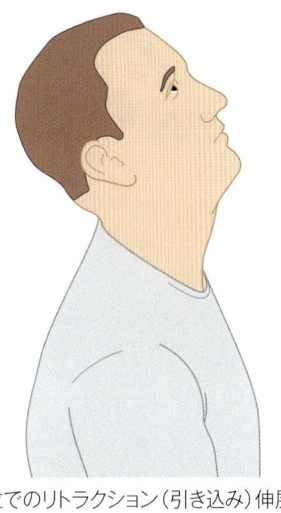

図10.17　坐位でのリトラクション（引き込み）伸展

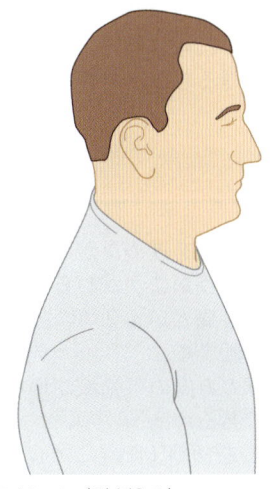

図10.15　リトラクション（引き込み）

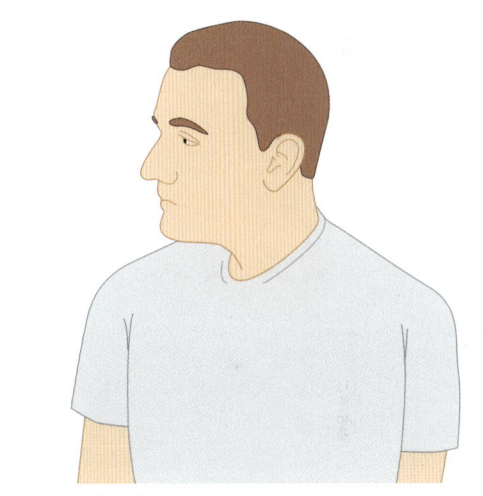

図10.18　右回旋

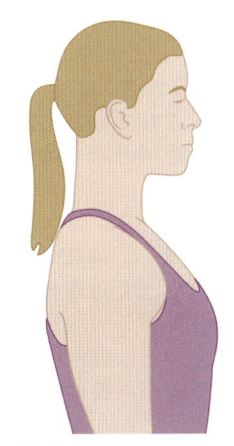

図10.16　屈　曲

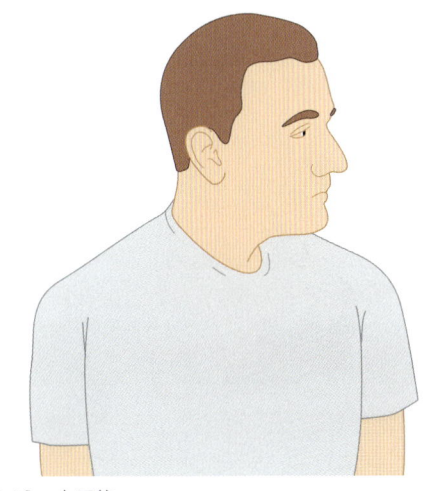

図10.19　左回旋

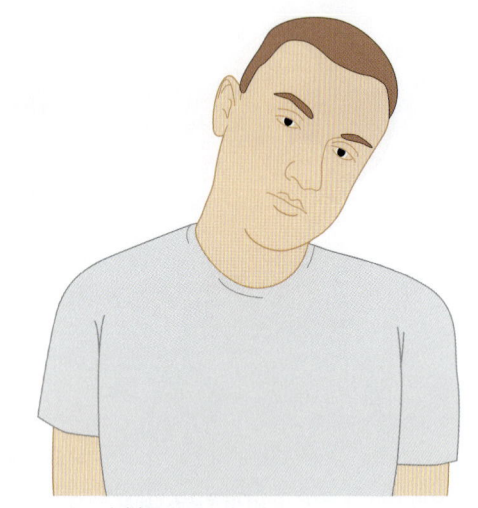

図10.20　右側屈

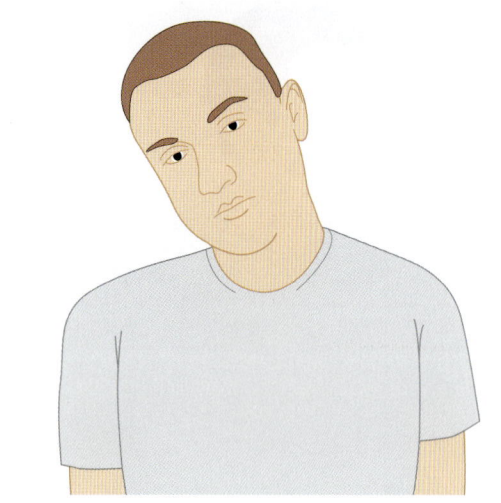

図10.21　左側屈

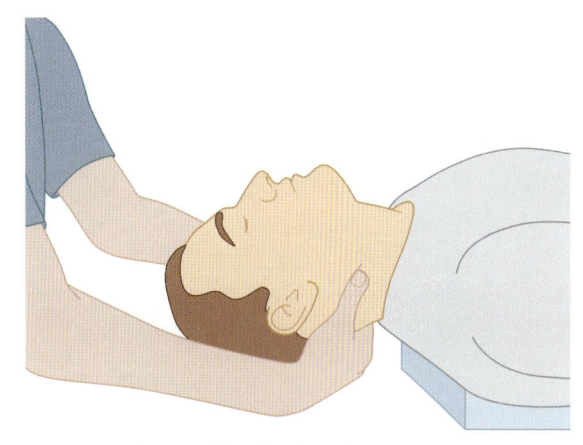

図10.22　引き込みを伴う伸展のモビリゼーション

最後に、リトラクション（引き込み）を伴う伸展では、上部頸椎領域では伸展の最終可動域で起こり、下部頸椎領域もまた伸展の最終可動域で起こる。これらの運動テストに関連する所見の分析は、関与する領域を対象とした治療戦略につなげることができる。

リトラクション（引き込み）および/またはリトラクションを伴う伸展の評価は、患者を仰臥位で頭部が治療テーブルの縁を越えた状態で行われることが多い。これは、患者自身で実施することが難しい場合であり、手の接触を最小限にすることによって行う。また、必要に応じて完全な他動的モビリゼーションを加えることができる（図10.22）。この位置は、特定の患者を外傷の危険にさらす可能性があるため、適切な症例選択にて使用する必要がある。関連する禁忌として、頸椎脊柱狭窄症、頸椎不安定性、頸椎術後、脳血管機能障害、めまいおよび全身的に不耐性がある患者が対象である。しかし、適切な判断においては、これらの操作は安全に実行でき、重要な臨床情報を得ることができる。

検査結果

上記の機械的検査を進めながら、腰部または頸部の評価を行うかどうかにかかわらず、治療家は、運動の範囲および疼痛という2つの主要変数に関して患者の反応を評価する。

第一に、任意の方向の可動域が増加、減少または安定したままであるか？

例えば最初の左傾斜（骨盤に対して肩が左）を有する患者が、操作後に直立し右側屈を得たと言われる場合、疼痛の改善は運動範囲の増加とみなされる。

一方、ある患者において最初に体幹を45°前屈させることができ、屈曲を数回繰り返した後、25°しか屈曲できず、明らかに運動範囲が狭くなった。これから推測されるように、制限されていた可動域が増加することは望ましく、可動域の減少は望ましくない。

次に、患者の疼痛の訴えが変わったか？

疼痛は強度と部位をモニタリングする。疼痛の強度は単純に増加するか、減少するか、または変化しないかである。

疼痛の部位や範囲は、疼痛の強さとは無関係に変化する。例えば、疼痛は腰椎領域から臀部や大腿部および脚部に広がり、より遠位になる可能性がある。

あるいは、下肢の疼痛が軽減または消失して範囲が縮小し、腰部のみとなることがある。

前者の例で、疼痛が遠位に移動する場合を「末梢化」と呼ぶ。後者において、疼痛がより近位部に収束することを「中心化」と呼ぶ（図10.23）。これらの用語は、マッケンジー法において非常に重要であり、ここでより詳細に述べる。

McKenzieの原著から、他の著者は姿勢や反復運動に応じて遠位の疼痛を排除するという重要な概念をもったまま、中心化に多様な定義を適用してきた（Aina et al. 2004）。いくつかの研究では数日または数週間にわたる治療の過程で遠位の疼痛が消失する限り、中心化が起こっていると定義している。一方、検査中に遠位症状が消失することを求めるという見解もある。遠位の疼痛を完全に消失させるか、単純に軽減させるかについては、意見の相違がみられている。疼痛とは別に、遠位感覚麻痺の軽減も中心化と呼ばれている。これらの事前の相違にもかかわらず、以下の点を明確にすることが重要である。患者が特定の姿勢を取った後、または反復運動を行った後、中心化は次の状況で発生したとされる。

● 最も遠位の症状（疼痛または感覚異常）が消失、または実質的に軽減する。

● 患者が局所的な腰痛のみを呈した場合、その疼痛は除外する。

● 遠位痛の変化は明確な要素で、しばしば近位痛から分離している。すなわち、腰痛と下肢の疼痛を有する患者が、下肢の疼痛の軽減と腰痛の増加を経験する場合、その患者は中心化していると言われる。これと逆のこともある。腰痛の軽減と下肢の疼痛の増加を伴う患者は末梢化している。

● 症状の軽減は、数秒～数分、反応の良い者でも数時間である。変化にはある程度の可逆性が必要である（これは末梢化にも適用される。対照的に例えば圧痛刺激が加えられている間に遠位の疼痛を引き起こす可能性のある潜在的筋膜トリガーポイントの触診において、圧痛刺激が除去されると遠位の疼痛は実質的に即座に消失する。末梢化した場合、姿勢または反復運動が終了してからしばらくの間は遠位の疼痛が残る。）

後述するように、中心化を達成することは患者にとって利益があると考えられ、末梢化は不利益と考えられる（Donelson et al. 1991）。このため、特定の運動テストの過程で中心化が始まるとその運動は継続し、末梢化が起こり始めると、その動きを中

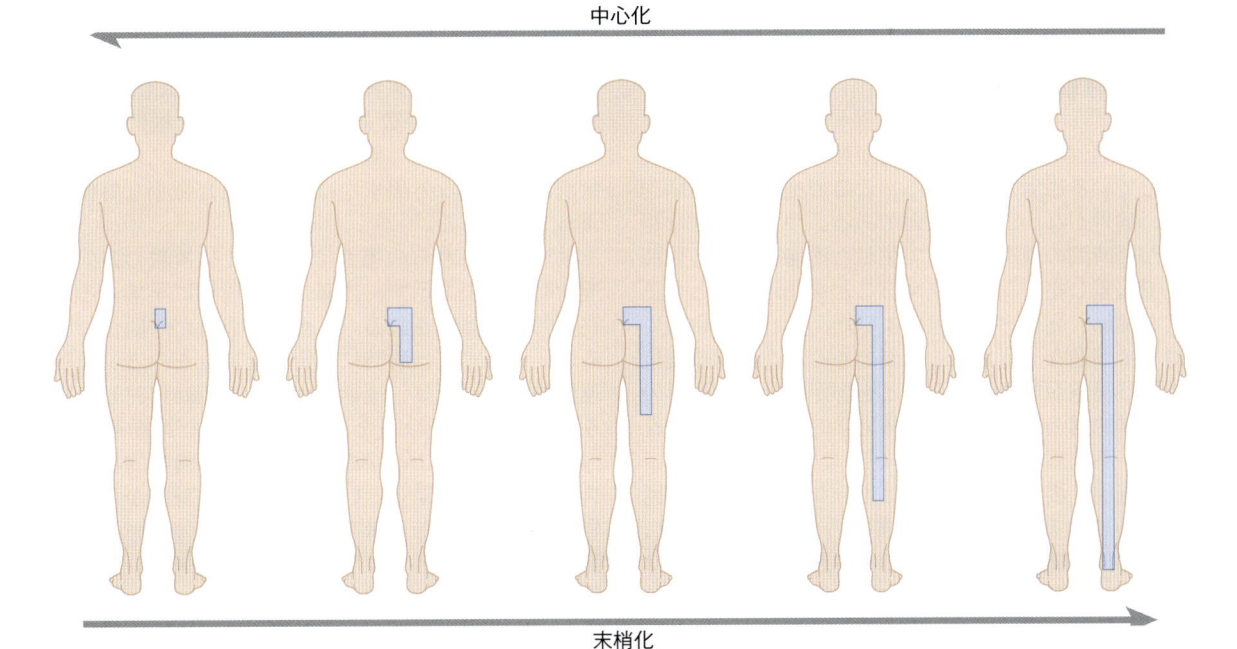

図10.23　中心化と末梢化について。図のうち、左から右への移動は末梢化を示し、右から左への移動は中心化を示す。

止する。一例として、腰部から右側の臀部に放散痛がある患者を考えてみる。立位での伸展運動を4回反復実施した後に臀部の疼痛が消失し、背部の疼痛が減少した場合、背部の疼痛がさらに減少するかどうかを確認するため、追加して伸展運動を反復する。しかし、背中と臀部の疼痛が残っていて、腰の後ろにも疼痛が感じられるようになると、伸展運動を中止し、検査は他の運動に移行し継続する。

症候群

McKenzieは機械的な腰痛と頸部の疼痛を3つの症候群、すなわち姿勢、機能障害、Derangementに分類した。各症候群は、基礎病理の理論的モデル、患者の病歴、姿勢評価および機械的検査所見によって定義されている（表10.1）。理論モデルの妥当性はほとんど提示されていない。しかし、McKenzieは「提議された機序に関係なく、機械的評価よって観察された臨床現象は重要である、なぜならこれらの現象は、臨床結果を改善するための保存治療のガイダンスを示す」と述べている。その結果を示すため、マッケンジー法は各症候群の治療上の意味または戦略を概説する。これらには、適切な姿勢／人間工学、患者のセルフケアエクササイズ、徒手療法に対する患者教育の戦略が含まれる。

姿勢症候群

姿勢症候群には、単に姿勢が悪いために疼痛を経験している患者が含まれる。ここで推定される病理には、病理がないということである。つまり正常な組織が長時間の負荷によって生じた疼痛である。屈曲位で人差し指が荷重を支えることを想定すると、正常な関節、靭帯、関節包および筋肉は、この負荷に対して問題なく耐えることができる。次に過伸展位で同じ荷重が加えられることを想定すると、通常の解剖学的構造において、生体力学的に不利な負荷を受け、不快感が生じる。

検査中、姿勢症候群患者は十分な運動可動域範囲を有している。最終可動域までの反復的な運動は、一般的に疼痛を引き起こすことや悪化させることはない。この疼痛は間欠的であり、長時間の（不適切な）姿勢過負荷によってのみ引き起こされる。したがって、検査中の患者は無症候性の可能性がある。検査手順中に陽性となる可能性を有しているのは、静的

姿勢の保持である。患者によっては、ある特定の姿勢保持を1分程度行うだけで、数分以上にわたり疼痛が出現することがある。このような疼痛を長引かせる検査の有用性は、臨床の場面ごとに異なる。しかし、病歴所見は最も疼痛が出現する可能性がある姿勢にたどりつく。例えば、何時間も働いた後に腰痛を経験した若いコンピュータープログラマーは、おそらく仰臥位で伸展する運動ではなく長時間着座した屈曲において陽性であることが判明する。

姿勢症候群患者に対する治療が意味するところはわかりやすい。疼痛の原因となる姿勢を避けるように指示する。このアドバイスが最も重要な介入であり、かつ患者が実際に必要とする唯一の介入であるとされる。身体力学の適切な教育をし、サポートする筋を強化する運動指導で、患者自身がケアできる能力を与える。

患者が本当に完全かつ無痛な運動範囲を有する場合、関節または筋膜構造を対象とした徒手療法は不要であり、それは患者の依存に対する不適切な影響を与えるとされている。確かに関節または筋膜の制限のない患者は、臨床において非常にまれかもしれない。それにもかかわらず、そのような患者に出会った場合、適切な教育と活性化が最大の価値を持つ可能性が高い。

機能障害症候群

機能障害症候群患者は、慢性的な軟部組織の拘縮または線維症の特徴を表す。これは、椎間関節包の線維症、神経根の癒着などで起こる。このような状況は、大きな外傷または蓄積された微小な外傷によって発生する。

検査上、これらの患者は1つまたは複数の方向の運動範囲制限を示す。疼痛は、不適切に早すぎる最終可動域で惹起される。しかし、患者が中間位に戻ると、この疼痛は瞬時に本質的な減少をみる。反復運動検査の過程は、短縮された軟部組織に対して繰り返し張力をかけるため、制限された運動範囲が徐々に改善することがある。例えば、慢性的なハムストリングスの緊張という臨床現象は脊髄からの信号として出現したと考えられる。最初の単純な股関節屈曲による伸張では疼痛があるが、ストレッチを除去すると疼痛は軽減される。再びストレッチをすると疼痛が出現するが、繰り返すことにより股関節の屈曲可動範囲が拡がり始める可能性がある。

姿勢症候群とは対照的に、機能障害症候群患者に

表10.1　マッケンジー症候群の簡単な要約

症候群	機械的検査結果	病理モデル	治療戦略
姿勢	● AROMは問題なし ● 疼痛は全くない ● 反復運動は疼痛なし ● 通常の最終範囲での持続姿勢は疼痛を引き起こす	● 正常な組織が長時間の不適切な姿勢によって悪化	● 疼痛が生じる姿勢を避ける。正しい姿勢を維持する
機能障害	● AROMは1つ以上の方向に制限され、最終的に局所的な疼痛を伴う ● 反復的な動きは最終的な範囲では疼痛が発生するが、動きの範囲を広げる可能性がある	● 慢性の軟組織拘縮または線維症（椎間関節包線維症、神経根癒着）	● 疼痛を増加させる反復運動は、癒着を壊して弾力を増加させる ● 実践 ● 患者の練習 ● 患者の姿勢/人間工学 ● 徒手療法による治療
脱髄	● AROMは1つ以上の方向に制限されている。最終可動域で疼痛を伴う。 ● 反復運動は中心化を示す（±末梢化）	● 線維輪の損傷を伴わない椎間板性疼痛（環状裂傷、内部椎間板破壊または椎間板ヘルニアを含む）	● 中心化された動向が示されている ● 実践 ● 患者の練習 ● 患者姿勢/人間工学 ● 徒手療法による治療
	● AROMは1つ以上の方向に制限されている。最終可動域で疼痛を伴う。末梢化のみを明らかにする（中心化しない）	● 線維輪の損傷を伴う椎間板性疼痛（非環状裂傷、内部椎間板破壊または椎間板ヘルニアを含む）	● 末梢化を避ける ● 予後不良であることが多い。しばしば保存療法の効果が薄い

AROM：自動関節可動域　　Derangement：脱髄

対する治療的アプローチは、疼痛を増加させる反復運動を試みることである。不適切な癒着をなくし、全体的な弾力性を高めるためには、これらの動きが要求される。動きは、患者のホームエクササイズおよび治療家による徒手療法により実施する。

　解説の1つのポイントとして、McKenzieは患者の自立を治療の第一の目標として強調している。したがって、適切な反応ができれば、患者に単独でエクササイズを行わせることが好ましいとしている。患者が持続的に疼痛を減少できず、エクササイズだけで動作範囲を広げることができない場合、施術者は（疼痛の再現に応じて）徒手療法を追加する。さらに、施術者は患者をできるだけ迅速に自立させることを支持するため、徒手的な介入を最小限とする。

　同業者の多くは、脊柱のケアにおいて患者の自立と自動運動によるケアの重要性に賛同するであろう。しかし、他動的な治療量が施術者に対する患者の依存につながるという提唱は実証されていない。したがって、マッケンジー法の規定として、セルフケアを用いて成功した患者に対し、すべての他動的な治療を省くことは、勧告ではなく指導的な提案として理解できる。結果として、施術者は、不適切な短縮組織を引き伸ばそうとする反復運動練習と徒手療法とを融合させる良い機会となり、その過程におけるセルフケアの重要性を患者に教える。

Derangement症候群

　最も重要な根拠によって裏付けられたマッケンジー法の一つに、Derangement症候群患者へのアプローチがある。要するに腰椎椎間板病変を指す。McKenzieはもともと、7つのDerangementのサブカテゴリを記述していた。しかし、2003年の彼のテキストの改訂（McKenzie & May 2003）では、

これらは3つのサブカテゴリに変更されている。この章では、Derangementを2つのサブカテゴリだけに分類し、関連する裏付けされた根拠を示す。

腰椎椎間板病変には、病理解剖学的変化（形態計測変化）と病態生理学的変化（機能変化、すなわち侵害受容）の両方が含まれる。病理解剖学的には、神経根の損傷の有無にかかわらず、高度な画像化技術で確認される椎間板内崩壊、椎間板隆起および椎間板ヘルニアにおける構造変化等の幅広い領域が含まれる。これらの各々のケースでは、線維輪が完全に無傷である状況と、1つまたは複数の場所で侵害される状況とを区別することができる。前者は「含有」病変と呼ばれ、線維輪には何らかのゆがみが含まれる。後者は、椎間板の静水圧機構が損なわれている「非含有」病理である（Fardon & Milette 2001）。

これまで何度も示されているように、画像上に見られる椎間板病変の存在は、症状と相関しない（Boden et al. 1990 ; Boos et al. 1995）。しかしながら、症候性の疼痛を伴う腰椎椎間板に関しては、非常に興味深い関係が存在することが示されている。マッケンジー法の検査で中心化を呈する腰痛患者では、誘発椎間板造影に示されるように、病変を含み、かつ疼痛を伴う腰椎椎間板である可能性が非常に高いことが提示されている（Donelson et al. 1997 ; Laslett et al. 2005）。逆に、中心化せずに末梢化を呈する患者は、誘発椎間板造影では、「非含有」病理で疼痛を伴う腰椎椎間板を表示する可能性が非常に高い。言い換えれば、機械的検査による中心化および／または末梢化の存在は、椎間板造影で疼痛が判別できる腰椎椎間板と非常に相関している。さらに、中心化する患者（末梢化するかどうかにかかわらず）は、「含有」病理を示す可能性が高いのに対して、末梢化する（かつ集中化しない）患者は、「非含有」病理を示す可能性が高い。

機械的検査中、Derangement症候群の患者は、1つまたは複数の方向で自動運動の制限をきたす。疼痛は早い最終可動域を示し、そしてその制限より前の運動範囲内で発生する（これは最終可動域に限定し誘発される機能障害症候群の疼痛とは対照的である）。反復運動検査は、中心化および／または末梢化を明らかにする。中心化が起こるとき一般的にある運動方向にのみ反応し、反対方向は常時ではないが末梢化を引き起こす。中心化をもたらす動きは、その患者の方向性の優先度といわれる。腰椎では、伸展は最も一般的な優先方向性であることが示され

ている（Donelson et al. 1991）。

多くの研究で患者の中心化の頻度を調べた。ある後ろ向き研究では、87人の患者のうち76人（87%）が一方向の反復最終可動域運動に反応して症状の中心化を経験することがわかった（Donelson et al. 1990）。いずれの場合も反対方向への運動は、常に遠位の症状を悪化させた。

下肢痛の有無にかかわらず、腰痛を有する145人の患者の矢状面上での運動に対する検査に関する前向き研究では、47%が陽性であった（Donelson et al. 1991）。四肢の疼痛や腰痛を伴う289例の患者の中心化現象の予測分析では、被験者の30.8%が中心化し、23.2%が中心化せず、46%が部分的に減少するとして分類された（Werneke et al. 1999）。以前に発表された62編のシステマティックレビューでは、背部、頸部に疼痛を有する患者では中心化の確率は44.4%であり、急性疼痛患者では74%であったが、優先方向性の確率は全体で70%であった（May & Aina 2012）。このレビューは、より多くのデータが必要ではあるものの、現在のところ、中心化または優先方向性の発見は、治療アプローチと予後診断の確立に有用であるらしいことを示している。最近の調査では304人の被験者の中心化と優先性の両方が頸部痛の患者の機能改善と関連していることがわかった（Edmond et al. 2014）。興味深いことに、この研究は中心化と優先方向性が個々の診断の根拠であることを提唱した。そして、それぞれ若干異なる患者集団 - 中心化の場合ではより若い被験者で合併症が少なく、優先方向性の場合では急性疼痛患者- で多くの根拠を提示した。

中心化、末梢化、またはどちらも発生していないかどうかを決定する際に、40人の理学療法士の間で良好な信頼性（$\kappa = 0.823$; 89.7%の一致率）が示された（Fritz et al. 2000）。

また、患者をMcKenzieが提唱する症候群に分類することを目的として、二人の理学療法士間での信頼性に関する研究においても高い信頼性が示された（$\kappa = 0.70$、一致率93%）（Razmjou et al. 2000）。この状況では、中心化または末梢化が発生したとき、信頼性は大変優れていた（$\kappa = 0.96$、一致率97%）。

他の研究では、中心化した患者と中心化しない患者を比較して優れた臨床成績を呈することが示されている。Long（1995）は、下肢痛の有無にかかわらず、慢性腰痛を有する223人の被験者を調査し、

中心化した群がNRS-101疼痛尺度を用いた最大疼痛強度スコアの有意な低下および有意に高い仕事復帰を呈した。また下肢痛の有無にかかわらず、腰痛を有し、中心化を認めた126名の研究において仕事復帰率が改善された（Karasら、1997）。背部痛または頸部痛を有する289人の患者の中心化は、"11-point pain scale"で疼痛強度のより大きな減少を経験し、"Oswestry Questionnaire"または"Neck Disability Index"を用いた測定において機能の増加を認めた（Werneke et al. 1999）。

中心化することができる患者において、治療は常に中心化を達成し、末梢化を回避することを目的としている。つまり、患者の有意性に応じて、エクササイズ、エルゴノミクス（人間工学）および徒手療法が実施される。例えば、反復伸展運動により中心化した患者には、脊柱前彎姿勢を維持し、伸展を支持する徒手療法を受けるように勧められる。機能障害症候群と同じく、マッケンジー法においては、自動的なエクササイズを行うことで、患者が積極的な変化（この例では中心化）を呈する場合、他動的治療を控えることを提唱する（Box 10.3）。

末梢化のみであり、いかなる動きでも中心化しない患者は、治療家はより困難な状況に直面する。明らかな優位方向性が存在しない場合、奨励される特定の動きはない。末梢化を回避することは、エクササイズ、身体力学、および職場ケアの指針とはなるが、これだけでは肯定的な変化をもたらす特定の方向性／姿勢をとるほど有用ではない。実際、これらの患者はしばしば保存的治療に対する反応が不良であり、外科的介入を必要とする可能性が高いことが示されている（Donelson et al. 1997）。

機械的な頸部痛、腰痛を有する患者を管理することについて議論することは、非機械的要因が患者の臨床症状に及ぼす可能性という役割を考慮することなく終結するであろう。現代の概念は、身体の健康や病気に影響を及ぼす生物学的、心理的、社会的または文化的要因の複雑な相互作用の生体心理社会的モデルを記述している（Suls et al. 2013）。これは特に疼痛関連に対する恐れが障害に対して強く関連すると言われている脊柱痛を訴える患者において関係している（Zale et al. 2013）。特に、マッケンジー法の評価では、精神（OR 1.16; 95％信頼区間（CI）1.03-1.30）およびうつ症状（OR 1.23; 95％ CI 1.01-1.51）は、中心化するものよりも、中心化しないものと関連している（Christiansen et al. 2009）。したがって、背部または頸部痛を有する患者を治療するすべての施術者は、心理社会的要因の潜在的な影響を説明し、対処しなければならない。

要約すると、以下の重要な点を記憶することが、施術者にとって特に有用である可能性がある。中心化は30.8〜87％の頻度で行われ、中心化の評価に関する優れた検者間信頼性が実証されている。

Box10.3　徒手療法に関する一般的な注意

マッケンジー法は、患者教育とセルフケアの重要性を強調している。この技術は望ましい機械的結果を得るという状況において、徒手療法の役割に焦点を絞ることも含んでいる。

本文に記載されているように、症状の中心化および/または関節可動域の改善は患者にとって有益である。マッケンジー法の目的は、有益な結果（診断）をもたらすポジション/動きを特定し、これらのポジション/動きを用いて肯定的な結果（治療）を達成させることである。徒手療法は診断と治療を含有する。しかし、それぞれの場合において、自動運動による方法で良い結果をもたらさなかった場合のみ第2段階の選択肢として使用される。

マッケンジー法では、機械的方法は以下に示すように自動運動から他動運動へ直線的に存在すると考えることができる。

先行する方法が失敗した場合にのみ、スペクトル上の正しい方向に移動させることが指針となる。患者によっては、最初から積極的な方法で成功した診断と結果を得ることができる。他方、中心化および/または可動域の拡大を得るため、最初はモビリゼーションやマニピュレーションの使用が必要となる。しかし、治療の過程で、積極的な結果を維持しながら、できるだけ早く自動的な方法を増加し、他動運動を少なくすることが目的である。

マッケンジー法に記載されている徒手療法は、モビリゼーションとマニピュレーションであり、後者は前者よりも刺激が強いと考えられている。しかしながら、施術者によっては、このアプローチに異なる病形の軟部組織の治療法を混ぜることがある。特に中心化と末梢化の原則は、いずれかを示す患者の重要な根拠によって裏付けられているため、施術者は筋筋膜リリースの実施中に中心化に努め、末梢化を避けるようにする。

単一の好ましい方向への動きは、典型的に中心化をもたらす。これが存在する場合、中心化および/または末梢化は、疼痛を伴う椎間板病変を示す。

中心化している疼痛は、おそらく問題ない線維輪を持つ椎間板と関連する。末梢化し、中心化しない疼痛は、おそらく椎間板の線維輪に問題がある。椎間板病変を有する患者の場合、症状が中心化できない患者よりも、症状が中心化する患者は、保存療法に対する反応が良い。

本 章

マッケンジー法と呼ばれる機械的な診断と治療に対するエビデンスに基づくアプローチの概要を紹介した。この手法は、診断に到達し、治療戦略を特定するために、機械的位置決めに対する患者の応答の評価を含む。腰椎と頸部のともに3つの診断カテゴリー、すなわち姿勢症候群、機能障害症候群およびDerangement症候群に焦点を当てた議論が行われた。 この章では、これらの原則を徒手療法の治療計画に適用することについて説明した。

次 章

ポジショナルリリースの一形態としての「負荷を減らす」/キネシオテーピングの使用について詳述する。

References

Aina, A., May, S., Clare, H., 2004. The centralization phenomenon of spinal symptoms – a systematic review. Manual Therapy 9, 134–143.

Boden, S.D., Davis, D.O., Dina, T.S., et al., 1990. Abnormal magnetic-resonance scans of the lumbar spine in asymptomatic subjects. A prospective investigation. The Journal of Bone and Joint Surgery. American Volume 72, 403–408.

Boos, N., Rieder, R., Schade, V., et al., 1995. Volvo Award in Clinical Sciences. The diagnostic accuracy of magnetic resonance imaging, work perception and psychosocial factors in identifying symptomatic disc herniations. Spine 20, 2613–2625.

Chou, R., Qaseem, A., Snow, V., et al.; Clinical Efficacy Assessment Subcommittee of the American College of Physicians; American College of Physicians; American Pain Society Low Back Pain Guidelines Panel. 2007. Diagnosis and treatment of low back pain: a joint clinical practice guideline from the American College of Physicians and the American Pain Society. Annals of Internal Medicine 147, 478–491.

Christiansen, D., Larsen, K., Kudsk Jensen, O., et al., 2009. Pain responses in repeated end-range spinal movements and psychological factors in sick-listed patients with low back pain: is there an association?

Journal of Rehabilitation Medicine 41, 545–549.

Donelson, R., Aprill, C., Medcalf, R., et al., 1997. A prospective study of centralization of lumbar and referred pain: a predictor of symptomatic discs and anular competence. Spine 22, 1115–1122.

Donelson, R., Grant, W., Kamps, C., et al., 1991. Pain response to sagittal end-range spinal motion. A prospective, randomized, multicentered trial. Spine 16, S206–S212.

Donelson, R., Silva, G., Murphy, K., 1990. Centralization phenomenon. Its usefulness in evaluating and treating referred pain. Spine 15, 211–213.

Edmond, S.L., Cutrone, G., Werneke, M., et al., 2014. Association between centralization and directional preference and functional and pain outcomes in patients with neck pain. Journal of Orthopaedic and Sports Physical Therapy 44, 68–75.

Errico, T.J., 2005. Syntegration: a 'more complete' knowledge-based approach to the practice of medicine – North American Spine Society Presidential Address, Chicago, IL. Spine Journal 5, 6–12.

Fardon, D.F., Milette, P.C., Combined Task Forces of the North American Spine Society, American Society of Spine Radiology, and American Society of Neuroradiology, 2001. Nomenclature and classification of lumbar disc

pathology. Recommendations of the Combined Task Forces of the North American Spine Society, American Society of Spine Radiology, and American Society of Neuroradiology. Spine 26, E93–E113.

Fritz, J.M., Delitto, A., Vignovic, M., et al., 2000. Interrater reliability of judgments of the centralization phenomenon and status change during movement testing in patients with low back pain. Archives of Physical Medicine and Rehabilitation 81, 57–61.

Karas, R., McIntosh, G., Hall, H., et al., 1997. The relationship between nonorganic signs and centralization of symptoms in the prediction of return to work for patients with low back pain. Physical Therapy 77, 354–360.

Laslett, M., Oberg, B., Aprill, C.N., et al., 2005. Centralization as a predictor of provocation discography results in chronic low back pain, and the influence of disability and distress on diagnostic power. Spine Journal 5, 370–380.

Long, A.L., 1995. The centralization phenomenon. Its usefulness as a predictor or outcome in conservative treatment of chronic low back pain (a pilot study). Spine 20, 2513–2520.

McKenzie, R., 1981. The Lumbar Spine: Mechanical Diagnosis and Therapy. Spinal Publications, Waikanae, New Zealand.

McKenzie, R., May, S., 2003. The Lumbar

Spine: Mechanical Diagnosis and Therapy. Spinal Publications, Waikanae, New Zealand, pp. 553-563.

May, S., Aina, A., 2012. Centralization and directional preference: a systematic review. Manual Therapy 17, 497-506.

Nordin, M., Carragee, E.J., Hogg-Johnson, S., et al., Bone and Joint Decade 2000-2010 Task Force on Neck Pain and Its Associated Disorders, 2008. Assessment of neck pain and its associated disorders: results of the Bone and Joint Decade 2000-2010.

Task Force on Neck Pain and Its Associated Disorders. Spine (Phila PA 1976) 33 (4 Suppl.), S101-S122.

Razmjou, H., Kramer, J.F., Yamada, R., 2000. Intertester reliability of the McKenzie evaluation in assessing patients with mechanical low-back pain. Journal of Orthopaedic and Sports Physical Therapy 30, 368-389.

Suls, J., Krantz, D.S., Williams, G.C., 2013. Three strategies for bridging different levels of analysis and embracing the biopsychosocial model. Health Psychology 32, 597-601.

Taylor, M.D., 1996. The McKenzie method: a general practice interpretation: the lumbar spine. Australian Family Physician 25, 189-201.

Werneke, M., Hart, D.L., Cook, D., 1999. A descriptive study of the centralization phenomenon. A prospective analysis. Spine 24, 676-683.

Zale, E.L., Lange, K.L., Fields, S.A., et al., 2013. The relation between pain-related fear and disability: a meta-analysis. Journal of Pain 14, 1019-1030.

「負荷を減らす」テーピングにより痛みを軽減し運動を促す

Dylan Morrissey　ディラン・モリッシー

序論

　現在、治療効果のためテーピングに興味がある臨床家および研究者にとって刺激的な時期になっている。第一に、キネシオテーピング（「Kテーピング」）の出現は、私たちの診療およびスポーツ分野に影響を与えてきた。第二に、テーピング一般に関する研究が量的にも質的にも飛躍的に増大し、Kテーピングの研究も増加している（図11.1）。施術者にとってこれは何を意味しているのだろうか。さらに重要なのは、これは患者のために何を意味するのだろ

うかということである。

　前向きなアウトプットは多種多様である。第一に、治療上のパラダイムが進化し成熟するにつれて、患者の転帰が改善されるはずである。第二に、観察された効果の根底にある多様なメカニズムも探索することによって、病理の提示に対する理解を促し、臨床的推論を最適化し、さらなる革新を可能にするはずである。この章では、いくつかのテーピング技法を紹介し、利用可能な根拠について考察する。これらのいくつかは、ある種の新しく受け入れられた真理に疑問を投げかけたり、臨床的に証明された「事実」を再確認したりすることになるかもしれない。過去の版で提出した仮説の一部と同様に、この考察が読者の思考を刺激し、厳密に検証されることを願っている。

　研究の急増を理解し、臨床実践に変換する方法が存在する。科学的手法はシステマティックレビューを利用している。システマティックレビューは、臨床的な洞察力を持ち、高品質の厳密な証拠を引き出し、分析することで有効に行われた場合には、強力な証拠となる。システマティックレビューに加えて、新しく出現した証拠を分類する方法を見つけるための理論的枠組みが有用である。私たちは成熟しつつある職業につく者として、この両方を用い、臨床上および学問上の革新を並行して推進しなければならない。

　膝蓋大腿痛（PFP）のための膝蓋テーピングに関する私たちの最近のシステマティックレビューは、根拠の量とその結果の臨床実践がどの程度進んで

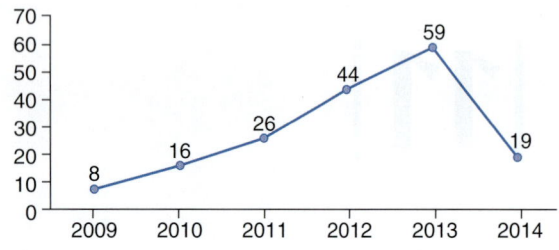

図11.1　Kテーピングの研究の頻度は、科学の流れの中で大きな位置を占めた。(このグラフと執筆の支援に対してPhD student, Jack Shih-fan Tuに感謝する。)

いるかの一例である（Barton et al. 2014）。Jenny McConnellは、PFPを減らすためのテーピングに経験的アプローチを導入した。その結果は、PFPの保存的処置の革命につながり、定量テストに持ち堪えた。これらのアプローチは何度も評価され、効果とメカニズムの両方が検討された。我々は現在、多くの研究により膝蓋骨のテーピングが症状に正の影響を及ぼしていることを示すレベル1の証拠を有しており、おおくの研究が、これらの効果の根底にあるメカニズムを詳述する以下のエビデンスを示している。

- 膝蓋骨のテーピングにおいて、調整されたテーピング（患者に合わせて側方傾斜、滑りおよび回転を調整）および調整されてないテーピングは、それぞれ大きな効果および小さな効果の即時の疼痛軽減をもたらし、調整されたテーピングでは内側広筋（VMO）収縮の早期開始を促進する（外側広筋と比較して）。
- 調整された膝蓋骨のテーピングは、内部膝伸展モーメント（機構）の増加を許容する能力を促進する。さらに、テーピングが臨床的にどのように適用されているかと合わせて、以下の限定されたエビデンスがある。
  - 4週間調整されたテーピングをエクササイズと合わせて行うと、エクササイズ単独で行うよりも優れた疼痛軽減がみられる。
  - 3～12ヵ月間、エクササイズに加え調整されていない膝蓋骨のテーピングを行って効果がない。

軟部組織および関節構造に対する「負荷を軽減する」価値は実証されている。従って、臨床的実践は明らかであるが、さらなる探索の余地は常にある。

効果とメカニズムに加えて、どのような分類をす

ることができるだろうか？システマティックレビューの恩恵なしに、新しい研究をどのように理解することができるだろうか？

まず、特定の患者に対する特定のテクニックを特定の場面で行う目的を明確にする必要がある。

- 徒手で得られる効果をテーピングで再現し、我々は徒手で効果を出し、徒手による接触を超えて治療の幅を拡げることはできるだろうか？
- 提供された技術は、他の使用されている多様な治療手法とどのように適合するか？
- テーピングテクニックを"選択肢から外す"ことをしないでほしい – 革新された臨床的な推論を適用し、すぐに比較可能な徴候をテストして再テストすることで効果を証明することができる。
- 患者に、治療法の理論的根拠、他の治療プログラム、どのような効果が期待できるのかを明確に説明してほしい（可能であれば、これを患者の携帯電話にビデオとして記録する）。したがって、必要に応じてレビューできるように計画されていることを正確に記録する。
- 組織と全生物レベルの両方に及ぼす影響を考慮し、生物心理社会的アプローチの専門家として応用し、あらゆる臨床的推論を適用する。
- テープの特性に合わせてテープの種類を選択し、メカニズムを考慮しながら目標に合わせる。
- 最後に、一連の流れをループとして完成させてほしい。既存の研究を最大限に活用したか？会議事録、文献、新しいレビューなどを最新の状態に保つべきである。

Kテーピングのシステマティックレビューの状況は明確ではなく、おそらく臨床的に有意義なレビューを促進するためのフィールドとしてはまだ成熟していない。近年の5つのシステマティックレビューでは、短期間の疼痛や運動範囲以外は、一貫した効果はほとんど見られない（Kalron & Bar-Sela 2013; Morris et al. 2013; Mostafavifar et al. 2012; Taylor et al. 2014; Williams et al. 2012）。これは、特に治療パッケージを考案し提供するという意味でそれ自体は価値があるが、原資料の特徴は、典型的な研究方法と一致しているように思われる。つまり膝蓋骨のテーピングに関する初期の研究の場合と同様に、一般的に標準化されたテーピング技法となっている。このアプローチは典型的な研究方法と一貫していると思われる。さらに、患

者ではなく無症候性の被験者で多くの研究が行われ、妥当性が制限されている。膝蓋骨のテーピングのエビデンスをより強化し、求められていることは、慎重に選択された結果尺度を用いて、関連する群に対する調節されたテーピングの評価である。そのような効果の研究と並行したメカニズムの評価がさらに有用になるであろう。このような研究が行われるまでは、我々の臨床資料にそのようなアプローチの部位を完全に明らかにするような根拠は生まれそうもない。現在のところ、我々は効果がないという帰無仮説を受け入れなければならないが、エビデンスがないことに対処するよう努めなければならない。

最終的に、「キネシオテーピング」を他のテーピング技法と異なるものとみなす文献はない。これは議論の余地があるかもしれないが、同じ状況で異なるテープを使用して同じ効果を提供することができる。

Montalvo のレビューでは、Kテーピングと McConnell タイプのアプローチの間にほとんど違いがないことが判明した。そのため、実際のテープよりも適用と臨床推論が重要である（Montalvo et al. 2013）。

キネシオテープ自体は概して美しく作られており、一定の接着剤の質量を有し、他のほとんどの一般的なタイプのテープよりもコストがかかる。優れた品質のために、このタイプのテープで他のものよりも多くのことを行うことができるが、特定の織り目や粘着性の塊について本質的に特別なものや新しいものはない。Rose MacDonald は英国の多くの施術者を開眼させ、結果を最大限に引き出すために明確なテーピングの目標と詳細で明確な臨床推論とともにテープの特性を詳細に理解することによって達成できるシナジーを施術者が理解する必要性を見出した。それは、根拠に基づく相乗効果である。つまり文献と明白な臨床推論の良質な知識、これが本当の目標である。1つのタイプのテープのみが許可されていれば、その優れた製造が提供する汎用性のため、良質のKテープであると言える。我々はそれを単に仕事道具の1つとしてみなし、その効果の誇大な主張に惑わされることはない。

適　用

筋骨格疼痛を軽減するための負荷軽減のテーピング、運動パターンを改善する固有受容性のテーピン

表11.1　テーピングによる疼痛軽減の手段	
直接的な	**間接的な（介在性固有受容器）**
縦断的な 負荷軽減 （ケース11.1）	共同的な運動の抑制または興奮は、アセスメントにより示された個々に証明された効果や方法に依存している
横断的な 負荷軽減 （ケース11.2）	不活発な共同的運動の促進 関節内協調の最適化の促進 静的姿勢または運動での関節配列の直接の最適化

グは経験的な補助治療法として有用である。これらは、エビデンスが増加しているにも関わらず、正確な性質が未だ証明されていないが、同様のメカニズムで作用する可能性が高い。テーピングによる筋の動員という効果が特に注目された（Kuo & Huang 2013; Lumbroso et al. 2014）。脛骨内側ストレス症候群（O脚を助長させるような負荷）における骨負荷（Griebert et al. 2014）；持久系スポーツ選手のふくらはぎの痛み（Merino-Marban et al. 2014）；姿勢安定性（Semple et al. 2012）；機能的なタスクにおける疼痛スコア；（Pelosin et al. 2013）、および神経筋動員パターン（An et al. 2012）などがあるが、これらに限定されない。最終版以降、テーピングの効果をもたらす機序を理解する上で若干の進展が見られた。筋のラインに沿ったテーピングに特有の効果についての研究がなされた（Alexander et al. 2008; Kuo & Huang 2013）。有用な文献に基づくメカニズムに関する仮説がこの章で再考される。これらの概念は、実例となる症例における様々な状況に対するテーピングの適用のための臨床ガイドラインを伴う。

テーピングは、運動に関連する痛みを軽減するために、様々な方法で使用することができる。出現している運動パターンおよび疼痛メカニズムの徹底的な評価に基づいて、テーピングは、それ自体で有用な治療アプローチとして、または治療効果を維持する手段として使用することができる。これは、比較的短い時間である施術者と患者との接触を補うために、数時間または数日間持続する物理的効果を組織に与えるために使用することができる。テーピングは、痛みに過敏な筋膜および／または神経組織の負担を軽減することによって、疼痛軽減を目的として使用できる。テーピングはまた、特定された不完全な運動パターンに関連する痛みを軽減するために

間接的に使用することもできる（表11.1）。それらの効果は使用されるアプローチに応じて固有感覚的、機械的の両面を有している。これは、肩甲帯で容易に実証される。この領域は、特に以下の本文でテーピング手法を示すために使用されている。

直接法

縦断的な負荷軽減

痛みを伴う組織は、重力の影響または慢性的に増加した潜在的な筋緊張のため、緊張状態の習慣的な姿勢で出現する。組織を短縮位で支持することができる場合、テーピングが効果的に働くことが多い。これは有害な神経力学に関連する症状に対処する場合に特に有用である（図11.2）。緊張した組織の機械的および化学的作用によって、組織と絡み合う自由神経終末およびc線維終末器官が刺激されることが示唆される。これは、組織を短縮位に保持することで減少し、痛み刺激を軽減する（図11.3）。これをテーピングを施行する前に患者と一緒に確認することが重要である。

横断的な負荷軽減

横断的な負荷軽減アプローチは上記と同様の手段によって、またはより機械的な効果によってもたらされる筋膜組織に対して使用される。この技術は、外側上顆炎に伴う肘痛の軽減に有効であることが示されている（Vicenzino et al. 2003）。対象となる筋を効果的に長くし、抑制することがある（図11.4,11.11）、もしくは結合組織における自由神経終末の位置を変更する（図11.3）。

提唱された様々なテクニックは、上記の2つのアプローチを効果的に結びつけ、テーピングをした領域の組織に生じる負荷を軽減することができる（図11.5）。

間接的方法：肩関節を例に

正常な上肢機能は、肩甲帯を静的および動的に最適に調整された状態で配置する能力に依存する（Glousman et al. 1988 ; Kibler 1998）。

運動障害は、例えば肩甲胸郭関節では共通の病理に強く関連があることが示されている（Hebert et al. 2002; Ludewig & Cook 2000; Lukasiewicz et al. 1999; Michener et al. 2003）。

関節の安定性、最適な関節間の協調および筋機能を改善することを目的とする理学療法は、様々な肩関節症状の管理において臨床的に有効であることが示されている（Braun et al. 2013; Ginn et al. 1997）。固有受容器は肩甲骨運動の協調に関連する重要な要素であるが、病的で疲労している肩関節においては欠損していることが確認されている（Carpenter et al. 1998; Forwell Carnahan 1996; Voight et al. 1996; Warner et al. 1996）。これらの固有感覚障害を最小化または治療させることはリハビリテーションプログラムで必須の目標である（Lephart et al. 1997; Magee & Reid 1996）。

テーピングが肩甲帯周囲筋の筋動員パターンに影響するという根拠が曖昧であるにもかかわらず、肩甲骨の完全で痛みのない動きを回復させることを目的とした、患者別の統合治療アプローチの有用な補助としてテーピングは臨床的に使用されている（Ackermann et al. 2002; Alexander et al. 2003; Cools et al. 2002）。肩関節のテーピングは、その効果が実現するため、治療アプローチの一つとして必須であることは文献からも明白である。

運動ニューロンプールの興奮性に及ぼすテーピングの影響に関する初期の研究では、臨床経験と矛盾する生理学的効果が示されているが、筋骨格機能障害に対するテーピングの病態生理学的効果の探索については初期段階であるため、この研究からはテーピングの効果をほとんど見出すことができなかった（Alexander et al. 2003）。この研究は後に、運動ニューロンプール興奮性が剛性テープによって減少する可能性があることを示している（Alexander et al. 2008）が、ゆるく貼られたK-テープを除去した後に促通が認められる可能性があるとも言われている（Firth et al. 2010）。このメカニカルな研究は、下腿三頭筋のテーピングにより改善された姿勢制御を見出したSemple（2012）の発見と矛盾するようである。Merino-Marbanら（2014）はデュアスロン選手で下腿三頭筋部の痛みが減少したことを示し、Lumbroso（2014）は下腿三頭筋の力が増加したことを示した。

さらに、個人に相応しいテーピング調整が十分でないこと、およびテーピング手法に対する明確な論理的根拠が欠如していることが、一貫した効果の欠

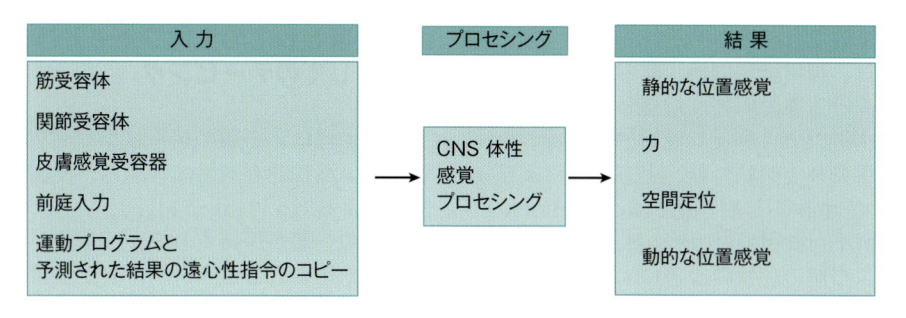

入 力	プロセシング	結 果
筋受容体 関節受容体 皮膚感覚受容器 前庭入力 運動プログラムと 予測された結果の遠心性指令のコピー	CNS 体性 感覚 プロセシング	静的な位置感覚 力 空間定位 動的な位置感覚

図11.2　固有受容器の概要。多くの末梢情報源からの入力は、予想される運動パターンと統合されて、中枢神経系からの指令が末梢に送られ、運動パラメータを制御する。

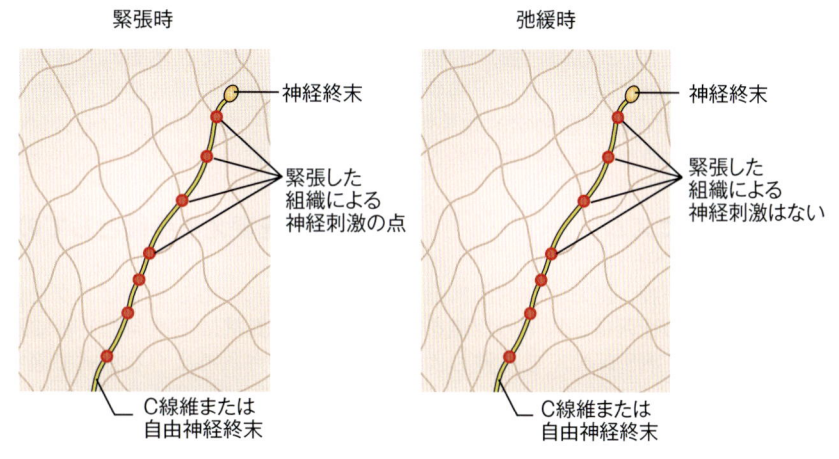

図11.3　組織にかなりの張力がかかり続けると、筋膜表面を多方向に貫通している自由神経終末が刺激される可能性がある。これらの組織を短縮させた位置で保持するテーピングは、運動に関連した症状を軽減させる。

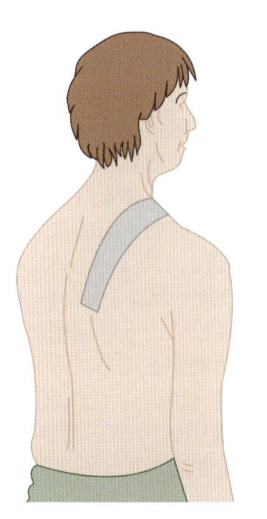

図11.4　上部僧帽筋の抑制。筋腹を越えた鎖骨より上の僧帽筋の前面から、およそ第7肋骨垂直線のレベルまで。一度、一部だけしっかりと下方向へ牽引して貼り付けるようにテープを貼る。

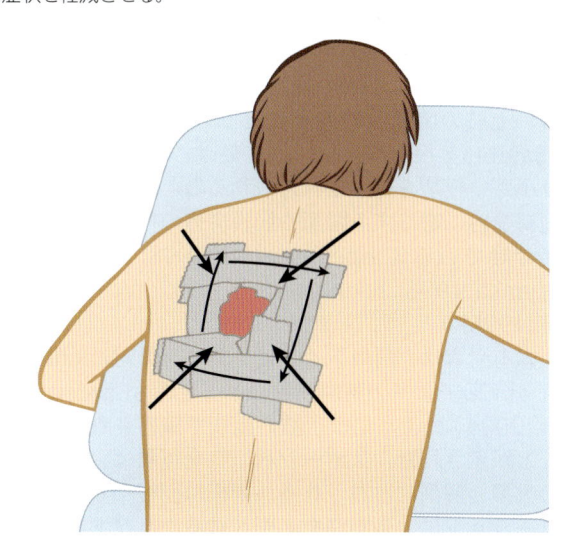

図11.5　胸椎上の皮膚は太い矢印が示すように中央に集められて、周囲の皮膚は細い矢印の方向にテープされる（テーピングガイドラインを参照）。

如につながっている可能性がある。

テーピングは、肩甲胸郭関節、肩甲上腕関節および肩鎖関節における運動障害に対処して特に有用である。最近の研究では、様々な種類の肩甲骨のテーピングが、肩甲骨挙上時に外転、上方回旋および後方傾斜を増大させることや（例えば、Shaheen et al. 2013; Van Herzeele et al. 2013）、ジスキネジアの解消および肩の症状の改善により正常な運動が可能になったことを示している（Worsley et al. 2013）。さらに、肩峰上腕骨距離は、前の版で説明したが、2013年にLuque-SuarezによるKテープを使用して評価した単純なテーピング手順によって増加させることができる。痛みへの影響は短期的な傾向があり（Thelen et al. 2008）、臨床的根拠は動的機能を回復させることにある。肩峰上腕骨距離および肩甲骨の回転に示される運動学的効果は、肩峰下インピンジメントを改善する可能性がある。

考えられる生理的メカニズム

（Jerosch &, Prymka 1996）。

本質的に、皮膚、筋、筋膜、腱および関節構造における機械的受容器からの情報は、以下の認識を許可するために、すべてのCNSレベルで視覚および前庭入力と統合される。

- 位置覚（静的）
- 運動覚（動的）
- 力の検出

固有受容感覚は、力学的連鎖の複雑さ，骨性安定性の相対的な不足や遂行される作業の精度のため、上肢の関節間の協調にとって特に重要である（Sainburg et al. 1993）。文献は、皮膚入力がより小さい役割を持つと考えられるのと同時に肩甲帯固有受容に寄与する関節や筋膜構造の役割に焦点を合わせている（Carpenter et al. 1998; Jerosch & Prymka 1996; Lephart et al. 1997; Warner et al. 1996）。

固有受容は、肩峰下インピンジメント（Machner et al. 2003）や上腕関節窩の不安定性（Barden et al. 2004）のように、上肢の症状で障害されていることが示された。スポーツへの完全復帰は、これらの欠損の解消に左右される。術後の回復やリハビリテーションに、長期間を必要とすることがある一方で、圧縮刺激はトリ皮膚性の固有受容のフィードバックが増加することによって、肩の症状が即座に改善することがある（Potzl ,Ulkar et al. 2004）。

固有受容としての生体フィードバックの形状としてのテーピング

固有受容による肩のテーピングが有効であるかもしれない潜在的なメカニズムは、皮膚からの入力の増大による（図11.5 ～ 11.7）。

身体の一部が保持されるか、望ましい方向または平面で動かされるとき、テーピングはほとんどあるいはまったく緊張がかからない。したがって、これらの制限（範囲）外で動きが起こるとき、組織にはより大きな張力が加わる。この張力は意識的に感知され、患者は運動パターンを修正する力として作用する。多くの時間をかけ、十分に反復しフィードバックされることで、示された運動における習熟した運動エングラムの構成要素となりうる。

したがって、このプロセスは、皮膚性に媒介された固有受容の生体フィードバックを表す。

筋機能を変える手段としてのテーピング

機械的に、もしテーピングを慢性的に、自己抑制された（異常に不活発な）筋において、短縮した位置に保持されるような様式で適用すると（図11.8）、長さ― 張力曲線は左に偏住し、可動域の初めで、架橋におけるアクチン―ミオシンの重なりが最適化されることにより、より大きな張力を発生させる（図11.9）。

同様に、もしテーピングが比較的短く、活動しやすいように筋が伸長した位置に保持されるような様式で適用される場合には、長さ― 張力曲線は右に偏住し、そして、筋肉が働くために必要な可動範囲内のポイントでは、連結橋サイクル間のアクチン―ミオシンの重なりを大きく減少させることにより発生される力はより小さくなる（図11.4）。

上部僧帽筋活動を抑制するのに用いられるテーピングの方法は（図11.4のような）、パイロット研究で調査され（O'Donovan 1997）、そして、下部僧帽筋の上昇に関係して、上部僧帽筋活動の程度において有意な抑制効果があることが示された（Morin et al. 1997）。Alexander（2003）もまた、たとえ適切な肢位での肩甲骨のテーピングでも、H-反射潜在性と振幅（広さ）によって、下部僧帽筋の抑制を示した。

テープを使用するとすぐに、抑制は示される。特に変化した運動パターンを促進して、リハビリテーション過程の早期において、肩甲帯のテーピングの

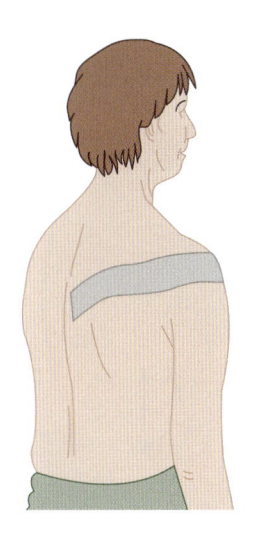 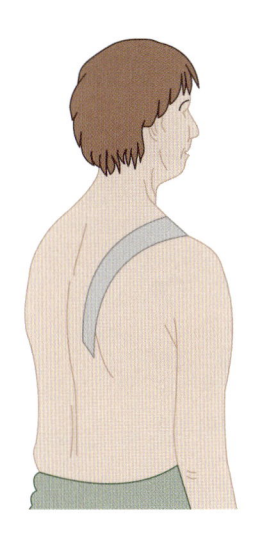 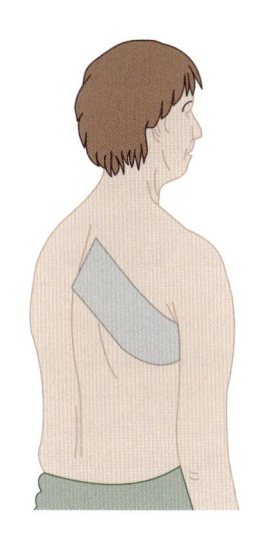

図11.6 肩のリトラクション（引き込み）：肩峰下レベルで三角筋周囲の肩の前面（関節線まで2cm内側）から、正中線を越えずT6の範囲まで。テープがリトラクション（後傾）させるように牽引する。

図11.7 リトラクション（引き込み）／上方回旋。烏口突起の下の肩前面から下位胸椎（T10）の範囲まで。テープは初め上方に牽引し、それからテープが正中線を越えてくるように戻す。

図11.8 前鋸筋の促進と下角外転：肩甲骨辺縁の2cm内側から、腋窩中央線まで至り肋骨線上に続く。4つの1/3ずつ重なり合う片は、起始部または皮膚を同時に束ね付着部に引っ張られるよう作用させる。

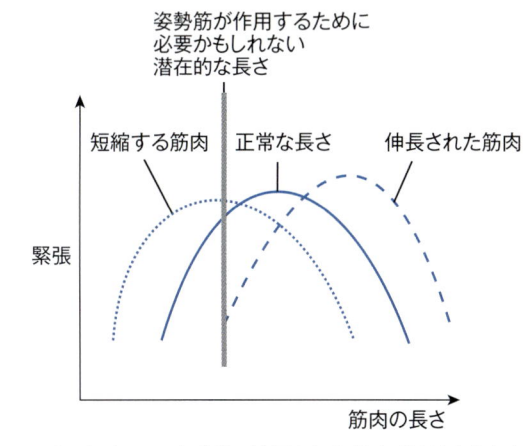

図11.9 長さ—張力曲線。伸長された筋肉がより大きな力を発生させることができるが、姿勢筋は頻繁に、可動範囲内で短縮し、最大の力を発生させる事を求められる。

臨床効果は、有意であり即時的である。最近の研究では、電気筋運動記録にきわめて重要である2つのテープを適用する中で、牽引が関係していることが示され、そして効果的なテーピング応用においては機械的体位変化が観察された（Brown 1999）。しかし、上記の研究結果による機序、そして応用でみられる臨床効果は、更なる調査に値する。

テーピングガイドライン：肩関節を例として

最善の効果を保証するためにテーピングの目的について明確にすることが重要である。

- 肩の場合、習慣的な安静位で評価され、位置そして運動の異常は、症状に関与している。
- 皮膚の皮脂と体毛を除去する。
- 肩は施術者のガイダンスにより患者によって能動的に、または、もし患者が望ましい位置を維持することができないなら他動的に、望ましい位置に配置される。
- 低刺激性のメッシュテープ（例えばMefix, Molnlycke, Sweden）は、緊張をかけずに使用される。
- 加えて強力なzinc oxideテープ（Strappal, SmithとNephew, 英国）が使用される。
- 必要に応じてさらなるテープが使用されることがある。

227

Box11.1　病歴：直接的な縦断的負荷軽減

　長距離の飛行機旅行でぎこちなく眠ることによって既存の腰痛が悪化し、急性の関節円板に起因する腰痛と下肢の坐骨神経痛を呈した34歳女性。

　この症状が増悪しないよう側臥位で診察しなければならない程、重症で過敏な状態だった。

　重要だと思われる徴候は、下肢伸展挙上20°で常に脚と背部の疼痛症状が再現されることであった。

　徒手療法に関連して、坐骨神経の腓骨枝に沿った縦断的な負荷軽減のためのテーピングを使用することで、症状が軽減されSLRにおいて痛みなく可動域を45°に増大することができた。

　このように評価を行う間、組織の負荷を軽減させるようにすることで疼痛の軽減と可動範囲増大に効果がである事が示された。

　痛みが著しく減少したことによって、より正常に近い状態で歩くことができた。

　V型のテープは腓骨（腓骨頭）を基準として大腿後面の下2/3と大腿後面の一番上に配置された。これらは、定まった順序で適用された。興味深いことに、初めのテープを反対にすると効果がなかった（図11.10）。

　このテーピングは、自身の処置で最初の2週間の間ずっと使用され、それまでには、かなり良くなって彼女の治療を中止することができた。

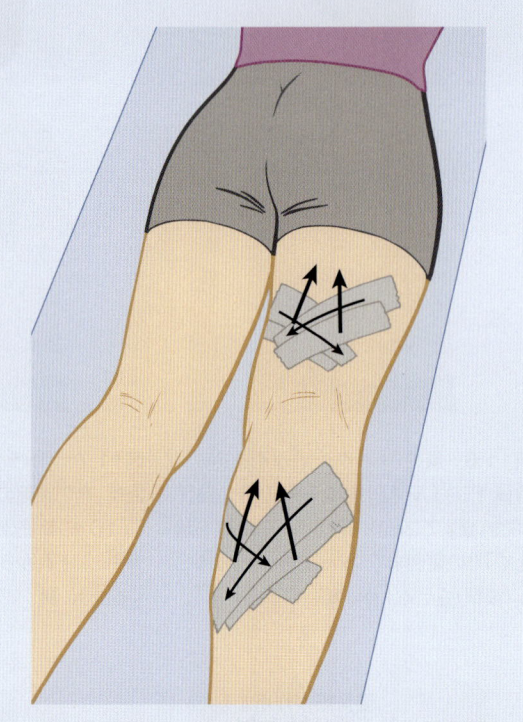

図11.10　坐骨神経上の組織は、太い矢印の方向に優位に負荷軽減され、そして皮膚は細い矢印の方向へテープされる（テーピングガイドラインを参照）。

Box11.2　病歴：直接的な縦断的負荷軽減

　レクリエーションでのラケット・スポーツ選手は、橈骨神経伸展テスト陽性と下部頸部椎間関節のこわばりと同様に、明白な局所軟部組織区画で、肘の側面に疼痛を呈した。

　共通の伸筋の筋肉と短橈側手根伸筋の静的な抵抗の収縮（SRC）は、特に同じであった（図11.11）。

　処置の一部として、横方向に貼られたテープは、SRCから症状の即時の減少として共通の伸筋に適用された。そして、疼痛が減少し握力が改善された。

　「エアキャスト」といわれる外側上顆装具と同様に使用され、類似の効果として使用するこの処置が彼女のスポーツへの復帰まで施工された。

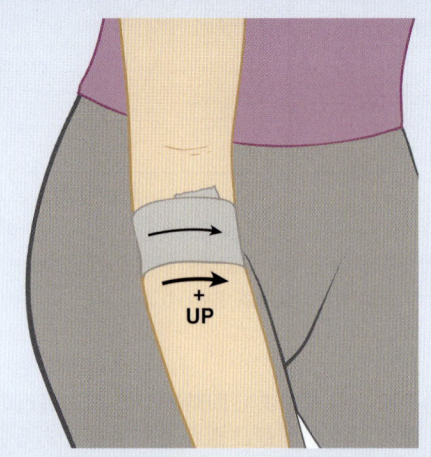

図11.11　一般的な伸筋側の上にある皮膚や筋組織は、太い矢印の方向へ内側に持ち上げられて引っ張られ、テーピングされた皮膚は細い矢印の方向へ引っ張られる（テーピングガイドラインを参照）。

Box11.3　病歴：肩部痛

この症例は、過剰な共同運動と拮抗筋の抑制と不活発な共同運動の促通の詳細な例である。

33歳のクリケット選手は、突発的に発症したが、特に球を転がす時や投げる時に起こる持続的で進行性の肩の痛みを訴えた。彼は前シーズンの終わり頃にも痛みが発症したが、その痛みはプレーに支障がなく、シーズン後も持続しなかった。

彼は今シーズンの始まりから問題を経験していた。それは、もはや転がしたりオーバーハンドで投げることができないほど進行し、日常生活活動にも支障をきたし、試合中も持続している痛みである。

評価は以下の通りで、明確なインピンジメント所見を示した。
- 肩の前面の局在的な痛み
- 著明な肩甲骨のプロトラクションと傾斜に関連した挙上の範囲の中間での有痛弧、そしてゆっくりと中心を外れた挙上が目立つ。
- 胸椎伸展と回旋の全体的な損失はT5±T7に集中する。
- empty-canテスト（腕の内側への回転に対する外転の静的な抵抗収縮をして、肩甲骨面で外転90°に保つ）（Magee及びReid 1996)陽性
- 上腕関節窩の副次的な関節のすべりの全体的な制限
- 運動学的な内旋テストでの肩甲骨胸部の相対的な柔軟性による内旋制限
- 外転と外旋の弱い静的な抵抗で痛みが出現

- 患者が仰臥位で烏口突起を介して前後方向に穏やかな圧力をかけ肩甲帯が支持面に下がることができないことによって証明された堅く過敏性の小胸筋は、適用された。

最初の治療計画は以下の通り作成：前面で利用できる胸椎の伸展を増加させるための胸部マニピュレーション（HVLAスラスト）；トリガーポイントトリートメントを用いて胸筋を伸長して、能動的な肩甲骨の傾きを減少させる特定の軟部組織モビライゼーション；氷による局所軟部組織の消炎；そして肩甲骨の設定−まず最初に動的な運動に組み込まれる時以外のニュートラルな状態。

彼は挙上の間に肩甲骨を傾けるのが極端に遅延したため、上方回旋とリトラクションを強調するように決められた。

肩甲骨の設定（症例11.4）は患者が修得することが困難であると判明したため、肩にテーピングを行った（図11.5、11.7）。

これは肩甲骨を固定することによる患者の能力の即時改善に帰結し、そして改善された肩甲上腕リズムは有痛弧症状の著しい減少と関連していた。

テーピングは、彼の治療およびリハビリテーションが、機能的な活動における肩甲骨の動きと十分なコントロールを獲得し、そしてスポーツ活動をいくらか再開し始めるまでに至る3週間適用された。

Box11.4　肩甲骨の調整

肩甲骨の調整は"関節窩の位置を最適化するような、そして、肩甲上腕関節の運動性と安定性を可能にする肩甲骨の位置の動的な配置"と定義された（Mottram 1997）。

患者が望ましい様式での運動を、能動的に制御することを学ぶまで、または、それを着用してない時でも、症状に対する効果が持続されるまで、テーピングは続けられる。

肩甲骨の過剰な傾斜を持つ患者の管理で、テーピングがどのように使われるかの例は、Box 11.3の症例で示される。下制した肩甲骨を挙上させ、外傷性の不安定な肩鎖関節を安定させるために、テーピングがどのように使われるかの例は、Box 11.5の症例で示される。症例の経過は、他の様式や方法と組み合わせても、あるいは独立しても使うことができる、テーピング技術の適用範囲を示すために、慎重に選ばれた。

皮膚反応

もし患者が皮膚反応を表す場合、アレルギー反応、汗疹もしくは、テープが1つの領域にあまりに多くの緊張が集中している可能性がある。緊張の集中は、通常肩の前面あたりで起こる。

汗疹は、テープ下の領域に限局される傾向があるが

すぐに落ち着く。アレルギー反応はより刺激が大きく広範囲にわたり、再度適応することは、免疫感作のため、より重篤な反応につながることもあるため、かなり注意して治療されなければならない。

肩甲上腕部の機能

肩甲上腕関節は、肩鎖関節を経て鎖骨支柱から内側に向けられた力の関係で一定の安定性を得る。これは主に肩甲骨軸の筋膜構造によって生み出され、制御され、そして制限された平行と回転運動の大きな範囲の振幅を許す（Kibler 1998）。

胸部— 肩甲上腕リズムが不十分なとき、関節窩は傾斜や回旋を伴い、下方へ回旋するため、インピンジメントを起こす可能性がある（Ludewig & Cook 2000; Lukasiewicz et al. 1999）。不利な肩甲骨のポジショニングから生じる関節窩の前方傾斜は、有意な潜在的不安定性リスクとして考えられる（Kibler 1998）（Box 11.6）。

肩甲上腕関節は、関節包— 靭帯構造により提供される受動的な安定性と、回旋筋腱板により提供される動的な安定性に強く依存する（Glousman et al. 1988; Harryman et al. 1990, 1992; Payne et al. 1997; Terry et al. 1991）。この安定性は、健全な固有受容器に決定的に依存している（Nyland et al. 1998）。外傷または反復した不利な運動パターンによる崩壊は、インピンジメントか不安定性を伴う（Barden et al. 2005; Machner et al. 2003）。

結 論

複雑な神経筋骨格機能障害や病理および疼痛症候群の処置には、個々の評価に基づく多面的なアプローチが必要である。痛みを軽減し、可動性を高め、協調運動を改善し、改善するために用いられる戦略は、固有受容および機械的手段により、組織の負荷を軽減する、または運動パターンを改善するために使用されるテーピングの使用によって、増強されるであろう。このアプローチのエビデンスは、メカニズム（機序）と効果の知見、両面で拡大している。

テーピングは、患者— 施術者の接触を越えて、治療的な刺激の持続期間を延長するという特別な利点を有するので、特に役立つ補助的治療手段である。変化した運動反復、そして長い期間の経験は、確立した運動エングラムを変えて、確立した抑制または痛みの提示の作用に打ち勝つ際に欠かせない。

Box11.5　病歴：肩損傷

この症例は、最適な関節内協調の足動促進ならびに静的姿勢または動作間の関節アライメントの直接的最適化の詳細な例である。23歳のラグビー選手が、肩のpointer（肩峰への粗悪な打撃を引き起こす肩の先端上への落下）を、そして結果として2週間後、肩鎖関節捻挫を生じた。

評価は、鎖骨の外側1/3の付着部で上部僧帽筋スパズムを強調する関節処置を行うことにより出現した。

運動の範囲は著しく低下し、患者はどんな動きでも悪化する恒常的な痛みを訴えた。彼はまだスリング（三角巾）を使用していた。

結果として肩鎖関節の痛みを生じるように強調した処置で、肩甲骨は下方回旋、下制した位置に示された。

したがって、初期治療は部分的に成功した大きな振幅の関節モビライゼーションと干渉波療法を使用して安静時関節痛を減少させる方針とした。

安静時の痛みと運動での痛みの影響をさらに低下させるために、上部僧帽筋活動を減少させて、肩甲骨の上方回旋と挙上を促進することによって関節の左右対称を改善することが必要であった。

これにはテーピングが使用され（図11.12、11.13）、上部僧帽筋への軟部組織テクニック（トリガーポイントのマッサージと特定の軟部組織モビライゼーション）で補われた（図11.4、11.6、11.12、11.13を参照）。

即時に左右対称となり痛みのないROMが明らかに増加を示した。彼はスリング（三角巾）を除くことができた。テーピングは彼が肩甲骨を能動的に自立して調整することができるまで、治療に不可欠であった。

Box11.5　続き

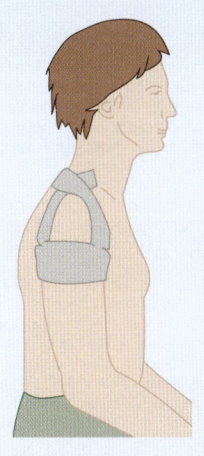

図11.12　肩甲帯の挙上。以下の順序でテープを使用する：
(1)アンカー・ストリップは三角筋粗面のレベルで貼布。そして、腕の周径3分の2を囲む 。(2)挙上のストリップは、腕の後方/三角筋から頸部下の前外側面まで貼付 (3) 挙上の小片は、腕の前方/三角筋から頸部したの後外側面まで貼付。 (4) テープ1の上に固定ストリップ 。

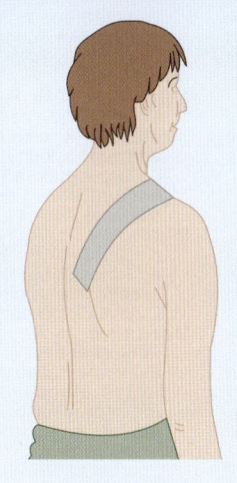

図11.13　AC関節配置転換；鎖骨の末梢上の烏口突起から垂直に第6肋骨のレベルにテープを貼付。尾部を貼る直前に下方に牽引する。
挙上のテーピングにおいて効果があった後にのみ使用する(図11.12)。

Box11.6　下方回旋と傾斜

　下方回旋は、肩甲棘側面の近位端が肩甲棘側面の長さの3分の1にある軸のまわりで起こる。傾斜は、烏口突起が下制し、下角が胸壁から突出し、肩甲骨内側縁が胸壁から挙上して内側面が翼状になる運動である。

本 章
　「負荷を軽減させる/キネシオテーピング」使用の詳細を述べた。

次 章
　動物の治療におけるポジショナルリリーステクニックの応用を述べる。

References

Ackermann, B., Adams, R., Marshall, E., 2002. The effect of scapula taping on electromyographic activity and musical performance in professional violinists. Australian Journal of Physiotherapy 48, 197–203.

Alexander, C., Stynes, S., Thomas, A., et al., 2003. Does tape facilitate or inhibit the lower fibres of trapezius? Manual Therapy 8, 37–41.

Alexander, C.M., McMullan, M., Harrison, P.J., 2008. What is the effect of taping along or across a muscle on motoneurone excitability? A study using triceps surae. Manual Therapy 13, 57–62.

An, H.M., Miller, C.G., McElveen, M., et al., 2012. The effect of kinesio tape® on lower extremity functional movement screen™ scores. International Journal of Exercise Science 5, 196–204.

Barden, J.M., Balyk, R., Raso, V., et al., 2005. Atypical shoulder muscle activation in multidirectional instability. Clinical Neurophysiology 116, 1846–1857.

Barden, J.M., Balyk, R., Raso, V.J., et al., 2004. Dynamic upper limb proprioception in multidirectional shoulder instability. Clinical Orthopaedics and Related Research 420, 181–189.

Barton, C., Balachandar, V., Lack, S., et al., 2014. Patellar taping for patellofemoral pain: a systematic review and meta-analysis to evaluate clinical outcomes and biomechanical mechanisms. British Journal of Sports Medicine 48, 417–424.

Braun, C., Bularczyk, M., Heintsch, J., et al., 2013. Manual therapy and exercises for shoulder impingement revisited. Physical Therapy Reviews 18, 263–284.

Brown, L., 1999. The Effect of Taping the Glenohumeral Joint on Scapulohumeral Resting Position and Trapezius Activity During Abduction. Unpublished MSc Thesis. University College London.

Carpenter, J.E., Blasier, R.B., Pellizzon, G., 1998. The effects of muscle fatigue on shoulder joint position sense. American Journal of Sports Medicine 26, 262–265.

Cools, A., Witvrouw, E., Danneels, L., et al., 2002. Does taping influence electromyographic muscle activity in the scapular rotators in healthy shoulders? Manual Therapy 7, 154–162.

Forwell, L.A., Carnahan, H., 1996. Proprioception during manual aiming in individuals with shoulder instability and controls. Journal of Orthopaedic and Sports Physical Therapy 23, 111–119.

Firth, B.L., Dingley, P., Davies, E.R., et al., 2010. The effect of kinesiotape on function, pain, and motoneuronal excitability in healthy people and people with Achilles tendinopathy. Clinical Journal of Sport Medicine 20, 416–421.

Ginn, K.A., Herbert, R.D., Khouw, W., et al., 1997. A randomized, controlled clinical trial of a treatment for shoulder pain. Physical Therapy 77, 802–809.

Glousman, R., Jobe, F., Tibone, J., et al., 1988. Dynamic electromyographic analysis of the throwing shoulder with glenohumeral instability. Journal of Bone and Joint Surgery 70, 220–226.

Griebert, M.C., Needle, A.R., McConnell, J., et al., 2014. Lower-leg Kinesio tape reduces rate of loading in participants with medial tibial stress syndrome.

Physical Therapy in Sport [Epub ahead of print].

Harryman, D.T. 2nd, Sidles, J.A., Clark, J.M., et al., 1990. Translation of the humeral head on the glenoid with passive glenohumeral motion. Journal of Bone and Joint Surgery. American Volume 72, 1334–1343.

Harryman, D.T. 2nd, Sidles, J.A., Harris, S.L., et al., 1992. The role of the rotator interval capsule in passive motion and stability of the shoulder. Journal of Bone and Joint Surgery. American Volume 74, 53–66.

Hébert, L.J., Moffet, H., McFadyen, B.J., et al., 2002. Scapular behavior in shoulder impingement syndrome. Archives of Physical Medicine and Rehabilitation 83, 60–69.

Jerosch, J., Prymka, M., 1996. Proprioception and joint stability. Knee Surgery, Sports Traumatology, Arthroscopy 4, 171–179.

Kalron, A., Bar-Sela, S., 2013. A systematic review, of the effectiveness of Kinesio Taping® – Fact or fashion? European Journal of Physical and Rehabilitation Medicine 49, 699–709.

Kibler, W.B., 1998. The role of the scapula in athletic shoulder function. American Journal of Sports Medicine 26, 325–337.

Kuo, Y.L., Huang, Y.C., 2013. Effects of the application direction of kinesio taping on isometric muscle strength of the wrist and fingers of healthy adults – a pilot study. Journal of Physical Therapy Science 25, 287–291.

Lephart, S.M., Pincivero, D.M., Giraldo, J.L., et al., 1997. The role of proprioception in the management and rehabilitation of athletic injuries. American Journal of Sports Medicine 25, 130–137.

Ludewig, P.M., Cook, T.M., 2000. Alterations in shoulder kinematics and associated muscle activity in people with symptoms of shoulder impingement. Physical Therapy 80, 276–291.

Lukasiewicz, A.C., McClure, P., Michener, L., et al., 1999. Comparison of 3-dimensional scapular position and orientation between subjects with and without shoulder impingement. Journal of Orthopaedic and Sports Physical Therapy 29, 574–586.

Lumbroso, D., Ziv, E., Vered, E., et al., 2014. The effect of kinesio tape application on hamstring and gastrocnemius muscles in healthy young adults. Journal of Bodywork and Movement Therapies 18, 130–138.

Luque-Suarez, A., Navarro-Ledesma, S., Petocz, P., et al., 2013. Short term effects of kinesiotaping on acromiohumeral distance in asymptomatic subjects: a randomised controlled trial. Manual Therapy 18, 573–577.

Machner, A., Merk, H., Becker, R., et al., 2003. Kinesthetic sense of the shoulder in patients with impingement syndrome. Acta Orthopaedica 74, 85–88.

Magee, D., Reid, D., 1996. Shoulder injuries. In: Zachazewski, J.E., Magee, D.J.Quillen, W.S. (Eds.), Athletic Injuries and Rehabilitation. Saunders, Philadelphia, PA, pp. 509–539.

Merino-Marban, R., Fernandez-Rodriguez, E., Mayorga-Vega, D., 2014. The effect of kinesio taping on calf pain and extensibility immediately after its application and after a duathlon competition. Research in Sports Medicine 22, 1–11.

Michener, L.A., McClure, P.W., Karduna, A.R., 2003. Anatomical and biomechanical mechanisms of subacromial impingement syndrome. Clinical Biomechanics 18, 369–379.

Montalvo, A.M., Buckley, W.E., Sebastianelli, W., et al., 2013. An evidence-based practice approach to the efficacy of kinesio taping for improving pain and quadriceps performance in physically-active patellofemoral pain syndrome patients. Journal of Novel Physiotherapies 3, 151.

Morin, G.E., Tiberio, D., Austin, G., 1997. The effect of upper trapezius taping on electromyographic activity in the upper and middle trapezius region. Journal of Sport Rehabilitation 6, 309–318.

Morris, D., Jones, D., Ryan, H., et al., 2013. The clinical effects of Kinesio® Tex taping: a systematic review. Physiotherapy Theory and Practice 29, 259–270.

Mostafavifar, M., Wertz, J., Borchers, J., 2012. A systematic review of the effectiveness of kinesio taping for musculoskeletal injury. Physician and Sports Medicine 40, 33–40.

Mottram, S., 1997. Dynamic stability of the scapula. Manual Therapy 2, 123–131.

Nyland, J.A., Caborn, D.N., Johnson, D.L., 1998. The human glenohumeral joint. A proprioceptive and stability alliance. Knee Surgery, Sports Traumatology, Arthroscopy 6, 50–61.

O'Donovan, N., 1997. Evaluation of the Effect of Inhibitory Taping on EMG Activity in Upper and Lower Trapezius During Concentric Isokinetic Elevation of the Upper Limb. Unpublished MSc Thesis. University College London.

Payne, L.Z., Deng, X.H., Craig, E.V., et al., 1997. The combined dynamic and static contributions to subacromial impingement. A biomechanical analysis. American Journal of Sports Medicine 25, 801–808.

Pelosin, E., Avanzino, L., Marchese, R., et al., 2013. Kinesiotaping reduces pain and modulates sensory function in patients with focal dystonia: a randomized crossover pilot study. Neurorehabilitation and Neural Repair 27, 722–731.

Pötzl, W., Thorwesten, L., Götze, C., et al., 2004. Proprioception of the shoulder joint after surgical repair for instability: a long-term follow-up study. American Journal of Sports Medicine 32, 425–430.

Sainburg, R.L., Poizner, H., Ghez, C., 1993. Loss of proprioception produces deficits in interjoint coordination. Journal of Neurophysiology 70, 2136–2147.

Semple, S., Esterhuysen, C., Grace, J., 2012. The effects of kinesio ankle taping on postural stability in semiprofessional rugby union players. Journal of Physical Therapy Science 24, 1239–1242.

Shaheen, A.F., Villa, C., Lee, Y.N., et al., 2013. Scapular taping alters kinematics in asymptomatic subjects. Journal of Electromyography and Kinesiology 23, 326–333.

Taylor, R.L., O'Brien, L., Brown, T., 2014. A scoping review of the use of elastic therapeutic tape for neck or upper extremity conditions. Journal of Hand Therapy 27, 235–246.

Terry, G.C., Hammon, D., France, P., et al., 1991. The stabilizing function of passive shoulder restraints. American Journal of Sports Medicine 19, 26–34.

Thelen, M.D., Dauber, J.A., Stoneman, P.D., 2008. The clinical efficacy of kinesio tape for shoulder pain: a randomized, double-blinded, clinical trial. Journal of Orthopaedic and Sports Physical Therapy 38, 389.

Ulkar, B., Kunduracioglu, B., Cetin, C., et al., 2004. Effect of positioning and bracing on passive position sense of shoulder joint. British Journal of Sports Medicine 38, 549–552.

Van Herzeele, M., Van Cingel, R., Maenhout, A., et al., 2013. Does the Application of Kinesiotape Change Scapular Kinematics in Healthy Female Handball Players? International Journal of Sports Medicine 34, 950–955.

Vicenzino, B., Brooksbank, J., Minto, J., et al., 2003. Initial effects of elbow taping on pain-free grip strength and pressure pain threshold. Journal of Orthopaedic and Sports Physical Therapy 33, 400–407.

Voight, M.L., Hardin, J.A., Blackburn, T.A., et al., 1996. The effects of muscle fatigue on and the relationship of arm dominance to shoulder proprioception. Journal of Orthopaedic and Sports Physical Therapy 23, 348–352.

Warner, J.J., Lephart, S., Fu, F., 1996. Role of proprioception in pathoetiology of shoulder instability. Clinical Orthopaedics and Related Research 330, 35–39.

Williams, S., Whatman, C., Hume, P.A., et al., 2012. Kinesio taping in treatment and prevention of sports injuries a meta-analysis of the evidence for its effectiveness. Sports Medicine 42, 153–164.

Worsley, P., Warner, M., Mottram, S., et al., 2013. Motor control retraining exercises for shoulder impingement: effects on function, muscle activation, and biomechanics in young adults. Journal of Shoulder and Elbow Surgery 22, e11–e19

動物の治療へのポジショナルテクニックの適用

Julia Brooks and †Anthony G. Pusey　ジュリア・ブルックス、故アンソニー・G・ピュージー

序論

　筋骨格系医学の伝説の1つは、人が背中の痛みに特に影響されやすいということである。人は、四つ足動物のために設計された身体構造を変更して、後ろ足で立ち上がったために、背中の痛みが起こったというものである。しかし、脊椎と関連する身体構造に問題を持つ動物を診察している獣医師と話すことで、この解釈は、正しくないことがわかる（図12.1）（JefFcott 1979）。

　よく考えてみれば、これは驚くに足らない。重力によって身体を損傷する潜在的可能性は、人類と動物がともに直面する一般によくあるストレッサー（ストレスを引き起こす刺激）である。動物は、人間とかかわることで、食事が変化したり、特別な訓練、不自然な繁殖プログラムに従属することで、さらなる合併症を示す可能性がある。

　動物と一緒に働いている人々は、言語による直接的なコミュニケーションなしで動物を診断するという臨床的チャレンジを行わなければならない。例えば、獣医師は、特別な検査（画像診断と血液検査）の臨床専門知識を使って、病状を確認する。

　しかし、獣医師は、明らかに不快感と機能障害があるにもかかわらず、病状が特定できない症例に直面する場合がある。そのような症例は、明らかな病状というよりは、むしろ、生理的状態が変化した結果である可能性がある (Williams 1997)。オステオパシーは、末梢神経系と中枢神経系の統合で起こりうる障害に関する身体的治療と共に、機能障害の領域を確認する観察と触診技術を使用して、別の方法でそのような問題に対処する。

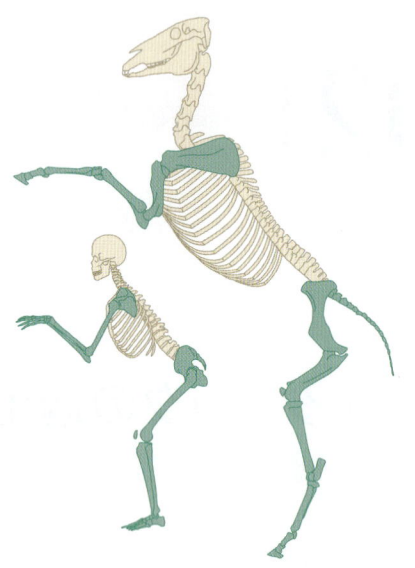

図12.1 動物と人類は、構造的に類似している。

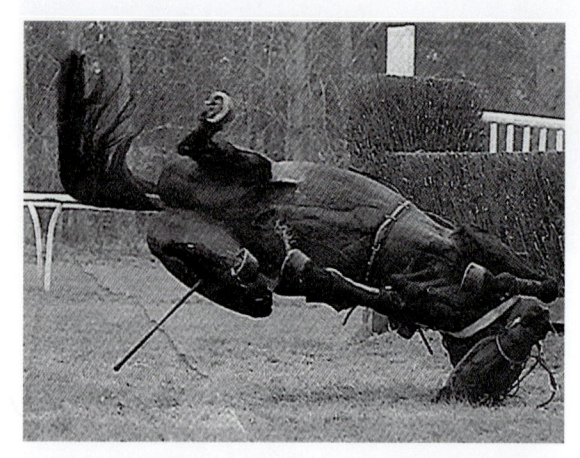

図12.2 馬は、脊椎全体に影響をおよぼす圧縮回転損傷を負う可能性がある(Ed Byrneから許可を得て掲載)。

動物の治療の歴史

　動物に対するオステオパシーの開始時期は、個々人のテクニックを用いた孤立した活動によって特徴づけられる。1970年代には、レスタシャーのArthur Smith は、腰痛治療に秀でた獣医師に勧められて、全身麻酔下における馬の治療アプローチを創始した。その他に、自分の馬に最高の成績を期待している競走馬トレーナーは、例えばエプソムの Gregg Currie のようなオステオパスを雇用した。そして、農村地帯で働いているオステオパスは、地元の農民に雇用について打診された。最近では、SIG（この研究領域に関心を持つ団体）が、情報を広めるために公の会場を提供した。そして、大学院生の正式な研究はこの場所を利用できる。

　現在では、英国のオステオパスは、筋骨格問題に新たなアプローチを提供することを望む多くの先見の明がある獣医師達と一緒に働いている。そして、それらのサービスは、例えば英国王室騎兵隊や動物園などの組織におよんでいる。

損傷のメカニズム

　損傷の原因は、多岐におよび変化に富んでいる。馬は半トンある体重で地面に時速30マイルの速さで落下する可能性がある（図12.2）。

　また、老犬は、子犬と遊ぶことによってその若く元気だった頃を思い出し、動きすぎて損傷する可能性がある。ネコは都合の悪い瞬間に道筋を渡ろうとして事故にあう可能性がある。また、フクロウが狩りをするために夜に低く飛ぶとき、自動車のアンテナに強打するかもしれない。このような動物たちは、いずれも、彼らが感じているものを言葉で伝えることができない。しかし、損傷の病態生理学的影響は筋骨格損傷の性質を確認する手段を提供する。

損傷の神経生理学的影響

　これらの影響は広範囲にわたるが、損傷の部位で、末梢神経系の反応 (Bevan 1999) と中枢神経系の反応 (Doubell et al.1999) に便宜上分けられる。

末梢神経系の反応

　損傷は、局所組織の変化であり、炎症、疼痛、熱、紅斑と腫脹などの典型的な徴候を示す。この損傷部位は、通常、その上に直接的な圧力を加えて疼痛反応を誘発することと、腫脹と温度の増加を感じることによって臨床的に正しく容易に確認できる。この時点で、動物は適切な抗炎症剤を用いた治療を受けるだろう。しかし、損傷は侵害受容系の小さい神経線維も刺激する。そして、それは脊髄後角に警告信

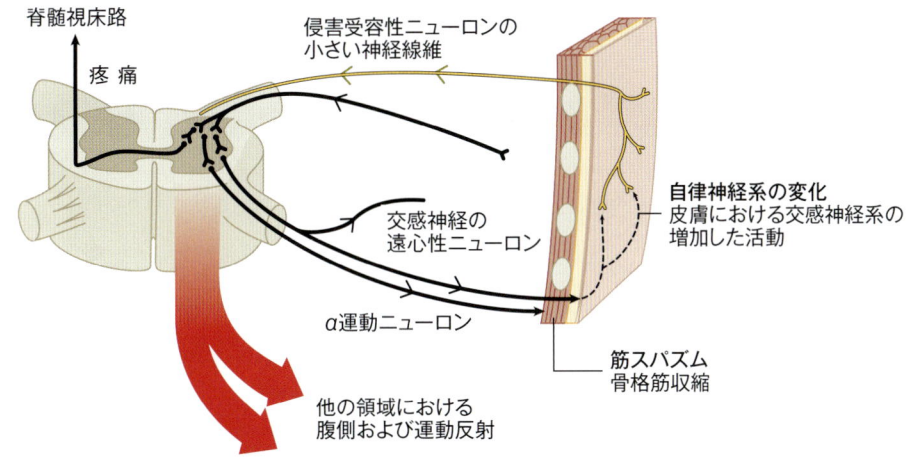

図12.3 損傷に対する神経生理学的反応

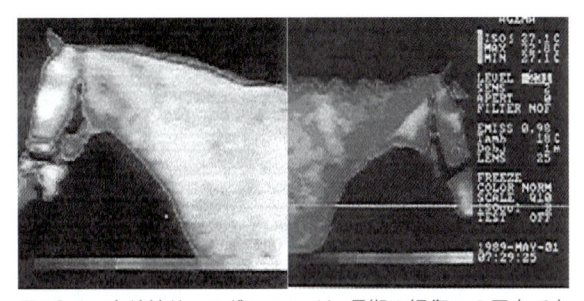

図12.4 赤外線サーモグラフィーは、長期の損傷への反応で表面の血流の減少を示している。
正常な頸部(左)と上部の頸部機能障害(右)。
注:体温カラースケールは、より低い温度の左からより高い温度の右になっている。 間隔は、0.6℃である (Colies et al. 1994)。

号を送る。ここでは、神経線維は脊髄ネットワークの中で樹状分枝し、多数の相互接続を形成する。そのために、最初に選択される薬物治療に反応せず、中枢神経系のネットワークの変化が生じる可能性がある。例えばオステオパシーのような身体的な治療が選択される (Colies & Pusey 2003)。

中枢神経系の反応

刺激が脊髄に達して、それが充分な強度である場合、疼痛として認識され脳に伝達される。それは同時に、前角の運動ニューロンに相互接続して、筋緊張を増加させる (He et al. 1988)。そして、側角を経て、交感神経系活動を増加させ、皮膚表面から筋

まで血液を動かす (図12.3, 12.4) (Sato Schmidt 1973)。

短期的には、損傷部位への更なる損傷を防止することによる保護的機能がある。しかし、長期的な影響として、最初の損傷が回復したあとで、疼痛回路がそれらの活動を維持する異常なパターンの神経学的足跡を残す場合がある (Patterson & Wurster 1997)。この異常なパターンを保持することによって、多くの望ましくない影響がある。1 つの影響は疼痛回路が作動する閾値が下げられるということである。そのため、比較的軽度以降の刺激は不適当に大きい疼痛反応を作動させる。それはおそらく非対称に増加した筋緊張の結果として、動物の移動方法を変えるだろう。これは、動物で特に重要である。それは、四肢の間に統合した運動を支援する強い相互連絡が脊髄分節の間にあるからである。実際に、人間の制御系と異なり、動物では、猫の実験で、脊髄と脳の関係が切断されたときでも、そのままの歩行パターンが発生することが判明したように、これらの相互連絡は、とても強力である (Pearson Gordon 2000)。この四肢の間の統合は、筋活動の変更されたパターンが認められる場合は損なわれる。

しばしば見のがされる筋機能の別の鍵となる側面は、固有感覚（proprioception）での役割である。Charlotte Frigast と University of Edinburgh Veterinary School の Joe Mayhew 教授による未発表の研究において、上部の頸髄神経根の一時的な神経支配除去を行った馬は、円を描くように向きを変えたとき、バランスを失うか転倒した。このことは、頸部の筋とバランスメカニズムの他の要素との間の緊密な関連を示唆した。確かに、上部の頸部で

235

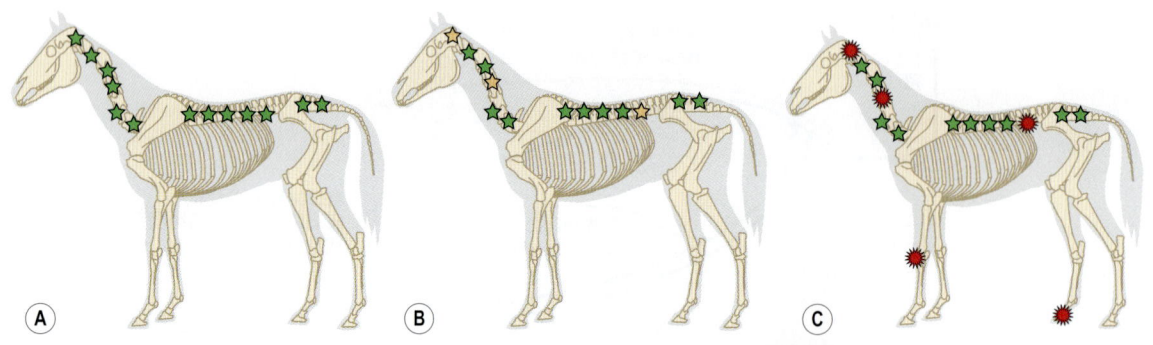

図12.5　交通信号効果。　(A)緑（Green）:正常な馬において、感覚入力の適切な選別（screening）は、脊髄の高さで行われる。(B)黄（Amber）:陳旧外傷は、自覚症状がないにもかかわらず、外部の刺激に対する閾値の低下と筋活動の変化によって、脊髄に異常なパターンの要素を保持した脊髄の神経学的足跡を残す。(C)　赤（Red）:例えば軽微な損傷や作業の量またはレベルを上昇させることによって、神経系に対する軽度のストレスは、脊髄の異常なパターンの領域で、急性症状を引き起こす場合がある。

問題を示している馬は、損傷する前と同じほど調整されていないということが、一般的に観察される。

そのような変化は、わずかである場合がある。しかし、それは、動物の症状を再発しやすくしたり、変化した運動機構によって、他の問題を引き起こす。

損傷に対する神経生理学的反応のこの組合せは、示している問題の自然な経過に反映される可能性がある。そして、それは「交通信号効果」（図12.5）として説明されていることにまとめることができる。

これらの症例は、例えば、急性炎症が存在する場合、より明らかな変化に気づくのに対して、すべての力学的な構造の変化した機能を見つける慎重な観察と触診を必要とするので、臨床的に確認するのがより困難である、

診断手順

これは、人に対する方法に沿って体系化されている段階的な手順である。しかし、動物の能動的な運動で観察される動的な機能を特に強調している。

病　歴

病歴は、診断手順の出発点である。病歴は動物の飼主から間接的に得られるので、病歴を取る人に開放的な心と批判的思考法をしばしば必要とする、

例えば、実態的人口統計学、動物の年齢や種類と行っている作業は、動物が受ける可能性がある損傷と特定の動物の種類が影響されやすい問題の像を確立する際に重要である。

この予備知識によって、動物が示している問題の詳細が引き出される。これは、例えば、犬が踏み越し段から不器用に跳び出した結果として、特定の外傷を発症するなど、突然発症した急性の問題を示す可能性がある。またしばしば、損傷の原因として特定の日付も記録もなく運動障害が増加した病歴がある。しかし、そのような場合、飼主は動物の活動と行動における軽度の変化にしばしば言及する。例えば、犬が車から飛び降りるのではなく、持ち上げられて好むようになったり、または、馬が頸部の毛づくろいに敏感になったりすることである。これらの病歴の聴取で準備ができれば、次は診察を行う。

診　察

動物の安静時や運動時の診察は、全体の運動パターンの変化や特定の機能障害の程度を確認するのに用いられる。

静的な診察

まず、動物の体重負荷と筋の発達に注目する。そのことが、どのように動物の身体が使われているかに関して、視覚的な記録を提供するからである。例えば、ラブラドル犬の股関節領域の弱化した筋は、体重負荷で他の四肢を使うため、この部位で硬さを示す可能性がある。また、明らかによく発達した肩と頸部を持つ馬は、むしろ、身体後

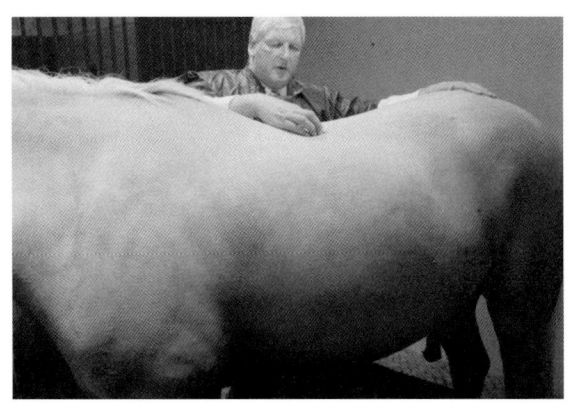

図12.6　皮膚ドラッグテストは、変化した組織テクスチャーと筋緊張の部位を確認する。

部の後ろ足や殿部が弱い。これは、弱い後ろ足や腰椎の機能を身体前部の過剰使用によって代償している可能性がある。

能動的な診察

　動物がどのように身体を使っているのか確認するために、多くの視点から、そして、異なる速さで、動物の能動的な運動を観察する。家で飼っている大部分の動物の歩行と駆け足を前方、後方、側方から、日常的にその運動を観察して、その観察方法を向上させることができる。オステオパスは、身体の運動は、身体の一部分から他の部分に伝達されるので、運動の流動性と左右対称性に注目している。機能障害が生じる部位で、運動の伝達に明らかに異常な変化があることが観察によって確認される。例えば皮膚にしわがよることや四肢のぎこちない動作によって確認される。

　バランスや協調性と柔軟性は、例えば急激な方向転換と逆行などのより複雑な運動を観察することによって、評価することができる。

触 診

　軟部組織の他動的な運動テストと触診は、機能障害のある特定の領域を見つけるのに用いられる。指を傍脊柱筋に沿ってゆっくり引く皮膚ドラッグは、組織のテクスチャーの変化と筋スパズムのある部位を探し出す（図 12.6）。各部位の関節は運動範囲をみるために検査される。そして、その際に関節角度の非対称性と減少が確認される可能性がある。

治 療

　一旦、すべての診断手順が終了して、生体力学的診断が提案されれば、治療を開始できる。

概 論

　治療は、多くの形態をとることができる。治療のいくつかは人間に対する技術から応用されている。そして、他の治療は動物の特定の種類のために開発された (Brooks et al. 2001)。小児へのアプローチと同様に、効果的な治療のために、ある程度の動物の協力が必要である。

　オステオパスが飼主と動物と一緒に少しの時間を過ごすことによって、信頼関係が構築される。特に犬のような家庭のペットは、治療を非常に受け入れていて、自分自身に飼い主が害を与えないことを信じていて、治療中に催眠のような状態に陥る可能性がある。しかし、馬のような草食動物はより疑い深く絶えず警戒を怠らない傾向がある。実際、野生の草食動物のこの特徴は、まさしく生存するために必要な鍵となるだろう。これらの場合、治療は弱い鎮静剤を与えることによって容易になるだろう。例えば、特に関節の複雑な運動における洗練された変更が必要とされる部位で、その姿勢をしばらくの間保つ必要がある場合などである。オピオイドと α-2 アドレナリン受容体作用薬を混合したものは、有効な薬剤であり、それらが良好な鎮静レベルを与えている間、馬を立ったままの状態にすることができる。後者の α-2 アドレナリン受容体作用薬は交感神経系の働きを低下させて筋緊張を減少させて、関節複合体の深部構造に対する診察と治療ができるようにする。オピオイドは、中枢神経系の疼痛抑制経路を通して作用する。また、骨疾患治療により提供される、末梢神経系の大きい神経線維からの抑制入力と組み合わさって、二重薬効を与える (Melzack &, Wall 1965)。

　治療テクニックを選択する際の別の考慮点は、問題の複雑さである。その問題が非常に早期で、限局されない限り、治療は、単に動物の症状がある領域だけではなく、むしろ全体としての機能障害に対処しなければならない。ポジショナルテクニックは、特に複数のレベルに関係がある複雑な緊張パターンで有効である。

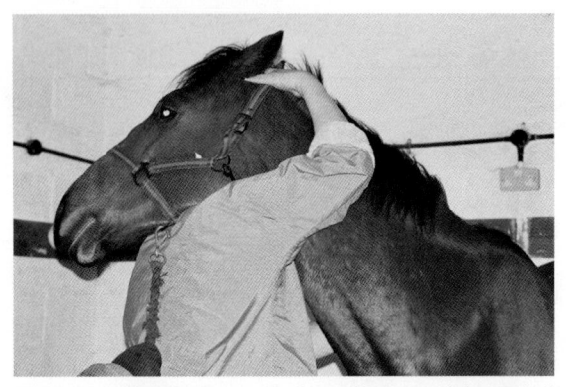

図12.7　下顎骨をてこのレバーとして使用して、上部の頸部複合体の最小限の緊張した部位を治療することができる。

ポジショナルリリーステクニック

　動物におけるポジショナルリリース技術は「緩み」と「バインド」いう考えを用いる。通常、正常な関節は運動範囲の中間で、関節包靭帯と関節をまたぐ筋に最小限の緊張がかかる地点がある。すなわち「緩み」の地点である。この地点から離れてゆく運動は、緊張を増加させる。すなわち「バインド」する。この情報は、中枢神経系で処理され、関節の肢位を把握して、運動の適切なパターンを生成する。損傷の後で異常な神経パターンが保持されている場合は、この関節構造の関係は妨げられる。そして、この緩みの位置は相殺される。そのような関節からの感覚情報は、どのような運動や安静肢位でもその後、同様に変化する。しかし、最小限の緊張がかかる肢位に保持される関節からは、最小限の感覚入力が脊髄に入力される。これは神経系ネットワークに入っている矛盾する情報を減少させ、正常なパターンを再び出現させる。このような神経活動における変化は、関節複合体の周りの筋がリラックスすることで示される。また、しばしば、呼吸が深くなることや呼吸パターンの変化がともに起こる。

　すでに確立している神経系ネットワークに新しい異常な参照点を負わせることで運動の困難性が生じる。そして、関節複合体は、運動に適切に反応するか、他の関節で運動を調整することがよりむずかしくなる。この新しい異常な安静肢位は、— 屈曲／伸展、側屈、回旋、側方移動、牽引／圧縮 — の各運動範囲を検査することによって治療される。これらの各運動範囲は、緩みの位置に組み合わされて影響する

（第5章で「stacking」の注を参照すること）。このバランスのよい緩みの位置を見つけるテクニックは、例えば四肢やある特定の関節複合体の上で、または、骨格の重要な場所で、身体部位全体に使うことができる。

局所のアプローチ

　身体の特定の部位は損傷により影響されやすくて、動物の機能により大きな影響をおよぼす。

頸　椎

　特に馬において、頭頸部は弱い。巨大な力が転倒の際に発生する。そして、その際に、後頭骨環椎 - 軸椎機能障害は一般によくみられる。治療テクニックを開始する1つの方法として、馬の頭部を肩の上に乗せて、良いバランスの位置を見つけるために顎の線に沿って動かす。この際に、馬の顎を、頸椎関節に対してその運動範囲で、てこのレバーとして使うことができる。

　しばしば、上部頸椎は、後頭環椎の関節の主な変化である屈曲と伸展の要素を環軸関節での回旋と一緒にもたらす。このようにして、「緩み」の位置を得ることができる。

　この治療テクニックは、後頭骨下部に手を置いて、圧縮、牽引と転位の二次的な動きを加えると、さらに効果的である（図12.7）。

顎関節

　顎関節は、力学的だけでなく、三叉神経が分布していて神経学的にも、上部頸椎と深く関連している。特に犬は、おそらく、大きな棒をくわえて運ぶことを好むので、この顎関節での負担に影響されやすい。下顎骨の内側面で指を使用して、下顎枝から顎関節に牽引または圧縮を加えて、トリガーポイント抑制を行う（図12.8）。（第5章の「ポジショナルリリースを促す」を参照）

四　肢

　四肢は、正常な関係の変化に影響されやすい。犬は進行方向を急速に変化させて移動する。そして、この変化に要する力を反映するストレインパターンは脚に伝達され、指節骨から、四肢を通して胸部に達する。

　別の重要な部位は、肩甲骨と前脚が胸郭と連結する部位である。人とは異なり、馬や犬には前脚と胸

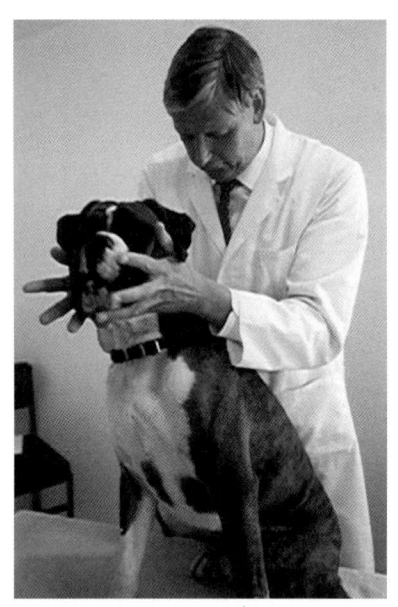

図12.8　顎関節は、機能障害の重要な部位である。

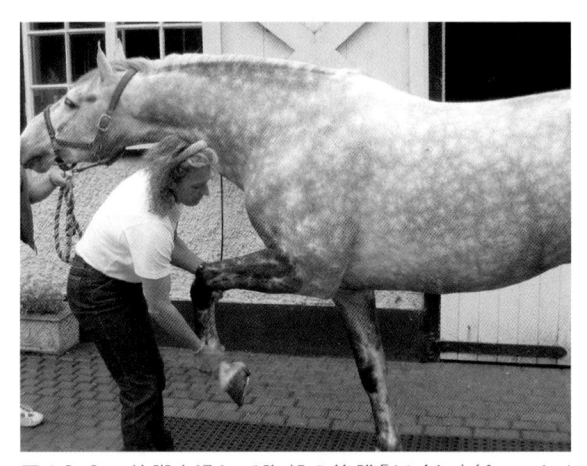

図12.9　前脚を通して胸部の筋膜「ほぐし」(fascial unwinding)を行う。(写真はAnnabel Jenks DOより提供)

郭間の実際の骨の接続がない。その代わりに、特に胸部の胸筋などの筋は、馬と犬が側方移動をたびたび行うことを許すために、胸郭が回旋することができるように、筋の吊りひもを形成する。この部位の筋膜結合は、肩甲骨を胸部に固定して、前脚の運動と側方運動のための柔軟性を制限する。前脚を通してのストレッチと筋膜「ほぐし」の組合せは、可動性を改善するための困難ではあるが価値ある治療方法である（図12.9）。

また、後脚から同様の手技を用いることができる。この場合は、腰椎と仙椎および仙腸関節の機能障害にしばしば関わっている。

腰椎と仙椎および骨盤

腰椎と仙椎および骨盤にアプローチする方法では、人に対するオステオパシーが扱わないしっぽも含む。しっぽは、約20本の尾椎によって形成される。そして、それは最初の3つの尾椎以降は、形状と関節を失い始めて、軟骨性の椎間板と連結した棒状の尾部を形成する。しっぽの筋（特に仙骨尾側背側）は、腰椎と仙骨の多裂筋と連結していて、脊椎の分節的安定性において、固有受容性の情報の提供と同様に、重要な役割を果たす（Geisler et al. 1996）。これらの筋が再発性の背中の痛みに関係しているので、しっぽはこれらの腰椎と仙椎および骨盤に対する適切な介入部位である。

しっぽの根元をやさしく持って、しっぽから骨盤へ、可能なすべての運動範囲に動かして、筋膜の緊張を考えて評価する。特に馬で、これは明らかに観察することができる。ここで、しっぽは、正中線より側方に位置する可能性がある。「緩みの位置」を確認できれば、牽引を加えることができる。そして、一側の後脚から他側の後脚に体重を移動する場合に、動物自身が骨盤帯をより上手に動かせるようになる（図12.10）。

また、骨盤には、骨盤隔膜を経由して介入できる可能性がある。肩を用いて、馬の坐骨結節を中間位に動かす場合や、指を用いて犬の坐骨結節を中間位に動かす場合に、トリガーポイントを確認することができる。動物は加えられている圧力の方向にしばしば傾く、したがって、坐骨結節をてこのレバーとして用いて、仙腸関節の運動範囲を得ることができる（図12.11）。

全身麻酔薬下での治療

多くの症例で、問題が複雑で長期にわたる場合は、治療を全身麻酔薬下で行う必要がある。これは、特に馬の場合に考えられる。そして、動物の速さと重さによって発生する巨大な力が損傷にしばしば関係している。馬は挿管され麻酔されて、仰臥位になり背部で支えられる。この姿勢で行われる診察と治療は、人間の診療で行われる処置に非常に似ている。これらの状況の下で、意識のある場

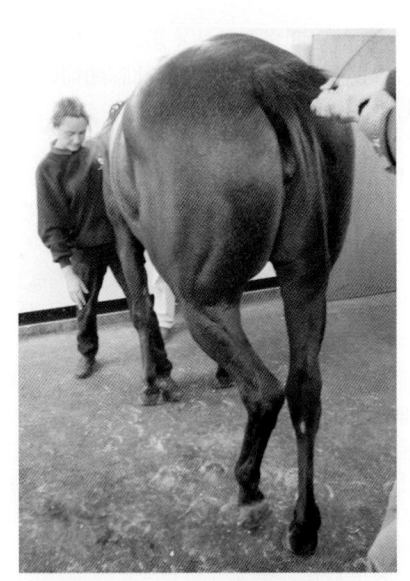

図12.10　馬は、しっぽを介する機能的な牽引に反応して、その骨盤を移動させる。(写真は、Jonathan Cohen BSc (Hons) Osteopathyより提供)

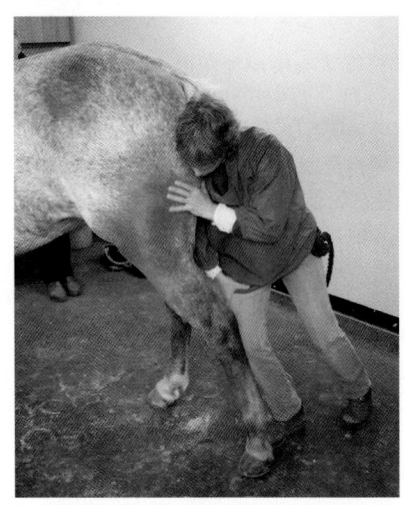

図12.11　肩を使って、馬の坐骨結節を中間位に戻すと、仙骨と骨盤の筋膜、筋と関節に影響を与えることができる。(写真はJonathan Cohenにより提供)

合の馬の診察ではわからなかった関節機能の明らかな制限をしばしば見つけることが可能であることは、注目すべきである。これは、代償的なメカニズムの影響が時間とともに生じる可能性があることを強調している。

　また別の重要な点は、これらの一部の馬は仰臥位

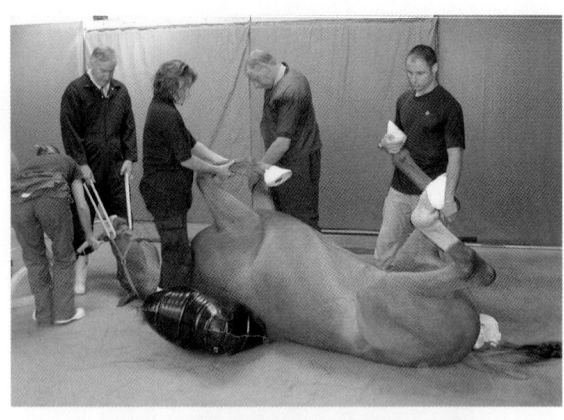

図12.12　筋膜パターンは、すべての四肢を用いて「ほぐし」を行う。(写真はJonathan Cohenより提供)

にまっすぐな姿勢を取ることができないということである。損傷とそれ以降の代償の結果として生じる筋膜および筋パターンは、完全な麻酔下でさえ持続される機能的な脊柱側弯症を生み出す可能性がある。

　そのような症例は、全身の「ほぐし」テクニックの理想的な候補である。施術者は各脚を持って、脚をすべての運動範囲で最小限の緊張を持つ肢位に達するようにする (図 12.12)。この脚の肢位は、しばしば最初の外傷を受けた際の外力の方向を反映している。この肢位は、呼吸のパターンの変化にしばしば伴うリラクセーションの感覚があるまで保持される。

馬に対するオステオパシー（ポジショナルリリース）は、効果的か？

　馬に対するオステオパシー治療が成功しているように思われるのに対して、その治療は散発的な証拠に基づいているため、治療の効果と有効性の確認を研究することを要求される。

　1995 年に実施された診療評価では、実態的人口統計学と症状提示に関してクリニックに紹介される取扱い件数を明らかにした。それと同様に、オステオパシーの治療介入は、それらの動物に長期的にみて利点だったかどうかを、飼主と獣医師がどう感じたかを明らかにした。127 例のこの後向き研究は、主に背中の痛みやこわばり、跛行を呈していて、期待される作業ができない為クリニックに紹介された

表12.1　オステオパシーのクリニックに紹介された際の各症例の症状を示している期間

期間（月）	<6	6-11	12-17	18-23	24-29	30-35	>36
治療頻度	32	16	21	9	9	0	24
percentage	29	14	19	8	8	0	22

注：3例は追跡不能

馬を対象にしている。これらの問題を症例が示した期間は、2年以上が30%、そして、6ヵ月以上が71%であった（表12.1）。追跡調査は、最後のオステオパシー治療の少なくとも12ヵ月後に、95例(75%)が改善を維持したことを示した。そして、飼主と獣医師の報告によると、予想されるレベルで、または、それ以上のレベルで活動していた（図12.13）。

次のステップは、オステオパシー治療によって生じた変化を確認するのに用いられる生理的な目印を考えることである。

損傷と疼痛への反応は、筋の過緊張（彼その他1988）である（He et al. 1988）。そして、これは歩幅の短縮で示される可能性がある。

予備的研究によれば、クリニックに紹介された馬の速足（trot）の平均は11.4cm（p < 0.001）で、コントロール群と比較して有意に歩幅の減少を示した（Woodleigh 2003）。しかし、オステオパシー治療後の馬は、歩幅が平均で12.5cm（p < 0.05）の増加がみられた（図12.14）。

別の有効な生理的な目印は、疼痛刺激に応答する交感神経系活動の変化である（Sato & Schmidt 1973）。

これは表面温度の変化によって明示される。そして、表面温度は赤外線サーモグラフィーによって検出することができる。馬では、皮膚熱分布の正常なパターンに関して、全身の表面温度が10°C以内に保たれると一般的に理解されている。急性の損傷が局部的炎症性変化による「ホットスポット」として検出されるにもかかわらず、疼痛に応答する交感神経系ネットワークの活動亢進によって、血液を動静脈シャントによって皮膚表面から筋まで遠ざける。そのことによって、その部位を冷たい領域として示す（図12.4）。最初の損傷が回復したあと、この交感神経系活動のパターンは神経系ネットワークで保持された場合、この冷たい領域は、皮膚分布にそって検出される可能性がある（図12.15）（Colles et al. 1994）。

また、46頭の馬についての更なる研究は、殿部

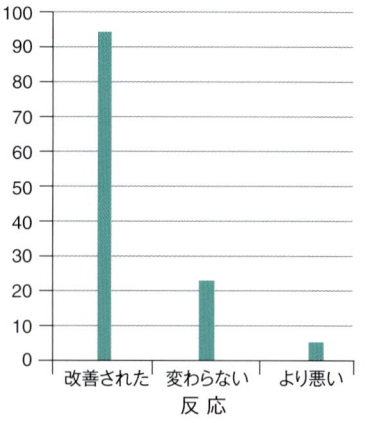

図12.13　最後のオステオパシー治療の少なくとも12ヵ月後の結果

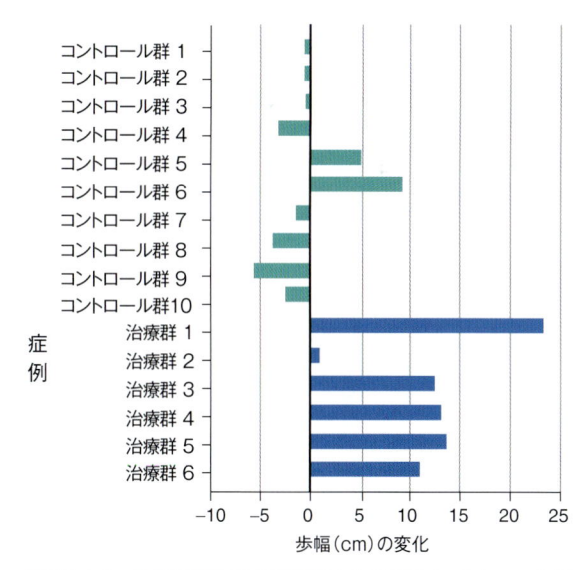

図12.14　最初の調査から追跡調査までの間のコントロール群と治療群の歩幅の変化。

の熱パターンに着目して行われた。これらの症例は、オステオパシー療法のクリニックに紹介する際の予想よりも有意により冷たい（p < 0.02）ことがわかった。これらの部位は、治療の後で、体温の明白な増加を示した（Brooks 2003）。

結 論

　動物の治療は、診療の限界を広げることを望んでいる人々のために価値のある分野である。それは、言語伝達が不可能であり、そして、動物の種類に応じて非常にさまざまな身体の大きさと形状に治療テクニックを適用させなければならないという、挑戦的な取り組みである。

　人と動物の診療には多くの共通点がある。そして、お互いに臨床推論や触診技術と治療テクニックでは多くの提供できる事を持っている。つまり、各部分の和として症例をみるよりも全体として症例をみるべきである。

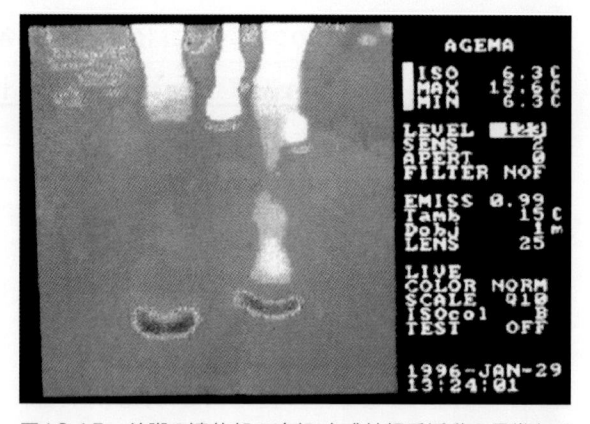

図12.15　前脚の遠位部の冷却:交感神経系活動の異常なパターンによって、ほぼ皮膚分節に沿って冷却部位を生じる可能性がある。

> **本章**
> 　動物の治療におけるポジショナルリリーステクニックの適用について述べた。

References

Bevan, S., 1999. Nociceptive peripheral neurones: cellular properties. In: Wall, P.D., Melzack, R. (Eds.), Textbook of Pain, fourth ed. Harcourt, Edinburgh, pp. 85–103.

Brooks, J., 2003. Osteopathy in horses using infra-red thermography as a tool to monitor the effect of osteopathic treatment. In: 4th International Conference on Advances in Osteopathic Research. Royal Society of Medicine, London.

Brooks, J., Colles, C., Pusey, A., 2001. The role of osteopathy in the treatment of the horse. In: Rossdale, P.D., Green, G. (Eds.), Guardians of the Horse II. Newmarket, Romney.

Colles, C.M., Pusey, A.G., 2003. Osteopathic treatment of the axial skeleton of the horse. In: Ross, M.W., Dyson, S.J. (Eds.), Diagnosis and Management of Lameness in the Horse. Saunders, London, pp. 819–824.

Colles, C., Holah, G., Pusey, A., 1994. Thermal imaging as an aid to the diagnosis of back pain in the horse. Proceedings of the 6th European Congress of Thermography, Bath.

Doubell, T.P., Manion, R.J., Woolf, C.J., 1999. The dorsal horn: state dependant sensory processing, plasticity and the generation of pain. In: Wall, P.D., Melzack, R. (Eds.), Textbook of Pain, fourth ed. Harcourt, Edinburgh, pp. 165–181.

Geisler, H.C., Westerga, J., Gramsbergen, A., 1996. The function of the long back muscles; an EMG study in the rat. Behavioural Brain Research 80, 211–215.

He, X., Proske, U., Schaible, H.G., et al., 1988. Acute inflammation of the knee joint in the cat alters responses of flexor motoneurones to leg movements. Journal of Neurophysiology 59, 326–340.

Jeffcott, L.B., 1979. Back problems in the horse – a look at past, present and future. Equine Veterinary Journal 11, 129–136.

Melzack, R., Wall, P.D., 1965. Pain mechanisms: a new theory. Science 150, 971–979.

Patterson, M., Wurster, R.D., 1997. Neurophysiologic system: integration and disintegration. In: Ward, R.C. (Ed.), Foundations of Osteopathic Medicine. Williams and Wilkins, Baltimore, MD, pp. 137–151.

Pearson, K., Gordon, J., 2000. Locomotion. In: Kandel, E., Schwartz, J., Jessell, T. (Eds.), Principles of Neuroscience, fourth ed. McGraw-Hill, New York, pp. 740–747.

Sato, A., Schmidt, R.F., 1973. Somatosympathetic reflexes: afferent fibres, central pathways, discharge characteristics. Physiological Reviews 53, 916–947.

Williams, N., 1997. Managing back pain in general practice – is osteopathy the new paradigm? British Journal of General Practice 47, 653–655.

Woodleigh, M., 2003. Can osteopathic treatment under general anaesthetic increase stride length in horses? In: 4th International Conference on Advances in Osteopathic Research. Royal Society of Medicine, London

索引

ページ番号のあとの f は図、t は表、b は Box を意味します。

監訳者：

森 彩子 (もり あやこ)
宝塚医療大学　理学療法学科　講師
第1章 ポジショニングによる自然なリリース　翻訳担当

小幡 太志 (おばた ふとし)
宝塚医療大学　理学療法学科　教授
第6章 特別な症例におけるポジショナルリリース　翻訳担当

翻訳者：
第2章 体性機能障害とポジショナルリリース
酒井 孝文 (さかい たかふみ)
宝塚医療大学　理学療法学科　准教授

第3章 ストレイン／カウンターストレインの研究
松尾 慎 (まつお まこと)
宝塚医療大学　理学療法学科　講師

第4章 ポジショナルリリースのカウンターストレインモデル
中川 貴雄 (なかがわ たかお)
宝塚医療大学　柔道整復学科　教授
中川 達雄 (なかがわ たつお)
宝塚医療大学　柔道整復学科　講師

第5章 頭蓋療法を含むファンクショナルポジショナルリリースと
　　　促通位リリースのアプローチ
横山 茂樹 (よこやま しげき)
京都橘大学　理学療法学科　教授
野田 優希 (のだ ゆうき)
藤田整形外科スポーツクリニック

第7章 ポジショナルリリースと筋膜
弓岡 まみ (ゆみおか まみ)
大阪人間科学大学　理学療法学科　助教

第8章 靭帯張力バランス
小原 教孝 (おはら のりたか)
宝塚医療大学　柔道整復学科　教授

第9章 内臓のポジショナルリリース：カウンターストレインモデル
坂本 竜司 (さかもと りゅうじ)
宝塚医療大学　理学療法学科　助手

第10章 マッケンジー法の概要
第11章「負荷を減らす」テーピングにより痛みを軽減し運動を促す
篠原 博 (しのはら ひろし)
宝塚医療大学　理学療法学科　講師

第11章「負荷を減らす」テーピングにより痛みを軽減し運動を促す
福永 裕也 (ふくなが　ゆうや)
宝塚医療大学　理学療法学科　講師

第12章 動物の治療へのポジショナルテクニックの適用
弓岡 光徳 (ゆみおか みつのり)
大阪人間科学大学　理学療法学科　教授

翻訳協力：
第2章 体性機能障害とポジショナルリリース
第4章 ポジショナルリリースのカウンターストレインモデル
第5章 頭蓋療法を含むファンクショナルポジショナルリリースと
　　　促通位リリースのアプローチ
池田 美紀 (いけだ みき)

著 者

　レオン・チャイトー (Leon Chaitow)

執筆協力者

　ジュリア・ブルックス (Julia Brooks)

　エドワード・ゲーリング (Edward Goering)

　レイモンド・J・ハルビー (Raymond J. Hruby)

　アンソニー・J・リジー (Anthony J. Lisi)

　ディラン・モリッシー (Dylan Morrissey)

　故アンソニー・G・ピュージー († Anthony G. Pusey)

　クリストファー・ケヴィン・ウォン (Christopher Kevin Wong)

　著者と執筆協力者プロフィールは p.x 参照

監訳者

　森 彩子（もり あやこ）

　小幡 太志（おばた ふとし）

翻訳者（翻訳順）

　酒井 孝文（さかい たかふみ）

　松尾 慎（まつお まこと）

　中川 貴雄（なかがわ たかお）

　中川 達雄（なかがわ たつお）

　横山 茂樹（よこやま しげき）

　野田 優希（のだ ゆうき）

　弓岡 まみ（ゆみおか まみ）

　小原 教孝（おはら のりたか）

　坂本 竜司（さかもと りゅうじ）

　篠原 博（しのはら ひろし）

　福永 裕也（ふくなが ゆうや）

　弓岡 光徳（ゆみおか みつのり）

翻訳協力

　池田 美紀（いけだ みき）

　監訳者と翻訳者等のプロフィールは p.253 参照

POSITIONAL RELEASE TECHNIQUES

ポジショナル リリース テクニック
進化する手技療法 高度軟部組織テクニック

発　行　2018年9月25日

発行所　エルゼビア・ジャパン株式会社

編集・販売元　株式会社ガイアブックス

　　　　〒107-0052　東京都港区赤坂1-1-16　細川ビル

　　　　TEL.03(3585)2214　FAX.03(3585)1090

　　　　http://www.gaiajapan.co.jp

印刷所　株式会社 アイワード

©2018, Elsevier Japan KK. Printed in Japan

ISBN 978-4-88282-993-5 C3047

注意書き:

本書のコピー、スキャン、デジタル化等の無断複製は著作権法上の例外を除き禁じられています。

違法ダウンロードはもとより、代行業者等の第三者によるスキャンやデジタル化はたとえ個人や家庭内での利用でも

一切認められていません。著作権者の許諾を得ないで無断で複製した場合や違法ダウンロードした場合は、

著作権侵害として刑事告発、損害賠償請求などの法的措置をとることがあります。

〈発行所：エルゼビア・ジャパン株式会社〉

JCOPY ＜出版者著作権管理機構 委託出版物＞

本書（誌）の無断複製は著作権法上での例外を除き禁じられています。複製される場合は、そのつど事前に、

出版者著作権管理機構（電話03-3513-6969、FAX 03-3513-6979、e-mail: info@jcopy.or.jp）の許諾を得てください。